普通外科常见病
手术要点与微创应用

主编 翟润 王孝伟 袁博 等

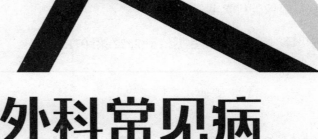 吉林科学技术出版社

图书在版编目（CIP）数据

普通外科常见病手术要点与微创应用 / 翟润等主编
. -- 长春：吉林科学技术出版社，2022.4
ISBN 978-7-5578-9368-2

Ⅰ.①普… Ⅱ.①翟… Ⅲ.①外科—常见病—诊断②
常见病—显微外科学 Ⅳ.①R6

中国版本图书馆CIP数据核字(2022)第107153号

普通外科常见病手术要点与微创应用

主　　编	翟　润　王孝伟　袁　博　秘泰云　王　巍　赵慧朵
副主编	王　秀　余　洁　康　鑫　阳　星　刘　兵
	任泽恩　赵　敏　陈海生　欧阳根　李　强
出 版 人	宛　霞
责任编辑	张　楠
助理编辑	张　卓
装帧设计	品雅传媒
幅面尺寸	185mm×260mm
字　　数	459 千字
印　　张	15.25
印　　数	1—1500 册
版　　次	2022年4月第1版
印　　次	2023年3月第1次印刷

出　　版	吉林科学技术出版社
发　　行	吉林科学技术出版社
地　　址	长春市福祉大路5788号
邮　　编	130118
发行部电话/传真	0431-81629529 81629530 81629531
	81629532 81629533 81629534
储运部电话	0431-86059116
编辑部电话	0431-81629518
印　　刷	三河市嵩川印刷有限公司

书　　号	ISBN 978-7-5578-9368-2
定　　价	128.00元

编 委 会

前　言

　　普外科学是临床医学中与各科联系最密切的一个学科，涉及面广，医学整体知识性强。近年来，社会经济的发展促进了医学科技的发展，普外科内容越来越完善，治疗方法持续改进，新概念、新理论、新观点、新药物、新技术、新疗法不断涌现，循证医学也在不断地把最新证据推向临床。

　　本书首先详细阐述了普通外科常用诊疗技术、外科休克等基础知识；其次介绍了普外科常见疾病的诊断与治疗，如胃十二指肠疾病、小肠疾病、肝脏疾病、胰腺疾病、阑尾疾病等内容；最后介绍了肝脏外科微创治疗以及胆道外科微创治疗。本书的作者，从事本专业多年，具有丰富的临床经验和深厚的理论功底。希望本书能为医务工作者处理相关问题提供参考，本书也可作为医学院校学生和基层医生学习之用。

　　本书在编写过程中，由于作者较多，写作方式和文笔风格不一，再加上时间有限，难免存在疏漏和不足之处，望广大读者提出宝贵的意见和建议，谢谢。

编　者
2022 年 3 月

目　录

第一章

普通外科常用诊疗技术

第一节　淋巴结活检术

一、概述

淋巴结活检是临床上最常见的诊断疾病和判断病情的重要方法，最常见的淋巴结活检部位包括颈部、腋窝和腹股沟淋巴结等，具体部位需根据淋巴结肿大情况和具体病情决定。本节以颈部斜方肌旁淋巴结活检为例进行介绍。

二、适应证

1. 性质不明的淋巴结肿大，经抗感染和抗结核治疗效果不明显。
2. 可疑的淋巴结转移癌，需做病理组织学检查以明确诊断者。
3. 拟诊淋巴瘤或为明确分型者。

三、禁忌证

1. 淋巴结肿大并伴有感染、脓肿形成，或破溃者。
2. 严重凝血功能者。

四、操作方法

1. 体位　仰卧位，上半身稍高，背部垫枕，颈部过伸，头上仰并转向健侧。严格消毒、铺巾。采用利多卡因局部浸润麻醉。

2. 切口　根据病变部位选择。原则上切口方向应与皮纹、神经、大血管走行相一致，以减少损伤及瘢痕挛缩。前斜方肌旁淋巴结切除时采用锁骨上切口。在锁骨上一横指，以胸锁乳突肌外缘为中点，做一长2cm左右的切口。

3. 切除淋巴结　切开皮下、皮下组织和颈阔肌，向中线拉开（或部分切断）胸锁乳突肌，辨认肩胛舌骨肌，可牵开或切断以暴露肿大的淋巴结。于锁骨上区内将颈横动脉、静脉分支结扎，钝性分离位于斜方肌及臂丛神经前面的淋巴结，结扎、切断出入淋巴结的小血管后，将淋巴结切除。如淋巴结已融合成团，或与周围及外缘组织粘连紧时，可切除融合淋巴结中一个或部分淋巴结，以做病理检查。创面仔细止血，并注意有无淋巴漏，如有淋巴液溢出，应注意结扎淋巴管，必要时切口内放置引流片。如切断肌肉，应对端缝合肌肉断端。缝合切口。

五、并发症

淋巴结活检的可能并发症包括：①创面出血。②切口感染。③淋巴漏。④损伤局部神经等。

六、注意事项

1. 颈部淋巴结周围多为神经、血管等重要组织，术中应做细致的钝性分离，以免损伤。

2. 锁骨上淋巴结切除时，应注意勿损伤臂丛神经和锁骨下静脉。还要避免损伤胸导管或右淋巴导管，以免形成乳糜瘘。

3. 淋巴结结核常有多个淋巴结累及或融合成团，周围多有粘连。若与重要组织粘连，在分离困难时，可将粘连部包膜保留，尽量切除腺体。对有窦道形成者，则应梭形切开皮肤，然后将淋巴结及其窦道全部切除。不能切除者，应尽量刮净病灶，开放伤口，换药处理。若疑为淋巴结结核，术前术后应用抗结核药物治疗。

4. 病理检查确诊后，应根据病情及时做进一步治疗（如根治性手术等）。

（翟　润）

第二节　体表肿块穿刺活检术

一、概述

体表肿块穿刺活检因其操作简便、并发症低、准确率高，已成为表浅肿瘤获取组织病理诊断的重要方法。然而，目前部分学者认为，对于恶性肿瘤，穿刺活检有时因穿刺部位的原因，容易出现假阴性结果，而且存在针道转移的危险。因此，对于能够完整切除的体表肿块，多数建议行肿块的完全切除，只对于肿块无法完整切除或有切除禁忌证时才采用穿刺活检的方法。对于肿块的穿刺方式，目前有细针穿刺和粗针穿刺两种，前者对周围结构损伤小，但穿刺组织较少。后者虽然可取得较多的组织，但对周围结构损伤较大。

二、适应证

体表可扪及的任何异常肿块，都可穿刺活检，如乳腺肿块、淋巴结等。

三、禁忌证

1. 凝血机制障碍。
2. 非炎性肿块局部有感染。
3. 穿刺有可能损伤重要结构。

四、操作方法

1. 粗针穿刺

（1）患者取合适的体位，消毒穿刺局部皮肤及术者左手拇指和示指，检查穿刺针。

（2）穿刺点用 20% 利多卡因做局部浸润麻醉。

（3）术者左手拇指和示指固定肿块，右手持尖刀做皮肤戳孔。

（4）穿刺针从戳孔刺入达肿块表面，将切割针芯刺入肿块 1.5～2cm，然后推进套管针使之达到或超过切割针尖端，两针一起反复旋转后拔出。

（5）除去套管针，将切割针前端叶片间或取物槽内的肿块组织取出，用 10% 的甲醛溶液固定，送组织学检查。

（6）术后穿刺部位盖无菌纱布，用胶布固定。

2. 细针穿刺

（1）患者选择合适体位，消毒穿刺局部皮肤及术者左手拇指和示指，检查穿刺针。

（2）术者左手拇指与示指固定肿块，将穿刺针刺入达肿块表面。

（3）连接20～30mL注射器，用力持续抽吸形成负压后刺入肿块，并快速进退（约1cm范围）数次，直至见到有吸出物为止。

（4）负压下拔针，将穿刺物推注于玻片上，不待干燥，立即用95%乙醇固定5～10分钟，送细胞病理学检查。囊性病变则将抽出液置试管离心后，取沉渣检查。

（5）术后穿刺部位盖无菌纱布，用胶布固定。

五、并发症

体表肿块穿刺活检的可能并发症包括：①出血。②感染。③肿瘤种植转移等。

六、注意事项

1. 不能切除的恶性肿瘤应在放疗或化疗前穿刺，以明确病理诊断。

2. 可切除的恶性肿瘤，宜在术前7天以内穿刺，以免引起种植转移。

3. 穿刺通道应在手术中与病灶一同切除。

4. 穿刺应避开恶性肿瘤已破溃或即将破溃的部位。

5. 疑为结核性肿块时，应采用潜行性穿刺法，穿刺物为脓液或干酪样物，则可注入异烟肼或链霉素，避免其他细菌感染，术后立即进行抗结核治疗。

（翟　润）

第三节　腹腔灌洗术

一、概述

腹腔灌洗引流术又称治疗性持续性腹腔灌洗引流术，它在医学上并不是一项新的治疗方法，但近年来重新得到重视，并逐渐加以改进。从单纯的生理盐水灌洗发展到目前的在灌洗液中配以抗生素、微量肝素、糜蛋白酶等。

二、适应证

1. 诊断性腹腔灌洗术

（1）用一般诊断方法及腹腔穿刺诊断仍未明确的疑难急腹症。

（2）症状和体征不甚明显的腹部创伤病例，临床仍疑有内脏损伤，或经短期观察症状和体征仍持续存在者，特别是神志不清或陷于昏迷的腹部创伤者。

2. 治疗性腹腔灌洗术　用抗生素－肝素溶液持续腹腔灌洗治疗就诊晚、污染严重的弥漫性腹膜炎，以预防腹腔脓肿形成。

三、禁忌证

1. 明显出血质。

2. 结核性腹膜炎等有粘连性包块者。

3. 肝性脑病或脑病先兆。

4. 棘球蚴病性囊性包块。

5. 巨大卵巢囊肿者。

6. 严重肠胀气。

7. 躁动不能合作者。

四、操作方法

1. 排空膀胱仰卧位，无菌条件下于脐周戳孔，插入套管针。导管置入后即进行抽吸。若有不凝血

10mL 以上或有胆汁样液、含食物残渣的胃肠内容物抽出时，无灌洗之必要，立即改行剖腹探查。反之则经导管以输液的方法向腹腔快速（5～6 分钟）注入等渗晶体液 1 000mL（10～20mL/kg），协助患者转动体位或按摩腹部，使灌洗液到达腹腔各处。然后，将灌洗液空瓶置于低位，借虹吸作用使腹腔内液体回流。一般应能回收 500mL 左右。取三管标本，每管 10mL 左右，分别送红细胞与白细胞计数、淀粉酶测定及沉渣涂片镜检和细菌学检查。必要时尚可做血细胞压积，氨、尿素及其他有关酶类的测定。一次灌洗阴性时，视需要可将导管留置腹腔，短时观察后重复灌洗。

2. 结果判定回流液阳性指标

（1）肉眼观察为血性（25mL 全血可染红 1 000mL 灌洗液）。

（2）混浊，含消化液或食物残渣。

（3）红细胞计数大于 $0.1 \times 10^{12}/L$ 或血细胞比容大于 0.01。

（4）白细胞计数大于 $0.5 \times 10^{9}/L$。但此项需注意排除盆腔妇科感染性疾病。

（5）胰淀粉酶测定大于 100U/L（苏氏法）判定为阳性。

（6）镜检发现食物残渣或大量细菌。

（7）第二次灌洗某项指标较第一次明显升高。

凡具以上 1 项阳性者即有临床诊断价值。

五、并发症

可能发生的并发症有：①出血。②腹腔脏器损伤。③心脑血管意外。

六、注意事项

1. 腹腔灌洗对腹内出血的诊断准确率可达 95％以上。积血 30～50mL 即可获阳性结果。假阳性及假阴性率均低于 2％。

2. 腹腔灌洗必须在必要的 B 超、CT 等影像学检查之后进行，以免残留灌洗液混淆腹腔积血、积液。

3. 有腹部手术史尤其是多次手术者忌做腹腔灌洗。一是穿刺易误伤粘连于腹壁的肠管；二是粘连间隔影响灌洗液的扩散与回流。妊娠和极度肥胖者亦应禁用。

4. 判断灌洗结果时需结合临床其他资料综合分析。灌洗过程中要动态观察，必要时留置导管，反复灌洗及检验对比。

5. 单凭腹腔灌洗的阳性结果作出剖腹探查的决定，可能带来过高的阴性剖腹探查率。

（翟　润）

第四节　浅表脓肿切除术

一、概述

脓肿是急性感染过程中，组织、器官或体腔内，因病变组织坏死、液化而出现的局限性脓液积聚，四周有一完整的脓壁。常见的致病菌为金黄色葡萄球菌。脓肿可原发于急性化脓性感染，或由远处原发感染源的致病菌经血流、淋巴管转移而来。往往是由于炎症组织在细菌产生的毒素或酶的作用下，发生坏死、溶解，形成脓腔，腔内的渗出物、坏死组织、脓细胞和细菌等共同组成脓液。由于脓液中的纤维蛋白形成网状支架才使得病变限制于局部，另脓腔周围充血水肿和白细胞浸润，最终形成以肉芽组织增生为主的脓腔壁。脓肿由于其位置不同，可出现不同的临床表现。本病往往可以通过对病史的了解，临床体检和必要的辅助检查，可以得到确诊。治疗以引流为主。表浅脓肿略高出体表，有红、肿、热、痛及波动感。小脓肿，位置深，腔壁厚时，波动感不明显。深部脓肿一般无波动感，但脓肿表面组织常有水肿和明显的局部压痛，伴有全身中毒症状。治疗原则：①及时切开引流，切口应选在波动明显处并与皮纹平行，切口应够长，并选择低位，以利引流。深部脓肿，应先行穿刺定位，然后逐层切开。②术后及时更换敷料。③全身应选用抗菌消炎药物治疗。伤口长期不愈者，应查明原因。

二、适应证

表浅脓肿形成，查有波动者，或穿刺可抽及脓液者，应切开引流。

三、禁忌证

心力衰竭、严重凝血功能障碍者不宜做此手术。

四、操作方法

1. 麻醉　局部麻醉。小儿可用氯胺酮分离麻醉或辅加硫喷妥钠肌内注射作为基础麻醉。

2. 简要步骤　在表浅脓肿隆起外用1%普鲁卡因或利多卡因做皮肤浸润麻醉。用尖刃刀先将脓肿切开一小口，再把刀翻转，使刀刃朝上，由里向外挑开脓肿壁，排出脓液。随后用手指或止血钳伸入脓腔，探查脓腔大小，并分开脓腔间隔。根据脓肿大小，在止血钳引导下，向两端延长切口，达到脓腔连边缘，把脓肿完全切开。如脓肿较大，或因局部解剖关系，不宜做大切口者，可以做对口引流，使引流通畅。最后，用止血钳把凡士林纱布条一直送到脓腔底部，另一端留在脓腔外，垫放干纱布包扎。

五、并发症

可能发生的并发症有：①切口延迟愈合，甚至不愈合。②形成窦道、瘘管。

六、注意事项

1. 完善结核病相关检查，排除结核源性脓肿可能。表浅脓肿切开后常有渗血，若无活动性出血，一般用凡士林纱布条填塞脓腔压迫即可止血，不要用止血钳钳夹，以免损伤组织。

2. 放置引流时，应把凡士林纱布的一端一直放到脓腔底，不要放在脓腔口阻塞脓腔，影响通畅引流。引流条的外段应予摊开，使切口两边缘全部隔开，不要只注意隔开切口的中央部分，以免切口两端过早愈合，使引流口缩小，从而影响引流。

（翟　润）

第五节　清创缝合术

一、概述

清创缝合术，是用外科手术的方法，清除开放伤口内的异物，切除坏死、失活或严重污染的组织、缝合伤口，使之尽量减少污染，甚至变成清洁伤口，达到一期愈合，有利受伤部位的功能和形态的恢复。

二、适应证

8小时以内的开放性伤口应行清创术；8小时以上而无明显感染的伤口，如伤员一般情况好，亦应行清创术。

三、禁忌证

污染严重或已化脓感染的伤口不宜一期缝合，仅将伤口周围皮肤擦净，消毒周围皮肤后，敞开引流。

四、操作方法

1. 清洗去污　分清洗皮肤和清洗伤口两步。

（1）清洗皮肤：用无菌纱布覆盖伤口，再用汽油或乙醚擦去伤口周围皮肤的油污。术者按常规方法洗手、戴手套，更换覆盖伤口的纱布，用软毛刷蘸消毒皂水刷洗皮肤，并用冷开水冲净。然后换另一只毛刷再刷洗一遍，用消毒纱布擦干皮肤。两遍刷洗共约10分钟。

（2）清洗伤口：去掉覆盖伤口的纱布，以生理盐水冲洗伤口，用消毒镊子或小纱布球轻轻除去伤口内的污物、血凝块和异物。

2. 清理伤口　施行麻醉，擦干皮肤，用碘酊、酒精消毒皮肤，铺盖消毒手术巾准备手术。术者重新用酒精或新洁尔灭液泡手，穿手术衣，戴手套后即可清理伤口。

（1）对浅层伤口，可将伤口周围不整皮肤缘切除0.2～0.5cm，切面止血，消除血凝块和异物，切除失活组织和明显挫伤的创缘组织（包括皮肤和皮下组织等），并随时用无菌盐水冲洗。

（2）对深层伤口，应彻底切除失活的筋膜和肌肉（肌肉切面不出血，或用镊子夹镊不收缩者，表示已坏死），但不应将有活力的肌肉切除，以免切除过多影响功能。为了处理较深部伤口，有时可适当扩大伤口和切开筋膜来清理伤口，直至比较清洁和显露血循环较好的组织。

（3）如同时有粉碎性骨折，应尽量保留骨碎片。已与骨膜游离的小骨片则应予消除。

（4）浅部贯通伤的出入口较接近者，可将伤道间的组织桥切开，变两个伤口为一个。如伤道过深，不应从入口处清理深部，而应从侧面切开处清理伤道。

（5）伤口如有活动性出血，在清创前可先用止血钳钳夹，或临时结扎止血。待清理伤口时重新结扎，除去污染线头。渗血可用温盐水纱布压迫止血，或用凝血酶等局部止血剂止血。

3. 修复伤口　清创后再次用生理盐水清洗伤口，再根据污染程度、伤口大小和深度等具体情况，决定伤口是开放还是缝合，是一期还是延期缝合。未超过12小时的清洁伤口可一期缝合。大而深的伤口，在一期缝合时应放置引流条。污染重的或特殊部位不能彻底清创的伤口，应延期缝合，即在清创后先于伤口内放置凡士林纱布条引流，待4～7天后，如伤口组织红润，无感染或水肿时，再做缝合。

头、面部血运丰富，愈合力强，损伤时间虽长，只要无明显感染，仍应争取一期缝合。缝合伤口时，不应留有无效腔，张力不能太大。对重要的血管损伤应修补或吻合。对断裂的肌腱和神经干应修整缝合。显露的神经和肌腱应以皮肤覆盖。开放性关节腔损伤应彻底清洗后缝合。胸腹腔的开放性损伤应彻底清创后，放置引流管或引流条。

五、并发症

清创术术后并发症主要是伤口感染、组织缺损。

六、注意事项

1. 伤口清洗是清创术的重要步骤，必须反复用大量生理盐水冲洗，务必使伤口清洁后再做清创术。选用局部麻醉者，只能在清洗伤口后麻醉。

2. 清创时既要彻底切除已失去活力的组织，又要尽量爱护和保留存活的组织，这样才能避免伤口感染，促进愈合，保存功能。

3. 组织缝合必须避免张力太大，以免造成缺血或坏死。

（王孝伟）

第六节　肝穿刺术

一、概述

肝穿刺术是采取肝组织标本的一种简易手段。由穿刺所得组织块进行组织学检查或制成涂片做细胞学检查，以判明原因未明的肝大和某些血液系统疾病。

二、适应证

1. 凡肝脏疾患通过临床、实验或其他辅助检查均无法明确诊断者，肝功能检查异常，性质不明者。肝功能检查正常，但症状、体征明显者。
2. 不明原因的肝大、门脉高压或黄疸。
3. 对病毒性肝炎的病因、类型诊断，病情追踪，效果考核及预后的判断。
4. 肝内胆汁淤积的鉴别诊断。
5. 慢性肝炎的分级。
6. 慢性肝病的鉴别诊断。
7. 肝内肿瘤的细胞学检查及进行药物治疗。
8. 对不明原因的发热进行鉴别诊断。
9. 肉芽肿病、结核、布鲁杆菌病、组织胞浆菌病、球孢子菌病、梅毒等疾病的诊断。

三、禁忌证

临床检查方法已可达到目的者。
1. 有出血倾向的患者，如血友病、海绵状肝血管病、凝血时间延长、血小板减少达 $80 \times 10^9/L$ 以下者。
2. 大量腹腔积液或重度黄疸者。
3. 严重出血或一般情况差者。
4. 肝性脑病者。
5. 严重肝外阻塞性黄疸伴有胆囊肿大者。
6. 肝缩小或肝浊音界叩不清。
7. 疑为肝包虫病或肝血管瘤者。
8. 严重心、肺、肾疾病或其功能衰竭者。
9. 右侧脓胸、膈下脓肿、胸腔积液或其他脏器有急性疾患者，穿刺处局部感染者。
10. 严重高血压（收缩压 >24kPa）者。
11. 儿童、老年人与不能合作的患者。

四、操作方法

1. 患者取仰卧位，身体右侧靠床沿，并将右手置于枕后。
2. 穿刺点一般取右侧腹中线第 8、9 肋间，肝实音处穿刺。疑诊肝癌者，宜选较突出的结节处穿刺。
3. 常规消毒局部皮肤，用 2% 利多卡因由皮肤至肝被膜进行局部麻醉。
4. 备好快速穿刺套针，以橡皮管将穿刺针连接于 10mL 注射器，吸入无菌生理盐水 3～5mL。
5. 先用穿刺锥在穿刺点皮肤上刺孔，由此孔将穿刺针沿肋骨上缘与胸壁垂直方向刺入 0.5～1.0cm，然后将注射器内生理盐水推出 0.5～1.0mL，冲出针内可能存留的皮肤与皮下组织，以防针头堵塞。
6. 将注射器抽成负压并予保持，同时嘱患者先吸气，然后于深呼气末屏息呼吸（术前应让患者练习），继而术者将穿刺针迅速刺入肝内并立即抽出，深度不超过 6.0cm。
7. 拔针后立即以无菌纱布按压创面 5～10 分钟，再以胶布固定，并以多头腹带扎紧。
用生理盐水从针内冲出肝组织条于弯盘中，挑出，以 95% 乙醇或 10% 甲醛固定送检。

五、并发症

并发症有活检部位不适、放射至右肩的疼痛和短暂的上腹痛等，还可发生气胸、胸膜性休克或胆汁性腹膜炎及出血等并发症。

六、注意事项

1. 术前应检查血小板数、出血时间、凝血时间、凝血酶原时间，如有异常，应肌内注射维生素 K 10mg，每日 1 次，3 天后复查，如仍不正常，不应强行穿刺。

2. 穿刺前应测血压、脉搏，并进行胸部透视，观察有无肺气肿、胸膜肥厚。验血型，以备必要时输血。术前 1 小时服安定 10mg。

3. 术后应卧床 24 小时，在 4 小时内每隔 15 ～ 30 分钟测脉搏、血压一次，如有脉搏增快细弱、血压下降、烦躁不安、面色苍白、出冷汗等内出血现象，应紧急处理。

4. 穿刺后如局部疼痛，应仔细查找原因，若为一般组织创伤性疼痛，可给止痛剂。若发生气胸、胸膜性休克或胆汁性腹膜炎，应及时处理。

（王孝伟）

第二章

外科患者的营养治疗与补液

第一节 肠外营养

肠外营养（PN）是指通过静脉给予适量氨基酸、脂肪、糖类、电解质、维生素和微量元素，供给患者所需的全部营养或部分营养，以达到营养治疗的一种方法，前者称全胃肠外营养（TPN）。根据输入途径可分为经中心静脉肠外营养（CPN）和经外周静脉肠外营养（PPN）。

一、适应证

凡不能或不宜经口摄食超过 5～7 天的患者都是肠外营养的适应证。从外科角度肠外营养支持主要用于下列情况。

1. 不能从胃肠道进食，如高流量消化道瘘、食管胃肠道先天性畸形、短肠综合征、回肠造口、急性坏死性胰腺炎等。

2. 消化道需要休息或消化不良，如肠道炎性疾病（溃疡性结肠炎和 Crohn 病）、长期腹泻时。

3. 严重感染与脓毒症、大面积烧伤、肝肾功能衰竭等特殊疾病。

4. 营养不良者的术前应用、复杂手术后，肿瘤患者放、化疗期间胃肠道反应重者。

若患者存在严重失水、电解质、酸碱平衡失调，凝血功能异常，休克等情况均不适宜进行肠外营养支持。恶性肿瘤患者在营养支持后会使肿瘤细胞增殖、发展，因此需在营养支持的同时加用化疗药物。

二、成分

主要由葡萄糖、脂肪乳剂、氨基酸、电解质、维生素及微量元素组成。患者每天对各种营养素的需要一般根据病情、体重和年龄等估算。

（一）葡萄糖

生理性的糖类燃料，肠外营养的主要能源物质，供给机体非蛋白质热量需要的 50%～70%。机体所有器官、组织都能利用葡萄糖，一天补充葡萄糖 100g 就有显著节省蛋白质的作用。来源丰富、价格低廉，通过血糖、尿糖的监测能了解其利用情况。

常用浓度有 5%、10%、50%。高浓度葡萄糖液虽能提供充足热能，但因其渗透压高，如 50% 葡萄糖液的渗透量（压）可高达 2 525mmol/L，对静脉壁的刺激很大，应从中心静脉输入，并添加胰岛素，一般为每 4～20g 葡萄糖给予 1U 胰岛素（可从 10∶1 左右开始，再按血糖、尿糖的监测结果调整胰岛素剂量）。由于人体利用葡萄糖的能力有限，约为 5mg/（kg·min），且在应激状态下其利用率降低，过量或过快输入可能导致高血糖、糖尿，甚至高渗性非酮性昏迷；外科不少患者常并发糖尿病，糖代谢紊乱更易发生。多余的糖将转化为脂肪而沉积在器官，如肝脂肪浸润，影响其功能，因此，目前 PN 多不以单一的葡萄糖作为能源。

（二）脂肪乳剂

PN 的另一种重要能源。一般以大豆油、红花油为原料加磷脂和甘油乳化制成，制成的乳剂有良好的理化稳定性，微粒直径与天然乳糜微粒直径相仿。脂肪乳剂的能量密度大，10%溶液含热量4.18kJ（1kcal）/mL。除提供能量外还含有必需脂肪酸，能防止必需脂肪酸缺乏症。常用制剂浓度有10%、20%、30%。10%脂肪乳剂为等渗液，可经外周静脉输注。在饥饿、创伤、应激时机体对脂肪的氧化率不变、甚至加快。现主张肠外营养支持时以葡萄糖与脂肪乳剂双能源供给，有助于减轻肺脏负荷和避免发生脂肪肝。成人常用量为每天1～2g/kg，如仅用于防治必需脂肪酸缺乏，只需每周给1～2次。单独输注时滴速不宜快，先以1mL/min开始（<0.2g/min），500mL脂肪乳剂需输注5～6小时，否则，输注过快可致胸闷、心悸或发热等反应。脂肪乳剂的最大用量为2g/（kg·d）。

脂肪乳剂按其脂肪酸碳链长度分为长链三酰甘油（LCT）及中链三酰甘油（MCT）两种。LCT内包含人体的必需脂肪酸（EFA）——亚油酸、亚麻酸及花生四烯酸，临床上应用很普遍，输入后仅部分被迅速氧化产能，大部分沉积在脂肪组织，释放过程相对缓慢，且其水解产物长链脂肪酸的代谢过程需要卡尼汀参与，而后者在感染应激情况下常减少，以致长链脂肪酸氧化减少。MCT水解生成的中链脂肪酸（辛酸及癸酸）进入线粒体代谢产能不依赖卡尼汀，因此，输入后在血中清除快，迅速氧化产能，很少引起脂肪沉积，对肝功能影响小。但MCT内不含必需脂肪酸（EFA），且快速或大量输入后可产生神经系统毒性作用。临床上对于特殊患者（如肝功能不良者）常选用等量物理混合兼含LCT及MCT的脂肪乳剂（10%或20%的MCT/LCT）。正在研制的结构脂肪乳剂，即在1分子甘油分子上连接长链和中链脂肪酸，在耐受性方面将优于物理混合的中、长链脂肪乳剂。多不饱和脂肪酸制剂中含有ω-3脂肪酸、ω-6脂肪酸，为亚麻酸、亚油酸的衍生物，能降低血液黏滞性，对预防血栓形成、降低内毒素毒力有一定作用。另外，在乳剂中增加维生素E，也有减轻脂质过氧化的作用。

（三）氨基酸

对于创伤和感染患者，氮的消耗增加，需要较多蛋白质才能维持氮平衡。在提供足够热量的同时，补充复方氨基酸制剂作为蛋白质合成的原料，有利于减轻负氮平衡。复方氨基酸溶液是肠外营养的唯一氮源，由结晶L-氨基酸按一定模式（如鸡蛋白、人乳、WHO/FAO等模式）配成，其配方符合人体合成代谢的需要，有平衡型及特殊型两类。平衡氨基酸溶液含有8种必需氨基酸以及8～12种非必需氨基酸，其组成符合正常机体代谢的需要，适用于大多数患者。特殊氨基酸溶液专用于不同疾病，配方成分上作了必要调整。如用于肝病的制剂中含有较多的支链氨基酸（亮、异亮、缬氨酸），而芳香氨基酸含量较少。用于肾病的制剂则以8种必需氨基酸为主，仅含少数非必需氨基酸（精氨酸、组氨酸等）。用于严重创伤或危重患者的制剂中含更多的支链氨基酸，或含谷氨酰胺二肽等。由于谷氨酰胺水溶性差，且在溶液中不稳定，易变性，故目前氨基酸溶液中均不含谷氨酰胺，用于肠外营养的谷氨酰胺制剂都是使用谷氨酰胺二肽（如甘氨酰-谷氨酰胺、丙氨酰-谷氨酰胺），此二肽的水溶性好、稳定，进入体内后可很快被分解成谷氨酰胺而被组织利用。适用于严重的分解代谢状况，如烧伤、严重创伤、严重感染等危重症，以及坏死性肠炎、短肠综合征等肠道疾病和免疫功能不全或恶性肿瘤患者。将来，氨基酸的配方将因人、因疾病的不同阶段而异，个体化配方将成为可能。

（四）电解质

肠外营养时需补充钾、钠、氯、钙、镁及磷。根据生化监测结果及时调整每天的供给量。常用制剂有10%氯化钾、10%氯化钠、10%葡萄糖酸钙、25%硫酸镁等。磷在合成代谢及能量代谢中发挥重要作用，肠外营养时的磷制剂有无机磷及有机磷制剂两种，前者因易与钙发生沉淀反应而基本不用，有机磷制剂为甘油磷酸钠，含磷10mmol/10mL，用于补充磷酸不足。

（五）维生素

用于肠外营养支持的复方维生素制剂每支所含各种维生素的量即为正常成人每日的基本需要量，使用十分方便。常用制剂有脂溶性维生素及水溶性维生素两种。由于体内无水溶性维生素储备，应每天常规给予；而人体内有一定量的脂溶性维生素贮存，应注意避免过量导致蓄积中毒。

（六）微量元素

也是复方微量元素静脉用制剂，含人体所需锌、铜、锰、铁、铬、钼、硒、氟、碘9种微量元素，每支含正常人每日需要量。短期禁食者可不予补充，TPN 超过 2 周时应静脉给予。

（七）生长激素

基因重组的人生长激素具有明显的促合成代谢作用。对于特殊患者（烧伤、短肠综合征、肠瘘等）同时应用生长激素能增强肠外营养的效果，利于伤口愈合和促进康复。注意掌握指征，要避开严重应激后的危重期。常用量为 8～12U/d，一般不宜长期使用。

三、肠外营养液的配制

配制过程中严格遵守无菌技术操作，最好在有空气层流装置的净化台上进行。按医嘱将各种营养素均匀混合，添加电解质、微量元素等时注意配伍禁忌。配制后的营养液应贴标签，标明患者姓名、床号、配制日期、所含成分，便于核对。从生理角度，将各种营养素在体外先混合再输入的方法最合理，因此，临床上广泛采用 3L 袋全营养混合液（TNA）的输注方法，即将肠外营养各成分配制于 3L 袋中后再匀速滴注。TNA 又称全合一（AIO）营养液，强调同时提供完全的营养物质和物质的有效利用，即多种营养成分以较佳的热氮比同时均匀进入体内，有利于机体更好地利用，增强节氮效果，降低代谢性并发症的发生率；且混合后液体的渗透压降低，可接近 10% 葡萄糖，使经外周静脉输注成为可能；并使单位时间内脂肪乳剂输入量大大低于单瓶输注，可避免因脂肪乳剂输注过快引起的不良反应。使用过程中无须排气及更换输液瓶，简化了输注步骤，全封闭的输注系统大大减少了污染和空气栓塞的机会。

全营养混合液（TNA）配制过程要符合规定的程序，由专人负责，以保证混合液中营养素的理化性质仍保持在正常状态。具体程序：①将电解质、微量元素加入氨基酸溶液中。②将磷制剂、胰岛素分别加入葡萄糖溶液中。③将水溶性维生素和脂溶性维生素混合后加入脂肪乳剂中。④将含有上述添加物的葡萄糖液、氨基酸液借重力注入 3L 袋中，最后加入脂肪乳剂。⑤用轻摇的方法混匀袋中内容物。应不间断地一次完成混合、充袋，配好后的 TNA 在室温下 24 小时内输完，暂不用者置于 4℃ 保存。

营养液的成分因人而异。在基本溶液中，根据具体病情及血生化检查，酌情添加各种电解质溶液。由于机体无水溶性维生素的贮备，因此肠外营养液中均应补充复方水溶性维生素注射液；短期禁食者不会产生脂溶性维生素或微量元素缺乏，因此，只需在禁食时间超过 2～3 周者才予以补充。溶液中需加适量胰岛素。

各种特殊患者，营养液的组成应有所改变。糖尿病者应限制葡萄糖用量，并充分补充外源性胰岛素，以控制血糖；可增加脂肪乳剂用量，以弥补供能的不足。对于肝硬化有肝功能异常（血胆红素及肝酶谱值升高）的失代偿期患者，肠外营养液的组成及用量均应有较大的调整。此时肝脏合成及代谢各种营养物质的能力锐减，因此，肠外营养液的用量应减少（约全量的一半）；在营养制剂方面也应作调整，包括改用 BCAA 含量高的氨基酸溶液，改用兼含 LCT/MCT 的脂肪乳剂等。并发存在明显低蛋白血症的患者，由于肝脏合成白蛋白的能力受限，因此，需同时补充人体白蛋白，才能较快纠正低蛋白血症。在肾衰竭患者的营养液中，葡萄糖及脂肪乳剂用量一般不受限制，氨基酸溶液则常选用以必需氨基酸（EAA）为主的肾病氨基酸；除非具备透析条件，否则应严格限制入水量。

四、肠外营养液的输注

可经外周静脉或中心静脉途径给予。前者较简便、无静脉导管引起的并发症，全营养混合液的渗透压不高，可经此途径输注。适用于肠外营养支持时间不长（<2 周）、能量需要量不高的患者。后者可经颈内静脉或锁骨下静脉穿刺置管入上腔静脉，主要用于肠外营养支持时间较长、营养素需要量较多以致营养液的渗透压较高的患者。近年来，经外周导入的中心静脉置管（PICC）临床应用较广。

肠外营养液的输注方法如下。

1. 持续输注法　将预定液体 24 小时内均匀输注，能量与氮同时输入，有节氮作用。临床上常将全营养混合液（TNA）于 12～16 小时输完。

2. 循环输入法　在 24 小时输注过程中先停输葡萄糖 8～10 小时，此间仅输入氨基酸加脂肪乳剂，后单独输入葡萄糖，防止因持续输入高糖营养液刺激胰岛素分泌而抑制体脂分解、促进脂肪合成。在无糖输注期间机体可以利用以脂肪形式储存的过多热能，不易发生脂肪肝。理论上，循环输入较持续输入更接近生理要求，但实际临床效果有待进一步验证。

五、并发症与预防

经中心静脉肠外营养需有较严格的技术与物质条件，并发症的发生率及危险性与置管及护理经验密切相关；经外周静脉肠外营养技术操作简单，并发症较少，已有各种类型的外周静脉导管用于外周静脉肠外营养，血栓性静脉炎是限制其应用的主要技术障碍。充分认识肠外营养的各种并发症，采取措施予以预防及积极治疗，是安全实施肠外营养的重要环节。

（一）技术性并发症

与中心静脉插管或留置有关，如穿刺致气胸、血管损伤、神经或胸导管损伤等，空气栓塞是最严重的并发症，一旦发生，后果严重，甚至导致死亡。此类并发症多与穿刺不熟练、经验不足有关。提高穿刺技术，可得以有效预防。

（二）感染性并发症

1. 导管性脓毒症　源于导管，由于输入液的污染、插管处皮肤的感染、其他感染部位的病菌经血行种植于导管而引起导管脓毒症。其发病与置管技术、导管使用及导管护理有密切关系。当患者突然有原因不明的寒战、高热、导管穿出皮肤处发红或有渗出时应考虑有导管脓毒症。发生上述症状后，先作输液袋内液体的细菌培养及血培养；更换新的输液袋及输液管进行输液；观察 8 小时，若发热仍不退，拔除中心静脉导管，导管端送培养。一般拔管后不必用药，发热可自退。若 24 小时后发热仍不退，则应加用抗菌药，病情稳定后再考虑重新置管。导管性脓毒症的预防措施有：放置导管应严格遵守无菌技术；避免中心静脉导管的多用途使用，不应用于输注血制品、抽血及测压；应用全营养混合液的全封闭输液系统；置管后进行定期导管护理。

2. 肠源性感染　长期 TPN 时肠道缺少食物刺激而影响胃肠激素分泌，以及体内谷氨酰胺缺乏，可致肠黏膜萎缩，造成肠屏障功能减退、衰竭。其严重后果是肠内细菌、内毒素移位，损害肝脏及其他器官功能，引起肠源性感染，最终导致多器官功能衰竭。应用强化谷氨酰胺的肠外营养液和尽早恢复肠内营养对防治此类并发症有重要作用。

（三）代谢性并发症

从其发生原因可归纳为补充不足、代谢异常及肠外营养途径所致这三个方面的并发症。

1. 补充不足所致的并发症　①血清电解质紊乱，在没有额外丢失的情况下，肠外营养时每天约需补充钾 50mmol、钠 40mmol、钙及镁 20～30mmol、磷 10mmol。由于病情而丢失电解质（如胃肠减压、肠瘘）时，应增加电解质的补充量。临床上常见的是低钾血症及低磷血症。②微量元素缺乏，较多见的是锌缺乏，表现为口周及肢体皮疹、皮肤皱痕及神经炎等。长期肠外营养时还可因铜缺乏而产生小细胞性贫血，铬缺乏可致难控制的高血糖发生。对病程长者，在肠外营养液中常规加入复方微量元素注射液，可预防缺乏症的发生。③必需脂肪酸缺乏（EFAD），长期肠外营养时若不补充脂肪乳剂，可发生必需脂肪酸缺乏症。临床表现有皮肤干燥、鳞状脱屑、脱发及伤口愈合迟缓等。只需每周补充脂肪乳剂一次即可预防。

2. 代谢异常所致的并发症　①高血糖和高渗性非酮性昏迷，较常见。外科应激患者对葡萄糖的耐受力及利用率降低，若输入葡萄糖浓度过高、速度过快，超过患者代谢利用葡萄糖的速率，就会出现高血糖，持续发展（血糖浓度超过 40mmol/L）导致高渗性非酮性昏迷，有生命危险。对高血糖者，应在肠外营养液中增加胰岛素补充，随时监测血糖水平。重症者应立即停输葡萄糖液，以 250mL/h 速度输入等渗或低渗盐水，纠正缺水、降低血渗透压，用适量胰岛素（10～20U/h）控制血糖，需注意纠正同时存在的低钾血症。在使用双能源经外周静脉输注时，此类并发症减少。②低血糖，外源性胰岛素用量过大，或者高浓度葡萄糖输入时促使机体持续释放胰岛素，若突然停输葡萄糖后可出现低血糖。因很少单独输注高浓度葡萄糖溶液，此类并发症临床已少见。③脂肪代谢异常，脂肪乳剂输入过多、过快可出现高脂血症，做血清浊度试验可测定患者对给予脂肪的廓清能力。④氨基酸代谢异常，若输入氨基酸过量以及未能同时供给足够能量，致使氨基酸作为能量而分解，产生氮质血症；或者体内氨基酸代谢异常，在大量输入缺乏精氨酸的结晶氨基酸溶液后可引起高氨血症。

3. 肠外营养途径所致的并发症　①肝功能异常，表现为转氨酶升高、碱性磷酸酶升高、高胆红素血症。引起肝功能改变的因素很多，最主要的是葡萄糖超负荷引起肝脂肪变性，其他相关因素包括必需脂肪酸缺乏、长期 TPN 时肠道缺少食物刺激、体内谷氨酰胺大量消耗，以及肠黏膜屏障功能降低、内毒素移位等。复方氨基酸溶液中的某些成分（如色氨酸）的分解产物以及可能存在的抗氧化剂（重硫酸钠）等对肝也有毒性作用。应调整肠外营养配方，采用双能源，以脂肪乳剂替代部分能源，减少葡萄糖用量；选用富含支链氨基酸的配方和同时含有中、长链三酰甘油的脂肪乳剂 MCT/LCT。通常由 TPN 引起的这些异常是可逆的，TPN 减量或停用，尽早开始肠内营养可使肝功能恢复。②胆汁淤积、胆囊内胆泥和结石形成，长期 TPN 治疗，因消化道缺乏食物刺激，缩胆囊素等肠激素分泌减少，胆囊功能受损，胆汁淤积，容易在胆囊中形成胆泥，进而形成结石。实施 TPN 3 个月者，胆石发生率可高达 23%。尽早改用肠内营养是预防胆石最有效的措施。

六、注意事项

1. 熟练掌握插管和留置技术，防止与插管、置管有关的并发症发生。

2. 妥善固定静脉导管，防止导管移位。所有操作均应严格遵守无菌技术原则，定期更换输注装置，每日消毒置管口皮肤，更换无菌敷料。勤巡视，勤观察，保持滴注通畅。

3. 营养液现配现用，不得加入抗生素、激素、升压药等，配制过程由专人负责，在层流环境、按无菌操作技术要求进行。配制后的 TNA 液应在 24 小时内输完。暂时不用者，保存于 4℃冰箱内，输注前 0.5～1 小时取出，置室温下复温后再输。

4. 根据患者 24 小时液体出入量，合理补液，维持水、电解质、酸碱平衡稳定。

5. 掌握合适的输注速度，每小时不超过 200mL，否则利用率下降可致高血糖等。TNA 输注过程应保持连续性，不应突然大幅度改变输液速度。

6. 定期监测全身情况，有无缺水、水肿，有无发热、黄疸等。每天监测血清电解质、血糖及血气分析，3 天后视稳定情况每周测 1～2 次。肝肾功能测定每 1～2 周 1 次。

7. 营养指标（人血白蛋白、转铁蛋白、前白蛋白、淋巴细胞计数等）测定每 1～2 周 1 次，每周称体重，有条件时进行氮平衡测定，评价营养支持效果。

（王孝伟）

第二节　肠内营养

肠内营养（EN）是经胃肠道用口服或管饲的方法提供营养基质及其他各种营养素的临床营养支持方法。"只要胃肠道允许，应尽量采用肠内营养"已成为临床营养支持时应遵守的基本原则。

肠内营养与肠外营养相比，制剂经肠道吸收入肝，在肝内合成机体所需的各种成分，整个过程更符合生理；肝可发挥解毒作用；食物的直接刺激有利于预防肠黏膜萎缩，保护肠屏障功能。食物中的某些营养素（谷氨酰胺）可直接被肠黏膜细胞利用，有利于其代谢及增生，而且肠内营养无严重并发症，具有更安全、经济等特点。一般在选择营养支持方式时可依据以下原则：能口服者给予天然饮食是首选，当胃肠功能健全或部分功能存在时，优先采用肠内营养，如胃肠功能障碍较重或患者不能耐受肠内营养时可增加肠外营养以补充不足。外周静脉肠外营养与中心静脉肠外营养之间优先选用外周静脉途径，营养需要量较高或期望短期改善营养状况时可用中心静脉途径，需较长时间营养支持者应设法过渡到肠内营养。

一、适应证

1. 胃肠道功能正常，但存在营养物质需求增加而摄入不足或不能摄入的因素，如发热、感染、大面积烧伤、复杂大手术后及危重病症（非胃肠道疾病）等较长时间应激、妊娠、昏迷、味觉异常、精神问题等，此类应尽量采用肠内营养支持。

2. 胃肠道功能不良，如消化道瘘、短肠综合征、急性坏死性胰腺炎等，营养物质丢失增加或严重吸收不良，应在病情稳定后，尽快由肠外营养过渡到肠内营养。

3. 胃肠道功能基本正常但伴有其他脏器功能不良，如糖尿病、肝肾功能衰竭等。因肠内营养引起糖尿病患者糖代谢紊乱的程度比肠外营养轻，容易控制，所以原则上，只要胃肠功能基本正常，这类患者仍属于肠内营养的适应证。值得注意的是，用于肝肾衰竭者，肠内营养虽对肝肾功能影响较小，但因这类患者往往伴有不同程度的胃肠功能不良，对肠内营养的耐受性较差，因此以减量使用为宜。

若患者存在如颅骨骨折、意识障碍或持续、反复呕吐等误吸危险因素，存在严重腹泻或吸收不良、腹腔或肠道感染、消化道活动性出血、休克以及肠梗阻等情况，均不适宜进行肠内营养支持。

二、种类与选择

可用于肠内营养的制剂很多，为适合机体代谢的需要，其成分均很完整，包括糖类、蛋白质、脂肪或其分解产物，也含有生理需要量的电解质、维生素和微量元素等。肠内营养制剂不同于通常意义的食品，其已经加工预消化，更易消化吸收或无须消化即能吸收。美国 FDA 使用医疗食品（MF）定义肠内营养制剂，是指具有特殊饮食目的或为保持健康、需在医疗监护下使用而区别于其他食品。按营养素预消化的程度，肠内营养制剂可分为大分子聚合物和要素膳两大类。选择时应考虑患者的年龄、疾病种类、消化吸收功能、给予途径及患者的耐受力，必要时调整配方。

（一）大分子聚合物

有即用型液体制剂或需配制成一定浓度的溶液方能使用的粉剂，两者最终浓度为 24%，可提供 4.18kJ/mL（1kcal/mL）能量。该制剂以整蛋白为主，其蛋白质源为酪蛋白、乳清蛋白或大豆蛋白；脂肪源是大豆油、花生油、玉米油等植物油，有的还以中链三酰甘油代替长链三酰甘油以利于肠道吸收；糖源为麦芽糖、蔗糖或糊精；此外，还含有多种电解质、维生素及微量元素，通常不含乳糖。溶液的渗透压较低（约 320mmol/L），适用于胃肠功能正常或基本正常者。某些配方还含有谷氨酰胺、膳食纤维等，纤维素可被肠道菌群酵解生成短链脂肪酸（乙酸、丙酸、丁酸等），在促进肠道吸收水分、供应结肠黏膜能量、增加肠系膜血供、促进肠道运动等方面发挥重要作用。近年来，肠内营养制剂的研制和发展较快，已有添加了 $\omega-3$ 多不饱和脂肪酸、精氨酸、核糖核酸等成分的产品，在提供营养支持的同时，还改善机体免疫状况。

（二）要素膳

是一种化学组成明确、无须消化、可直接被胃肠道吸收的无渣饮食，由容易吸收的单体物质、无机离子及已乳化的脂肪微粒组成，含人体所必需的各种营养素。该制剂以蛋白水解产物（或氨基酸）为主，其蛋白质源为乳清蛋白水解产物、肽类或结晶氨基酸，糖源为低聚糖、糊精，脂肪源为大豆油及中链三酰甘油，含多种电解质、维生素及微量元素，不含乳糖和膳食纤维，渗透压较高（470～850mmol/L），适用于胃肠道消化、吸收功能不良者，如消化道瘘，所用的肠内营养制剂即以肽类为主，可减轻对消化液分泌的刺激作用。

三、实施途径

由于肠内营养制剂均有特殊气味，除少数患者可耐受经口服外，多数患者需经管饲进行肠内营养。用以输注肠内营养液的管道有鼻胃管、鼻十二指肠管、鼻空肠管、胃造口管、空肠造口管或经肠瘘口管。其途径可经鼻插管或手术造口置管于胃内、十二指肠或空肠内。

（一）经鼻胃管或胃造口

适用于胃肠功能良好的患者。鼻胃管多用于仅需短期肠内营养支持者；胃造口适用于需较长时期营养支持的患者，可在术时完成造口，或行经皮内镜下胃造口术（PEG）。

（二）经鼻肠管或空肠造口

适用于胃功能不良、误吸危险性较大或胃肠道手术后必须胃肠减压、又需较长时期营养支持者。空肠造口常伴随腹部手术时实施，如经针刺导管空肠造口术（NCJ），也可行经皮内镜下空肠造口术（PEJ）。

由于经鼻胃管饲食物可能产生胃潴留，胃内容物反流引起呕吐，易误吸导致肺炎，因此临床应用中，多数患者最好将其饲管前端置入十二指肠或空肠近端实施肠内营养。再者，长期放置鼻饲管可引起鼻咽部糜烂，影响排痰，易致肺炎，故预计术后需营养支持者常在术中加做胃造口或空肠造口便于实施肠内营养。如急性重症胰腺炎的病程很长，在病情稳定后（约发病后3～4周），可经预置的空肠造口管或鼻空肠管输入肠内营养制剂。由于营养液不经过十二指肠，因此不会刺激胰液分泌而使病情加重。

四、给予方式

能口服的患者每日饮用6～8次，每次200～300mL，必要时加用调味剂。口服不足的能量和氮量可经周围静脉营养补充。经管饲的患者可有下列给予方式。

（一）按时分次给予

适用于饲管端位于胃内和胃肠功能良好者。将配好的肠内营养液用注射器缓缓注入，每日4～8次，每次250～400mL。此方式易引起患者腹胀、腹痛、腹泻、恶心、呕吐等胃肠道反应，尽量不采用。

（二）间隙重力滴注

将配好的营养液置于吊瓶内，经输注管与饲管相连，借助重力缓慢滴注。每次250～500mL，持续30～60分钟，每日滴注4～6次。多数患者可以耐受。

（三）连续输注

用与间隙重力滴注相同的装置，在12～24小时内持续滴注全天量的营养液。采用输液泵可保持恒定滴速，便于监控管理，尤其适用于病情危重、胃肠道功能和耐受性较差、经十二指肠或空肠造口管饲的患者。输注时应注意营养液的浓度、速度及温度。经胃管给予时开始即可用全浓度（20%～24%），滴速约50mL/h，每日给予500～1000mL，3～4天内逐渐增加滴速至100mL/h，达到一天所需总量2000mL。经空肠管给予时先用1/4～1/2全浓度（等渗液），滴速宜慢（25～50mL/h），从500～1000mL/d开始，逐日增加滴速、浓度，5～7天达到患者能耐受和需要的最大输入量。

五、并发症与预防

肠内营养的常见并发症包括胃肠道、代谢、感染、机械等方面，最常见的是胃肠道并发症，较严重的并发症是误吸。

1. 误吸　多见于经鼻胃管输入营养液者。由于患者存在胃排空迟缓、咳嗽和呕吐反射受损、意识障碍或饲管移位、体位不当等因素，导致营养液反流，发生误吸而引起吸入性肺炎。让患者取30°半卧位，输营养液后停留30分钟，若回抽液量超过150mL，应考虑有胃潴留，暂停鼻胃管输注，改用鼻腔肠管途径可有效预防误吸的发生。

2. 急性腹膜炎　多见于经空肠造口输入肠内营养液者。若患者突然出现腹痛、造口管周围有类似营养液渗出或腹腔引流管引流出类似液体，应怀疑饲管移位致营养液进入游离腹腔。立即停输，尽可能清除或引流出渗漏的营养液，并合理应用抗菌药。

3. 恶心呕吐　与患者病情、配方、输注速度有关，避免胃潴留、配方合适、减慢滴速可有效预防。

4. 腹泻、腹胀　发生率为3%～5%，与输液速度、溶液浓度及渗透压有关，注意营养液应缓慢滴入，温度、浓度适当，避免过量，合理使用抗菌药，可有效控制腹泻、腹胀。因渗透压过高所致的症状，可酌情给予阿片酊等药物以减慢肠蠕动。

六、监测与注意事项

1. 饲管妥善固定，防止扭曲、滑脱，输注前确定导管的位置是否恰当，用 pH 试纸测定抽吸液的酸碱性，或借助 X 线透视、摄片确定管端位置。长时间置管患者应注意观察饲管在体外的标记，了解有无移位。

2. 配制粉剂前详细了解其组成和配制说明，根据患者所需营养量和浓度准确称量，一切用具必须清洁，每日消毒，一次仅配一日用量，分装后置于 4℃ 冰箱备用，并在 24 小时内用完。输注时保持营养液合适的温度（38～40℃），室温较低时可使用输液加热器将营养液适当加温。

3. 管道管理，每次输注前后均以温开水 20mL 冲洗管道，防止营养液残留堵塞管腔。经常巡视观察，调节合适的滴速，及时处理故障。确保营养管只用于营养液的输注，其他药物由外周静脉给予，防止堵塞管腔。

4. 观察病情、倾听患者主诉，尤其注意有无腹泻、腹胀、恶心、呕吐等胃肠道不耐受症状。如患者出现上述不适，应查明原因，针对性采取措施减慢速度或降低浓度，如对乳糖不耐受，应改用无乳糖配方。

5. 代谢及效果监测，注意监测血糖或尿糖，以便及时发现高血糖和高渗性非酮性昏迷。每日记录液体出入量。定期监测肝、肾功能，血浆蛋白、电解质变化，进行人体测量，留尿测定氮平衡以评价肠内营养效果。

（王孝伟）

第三节　补液

一、液体的选择

临床上有多种成分各异的静脉内用液，可以满足多数外科患者的液体需要，合理地选择用液不仅纠正异常情况，并对肾的额外负担减至最低。等张氯化钠溶液用于替补胃肠道液体的丧失。细胞外液体容量（ECF）短缺，若无浓度和成分明显异常，可以用乳酸林格液替补。此液为生理性液体，以乳酸盐替代碳酸氢钠，前者在储藏期间更稳定，输注以后乳酸盐被肝转化为碳酸氢盐。大量输注该液体以后，对体内液体的正常成分和 pH 的影响是微不足道的，即使在休克状态下，也没有必要对乳酸的转化而担忧。

等张盐溶液含钠 154mmol/L 和氯 154mmol/L，氯的浓度大大地高于血清氯的浓度 103mmol/L，所以对肾是一种负担。此氯不能迅速地排出体外，因而产生稀释性酸中毒，使碱性的碳酸氢盐的量相对于碳酸含量降低很多。但在细胞外液容量短缺并有低钠血症、低氯血症和代谢性碱中毒时，该溶液纠正此异常是很理想的。

选择 0.45% 氯化钠和 5% 葡萄糖液以补充无形的水分丧失，补充一些钠可使肾能调节血浆浓度。对不复杂患者作短期补液，加些钾盐也是合理的。5% 氯化钠用于有症状的低钠血症，当浓度和成分异常被纠正以后，余下的容量缺失可用平衡盐溶液补充。

二、术前的液体治疗

（一）纠正容量变化

术前对体内液体评估和纠正是外科医疗的不可分割部分。体内液体异常可分为三种：容量、浓度和成分。在外科患者中，ECF 容量改变是常见和重要的异常。容量改变的诊断完全依赖临床观察。体征的出现不仅取决于 ECF 的绝对量和相对量的丧失，又取决于丧失的速度和相关疾病的体征。

外科患者的容量短缺由于液体向体外流失或者是体内液体再分布至非功能区域，此液体不再参与正常的 ECF 功能。通常两者兼有，而后者易被忽视。ECF 在体内再分布或称为转移是外科疾病中的特殊问题。在个别患者中，这种丧失是巨大的，称之为第三间隙丧失或寄存性丧失，不仅发生在腹腔积液、烧伤或挤压伤，也可发生在腹内器官炎症时的腹膜、腹壁和其他组织。腹膜的面积为 $1m^2$，当腹膜因扣留液体而稍微增厚时，可使数升液体丧失功能。肠壁和肠系膜的肿胀和液体分泌至肠腔可使更多的液体丧失。肠梗阻引起的液体丧失相当可观。皮下组织的广泛感染（坏死性筋膜炎）也有相似的液体丧失。

　　ECF 缺失的容量不可能准确测定，只能依赖临床体征的严重程度加以估计的。轻度缺失约为体重的 4%，50kg 体重，缺失 2L；中度缺失为体重的 6%～8%；严重缺失为体重的 10%。急性快速失水时，心血管体征是主要的，无组织体征。应该开始液体的补充，并根据临床观察而随时调节液量。依赖公式或根据单个临床体征来决定补液量是否足够是草率的。通常是根据体征的被纠正、血压脉搏的稳定和每小时尿量为 30～50mL 作为准绳。虽然每小时的尿量作为补充容量的可靠监测，但也可能产生误导，例如在 2～3 小时内过量输注葡萄糖超过 50g，可以造成渗透性利尿。甘露醇也可酿成相似的情况，而 ECF 仍十分贫乏的。单纯容量短缺或者伴有轻微的浓度和成分异常，应用平衡盐溶液仍是合理的。

（二）液体的滴注速度

　　滴注速度取决于缺液的严重程度、液体紊乱的类型、继续丧失情况和心功能状态。在最严重的容量短缺时，初始时可每小时滴注 1 000mL 的等张溶液，随情况好转而减速。当滴速超过每小时 1 000mL 时，应密切观察，在此滴速下，部分液体随小便排出而丧失，因为血浆容量暂时扩张的缘故。对老年患者的纠正液体短缺，滴速宜较缓和合适的监测，包括中心静脉压或肺动脉楔压。

（三）纠正浓度异常

　　若有严重的症状性低钠血症或高钠血症并发容量丧失时，立刻纠正浓度异常直至症状缓解的水平为第一步，一般应用 5% 氯化钠溶液纠正低钠血症。然后补足容量的缺失，并缓慢地纠正残余的浓度异常。钠缺失量的计算如下：例如 30 岁男性，70kg，血清钠为 120mmol/L。年轻男性的液体量为体重的 60%，女性为 50%。

体内液体总量 = $70 \times 0.60 = 42L$

钠短缺 =（140 - 120mmol/L）$\times 42 = 840mmol$

　　这个估计是根据体内液体总量，因为在细胞内液（ICF）中无这部分按比例增加，ECF 的有效渗透压不可能增加，所以公式的应用只作参考。通常在开始时只补充了部分缺失，以缓解急性症状。深入的纠正是依靠纠正容量缺失后肾功能的恢复。若将计算的缺失量快速地全部补充，则可酿成症状性高容量血症，特别是心功能储备力有限的患者。快速纠正低钠血症期间可酿成中心性脑桥和脑桥外髓鞘溶解和造成不可逆的中枢神经系统损坏或死亡。因此，在第一个 24 小时期间，血清钠的升高不可以超出 12mmol/L，以后每 24 小时的血清钠的升高低于 12mmol/L。在实践中是用增添少量高张盐溶液措施，并反复监测血清钠。

　　处理中等程度低钠血症伴容量短缺，应立刻开始补充容量，同时纠正血清钠的短缺。在有代谢性碱中毒情况下，开始时应用氯化钠等张溶液。在伴有酸中毒时，用 M/6 乳酸钠纠正之。用这些溶液纠正血清钠浓度可能只需数升而已，残余的容量缺失用平衡盐溶液补充。

　　治疗低钠血症伴容量过剩，只需限制水分。在严重的症状性低钠血症时，谨慎地输注小量的高张盐溶液。在心功能储备力低落的患者中，可以考虑腹膜透析。

　　纠正症状性高钠血症伴容量短缺，缓慢滴注 5% 葡萄糖液直至症状缓解。若细胞外的渗量降低太快，可出现惊厥和昏迷，若用平衡盐溶液可能更安全。在无明显的容量缺失时，给水分应慎重，因为可酿成高容量血症，需频繁地测血清钠浓度，一旦液体的量补足，溶质就从肾排出。

（四）纠正成分异常

　　纠正钾的缺失应该在肾有足够的排出以后。静脉补液中的钾浓度不应超出 40mmol/L，只是洋地黄中毒时是一个罕见的例外，但必须作心电图监护。钙和镁在术前很少需要，但有适应证时就应补充，特别是皮下广泛感染、急性胰腺炎和长期饥饿的患者。慢性疾病患者常有 ECF 容量缺乏的情况，而浓度和成分变化也屡见不鲜。在纠正贫血时也要注意长期虚弱患者的血容量是缩小的。

术前预防容量缺少同样重要，术前为了做各种诊断性检查而限制入液量，用泻药或灌肠作肠道准备、造影剂的渗透性利尿作用等使 ECF 急性丧失，治疗这些损失可预防术中并发症。

三、术中液体治疗

术前的 ECF 容量缺失没有完全补足，清醒状态下患者有代偿能力，但在麻醉诱导后，代偿机制被取消，血压暴跌，术前维护基础需要和纠正液体与电解质的异常丧失可预防此问题的发生。

术中失血不超过 400mL 一般不需要输血，但在腹部大手术期间除失血外，还有 ECF 的丧失，如广泛剖割组织可造成水肿和液体积聚在小肠的肠壁、肠腔内和腹腔内，这是寄存性失水、第三间隙水肿或称为 ECF 的囚禁。ECF 也从创口中失去，这失水相对较少，也难定量。这些失水可用平衡盐溶液补充以摆脱术后对盐的不耐受。输注盐溶液不能替代血液的流失。

ECF 囚禁量取决于手术创伤；在瘦削患者中做 1 个小时的胆囊切除手术，液体的丧失大约为数百毫升，而在肥胖患者中做冗长的结肠前切除术，液体丧失可高达数升。液体丧失与创伤组织的面积有关。胸腔和骨科手术的液体丧失小于腹部手术。头颈部手术的液体丧失微不足道。腹部手术的补充平衡盐溶液为每小时 0.5～1L，4 小时的腹部大手术可高达 2～3L。应用白蛋白液补充术中 ECF 的缺失没有必要，而且有潜在的害处。

四、术后液体治疗

（一）术后初期

术后补液需综合评估，包括术前、术中的出入液量和生命体征与尿量。先要纠正缺失，然后给维持量液体。若患者接受或丧失大量液体而出现并发症时，这就难于估计以后 24 小时的液体需要量。在这样的情况下，在一段时间内给 1L 静脉用液，反复校正，直至把情况弄清，以后就容易管理了。

ECF 的囚禁在术后 12 小时或更长期间内仍在进行，表现为循环的不稳定，所以要不时地端详患者的神志、瞳孔、呼吸道通畅程度、呼吸类型、脉率和脉容量、皮肤暖和度、颜色、体温和每小时尿量 30～50mL，再结合手术操作的情况和术中补液。数升血管外 ECF 被拘留在受伤的区域内，只表现为少尿、轻度血压下挫和快速的脉率。循环不稳定时，应肯定有无持续的丧失或有其他原因存在，再另加 1 000mL 平衡盐溶液作为进一步容量补充，通常可解决此问题。

在术后 24 小时内给钾盐是无知愚昧之举，除非有确切缺钾，特别重要的是患者遭受冗长的手术创伤、一次或多次低血压的插曲和创伤后出血性低血压，少尿性或隐匿性多尿性肾衰竭可演变出来，很少的钾盐也是有害的。

（二）术后后期

术后恢复期的液体管理是准确地测定和补充所有丧失的液体。注意胃肠道丧失的液体。无形的液体丧失量较恒定，平均为每天 600～900mL。高代谢、高通气和发热时，每天失液可达 1 500mL，此无形丧失可用 5% 的葡萄糖补充。在术后并发症的患者中，此丧失可被过度分解代谢的水分作部分的抵消，特别是这些并发症和少尿性肾衰竭有关。

分解代谢产物的排出大约需要 1L 液体的补充（每天 800～1 000mL）。在肾功能正常的患者中，可以给 5% 的葡萄糖，因为肾能保留钠，使每天的钠排出少于 1mmol。但没有必要使肾达到如此程度的应力，可以在给水的基础上给小量的钠以涵盖经肾丧失的钠。有漏盐性肾的老年患者或脑外伤患者，若只给水而不补充钠，可以发展至隐匿性低钠血症。在这样的环境下尿钠的排出可能超过 100mmol/L，每天钠的丧失相当可观。测量尿钠有利于准确的补充。液量补充并不以尿量毫升对毫升来计算，在已知的一天中，尿排出量为 2 000～3 000mL，只不过表示术中的输液过多而发生利尿作用，若按尿排出量补充如此大量的液体，尿排出量可能还要增加。

有形的失液是指可以测出的，或可估计出来的，如出汗。胃肠道的失液是等张的或稍为低张的，可补充等张盐溶液，以容量对容量补充。若这些丧失液体高于或低于等张性，则可以调节水分的输注。出汗失液不会成为问题，但发热每升1℃每天失液可超过250mL。过多出汗也有钠的丧失。

术后无并发症，静脉补液2～3天，没有必要监测血清电解质，除非长期静脉补液和过量失液者，则需经常检测血清钠、钾和氯的水平，以及CO_2结合力，根据结果调节补液的成分。

补充液体的速度应该稳定，时间要超过18～24小时。时间太短和滴速太快反而引起盐溶液的过量丧失。钾的补充量根据肾每天排出的基本量为40mmol、胃肠每天丧失20mmol/L。补充不适当可延长术后的肠麻痹和隐匿性的顽固性代谢性碱中毒。钙和镁的补充根据需要而定。

五、术后患者的特殊情况

1. 容量过多　这是等张盐溶液输注超出容量的丧失。肾无法排出更多的钠，而水分在不断丧失以致酿成高钠血症。早期症状为体重增加。在分解代谢期间，每天应减轻0.12～0.23kg。其他症状为眼睑沉重、声音嘶哑、活动后呼吸困难和周边水肿。中心静脉压和肺动脉楔压可提供液体状态的信息。

2. 低钠血症　发生在水分输注补替含构液体的丧失，或水分输注超过水分丧失。但在肾功能正常时，一般不易发生低钠血症。在高血糖症时，葡萄糖产生渗透压力使细胞内水分出来，ECF增加，产生稀释性低钠血症。在正常值的血糖基础上每增加100mg葡萄糖时，血清钠下降2mmol/L。若患者的血清钠为128mmol/L和血糖为500mg/dL时，则血清钠降低8mmol/L。若将血糖纠正至正常时，血清钠将恢复至136mmol/L。同样血清尿素升高时，血清钠也下降，当BUN超出正常值30mg/dL时，血清钠下降2mmol/L。

3. 钠丧失以水分补充　以5%葡萄糖液或低张盐溶液补充胃肠道或等张液的丧失是常见的错误。在脑外伤或肾疾病患者的尿浓缩功能丧失，以致尿的盐浓度很高，达到50～200mmol/L。前者是由于抗利尿激素分泌过多使水滞留，后者为耗盐肾，常见于老年患者。在这些患者中输注5%葡萄糖最终造成低钠血症。若诊断有疑问，应测尿钠浓度。低钠血症而肾功能正常者，尿内应无钠。

4. 尿量减少　少尿无论是肾前性或肾性，应该限制入液量。细胞分解代谢和含氮废物引起的代谢性酸中毒可使细胞释放出水分，所以内源性水分使水的需求总量减少。

5. 内源性水的释放　手术后的第5～10天，患者以静脉补液维持而无足够的热量补充，患者可以从过度的细胞分解代谢中获取相当量的水分，最大的量每天500mL，因而应减少外源性水分。

6. 细胞内转移　全身性细菌性脓毒症常伴有血清钠浓度急骤下挫，对这种突然性变化的机制尚不清楚，但常兼有ECF的丧失，表现为间质内或细胞内液体的拘留。治疗原则是限制游离水、恢复ECF容量和治疗脓毒血症。

7. 高钠血症　血清钠超过150mmol/L虽不常见，但很危险。肾功能正常时高钠血症也可发生。ECF的高渗性使细胞内水分转移至ECF内。在此情况下，高血清钠表示体内水分总量缺少，常由于水分的过多丧失，也可能由于用含盐溶液补充水分的丧失。

8. 过量的肾外性水分丧失　代谢增加，特别是发热，通过出汗的挥发，水分丧失可达到每天数升之多。在干燥的环境下，每分钟通气量过多，每天从气管切开处丧失的水分可达1～1.5L。烧伤创口挥发也使不少水分丧失。

9. 肾丧失的水分增加　缺氧可损伤远端肾小管和肾集合管，中枢神经外伤引起抗利尿激素缺少，大量的贫溶质尿排出，此情况发生在严重外伤和手术创伤。

10. 溶质负荷　摄入高蛋白后，尿素的渗透负荷增加，因此需要排出大量的水分。饮食中每克蛋白需要给7mL的水。渗透性利尿剂如甘露醇、尿素和葡萄糖可使大量尿液排出，水分的丧失超过钠的丧失。高血糖症是严重高钠血症的最常见的病因，糖尿可产生渗透性利尿，排出大量贫盐尿液，而产生高钠血症和ECF的短缺。若不纠正，数天后可出现非酮性高渗性昏迷。治疗措施是降低血糖，并用0.45%氯化钠溶液纠正严重的容量缺失。

11. 高排性肾衰竭　急性肾衰竭而无少尿期，每天尿量大于1 000～1 500mL，可以高至3～5L，而BUN升高。此情况常难于发觉和识别。通过系列的BUN和血清电解质测定可以发觉，可用含乳酸盐溶液控制代谢性酸中毒。从胃肠道丧失、等张液丧失或肾排出钠所酿成的更严重的酸中毒，可用氯化钠溶液补充。

高排出量的肾衰竭的主要危险是没有发觉而给钾盐。开始时该类患者对外源性钾非常敏感。在病程的后期，正常的钾维持量是需要的。

高排出量肾衰竭患者若限制水分，高血钠症可迅速出现而尿量并不减少。BUN 升高在下降趋势之前，平均持续 8～12 天。血/尿的尿素比例为 1：10 直至持续至 BUN 浓度的降低。此病损的特性在功能上是肾小球滤过率（GFR）降低为正常的 20%。在 BUN 已下降后 1～3 周内，对加压素完全抗拒。在以后的 6～8 周 GFR 逐渐上升，对加压素反应也变为正常。不能识别此病的危险性是高钾血症、高钠血症或酸中毒，可能酿成死亡悲剧。

（袁　博）

第三章

外科休克

第一节　概述

休克是由多种病因引起机体有效循环血容量减少、组织灌注不足、细胞代谢紊乱和功能受损的病理综合征。其中，氧供给不足和需求增加是休克的本质，产生炎症介质是休克的特征，恢复对组织细胞的供氧、促进其有效的利用，重新建立氧的供需平衡和维持正常的细胞功能是治疗休克的关键环节。

休克的分类方法很多，通常将休克分为低血容量性、感染性、心源性、神经性和过敏性休克5类。其中，低血容量性和感染性休克在外科最常见。

一、病理生理

有效循环血容量锐减及组织灌注不足以及产生炎症介质是各类休克共同的病理生理基础。在有效循环量不足引起休克的过程中，占总循环量20%的微循环也在不同阶段发生变化。

（一）微循环收缩期

休克早期，由于有效循环血容量显著减少，引起循环血容量降低、动脉血压下降。此时机体通过一系列代偿机制调节并发生一系列病理生理变化。通过主动脉弓和颈动脉窦压力感受器引起血管舒缩中枢加压反射，交感－肾上腺轴兴奋导致大量儿茶酚胺释放以及肾素－血管紧张素分泌增加等环节，可引起心跳加快、心排血量增加以维持循环相对稳定；又通过选择性收缩外周（皮肤、骨骼肌）和内脏（如肝、脾、胃肠）的小血管使循环血量重新分布，保证心、脑等重要器官的有效灌注。由于内脏小动、静脉血管平滑肌及毛细血管前括约肌受儿茶酚胺等的影响发生强烈收缩，动、静脉间短路开放，结果外周血管阻力和回心血量均有所增加；毛细血管前括约肌收缩和后括约肌相对开放有助于组织液回吸收和血容量得到部分补偿。但微循环内因前括约肌收缩而致"只出不进"，血容量减少，组织仍处于低灌注、缺氧状态。若能在此时去除病因积极复苏，休克常较容易得到纠正。

（二）微循环扩张期

若休克继续进展，微循环将进一步因动静脉短路和直接通道大量开放，使原有的组织灌注不足更为加重，细胞因严重缺氧处于无氧代谢状况，并出现能量不足，乳酸类产物蓄积和舒血管的介质如组胺、缓激肽等释放。这些物质可直接引起毛细血管前括约肌舒张，而后括约肌则因对其敏感性低仍处于收缩状态。结果微循环内"只进不出"，血液滞留、毛细血管网内静水压升高、通透性增强致血浆外渗、血液浓缩和血液黏稠度增加，于是又进一步降低回心血量，致心排血量继续下降，心、脑器官灌注不足，休克加重而进入抑制期。此时微循环的特点是广泛扩张，临床上患者表现为血压进行性下降、意识模糊、发绀和酸中毒。

（三）微循环衰竭期

若病情继续恶化，便进入不可逆性休克。黏稠的血液在酸性环境中处于高凝状态，红细胞和血小板容易发生聚集并在血管内形成微血栓，甚至引起弥散性血管内凝血。此时，由于组织缺少血液灌注，细胞处于严重缺氧的状态，细胞内的溶酶体膜破裂，溶酶体内多种酸性水解酶溢出，引起细胞自溶并损害周围其他的细胞，最终引起大片组织、整个器官乃至多个器官功能受损。

二、代谢改变

（一）无氧代谢

引起代谢性酸中毒发展至重度酸中毒（pH < 7.2）时，心血管对儿茶酚胺的反应性降低，表现为心跳缓慢、血管扩张和心排血量下降，可使氧合血红蛋白离解曲线右移。

（二）能量代谢障碍

休克过程中由于创伤和感染使机体处于应激状态，交感－肾上腺髓质系统和下丘脑－垂体－肾上腺轴兴奋，使机体儿茶酚胺和肾上腺皮质激素明显升高，从而抑制蛋白合成，促进蛋白分解，以便为机体提供能量和合成急性期蛋白的原料。上述激素水平的变化还可促进糖异生、抑制糖降解，导致血糖水平升高。在应激状态下，蛋白质作为底物被消耗，当具有特殊功能的酶类蛋白质被消耗后，则不能完成复杂的生理过程，进而导致多器官功能障碍综合征，应激时脂肪分解代谢明显增强，成为危重患者机体获取能量的主要来源。

（三）炎症介质释放和缺血再灌注损伤

严重创伤、感染、休克可刺激机体释放过量炎症介质形成"瀑布样"连锁放大反应。炎症介质包括白介素、肿瘤坏死因子、集落刺激因子、干扰素和血管扩张药、一氧化氮（NO）等。活性氧代谢产物可引起脂质过氧化和细胞膜破裂。

代谢性酸中毒和能量不足还影响细胞各种膜的屏障功能。细胞膜受损后除通透性增加外，还出现细胞膜上离子泵（如 $Na^+ - K^+$ 泵、钙泵）的功能障碍。其表现为细胞内外离子及体液分布异常，如钠、钙离子进入细胞内不能排出，钾离子则在细胞外无法进入细胞内，导致血钠降低、血钾升高，细胞外液随钠离子进入细胞内，引起细胞外液减少和细胞肿胀、死亡，而大量钙离子进入细胞内后除激活溶酶体外，还导致线粒体内钙离子升高，并从多方面破坏线粒体。溶酶体膜破裂后除前面提到释放出许多引起细胞自溶和组织损伤的水解酶外，还可产生心肌抑制因子（MDF）、缓激肽等毒性因子。线粒体膜发生损伤后，引起膜脂降解产生血栓素、白三烯等毒性产物，呈现线粒体肿胀、线粒体峪消失，细胞氧化磷酸化障碍而影响能量生成。

三、内脏器官的继发性损害

（一）肺

休克时缺氧可使肺毛细血管内皮细胞和肺泡上皮受损，表面活性物质减少，复苏中，如大量使用库存血，则所含微聚物可造成肺微循环栓塞，使部分肺泡萎陷和不张、水肿，部分肺血管嵌闭或灌注不足，引起肺分流和死腔通气增加，严重时导致急性呼吸窘迫综合征。

（二）肾

因血压下降、儿茶酚胺分泌增加使肾的入球血管痉挛和有效循环容量减少，肾滤过率明显下降而发生少尿。休克时，肾内血流重分布，并转向髓质，因而不但滤过率下降，尿量减少，还可导致皮质区的肾小管缺血坏死，可发生急性肾衰竭。

（三）脑

因脑灌注压和血流量下降将导致脑缺氧。缺血、CO_2 潴留和酸中毒会引起脑细胞肿胀、血管通透性增高而导致脑水肿和颅内压增高。患者可出现意识障碍，严重者可发生脑病、昏迷。

（四）心

冠状动脉血流减少，导致缺血和酸中毒，从而损伤心肌，当心肌微循环内血栓形成，可引起心肌的局灶性坏死。心肌含有丰富的黄嘌呤氧化酶，易遭受缺血－再灌注损伤，电解质异常将影响心肌的收缩功能。

（五）胃肠道

肠黏膜因灌注不足而遭受缺氧性损伤。另外，肠黏膜细胞富含黄嘌呤氧化酶系统，缺血－再灌注损伤可引起胃应激性溃疡和肠源性感染。因正常黏膜上皮细胞屏障功能受损，导致肠道内的细菌或其毒素经淋巴或肝门静脉途径侵害机体，称为细菌移位和内毒素移位，形成肠源性感染，这是导致休克继续发展和形成多器官功能障碍综合征的重要原因。

（六）肝

休克可引起肝缺血、缺氧性损伤，可破坏肝的合成与代谢功能。受损肝的解毒和代谢能力均下降，可引起内毒素血症，并加重已有的代谢紊乱和酸中毒。

四、临床表现

按照休克的发病过程可分为休克代偿期和休克抑制期，或称休克早期或休克期。

（一）休克代偿期

由于机体对有效循环血容量减少的早期有相应的代偿能力，患者的中枢神经系统兴奋性提高，交感－肾上腺轴兴奋。表现为精神紧张、兴奋或烦躁不安、皮肤苍白、四肢厥冷、心率加快、脉压差小、呼吸加快、尿量减少等。此时，如处理及时得当，休克可较快得到纠正。否则，病情继续发展，进入休克抑制期。

（二）休克抑制期

即休克失代偿期。患者表现为神情淡漠、反应迟钝，甚至可出现意识模糊或昏迷；出冷汗、口唇肢端发绀；脉搏细速、血压进行性下降。严重时，全身皮肤、黏膜明显发绀，四肢厥冷、脉搏摸不清、血压测不出，尿少甚至无尿。若皮肤、黏膜出现瘀斑或消化道出血，提示病情已发展至弥散性血管内凝血（DIC）阶段。若出现进行性呼吸困难、脉速、烦躁、发绀，一般吸氧而不能改善呼吸状态，应考虑并发急性呼吸窘迫综合征。

五、诊断

诊断关键是应早期及时发现休克。要点是凡遇到严重损伤、大量出血、重度感染以及过敏患者和有心脏病史者，应想到并发休克的可能；临床观察中，对于有出汗、兴奋、心率加快、脉压小或尿少等症状者，应疑有休克。若患者出现神志淡漠、反应迟钝、皮肤苍白、呼吸浅快、收缩压降至 12.0kPa（90mmHg）以下及尿少者，则标志患者已进入休克抑制期。按照严重程度可以将休克分为轻度、中度和重度（表3－1）。

表3－1　休克轻度、中度和重度的临床特点

程度	轻	中	重
神志	清楚或烦躁	尚清楚，淡漠	淡漠，迟钝
脉搏	<100 次/分钟	100～200 次/分钟	>120 次/分钟
血压（mmHg）	80～90	60～80	<60
呼吸	正常或稍快	深快	深快，浅快，潮式
皮肤色泽	开始苍白	苍白	显著苍白
皮肤温度	正常或发凉	发冷	冰冷
肢端发绀	青中带红	青紫	更青紫

程度	轻	中	重
周围循环	正常	浅静脉塌陷，毛细血管充盈迟缓	更重
尿量	正常或减少	<30mL/h	<20mL/h 或无尿
出血倾向	无	无	DIC 早期，血液高凝
内脏衰竭	无	无	有
微血管变异	收缩期	扩张期	衰竭期

六、休克监测

（一）一般监测

1. 精神状态　精神状态是脑组织血液灌流和全身循环状况的反映。例如，患者神志清晰，对外界的刺激能正常反应，说明患者循环血量已基本足够；相反，若患者表情淡漠、不安、谵妄、嗜睡、昏迷，则反映脑组织血液循环不良，可能存在不同程度休克。

2. 皮肤温度、色泽　皮肤温度、色泽是体表灌流情况的标志。如患者的四肢温暖，皮肤干燥，轻压指甲或口唇时，局部暂时缺血呈苍白，松压后色泽迅速转为正常，表明末梢循环已恢复，休克好转；反之，则说明休克情况仍存在。

3. 血压　维持稳定的组织器官的灌注压在休克治疗中十分重要。但是，血压并不是反映休克程度最敏感的指标。在判断病情时，还应兼顾其他的参数进行综合分析。在观察血压情况时，还要强调应定时测量、比较。通常认为收缩压 <12.0kPa（90mmHg）、脉压 <2.7kPa（20mmHg）是休克存在的表现；血压回升、脉压增大则是休克好转的征象。

4. 脉率　脉率的变化多出现在血压变化之前。当血压还较低，但脉率已恢复且肢体温暖者，常表示休克趋向好转。常用脉率/收缩压（mmHg）计算休克指数，帮助判定休克的有无及轻重。指数为 0.5 多提示无休克；1.0 ～ 1.5 提示有休克；>2.0 为严重休克。

5. 尿量　尿量是反映肾血液灌注情况的有用指标。尿少通常是早期休克和休克复苏不完全的表现。尿量 <25mL/h、比重增加者表明仍存在肾血管收缩和供血量不足；血压正常但尿量仍少且比重偏低者，提示有急性肾衰竭可能。当尿量维持在 30mL/h 以上时，则休克已纠正。此外，创伤危重患者复苏时使用高渗溶液者可能产生明显的利尿作用；涉及垂体后叶的颅脑损伤可出现尿崩现象；尿路损伤可导致少尿与无尿，判断病情时应注意鉴别。

（二）特殊监测

1. 中心静脉压（CVP）　代表了右心房或者胸腔段腔静脉内压力的变化，可反映全身血容量与右心功能之间的关系。CVP 的正常值为 0.49 ～ 0.98kPa（5 ～ 10cmH_2O），低于 0.49kPa（5cmH_2O）提示血容量不足，高于 14.71kPa（15cmH_2O）则提示心功能不全、静脉血管床过度收缩或肺循环阻力增高；若 CVP 超过 19.61kPa（20cmH_2O）时，则表示存在充血性心力衰竭。临床实践中，通常进行连续测定，动态观察其变化趋势以准确反映右心房前负荷的情况。

2. 肺毛细血管楔压（PCWP）　应用 Swan - Ganz 漂浮导管可测得肺动脉压（PAP）和肺毛细血管楔压（PCWP），可反映肺静脉、左心房和左心室的功能状态。PAP 的正常值为 1.3 ～ 2.9kPa（10 ～ 22mmHg）；PCWP 的正常值为 0.8 ～ 2.0kPa（6 ～ 15mmHg）。PCWP 低于正常值反映血容量不足（较 CVP 敏感）；PCWP 增高可反映左心房压力增高，如急性肺水肿时。因此，当临床上发现 PCWP 增高时，即使 CVP 尚属正常，也应限制输液量以免发生或加重肺水肿。此外，还可在做 PCWP 时获得血标本进行混合静脉血气分析，了解肺内动静脉分流或肺内通气/灌流比的变化情况。但必须指出，肺动脉导管技术是一项有创性检查，有发生严重并发症的可能（发生率3% ～ 5%），故应当严格掌握适应证。

3. 心排血量（CO）和心脏指数（CI）　CO 是心率和每搏排血量的乘积，可经 Swan - Ganz 导管应用热稀释法测出。成年人 CO 的正常值为 $4 \sim 6L/min$；单位体表面积上的心排血量便称作心脏指数（CI），正常值为 $2.5 \sim 3.5L/（min \cdot m^2）$。

4. 动脉血气分析　动脉血氧分压（PaO_2）正常值为 $10.7 \sim 13.3kPa（80 \sim 100mmHg）$，动脉血二氧化碳分压（$PaCO_2$）正常值为 $4.7 \sim 6.0kPa（35 \sim 45mmHg）$。休克时可因肺换气不足，出现体内二氧化碳聚积致 $PaCO_2$ 明显升高；相反，如患者原来并无肺部疾病，因过度换气可致 $PaCO_2$ 较低；若 $PaCO_2$ 超过 $5.3 \sim 6.7kPa（40 \sim 50mmHg）$ 时，常提示肺泡通气功能障碍；PaO_2 低于 $8.0kPa$（$60mmHg$），吸入纯氧仍无改善者则可能是 ARDS 的先兆。动脉血 pH 正常为 $7.35 \sim 7.45$。通过监测 pH、碱剩余（BE）、缓冲碱（BB）和标准重碳酸盐（SB）的动态变化有助于了解休克时酸碱平衡的情况。碱缺失（BD）可反映全身组织的酸中毒情况，反映休克的严重程度和复苏状况。

5. 动脉血乳酸盐测定　休克患者组织灌注不足可引起无氧代谢和高乳酸血症，监测有助于估计休克及复苏的变化趋势。正常值为 $1 \sim 1.5mmol/L$，危重患者允许到 $2mmol/L$。乳酸盐值越高，预后越差。

6. 胃肠黏膜内 pH 监测　根据休克时胃肠道较早便处于缺血、缺氧状态，因而易于引起细菌移位、诱发脓毒症和 MODS；而全身血流动力学检测常不能反映缺血严重器官组织的实际情况。测量胃黏膜 pHi，不但能反映该组织局部灌注和供氧的情况，也可能发现隐匿性休克。

7. DIC 的检测　对疑有 DIC 的患者，应测定其血小板的数量和质量、凝血因子的消耗程度及反映纤溶活性的多项指标。当下列 5 项检查中出现 3 项以上异常，结合临床上有休克及微血管栓塞症状和出血倾向时，便可诊断 DIC。包括：①血小板计数低于 $80 \times 10^9/L$。②凝血酶原时间比对照组延长 3 秒以上。③血浆纤维蛋白原低于 $1.5g/L$ 或呈进行性降低。④3P（血浆鱼精蛋白副凝）试验阳性。⑤血涂片中破碎红细胞超过 2%。

七、治疗

对于休克这个由不同原因引起，但有共同临床表现的综合征，应当针对引起休克的原因和休克不同发展阶段的重要生理紊乱采取下列相应的治疗。治疗休克重点是恢复灌注和对组织提供足够的氧。

（一）一般紧急治疗

一般紧急治疗包括积极处理引起休克的原发伤、病。如创伤制动、大出血止血、保证呼吸道通畅等。采取头和躯干抬高 $20° \sim 30°$、下肢抬高 $15° \sim 20°$ 体位，以增加回心血量。及早建立静脉通路，并用药维持血压。早期予以鼻管或面罩吸氧。注意保温。

（二）补充血容量

补充血容量是纠正休克引起的组织低灌注和缺氧的关键。应在连续监测动脉血压、尿量和 CVP 的基础上，结合患者皮肤温度、末梢循环、脉搏幅度及毛细血管充盈时间等微循环情况，判断补充血容量的效果。首先采用晶体液和人工胶体液复苏，必要时进行成分输血。也有用 $3\% \sim 7.5\%$ 高渗盐溶液行休克复苏治疗。

（三）积极处理原发病

外科疾病引起的休克，多存在需手术处理的原发病变，如内脏大出血的控制、坏死肠襻切除、消化道穿孔修补和脓液引流等。应在尽快恢复有效循环血量后，及时施行手术处理原发病变，才能有效地治疗休克。有的情况下，应在积极抗休克的同时进行手术，以免延误抢救时机。

（四）纠正酸碱平衡失调

酸性内环境对心肌、血管平滑肌和肾功能均有抑制作用。在休克早期，又可能因过度换气，引起低碳酸血症、呼吸性碱中毒。目前对酸碱平衡的处理多主张宁酸勿碱，酸性环境能增加氧与血红蛋白的解离从而增加向组织释氧，对复苏有利。另外，使用碱性药物须首先保证呼吸功能完整，否则会导致 CO_2 潴留和继发呼吸性酸中毒。

（五）血管活性药物的应用

在充分容量复苏的前提下需应用血管活性药物，以维持脏器灌注压。随着对休克发病机制和病理生理变化的深入研究，对血管活性药物的应用和疗效也不断进行重新评价。血管活性药物辅助扩容治疗，可迅速改善循环和升高血压，尤其是感染性休克患者，提高血压是应用血管活性药物的首要目标。理想的血管活性药物应能迅速提高血压，改善心脏和脑血流灌注，又能改善肾和肠道等内脏器官血流灌注。

1. 血管收缩药　有多巴胺、去甲肾上腺素和间羟胺等。

多巴胺是最常用的血管活性药，兼具兴奋 α - 受体、β - 受体和多巴胺受体作用，其药理作用与剂量有关。小剂量 [<10μg/（min·kg）] 时，主要是 β_1 和多巴胺受体作用，可增强心肌收缩力和增加 CO_2 并扩张肾和胃肠道等内脏器官血管；大剂量 [>15μg/（min·kg）] 时则为 α - 受体作用，增加外周血管阻力。抗休克时主要取其强心和扩张内脏血管的作用，宜采取小剂量。为提升血压，可将小剂量多巴胺与其他缩血管药物合用，而不是增加多巴胺的剂量。

去甲肾上腺素是以兴奋 α - 受体为主、轻度兴奋 β - 受体的血管收缩药，能兴奋心肌，收缩血管，升高血压及增加冠状动脉血流量，作用时间短。常用量为 0.5 ～ 2mg 加入 5% 葡萄糖溶液 100mL 内静脉滴注。

间羟胺（阿拉明）间接兴奋 α、β - 受体，对心脏和血管的作用同去甲肾上腺素，但作用弱，维持时间约 30 分钟。常用量 2 ～ 10mg 肌内注射或 2 ～ 5mg 静脉注射；也可 10 ～ 20mg 加入 5% 葡萄糖溶液 100mL 内静脉滴注。

2. 血管扩张药　分 α - 受体阻滞药和抗胆碱能药 2 类。前者包括酚妥拉明、酚苄明等，能解除去甲肾上腺素所引起的小血管收缩和微循环淤滞并增强左心室收缩力。其中，酚妥拉明作用快，持续时间短，剂量为 0.1 ～ 0.5mg/kg 加予 100mL 静脉输液中。酚苄明是一种 α 受体阻滞药，兼有间接反射性兴奋 β - 受体的作用。能轻度增加心脏收缩力、心排血量和加快心率，同时能增加冠状动脉血流量，降低周围循环阻力和血压。作用可维持 3 ～ 4 天。用量为 0.5 ～ 1.0mg/kg 加入 5% 葡萄糖溶液或 0.9% 氯化钠溶液 200 ～ 400mL 内，1 ～ 2 小时滴完。

抗胆碱能药物包括阿托品、山莨菪碱和东莨菪碱。临床上较多用于休克治疗的是山莨菪碱（654 - 2），可对抗乙酰胆碱所致平滑肌痉挛使血管舒张，从而改善微循环。还可通过抑制花生四烯酸代谢，降低白三烯、前列腺素的释放而保护细胞，是良好的细胞膜稳定剂。尤其是在外周血管痉挛时，对提高血压、改善微循环、稳定病情方面，效果较明显。用法是每次 10mg，每 15 分钟一次，静脉注射，或者 40 ～ 80mg/h 持续泵入，直到临床症状改善。

3. 强心药　包括兴奋 α 和 β 肾上腺素能受体兼有强心功能的药物，如多巴胺和多巴酚丁胺等，其他还有强心苷如西地兰，可增强心肌收缩力，减慢心率。

休克时血管活性药物的选择应结合当时的主要病情，如休克早期主要病情与毛细血管前微血管痉挛有关；后期则与微静脉和小静脉痉挛有关。因此，应采用血管扩张药配合扩容治疗。在扩容尚未完成时，如果有必要，也可适量使用血管收缩药，但剂量不宜太大、时间不能太长，应抓紧时间扩容。

（六）治疗 DIC

改善微循环对诊断明确的 DIC，可用肝素抗凝，一般 1.0mg/kg，6 小时 1 次，成年人首次可用 10 000U（1mg 相当于 125U 左右）。另加强营养代谢支持和免疫调节治疗，适当的肠内和肠外营养可减少组织的分解代谢。

（七）皮质类固醇与其他药物的应用

皮质类固醇可用于感染性休克和其他较严重的休克。其他类药物有：钙通道阻断药，如维拉帕米、硝苯地平和地尔硫䓬等，具有防止钙离子内流、保护细胞结构与功能的作用等。

（袁　博）

第二节　创伤与失血性休克

一、临床表现

突出的表现有"5P"。即皮肤苍白，冷汗，虚脱，脉搏细弱，呼吸困难。

二、分类

休克程度分为4类（表3－2）。

表3－2　创伤与失血性休克程度分类

项目	前期	轻度	中度	重度
收缩压（mmHg）	正常偶偏高	80～90	60～80	<60
脉压（mmHg）	>30	20～30	10～20	0～10
脉搏（次/分钟）	<100	100～200	>120	数不清
脉搏/收缩压	0.5～1	1～1.5	1.5～2	>2
失血量（mL）	<750	750～1 500	1 500～2 500	>2 500
失血量占血容量的百分率（%）	<15	15～30	30～40	>45
中心静脉压 kPa（cmH$_2$O）	0.5～1（5～10）	0.5±（5）	0～0.5（0～5）	0～负数
临床表现	无症状	冷汗	呼吸急促	点头呼吸
	皮肤凉	口渴皮肤苍白情绪激动	发绀烦躁	昏迷

三、失血量估计

1. 休克指数（脉搏/收缩压），正常值为0.5，休克指数为1，失血约1 000mL；指数为2，失血约2 000mL。

2. 收缩压力10.7kPa（80mmHg）以下，失血相当于1 500mL以上。

3. 凡有以下一种情况，失血量约为1 500mL以上　①苍白、口渴。②颈外静脉塌陷。③快速输平衡液1 000mL，血压不回升。④一侧股骨开放性骨折或骨盆骨折。

四、休克早期诊断

休克早期表现为：①神志恍惚或清醒而兴奋。②脉搏>100次/分钟，或异常缓慢。③脉压<4kPa（30mmHg）。④通气过度。⑤毛细血管再充盈时间延长。⑥尿量<30mL/h（成人），但注意肾性与肾前性低血容量少尿鉴别见表3－3。⑦直肠与皮温差3℃以上。若有以上1项须警惕，2项以上即可诊断。

表3－3　少尿患者肾功能检查分析

试验	实验值	说明
静注速尿（40～100mg）	仍然无尿出现利尿现象	急性肾衰竭低血容量
尿分析	出现肾小管细胞管型、红细胞、蛋白管型	急性肾小管坏死，改变肾小球滤膜渗透压、蛋白或血尿
尿渗透压	<（400mmol/L）	肾小管浓缩功能差
	>（700～1 000mmol/L）	肾小管保留水分，浓缩功能好、低血容量
尿钠	<（130mmol/24h）	肾小管保钠功能完整
	>（260mmol/24h）	肾小管保钠功能丧失
血尿素	>（6.5mmol/L）	脱水或肾衰竭
血清肌酐	>（120μmol/L）	急性肾衰竭
血钾	>（6～10mmol/L）	急性肾衰竭

有明显的外伤史和出血征象的患者出现休克，诊断为失血性休克并不困难。对伤情不重或无明显出血征象者，可采用一看（神志、面色），二摸（脉搏、肢湿），三测（血压），四量（尿量）等综合分析。此外，尚应与心源性休克鉴别，还要警惕同时存在两种休克。鉴别方法除询问有无心脏病和心绞痛发作史外，还可作心电图，心肌酶谱、心肌钙蛋白等检查。

五、治疗

（一）紧急治疗

对心跳、呼吸停止者立即行心肺复苏术。采取边救治边检查诊断，或先救治后诊断的方式进行抗休克治疗。同时采取：①尽快建立2条以上静脉通道补液和血管活性药。②吸氧，必要时气管内插管和人工呼吸。③监测脉搏、血压、呼吸、中心静脉压、心电等生命体征。④对开放性外伤立即行包扎、止血和固定。⑤向患者或陪伴者询问病史和受伤史，并做好一切记录。⑥采血（查血型、配血、血常规、血气分析）。⑦留置导尿，定时测尿量。⑧全身检查，以查明伤情，必要时进行胸、腹腔穿刺和做床旁B超、X线片等辅助检查明确诊断。在血压尚未稳定前严禁搬动患者。⑨对多发伤原则上按胸、腹、头、四肢顺序进行处置。⑩确定手术适应证，做必要术前准备，进行救命性急诊手术（如气管造口、开胸心脏按压、胸腔闭式引流、开胸、剖腹止血手术等）。

（二）补液疗法

1. 补液的种类　常用液体有以下几种。

（1）晶体溶液：最常用的是乳酸钠林格液（含钠130mmol/L，乳酸28mmol/L），钠和碳酸氢根的浓度与细胞外液几乎相同。

补充血容量需考虑3个量，即失血量、扩张血管内容积、丢失的功能性细胞外液。后者必须靠晶体纠正。休克发生后细胞外液不仅向血管内转移，以补充容量的丢失，而且由于细胞膜通透性增加或膜电位降低、钠泵功能降低，细胞外液大量向细胞内转移。由于细胞外液是毛细血管和细胞间运送氧和营养的媒介，所以补充功能性细胞外液是保持细胞功能的重要措施。胶体只保留在血管内达不到组织间。相反，晶体输入2小时内80%可漏滤到血管外，因而达到补充组织间液的作用，从而增加存活率和减少并发症。

生理盐水能补充功能钠，但含氯过多可引起酸中毒。创伤休克患者血糖常升高，不宜过多补糖，注意血糖监测。

（2）胶体溶液：常用的有羟乙基淀粉（706代血浆）、右旋糖酐70、全血、血浆等。可使组织间液回收血管内，循环量增加1～2倍。但胶体制剂在血管内只能维持数小时，同时用量过大可使组织液过量丢失，且可发生出血倾向。常因血管通透性增加而引起组织水肿，故胶体输入量一般勿超过1 500～2 000mL，中度和重度休克应输一部分全血。低分子右旋糖酐更易引起出血倾向，宜慎用。

（3）高渗溶液：晚近认为它能迅速扩容改善循环。最佳效果为7.5%盐水，输入4mL/kg，10分钟后即可使血压回升，并能维持30分钟。实验证明它不影响肺功能，不快速推入不致增高颅内压。仅用1/10量即可扩容，因此有利于现场抢救，更适于不宜大量补液的患者。缺点是该药刺激组织造成坏死，且可导致血栓形成，用量过大可使细胞脱水发生神志障碍，偶可出现支气管痉挛。因此只适用于大静脉输液，速度不宜过快。安全量为4mL/kg，对继续出血者因血压迅速回升可加重出血，应予警惕。

2. 补液的量　常为失血量的2～4倍，不能失多少补多少。晶体与胶本比例为3：1。中度休克宜输全血600～800mL。当血细胞比容低于0.25或血红蛋白<60g/L。时应补充全血。一般血细胞比容为0.3时尚能完成红细胞的携氧功能。输血量还应根据当时血源的条件，也可用全血而不用或少用胶体制剂。

3. 补液速度　原则是先快后慢，前30分钟输入平衡液1 500mL，右旋糖酐500mL，如休克缓解可减慢输液速度，如血压不回升可再快速输注平衡液1 000mL。如仍无反应，可输全血600～800mL，或用7.5%盐水250mL，其余液体可在6～8小时内输入。输液的速度和量必须依临床监测结果及时调整。

4. 监测方法　临床判断补液量主要靠监测血压、脉搏、尿量、中心静脉压、血细胞比容等。有条件置放 Swan – Ganz 导管行血流动力学监测。循环恢复灌注良好指标为尿量 > 30mL/h；收缩压 > 13.3kPa（100mmHg），脉压 > 4.0Pa（30mmHg）；中心静脉压为 0.5 ～ 1.18kPa（5.1 ～ 10.2cmH$_2$O）。

如达到上述指标，并且肢体渐变温暖，说明补液量已接近丢失液体量。如成人在 5 ～ 10 分钟输液 200mL 后血压还无改变，可继续补液。血压稳定说明补液已足。如补液量已足且无出血征象而血压仍低，则说明心肌收缩力差，应给正性肌力药如多巴胺、多巴酚丁胺，并联合应用血管扩张剂，以减轻心脏前负荷。如血压过高，可减慢补液，并考虑用镇静药，而降压药应慎用。

（三）辅助疗法

需注意血压稳定，纠正酸中毒，适量激素，亦可采用抗休克裤等。

（袁　博）

第三节　感染性休克

一、临床表现

1. 感染史　感染性休克的基础常有严重感染，尤其注意急性感染、近期手术、创伤、器械检查以及传染病流行病史。当有广泛非损伤性组织破坏和体内毒性产物的吸收也易发生感染性休克，其发展过程有微血管痉挛、微血管扩张和微血管麻痹 3 个阶段。此类休克由于体内酸性物质、组胺、5 - 羟色胺、缓激肽、炎性介质等剧增，内皮细胞中微丝发生收缩，纤维连接蛋白破坏，从而毛细血管内皮细胞间裂缝加大出现渗漏，称"渗漏综合征"加重休克。临床表现有寒战、高热、多汗、出血、栓塞、衰弱及全身性肿胀等。

2. 脑　脑组织耗氧量很高，对缺氧特别敏感。轻者烦躁不安，重者昏迷抽搐。当休克加重血压明显下降，脑灌注不良，即可产生脑水肿，进一步加重脑灌注不足。患者意识可反映中枢神经系统微循环血流灌注量减少情况，但酸碱、水电解质失衡和代谢产物积蓄对意识有一定影响。临床上休克早期表现为烦躁不安，以后转为抑郁淡漠，晚期嗜睡昏迷。

3. 皮肤　能反映外周微循环血流灌注情况，所以注意检查皮肤色泽、温度、湿度，有条件可监测血液温度、肛门直肠温度和皮肤腋下温度之差。正常情况各差 0.5 ～ 1℃，如大于 2 ～ 3℃则提示外周微血管收缩，皮肤循环血流灌注不足。临床上根据四肢皮肤暖冷差异又可分为"暖休克"和"冷休克"。前者为"高排低阻型"，后者为"低排高阻型"，两者鉴别见表 3 - 4。

表 3 - 4　暖休克与冷休克的比较

临床表现	暖休克	冷休克
意识	清醒	躁动、淡漠、嗜睡、昏迷
皮肤	潮红、粉红、不湿、不凉	苍白、发绀、花斑、湿凉、出冷汗
脉搏	触知无力	过速、细弱或不清
脉压（kPa）	> 4.0（30mmHg）	< 4.0（30mmHg）
毛细血管充盈试验	< 2 秒	时间延长
尿量（mL/h）	30	0 ~ 30
病因	多见于 G$^+$ 球菌感染	多见于 G$^-$ 杆菌感染

4. 肾　肾脏血流量很大，正常达 1 000 ～ 1 500mL/min，占全身血流量的 25%。休克时血流产生重新分配，出现肾小动脉收缩，肾灌注量减少，造成少尿或无尿。肾缺血又引起肾小管坏死，影响尿液的浓缩和稀释及酸化功能，出现低比重尿（正常 1.010 ～ 1.020）、尿 pH > 5.5，提示肾曲小管缺损，存在碳酸氢钠渗漏或远曲小管分泌 H$^+$ 障碍。

5. 肺　动脉血氧分压（PaO$_2$）、氧饱和度（SaO$_2$）和呼吸改变是感染性休克时，肺功能减退的可靠指标，主要表现在呼吸急促、PaO_2 和 SaO_2 下降、皮肤和口唇发绀等缺氧表现，其原因有三：①肺泡微循环灌注存在而有通气障碍如肺萎缩、肺水肿、肺炎症等。②肺泡通气良好而有灌注障碍，如回心血量少、心排量降低、肺动脉痉挛、肺微循环栓塞等造成肺血流灌注减少。③肺泡微循环和通气均有障碍，临床常表现为急性肺损伤（ALI）、急性呼吸窘迫综合征（ARDS）。

6. 心　由于细菌毒素作用，常发生中毒性心肌炎；由于细胞线粒体、溶酶体和代谢障碍酸中毒对心肌产生抑制作用，此外因血压下降、脉压小、冠状动脉灌注不足，心肌缺血、缺氧等造成心功能损害，心排量减少，急性心力衰竭和心律失常发生，进一步加重休克。

7. 胃肠　在感染性休克时，胃肠可发生血管痉挛、缺血、出血、微血栓形成。由于较长时间使用 H_2 受体阻滞剂，胃酸分泌骤减，肠内厌氧菌和双歧杆菌及乳酸杆菌减少，而胃肠细菌繁殖，毒素产生，肠黏膜屏障破坏，细菌移居，毒素吸收，肠源性肺损伤，脓毒血症产生。肝细胞因内毒素和缺血缺氧而发生坏死，使肝功能各项酶和血糖升高。

8. 造血系统　由于内毒素作用而致微循环障碍，常发生造血抑制。尤其血小板可发生进行性下降，各项凝血指标下降，微血栓形成。全身性出血，警惕 DIC 出现。

9. 甲皱循环与眼底改变　感染性休克时常因微血管痉挛造成甲皱毛细血管襻数目减少，周围渗出明显，血流呈断线、虚线或泥状，血色变紫。眼底检查可见小动脉痉挛、小静脉淤血扩张、动静脉比例由正常 2：3 变为 1：2 或 1：3，严重时有视网膜水肿，颅内压增高者可出现视乳头水肿。

二、辅助检查

1. 血象　感染性休克其白细胞总数多升高，中性粒细胞增加，核左移，出现中毒颗粒。但如感染严重，机体免疫抵抗力明显下降时，其白细胞总数可降低，血细胞比容和血红蛋白增高，提示血液浓缩。并发 DIC 时，血小板进行性下降，各项凝血指标异常。

2. 尿和肾功能　当有肾衰竭时，尿比重由初期偏高转为低而固定，血肌酐和尿素氮升高，尿与血的肌酐浓度之比 <1：5，尿渗透压降低，尿/血浆渗透压的比值 <1.5，尿钠排出量 >40mmol/L。

3. 血气分析　常有低氧血症、代谢性酸中毒，而 $PaCO_2$ 早期由于呼吸代偿而可轻度下降，呈呼吸性碱中毒，晚期出现呼吸性酸中毒。

4. 血清电解质　血钠和氯多偏低，血钾视肾功能和血酸碱情况高低不一。少尿和酸中毒时血钾可升高，反之降低。

5. 出凝血各项指标　多有改变，常符合 DIC 诊断。

6. 寻找病原体　有利于救治。尽早作血、尿、痰和创面病原体培养。

三、鉴别方法

1. 意识变化　随血压变化出现烦躁转入昏迷，但却因人而异。老年患者有动脉硬化，即使血压下降不明显，也可出现明显意识障碍。反之，体质好，脑对缺氧耐受性强，虽然血压测不到，其神志仍可清醒。

2. 血压　血压是诊断休克的一项重要指标，但在休克早期，因交感神经兴奋，儿茶酚胺释放过多，可造成血压升高。此时，如使用降压药，将会引起严重后果。

3. 尿量　尿量既反映肾微循环血流灌注量，也可间接反映重要脏器血流灌注情况、当血压维持在 10.67kPa（80mmHg），尿量 >30mL/h，表示肾灌注良好。冷休克时，袖带法测压虽听不清，而尿量尚可，皮肤温暖，氧饱和度正常，表示此血压尚能维持肾灌注。反之使用血管收缩剂，血压虽在 12.0kPa（90mmHg）以上，但四肢皮肤湿冷、无尿或少尿，同样提示肾和其他脏器灌注不良，预后差。

4. 肾功能判断　不仅注意尿量，而且应对尿比重和 pH 以及血肌酐和尿素氮水平进行综合分析，不要单纯被尿量所迷惑。注意对非少尿性急性肾衰竭的鉴别，此时每天尿量虽可超过 1 000mL，但尿比重低且固定，尿 pH 上升，提示肾小管浓缩和酸化功能差。结合血清肌酐和尿素氮升高，表示肾脏功能不良。

5. 对低氧血症和 ALI、ARDS 诊断应有足够认识 由于低氧血症原因未能很好寻找，救治措施不力，可产生一系列代谢紊乱，结果出现不可逆休克。有学者体会在抗休克时尽早行机械辅助通气，纠正低血氧，尤为重要。

6. 血糖 常因感染性休克时交感神经兴奋，升糖激素释放，肝功受损，胰岛功能减退，外源性糖皮质激素和葡萄糖补充等影响，造成继发性高血糖，为细菌、真菌生长创造了很好的条件。同时高血糖又带来血液高渗。对中枢神经和各重要脏器损害使血管反应性进一步下降，休克加剧。

7. 心率 正常心率 60 ～ 100 次/分钟，但感染性休克时机体处于高代谢状态，同时细菌毒素、炎性介质和代谢产物对心脏作用，故心率代偿性增快在 100 次/分钟以上。一旦下降至 60 ～ 70 次/分钟常预示心脏失代偿而即将停止跳动，不要误认为心功能改善。

8. 血清电解质变化需要准确分析判断 由于感染性休克代谢性酸中毒，细胞释放 K^+，故血清钾有时很高且难以下降。但受大剂量利尿剂、脱水剂和胃肠减压等影响，血清钾均可下降。又由于体液丧失，血液浓缩，使血清钾相对升高。而此时，细胞内可以存在严重低钾，故应结合血生化、心电图和临床综合分析判断。感染性休克时常存在镁、锌、铁、铜等降低，尤其镁的补充对休克和 MODS 防治可获裨益。

9. 注意酸碱失衡鉴别 感染性休克的组织缺血、缺氧，代谢性酸中毒是酸碱失衡的基础，但由于呼吸深快的代偿作用，可出现代谢性酸中毒和呼吸性碱中毒并存，血 pH 可以在正常范围。一旦呼吸抑制呼吸性酸中毒，病情加剧。当同时并发低氯、低钾时又产生代谢性碱中毒时，血气分析判断更为复杂。对于三重性酸碱失衡不但注意血气分析、阴离子隙（AG）测定，同时应结合临床进行鉴别。

10. 鉴于抗生素使用广泛，且剂量大，常可掩盖局部严重感染征象 各种感染性疾病如肺炎、败血症、腹膜炎、化脓性胆管炎、菌痢、脑膜炎、尿路感染、坏死性胰腺炎和各类脓肿等，均可导致感染性休克。其病原体以革兰阴性菌为最常见，如绿脓、硝酸盐阴性不动、大肠、变形、克雷白、痢疾杆菌和脑膜炎球菌等。亦可见于革兰阳性菌，如金葡萄球菌、粪链球菌、肺炎链球菌、产气荚膜杆菌等。此外，病毒（如流行性出血热、巨细胞病毒性肺炎等）支原体等亦可引起感染性休克。

又由于抗休克时采用大剂量糖皮质激素容易并发真菌感染，应注意血、尿、粪、痰和口腔检查真菌病原体，争取早发现、早处理。对机体抵抗力低、广谱抗生素力度大、激素使用时间长、剂量大者，对真菌感染宜实施预防性治疗。

四、治疗

（一）控制感染

控制感染是救治感染性休克的主要环节，在未明确病原菌前，一般应以控制革兰阴性杆菌为主，兼顾革兰阳性球菌和厌氧菌，宜选用杀菌剂，避用抑菌剂。给药方式宜用静滴或静注，一般不采用肌内注射或口服。因此时循环不良、呼吸困难，起效较慢。休克时肝肾等器官常受损，故在选择抗生素的种类、剂量和给药方法上，应予注意。一般主张肾功能轻度损害者给予原量的 1/2，中度者为 1/2 ～ 1/5，重度者为 1/5 ～ 1/10。

对于抗生素应用，有人主张从一代头孢菌素开始，逐步升级至三代。但感染性休克的发生常来势凶猛，病情危急，且细菌耐药性不断增加，给治疗带来困难。故应按临床实情选用较强抗生素，否则会失去抢救时机。可选用菌必治（罗氏芬）、悉复欢（环丙沙星）、复达欣（头孢他啶）、泰能等。

（二）扩容治疗

感染性休克时均有血容量不足，根据血细胞比容、CVP 和血流动力学选用补液种类，掌握输液速度。原则上晶体、胶体交叉输注，盐水宜缓，葡萄糖液可快，有利于防止肺水肿和心力衰竭的发生。右旋糖酐、羟乙基淀粉（706 代血浆）具有补充血容量、增加血管壁和血细胞表面之阴电荷作用，防止因异性电荷相吸而引起血细胞沉积，并降低血液黏度，具有疏通微循环作用。

（三）血管活性药应用

感染性休克血压下降，临床多采用多巴胺和间羟胺。多巴胺是体内合成肾上腺素的前体，具有 β

受体激动作用，也有一定 α 受体激动作用，能增强心肌收缩力，增加心排量，对外周血管有轻度收缩，对内脏血管（肾、肠系膜、冠状动脉）有扩张作用，增加血流量。能使神经末梢储存型去甲肾上腺素释放，血管收缩能增加心脏收缩。多巴酚丁胺能增加心肌收缩力，增加心排量，在感染性休克心功能不全时使用有较大效应。去甲肾上腺素虽升压效果显著但微循环障碍可进一步加剧，所以晚近提出血管收缩药与血管扩张药联合使用。由于感染性休克并发血管痉挛，故主张加用血管扩张药是合理的，它不仅能解除微动脉痉挛，而且能降低心脏前后负荷，解除支气管痉挛，有利于通气改善及恢复有效循环血量与组织灌注。使组织代谢酸性产物进入血液循环从而得到及时纠正，达到消除休克之目的。

使用血管扩张药应注意：①在有效血容量得到充分补充的前提下方可加用血管扩张药。②剂量应逐步升与降，防止机体不适应和反跳现象。③注意首剂综合征发生，有的患者对某种血管扩张药（如哌唑嗪等）特别敏感，首次应用后可发生严重低血压反应，故药物种类与剂量需因人而异。④血管扩张药单一长期应用可发生"受体脱敏"现象，血管对药物产生不敏感性，故应予更换。⑤联合用药法，一般应用多巴胺和多巴酚丁胺加酚妥拉明或硝普钠。老年冠心病者加用硝酸甘油或硝酸异山梨酯，其剂量差异大，应按临床实际情况而定。如果血压上升不理想，加用间羟胺。莨菪类药物在感染性休克救治上常有较好效果。20 世纪 80 年代提出纳洛酮治疗感染性休克获得成功，该药可阻断 β - 内啡肽等物质的降压作用而使血压回升。同时有稳定溶酶体膜，降低心肌抑制因子的作用，使心排量增加。纳洛酮量首次 0.4～2.0mg 静脉推注，1～4 小时再静注 0.4～1.2mg，继以 1.2～2.0mg 加入 250mL 输液中按 0.4～1.2mg/min 速度静滴维持。中药丹参、川芎等具有使微血管内淤滞或缓慢流动的血细胞加快流速，降低血液黏度，开放毛细血管网，扩张血管，疏通微循环作用。此外尚有抗凝、调整纤溶和清除氧自由基等作用，达到活血化瘀改善微循环功效，在感染性休克中应用颇有益处。人参附子等具有强心、升血压，有抗休克作用。

（四）改善细胞代谢

1. 纠正低氧血症　感染性休克必然；产生低氧血症，随着组织细胞缺氧，继而引起一系列细胞代谢障碍。在一般给氧未能取得明显效果时，应尽早行机械辅助呼吸，调整呼吸机各项参数，及时纠正低氧血症。为了保证供氧，晚近提出"允许性高碳酸血症"概念，一般使 $PaCO_2$ 在 70mmHg 以下较安全，可相对提高 PaO_2。

2. 补充能量，注意营养支持　临床救治上常重视抗感染、抗休克而忽视营养和能量补充，故要求每日热卡不低于 8 372J（2 000cal），这是临床的一道难题。为此，一方面行静脉补充 ATP、1，6 二磷酸果糖（FDP）、氨基酸和葡萄糖等，同时在病情许可下尽早行胃肠营养。长链脂肪乳剂对无 ARDS、肝功尚好者，可以应用。中、长链脂肪乳剂对肺、肝等影响小，在高浓度糖补充时应适当加入胰岛素，可按（3～4）：1 比例配制，能防治高血糖症。感染性休克后发生 MODS 时，更要重视各类维生素（如水乐维他等）各种微量元素（如安达美等）补充。

3. 自由基清除剂　超氧化物歧化酶（SOD）、过氧化氢酶（CAT）和谷胱甘肽过氧化物酶（GSH - PX），在理论上对休克起一定作用。由于药品剂型存在问题，未能在临床广泛使用。

（五）肾上腺皮质激素

肾上腺皮质激素具有抗毒素、抗休克、抗炎性介质、扩血管等作用。经临床大量观察证明，其可降低脓毒血症、感染性休克死亡率。在有效抗生素治疗下，采用短疗程大剂量冲击疗法，每次剂量为地塞米松 10～40mg 或甲泼尼龙 160～320mg，每隔 6～8 小时静脉给药 1 次。特危重患者，甲泼尼龙每日可达 1 000mg 以上。

（六）纠正酸碱、水、电解质失衡

代谢性酸中毒，多采用每次以 5% 碳酸氢钠 150～250mL 静脉滴注，具体剂量应根据血气和临床资料合理给予。感染性休克早期存在呼吸性碱中毒，一般不做特殊处理。晚期发生呼吸性酸中毒时，可加剧病情。故当低氧血症，用鼻导管给氧不能纠正时，应尽快使用呼吸机，并调整呼吸比例和呼吸模式等。一旦伴有低氯、低钾性代谢性碱中毒时，低氯者可用精氨酸纠正，低钾者补充氯化钾和适量胰岛素。这样既要纠正血清钾又能逐步将血清 K^+ 转入细胞内，使 H^+ 和 Na^+ 置换至细胞外，以达到正常平衡状态。Mg^{2+} 是机体代谢酶（$Na^+ - K^+ - ATP$ 酶、磷酸转移酶等）的激活剂，对维持神经肌肉兴奋性起重要作用。并对抗心律失常和改善微循环，维持正常细胞功能等起着重要作用。在感染性休克时常伴有低血镁症，故在纠正电解质失衡时应注意镁的补充。一般以 500mL 液体中加入 25% 硫酸镁 10 ～ 20mL 缓慢静滴，每日可用 5 ～ 20g。此外，感染性休克可有低钠血症，治疗目的为提高血钠浓度，但不宜过快，否则又可能导致中枢性脑桥髓鞘破坏而出现失语和瘫痪。一般主张每小时提高 0.5 ～ 1mmol/L，将血钠浓度提高到 120 ～ 125mmol/L 为宜。在真性容量过低伴低钠血症时，可予静脉给生理盐水。而水肿型低钠血症应通过水负平衡而使血钠浓度升高，临床上多采用速尿加高渗盐水静滴。

（七）莨菪类药

能阻断 M 和 α - 受体，使血管平滑肌舒张，改善微循环和肾供血，并有钙离子拮抗作用，可用于抗感染性休克。其不利影响有胃肠蠕动减弱。

（八）清除或拮抗炎性介质

近年来，对脓毒血症和感染性休克提出新治疗方法。内毒素单克隆抗体，TNFa 单克隆抗体，IL - 1（白介素 - 1）受体拮抗体，PAF（血小板活化因子）受体拮抗剂等，仅在探索未广泛临床应用。

（九）并发症

脓毒血症和感染性休克可导致各类脏器损害，如心功能不全、心律失常、肺水肿、消化道出血、DIC、急性肾衰竭、肝功能损害和 ALI、ARDS 等，尤其须警惕 MODS 的发生，并应作相应预防与救治处理。

（袁　博）

第四节　心源性休克

一、临床表现

心源性休克典型表现发生在急性心肌梗死和重症心肌炎后，也可继发于其他各类心脏疾患的急性发病，其临床表现与其他休克相似。但值得注意，原有高血压者，虽收缩压未低于 12.0kPa（90mmHg），但比原血压下降 10.7kPa（80mmHg）或 > 30% 以上、脉压差小，具有心功能下降指标，心脏指数（CI）每分钟 < 2.2L/m²，肺小动脉楔嵌压（PAWP）> 2.4kPa（18mmHg）。伴高乳酸血症和重要脏器灌注不足临床表现：如皮肤湿冷、苍白或发绀、脉搏细弱、尿量减少（< 20mL/h）。肺梗死所致心源性休克，表现为起病急剧、剧烈胸痛、咳嗽、咯血、气急、可在 1 小时内死亡。心包压塞引起者病情发展快，有低血压、脉压小、奇脉、心音遥远微弱、心率过快、肝大、肝颈反流阳性、心电图有 ST - T 改变，但无 Q 波等。

二、鉴别诊断

1. 休克伴呼吸困难　在心源性休克并发左心衰竭、肺水肿时可出现严重气急，但需注意与急性呼吸窘迫综合征（ARDS）鉴别。后者常因创伤、休克、感染等引起肺泡表面活性物质破坏，透明膜形成，肺顺应性下降，肺泡功能低下，气体弥散功能障碍。肺内通气与血流比率失调，肺分流增加，引起进行性低氧血症和极度呼吸困难。但能平卧，肺 X 线表现肺门变化不大，周边明显。ARDS 晚期气管内有血浆样渗出物，PAWP 不高。

2. 休克伴 DIC　心源性休克发展至晚期也可导致继发性 DIC，但一般 DIC 常出现在感染性或创伤性休克。血液凝血机制障碍等情况不出现在心功能不全、心排量减少，需注意鉴别。

3. 休克伴昏迷　心源性休克引起脑灌注减少，脑缺氧、脑水肿、脑细胞功能受损时，患者可出现烦躁不安，易激动，但很少发生昏迷。若昏迷出现较早者，应考虑颅内疾病（如脑膜炎、脑炎、脑血管意外、脑外伤等）或其他病因（如严重水、电解质失衡，血糖高或低、肝、肾衰竭，血浆渗透压异常改变等）。

4. 休克伴心电改变　心源性休克最常见于急性心肌梗死（AMI），故有其特异性心电图改变，包括异常 Q 波、ST - T 演变和严重心律失常。但值得注意的是，老年 AMI 临床不典型表现和心电图无异常改变常可遇到。注意鉴别心肌炎、心肌病亦可有相应 ST - T 心电改变，心包压塞或炎症有低电压、ST 抬高 T 波高耸或倒置。电解质失衡中常见的低钾、镁，其心电改变明显，如 U 高或交替电压、Q - T（U）延长，室速、扭转型室速等。其他休克引起心电改变多为继发。

5. 休克并发心功能改变　休克本身为严重循环障碍，但就其血流动力学改变而言，心源性休克始终存在心功能不全处于低排血量，而外周血管呈现收缩状态，四肢厥冷，脉细。而感染性休克并发低血容量时，心排血量可不下降，心音不减弱，不遥远，无病理性第三、第四心音，奔马律以及各种病理性杂音，较少发生急性肺水肿。心肌酶谱（CK - MB、AST、LDH 同工酶）与心肌钙蛋白检查有利于鉴别。

6. 休克伴有消化道出血　心源性休克由于胃肠缺血缺氧所致急性胃肠黏膜病变而出血，但量小。而消化道疾病出血量 >800mL 才有休克表现，故必然有黑便或呕血，注意二者鉴别。

三、治疗

绝对卧床休息、给氧、严防输液量过多，速度过快。剧痛时宜用罂粟碱、哌替啶、吗啡、曲马朵等一般处理外，应同时采取如下措施。

（一）病因治疗

急性心肌梗死可行溶栓、冠脉置支架、活血化瘀等治疗。心包压塞者及时行心包穿刺放液或切开引流，心脏肿瘤宜尽早切除。严重心律失常者，应迅速予以控制。

（二）血管活性药的使用

多巴胺、多巴酚丁胺、间羟胺等以提高血压、恢复生命器官的灌注为目的；而硝酸盐、酚妥拉明、硝普钠等扩张动、静脉，增大脉压并使黏附在微血管的白细胞脱落，改善微循环。由于降低体、肺动脉高压，有利于减轻心脏前、后负荷，解除支气管痉挛，提高肺通气量，纠正低氧血症，防止肺水肿。此外酚妥拉明尚有增强心肌收缩力和治疗心律失常等作用，故联合使用，更为合理。但要注意两者合适比率，使其既能维持血压又要改善微循环。方法上两者宜用微泵分别输入，根据血压、心率等不断调整速度。

（三）控制补液量

鉴于心功能不全，肺脏受损，故成人每日液体量应控制在 1 500mL 左右，当输胶体或盐水时速度宜慢。如中心静脉压（VCP）≤0.98kPa（10cmH$_2$O）或肺小动脉楔嵌压（PAWP）≤1.6kPa（12mmHg）时，输液速度可略快。一旦 VCP 和 PAWP 明显上升则需严格控制输液速度，否则会发生心力衰竭肺水肿。

（四）强心苷类药

该药用于心源性休克其意见不一。在急性心肌梗死发病 24 小时以内原则不主张使用，其理由是梗死心肌已无收缩作用，未梗死部分已处极度代偿状态。强心苷应用不但未起到应有作用，反而增加心肌耗氧量，甚至发生心脏破裂的严重并发症。出现心力衰竭，肺水肿时亦主张用小剂量，分次应用，否则易过量中毒。目前临床趋向多用血管扩张药和非洋地黄正性肌力药物。

（五）肾上腺皮质激素

在急性心肌梗死中一般认为宜少用或不用激素，一旦出现心源性休克，仍需采用，但剂量宜小，使用时间宜短。否则，影响梗死心肌愈合，加重心功能不全，易造成心脏破裂。

（六）心肌保护药

能量合剂和极化液，对心肌具有营养支持和防止严重快速心律失常，诊断与鉴别作用。而 1, 6 -

二磷酸果糖（FDP）在心源性休克中，具有一定外源性心肌保护作用。

（七）机械辅助循环

急性心肌梗死心源性休克患者当药物治疗无效时，应考虑使用机械辅助循环，以减轻左室负担及工作量，同时改善冠状动脉及其他重要器官的血液灌注。其方法有多种，包括部分心肺转流术、人工心脏、主动脉内气囊反搏术。尤其左室机械辅助装置，为心源性休克救治开辟的另一途径。

（八）中医中药

祖国医学"真心痛""厥心痛"的描述，此症有手足厥寒而通身出冷汗，严重者手足青至节，且发夕死，夕发旦死与现代医学急性心肌梗死心源性休克表现相似。救治上主张宣痹通畅，芳香温通，活血化瘀，辨证论治。目前临床应用麝香保心丸、救心丹、参附汤、生脉散、四逆汤等，均有一定疗效。尤其人参，在心源性休克治疗上有较理想作用。丹参、川芎注射液不但具有活血化瘀功效，且具有清除氧自由基和保护细胞线粒体功能，适合此症应用。

（秘泰云）

第五节　过敏性休克

一、临床表现

过敏性休克是一种十分严重的变态反应，在临床实践中常有所见。一旦发现，若不及时正确地进行抢救，严重者可在 10 分钟内死亡，应引起高度警惕。

本病绝大多数为药物所引起。据国内资料统计，引起的药物有百余种，其中 90% 为青霉素所致。实际上致病药物可能更多，应该引起足够的重视。发病年龄以 20～40 岁青壮年居多，但老年及小儿患者亦可发生。

一般认为，致敏药物以肌肉或静脉注射引起过敏性休克的机会较多，口服次之。局部用药量少，但经常接触致敏药物亦可发生。青霉素不论肌内注射、口服、皮下注射、皮内试验、滴眼、滴耳、滴鼻、漱口、阴道子宫颈用药、牙龈黏膜注射以及婴幼儿注射青霉素后的眼泪或尿液污染母体皮肤等均有发生过敏性休克。

过敏性休克除血清生物制剂外，与药物的剂量常无绝对关系。在机体敏感性增高的情况下，即使很小剂量也可发生严重的变态反应。曾有报道，用青霉素皮试即可发生过敏性休克，说明小剂量也不是绝对安全的。但药物剂量过大或疗程过长，可增加发生反应的机会。

临床表现在用致敏药物后，一般呈闪电样发作，常在 15 分钟内发生严重反应，少数患者可在 30 分钟甚至数小时后才发生反应，所谓"迟发反应"。早期临床表现主要为全身不适，口唇、舌和足发麻，喉部发痒，头晕眼花、心慌、胸闷、恶心、呕吐、烦躁不安等。随即支持不住、全身大汗、脸色苍白、唇部发绀、喉头阻塞、咳嗽、支气管水肿及痉挛、气促、四肢厥冷，亦可有皮肤弥漫潮红和皮疹、手足水肿，部分有垂危濒死恐怖感觉。严重者昏迷及大小便失禁等。体格检查可见球结膜充血，瞳孔缩小或散大，对光反应迟钝，神志不清，咽部充血，心音减弱，心率加快，脉搏微细难以触及，血压下降，严重者测不出。有肺水肿者，双下肺可闻及湿啰音。休克患者经抢救苏醒后常感觉周身无力，或有头痛及精神不振。

二、治疗

病情的严重程度，与发生反应时间的早晚有密切关系。发生反应时间越早则病情越严重，有时来不及抢救而死亡。若事先能有准备，做到分秒必争。凡遇药过敏性休克患者，必须立即停用致敏药物，测量血压和触摸脉搏及观察呼吸等，立即注射肾上腺素、糖皮质激素、升压药、脱敏药等，休克常能得到及时的恢复。发现患者必须就地抢救，不可搬动，身体平卧。千万不可强调困难而转院，失去抢救机会。目前常用药物有以下几种。

（一）肾上腺素

发现过敏性休克时，立即静脉注射肾上腺素，小儿每次用 1/1 000 浓度 0.01～0.02mL/kg，成人每次用 0.5～1mg，也可在原来注射药物处肌内注射，以减少致敏药物的吸收，同时又有抗过敏作用。肾上腺素的作用短暂，如首次注射后不见效果，可考虑 10～15 分钟内重复注射。

（二）肾上腺皮质激素

此药对抗过敏及升高血压甚为有效。每次可用地塞米松 10～20mg 肌内注射或静脉推注，甲泼尼龙 100～300mg，静脉注射。

（三）升压药

常用间羟胺 10～20mg，多巴胺 20～40mg 静注或肌内注射。如上述治疗后血压仍不回升者，则可用去甲肾上腺素 1mg 稀释 10mL 静注，或用 2～4mg 去甲肾上腺素加入 5% 葡萄糖盐水 250mL 静脉滴注。但切勿肌内注射、皮下注射，以免注射局部发生缺血而坏死。

（四）脱敏药

可用异丙嗪（非那根）25～50mg 肌内注射或静注，还可用息斯敏、塞庚定和钙盐等。

（五）氧气吸入

氧气吸入甚为必要，尤其对病情严重的病例，对纠正低氧血症改善呼吸衰竭有良好的效果。

（六）输液问题

由于外周血管麻痹扩张，血容量不足，输液量加大加快，有利于改善全身及局部循环的作用，同时促进过敏物质的排泄，一般开始滴注 1 000mL 的 5% 葡萄糖盐水。如患者有肺水肿表现则应减慢输液速度及改为糖盐水，以免加重病情。或给予右旋糖酐及代血浆，快速输注以后按实情补充。

（七）其他

休克改善后，如血压仍波动者，血管活性药持续静滴维持。如患者有血管神经性水肿，风团及其他皮肤损害者，可每天日服泼尼松 20～30mg，分次用药。抗组胺类药物，如息斯敏 10mg，每天 1～2 次或扑尔敏 4mg，每天 3 次日服。注意补充维生素 C，同时对患者应密切观察 24 小时，以防过敏性休克再次发生。

过敏性休克病情十分严重，加强预防甚为重要，应注意：①避免滥用药物，强调医师应严格掌握用药原则，根据适应证用药，避免滥用药物，是预防药物过敏性休克的重要措施。由于滥用药物引起过敏性休克者为数不少，如伤风感冒应用青霉素，结果发生变态反应，实属不幸。②询问过敏史，应用药物前必须询问有无过敏史，如荨麻疹、哮喘、湿疹、药疹及过敏性鼻炎等。如有过敏史，使用药物时应提高警惕。对某种药物已有变态反应，则禁止再用。③皮肤过敏试验，对于青霉素已规定在用药前须作皮肤过敏试验。有过敏史者，先行划痕试验，如为阴性，再改作皮内试验。普鲁卡因、抗毒血清及碘油剂等均应用过敏试验。④提高警惕，加强观察，很多药物都有发生变态反应的可能，故对注射药物后的患者，应留在观察室 20～30 分钟，以防意外发生。对有过敏史者尤应注意。⑤预防第二次休克，有些患者以前已发生过敏性休克，由于未引起注意，以致有少数患者发生第二次休克，甚至死亡。因此，必须确诊致病的药物名称，在病历卡最醒目处注明。并告诉患者和家属，或者发给过敏性休克登记卡，嘱患者以后看病时持此卡，以供医师参考。

（秘泰云）

第四章

常见院前急救

第一节　多发伤与复合伤

一、概述

多发伤是指单一致伤因素造成机体两个或两个以上部位同时受到严重损伤，如不进行紧急处理可能会危及生命的创伤，常伴有大出血、休克、严重的生理功能紊乱。具体来讲，将身体分成头颈部、面部、胸部、腹部、骨盆和四肢、体表 6 个部分。有 2 个部位以上的损伤，且每个伤的简明损伤评分（AIS）大于 3 的称为多发伤。还有一种定义的方法是根据创伤的严重程度将其分为：伴有意识障碍的颅脑创伤；伴有呼吸功能不全的胸部创伤；失血性休克或处于休克前期 3 种情况，具有 2 种以上的损伤称为多发伤。

复合伤是指两种或两种以上致伤因素同时或相继作用于机体所造成的损伤。

爆炸伤是最典型的复合伤。还有特殊类型的复合伤，如放射损伤复合炭疽、躯体创伤复合精神创伤；极端特殊环境发生的复合伤，如高原缺氧、海水浸泡等。

二、病因

多发伤和复合伤最常见的原因为：交通事故、高处坠落、爆炸伤、跌打等。Regel 等对 3 406 个多发伤病例（其中 85% 为交通事故引起的外伤）进行了回顾性分析。其中，四肢创伤 86%，颅脑创伤 69%，胸部创伤 62%，腹部创伤 36%，骨盆创伤 28%；并发脊髓损伤 14%，并发损伤部位以颅脑创伤 + 四肢创伤（63%）、胸部创伤 + 四肢创伤（52%）为最常见，并发腹部创伤的概率较低。

三、病理生理

多发伤对机体的损害在诊断和治疗时要考虑它的病理生理的复杂性。无论受伤轻重，伤后数小时内局部即产生炎症反应。创伤的炎症起源于组织断裂、胶原纤维暴露和细胞破坏，临床上表现为局部的红、肿、热、痛等，伤后 24 ～ 48 小时达到高峰。创伤性炎症对组织修复功能有利，但较广泛或剧烈的创伤性炎症对机体又有不利影响。较早出现的体温反应，是由于受伤后部分炎症介质作用于体温中枢导致发热，而休克晚期有时体温反应反而受抑制，因此，体温中枢受累严重时可发生高热或体温过低。

（一）机体应激反应剧烈

创伤刺激、失血、失液、精神紧张等可引起神经 - 内分泌方面的变化。

1. 通过中枢兴奋交感 - 肾上腺髓质系统，使心跳加快加强，心输出量增加，以保证心、脑等器官得到较好的血液灌注。

2. 低血容量又使肾血流量减少，激活肾素 - 血管紧张素 - 醛固酮系统，促进肾小管对钠的重吸收、增加排钾，促进水分的重吸收。

3. 下丘脑 - 垂体系统分泌大量的抗利尿激素，促进远端肾小管对水的重吸收，与醛固酮协同维持血容量。

（二）免疫功能抑制，易继发感染

机体遭受严重创伤后，受损的组织激活血管活性介质及活性裂解产物，导致异常炎症反应，抑制免疫功能，尤其是细胞免疫功能。出血性休克引起肠黏膜缺血水肿、局部坏死、肠道机械屏障遭到破坏，肠道通透性增高及免疫功能抑制，出现"细菌移位"，易继发感染。

（三）高代谢状态与多器官功能衰竭

常在伤后第 3 天出现高代谢状态和多器官功能衰竭，体液、血糖、蛋白质、血清钾、血清钙等都会引起相应变化，最终随着免疫抑制细胞活性增高和大量炎症介质的释放，各个脏器相继出现功能障碍，很容易发生多器官功能衰竭。

（四）复合伤

复合伤发病机制是"复合效应"，它与单一伤最基本的区别是：机体受到复合致伤作用后的综合反应，常表现为"加重效应"。早期死亡率高于单一伤，多数情况下主要死于早期休克，但还有比休克更早的直接致死原因，如有害气体急性中毒、严重的肺出血和肺水肿等。复合伤与其他严重创伤类似，病程主要有过度应激紊乱、缺血缺氧、全身炎症反应综合征等早期全身性损害、重要内脏并发症、创伤修复等。按累及的系统，放射损伤有造血损害、免疫紊乱与感染、出血病变、肠上皮损伤、创面难愈等；烧冲伤有创面与伤口、心脏病变与全身性循环功能障碍、肾脏病变与急性肾衰竭、免疫紊乱与感染等。

爆炸致损伤可同时表现为冲击伤、烧伤、破片伤等，但通常以冲击伤为主，多表现为多发伤并发复合伤如冲烧毒复合伤、冲毒复合伤、挤压伤、弹片伤、多发骨折等，是多种致伤因素的相互加强或扩增效应的结合。患者的病理生理紊乱，常较单一因素所致的多发伤更加严重而复杂，不仅损伤范围广，涉及多个部位和多个脏器，而且全身和局部反应强烈和持久。

胸部爆炸伤以多发伤和复合伤一并存在较多见，不同部位和多种因素造成的损伤相互影响，使伤情更加复杂，除了造成严重的胸部创伤以外，常并发有腹腔脏器损伤。表现为心脏、肺脏同时受累时，既有破片伤又有冲击伤，实质脏器受损的同时常并发有胸腔破裂造成的血气胸等。最终导致神经内分泌、血液循环、生化，以及生物活性因子等多方面的功能严重紊乱和障碍。

四、临床表现

除了各种致伤因素引起的原发病表现以外，最常见的有休克、严重低氧血症、组织感染以及多器官功能衰竭，但在早期尤以前两者多见。

（一）休克发生率高

多发伤损伤范围广，失血量大，损伤的应激反应剧烈，易发生低血容量性休克，有时可与心源性休克同时存在。

（二）严重低氧血症

早期发生率高，可达90%，尤其颅脑创伤、胸部创伤伴有休克或昏迷，动脉血氧分压可降至30～40mmHg。分为：

1. 呼吸困难型　患者缺氧明显，呼吸极度困难，辅助呼吸肌收缩明显，如明显的腹式呼吸。
2. 隐蔽型　患者临床缺氧体征不明显，仅表现为烦躁不安、呼吸增快，但没有呼吸困难表现。

（三）感染发生率高

创伤后机体免疫功能受到抑制，伤口污染严重，肠道细菌移位以及侵入性导管的使用，致感染发生率高，且多为混合感染。后期由于大量使用广谱抗生素，易发生耐药菌和真菌的感染。

（四）易发生多器官功能衰竭

由于休克、感染及高代谢反应，多发伤易并发多器官功能衰竭。一般从一个脏器功能衰竭开始累及其他脏器。通常发生的顺序依次是肺脏、肝脏、胃黏膜与肾脏。

五、辅助检查

1. 诊断性穿刺、引流　诊断性腹腔穿刺（DPP）、诊断性腹腔灌洗（DPL）、胸腔穿刺和引流在院前急救过程中有相当大的作用，前者在诊断腹腔伤情中起着决定性的作用，而胸腔穿刺和引流在胸部闭合性损伤的诊断和救治中必不可少。

2. 移动超声检查　腹部创伤超声重点评估方案（FAST）：一般是指由临床医生操作，对创伤患者进行床旁超声快速评估，根据腹腔及心包有无游离液体，判断是否存在腹部及心脏损伤。对并发有严重颅脑创伤、休克等多发伤患者，往往由于其意识障碍而容易出现胸腹部创伤的早期漏诊。FAST 具有快速、无创、方便、可重复性等特点，可以在 3 分钟内及时识别严重腹腔出血及心包积液，有助于早期诊断、针对性治疗。FAST 的敏感性 73%，特异性 100%。目前也有将此技术运用到闭合性颅脑损伤的评估和诊断当中。

3. 放射影像　院前急救配备移动 X 线检查，对于隐性腹部创伤有极大的帮助，在腹部拍片之前，应先拍摄颈椎片，以避免在搬运患者中出现意外。腹部平片包括两侧膈肌、两侧肋部及盆腔。上腹部的损伤往往并发有下胸部的损伤，必须同时拍片，观察有无肋骨骨折、血气胸或外伤性膈疝等。肋骨骨折的部位往往可以间接地提示腹腔脏器损伤的部位，如左侧下胸部的肋骨骨折多伴有脾脏破裂或左肾损伤，右侧下胸部肋骨骨折往往伴有肝脏破裂或右肾损伤，结合症状体征和腹腔穿刺结果不难作出判断。反之，也可提示有相应部位的肋骨骨折。受伤早期就出现腹膜炎的患者多半是空腔脏器的穿孔或实质脏器断裂，立位腹部平片须观察：膈下有无游离气体、膈肌是否抬高、肝脾阴影是否有异常变化、胃或结肠有无受压、移位，肠管液平分布情况，有无腹膜后间隙的积气、积液或脊柱骨盆骨折等。患者如不能立位拍片，可左侧卧位，它可观察肝脏与季肋间有无线状气腹，比右侧卧位片容易发现气腹征。

六、诊断

（一）急救－生命功能评估

1. 呼吸功能　严重创伤后，必须迅速对患者的气道、通气以及气体交换进行评估。

（1）重型颅脑创伤后昏迷，患者往往出现舌根下坠堵住喉咙；颈面部伤、血凝块和移位肿胀的软组织可堵塞气道；喉或气管的软骨骨折可引起气道狭窄；黏痰、泥土、义齿、呕吐物都可堵塞气道，导致窒息。

（2）胸壁或胸膜腔的完整性遭到破坏（多根多处肋骨骨折、开放性或张力性气胸、大量血气胸等），或颈髓损伤致呼吸肌麻痹，气道虽然通畅，但胸廓不能做有效运动，没有足够的气体进入肺部，导致动脉血氧分压降低，动脉血二氧化碳分压增高。

（3）肺实质损伤、出血、水肿、炎性浸润或失血过多、红细胞过少的情况下，导致气体不能充分交换。

2. 心血管功能　创伤后，心血管可因大出血或血浆外渗导致循环血量不足，或因张力性气胸、心包压塞、心肌挫伤、心肌梗死或冠状动脉气栓导致心功能衰竭、低血容量性休克或心源性休克。

（二）病史与体征是创伤最基本的诊断依据

1. 意识障碍　颅脑创伤、呼吸功能障碍，或出血性休克等都可引起不稳定的意识障碍，酒醉患者的意识障碍常使临床判断困难。

（1）颅脑创伤可能引起患者的意识丧失，虽然有时无法得到主诉，但仍要考虑颈部创伤以及胸腹部创伤。颈部创伤可能会导致损伤部位以下痛觉及其他感觉的缺失，因此不能遗漏胸腹部创伤的诊断。昏迷、小儿和智能不良者特别要注意腹部创伤和脊髓损伤。

（2）颅脑创伤并发其他部位脏器损伤的诊断，除了脉率、血压、尿量、红细胞压积等必不可少的检测外，辅助检查是必需的。现场抢救除了胸腔穿刺、腹腔穿刺，紧急的腹腔灌洗也可以明确胸腹部脏器损伤的性质。移动超声检查可以作为即时诊断、重复评估的重要方法，而到达医院后的首要步骤就是进行紧急 X 线检查和 CT 检查。

2. 休克　中心静脉压下降提示大量失血。中心静脉压上升，脉压小，提示心包压塞。中心静脉压下降，无外出血或股部软组织出血，提示腹腔内大出血。单侧胸前壁皮下气肿，呼吸音低，气管和纵隔（X 线拍片提示）向对侧移位，提示张力性气胸。

（1）外伤性休克诊断应注意，要排除颈部创伤，特别是骨折；动脉血气分析可提示组织灌注程度；红细胞压积检查，提示血液浓缩程度及血液中红细胞量的多少；留置导尿管，尿量 < 0.5mL／（kg·h），提示低血容量。

（2）即便没有颅脑创伤，休克也可以引起脑缺血，从而导致患者身体一侧的麻痹、瞳孔不等大等情况。

（3）外伤引起的休克在排除了神经源性休克、张力性气胸、心包压塞等就需要考虑出血性休克的可能。如果是张力性气胸和心包压塞，没有并发出血性休克，则颈静脉是怒张的；而神经源性休克或出血性休克，颈静脉则是瘪的。如果存在出血性休克但没有明显的外出血，要考虑是否存在胸腔、腹腔以及后腹膜的出血。

（4）关于出血，每侧胸腔出血可含 2 000mL；单侧股骨骨折，软组织内积血可达 800mL；骨盆骨折，无尿路损伤，失血量为 1 000～1 500mL。年轻人失血 1 200～1 500mL，血压仍会正常，但临床上已经出现皮肤湿冷、面色苍白、心动过速、出冷汗、少尿或无尿、烦躁不安。

3. 胸部创伤　应从呼吸循环系统的功能变化考虑。多发伤并发肺部损伤：创伤以后如果早期出现呼吸困难，频率 >30 次/分钟，动脉血氧分压下降，动脉血二氧化碳分压初期下降，后期上升，在排除了机械因素，如面部、口腔颌面方面的创伤，就应考虑急性呼吸窘迫综合征的出现。应考虑到严重胸部创伤是否并发心脏损伤；下胸部损伤有无肝脾破裂等。若胸腔持续引流有大量空气排出、肺功能不良、引流血液 >200mL／h，且 3 小时以上仍不减少，应考虑胸腔进行性大出血和心血管损伤。

4. 腹部创伤　首先应从失血性休克的表现判断损伤部位。虽然腹腔内脏器损伤不会马上影响到呼吸循环系统，但一旦诊断延误就可能是致命的。严重腹部挤压伤，要考虑是否并发膈肌破裂。

5. 骨折　骨盆骨折，注意有无盆腔或腹腔内脏器损伤。

6. 复合伤　在烧冲复合伤或机械性创伤复合冲击伤时，机体冲击伤是最易被人们所忽略的。在特殊环境中受到创伤时，要加倍注意有无石棉、烟尘等以及爆炸产生大量的氮氧化物的吸入中毒的情况。

（三）多发伤与复合伤容易漏诊与误诊

1. 早期表现隐匿　腹腔内实质性脏器损伤早期出血不多，有时仅为包膜下出血，生命体征变化不明显；颅脑创伤早期只有短暂意识不清，有时仅表现为脑震荡，缺乏典型的临床表现，容易导致延误救治时机。

2. 四肢创伤掩盖内脏损伤症状　常见的有股骨骨折或其他长骨骨折，疼痛较明显，若同时并发脾脏破裂，但腹膜刺激征表现不明显，后者容易导致延误诊断。

3. 其他　早期多个系统似乎都不严重，只见轻伤不见重伤；多个系统损伤都严重，受专业知识的限制，医生各司其职，易造成漏诊或误诊。

七、治疗

确定救治的轻重缓急，即先救命，后治伤。

（一）院前救治流程

包括现场评估、患者伤情评估、确定转送的医疗机构、患者转运与信息交换、患者交接等。

1. 现场评估　包括环境安全、患者人数、受伤机制、伤情和受伤部位、是否需要增援，以及是否需要交通警察等协助。

2. 患者评估　包括气道、呼吸、循环、神经损伤程度、全身检查。根据评估将救治预警分为：

（1）绿色预警：生命体征基本稳定，没有生命危险。

（2）黄色预警：生命体征不稳定，不救治患者会死亡。

（3）红色预警：生命体征极其不稳定，不迅速处置4小时内患者将死亡，或难以逆转的濒死状态。

3. 确定转送的医疗机构

（1）红色预警患者：选择就近医疗机构救治。

（2）黄色或绿色预警患者：选择区域性创伤救治医疗机构或救治点。

4. 患者转运与信息交换　确定接收救治医疗机构后，根据轻重缓急次序将患者搬离事故现场，现场应确定无患者遗漏。转运过程中通知接收医疗机构转运患者的数量、伤情、预计到达时间等信息。

5. 患者交接　包括预警级别、伤情评估表、主要伤情、次要伤情、已经采取的急救措施（止血带时间等）、急需的急救措施和其他特殊情况。

（二）后续治疗

对于颅脑创伤引起的颅压升高，胸部创伤引起的换气性呼吸障碍以及胸部创伤、腹部创伤、大血管损伤等引起的出血性休克，究竟哪个优先治疗，需要根据每个患者受伤的具体情况进行判断，一般治疗顺序是胸部创伤、腹部创伤、颅脑创伤、四肢脊柱和骨盆创伤。

1. 生命救治

（1）迅速把握生命体征：2分钟快速检查伤情，包括体温、脉搏、呼吸、血压，尤其是意识水平和瞳孔大小及对光反应、四肢活动、胸腹呼吸状况，包括直肠指检。要求去除患者全部衣着，全面检查伤情。动态观察伤情，5分钟重复观察一次。估计创伤部位的出血量，有出血可以根据血压、脉搏等判断出血量，没有明显出血反而要更加密切注意隐蔽的症状和体征。尽快把握致命伤的情况，如上呼吸道阻塞、张力性气胸、出血性休克、脑疝、心包压塞等。

（2）抗休克、止血、防止窒息：①建立两条以上静脉输液通路，其中一路是大静脉（锁骨下静脉、颈内静脉或股静脉），必要时静脉切开置管，便于快速输液或进行中心静脉压监测，怀疑有后腹膜血肿、骨盆骨折、腹腔内大出血则禁止使用股静脉穿刺。②给氧和控制出血。③保证呼吸道通畅，必要时气管内插管、经环甲膜气管穿刺置管或气管切开。④保留导尿管。

（3）院前急救复苏液体选择：羟乙基淀粉、低分子右旋糖酐、乳酸钠林格氏液和O型浓缩红细胞（比例2.5∶1）。抗休克早期，立即输入乳酸钠林格氏液2 000mL，15分钟内输入，可迅速扩充血容量。

创伤患者出血控制前的液体复苏目标：收缩压80mmHg，平均动脉压50～60mmHg，心率<120次/分钟，动脉氧饱和度>96%，尿量>0.5mL/（kg·h），无意识障碍，能准确遵嘱活动，动脉乳酸水平<1.6mmol/L，碱剩余<−5，血红蛋白>9g/dL，中心静脉压3～8cmH$_2$O。

（4）体位、固定及转移：平卧头偏向一侧，防止呕吐和误吸；无论有无颅脑创伤或颈椎损伤，均要使用颈托固定颈部；对有四肢骨折患者，应用夹板固定；将患者转移至相对安全的地方。

2. 确定方案

（1）心脏停止3分钟以内必须立即行心肺复苏，条件允许可行开胸直接心脏按压。而针对多发伤和复合伤确定一个治疗方案比较困难，这是因为多发伤的类型错综复杂，即便是同一组合的多发伤根据病理生理的不同，治疗方法也不尽相同。例如，并发有颅脑创伤和腹部创伤的情况，颅内血肿和出血性休克，究竟是先开颅，还是先开腹，或者同时开颅开腹，需要根据具体情况作出选择。

对于严重多发伤和复合伤的患者，所有的损伤部位的彻底性治疗一般都需要手术，手术方法要以抢救生命为第一要旨，不必拘泥于一般的原则，而应按制止外出血和控制大出血为原则，以度过危险期。酸中毒、凝血功能障碍和低体温等是创伤预后不良的因素，如果通过手术不能阻止这些危险因素的进一步恶化，则它们就是非手术损伤控制的适应证，也就是通过保守治疗控制和解决这些因素。

（2）如果出现必须先对某个部位的损伤进行紧急手术治疗而不得不暂时放弃对其他部位的手术治疗，那么需要进行以下的紧急处理：①胸部创伤引起的单肺破裂，在监测呼吸功能的同时张力性气胸可行单肺换气、胸腔引流、血气胸行胸腔引流。②颅脑创伤，使用高渗性利尿药、甘露醇和巴比妥药物治疗，过度换气以及脑低温治疗。③骨盆骨折并发尿道破裂，骨盆骨折引起的尿道破裂多为后尿道，由于紧贴耻骨后及盆壁的静脉丛破裂，盆腔内的出血、渗血甚多，出血量可达数千毫升，由此可见创伤早期危及生命的是受伤后失血性休克，而不是尿道断裂和尿外渗，而抢救休克的关键是迅速恢复组织的灌流量。④脊髓损伤，由于可以在损伤后 8 小时内开始使用甲强龙，且首剂为大剂量冲击，并要求在持续心电监护及提供除颤器的情况下进行，因此不主张在院前急救时就开始使用甲强龙。⑤在病情危重的特定情况下，联合采用静脉注射山莨菪碱或东莨菪碱（20mg/8h）、地塞米松（40mg/8h）、大剂量维生素 B_6（3～5g/8h）为主的冲击疗法，可能使爆炸伤患者的病情得到逆转。

八、最新进展

中华医学会创伤学分会交通伤与创伤数据库学组和创伤急救与多发伤学组在 2013 年提出，必须建设严重创伤救治团队。

院前救治团队通常由各个城市的急救中心构成，实施院前急救的任务，也有红十字会救援队参与大型灾难急救。救援人员需要定期进行演练，并定期接受严重创伤规范化培训。院前急救团队在现场救治的同时，要密切保持与接诊医疗机构的联系，有责任将患者的信息实时向医疗机构传输，并协助医疗机构完成接诊的准备及启动预警级别。

有了救治团队，各种专业医生聚集在一起，避免各自将注意力集中在本专业的损伤上。团队的医生能够根据多发伤治疗的轻重缓急对患者进行救治，而其中指挥者必须将挽救生命为第一的原则牢牢铭记在心，指挥各专业医生时刻遵循这一救治原则。如何从表面看上去很严重的开放伤中迅速找到隐藏的致命的损伤，并尽可能在不留后遗症的前提下挽救患者的生命，是考验团队指挥者水平的关键时刻。他必须根据患者生命体征的变化，决定是否有必要行进一步的检查以及是否安全，还要决定优先处理哪个部位的损伤，决定包括手术在内的救治的最佳时机等。指挥者必须立刻决定将患者转诊到相关的医疗机构去，另外，根据病情的需要，到达医疗机构以后有时还需要其他相关专科的会诊，指挥者的决定对挽救患者生命来说是非常重要的。

（秘泰云）

第二节　血气胸

一、概述

创伤性血胸、气胸是常见的胸部创伤之一。创伤引起的气胸常与血胸同时存在，称为血气胸。单纯的气胸或血胸并不多见。据统计，我国因胸部创伤而住院的患者中血胸、气胸占 60% 以上。

正常胸膜腔是不含气体的空腔，其间为负压。任何创伤引起空气经胸壁、肺以及气管的破口进入胸膜腔，造成肺组织压缩塌陷，即为创伤性气胸。若并发胸腔内和肺组织破裂出血，则称为创伤性血胸。根据胸膜腔内压力的改变，气胸可分为 3 大类：闭合性气胸、开放性气胸和张力性气胸。

二、病因

血气胸是胸部创伤的常见并发症，创伤的程度主要取决于外力或动能的大小、作用的方式和部位以及生物组织特性。常见的有胸部钝性创伤、胸部锐器伤和胸部火器伤。胸部钝性创伤是胸部遭受撞击后，胸部减速度、撞击力以及胸部压缩率的耐受程度和黏性响应超出了本身的承受能力而造成的损伤。胸部锐器伤一般由刀剑、竹竿、木棍、钢筋等锐器直接切、砍、刺胸部导致的损伤，损伤范围一般仅局限于伤处。胸部火器伤一般是指以火药等为原动力的投射物所致的胸部创伤。

（一）气胸

1. 闭合性气胸　胸部开放伤或闭合伤导致空气经胸壁、肺或食管较小的伤口进入胸膜腔，然后创口迅速闭合，导致胸膜腔与外界隔绝，气体无法自由进出，也不再增减，胸膜腔的压力保持稳定，且低于大气压。

2. 开放性气胸　枪弹、爆炸物，或锐器造成胸壁较大的损伤，使胸膜腔与外界相通，空气可随呼吸自由进出胸膜腔，多可影响患者的呼吸功能和循环功能，并迅速导致严重的内环境紊乱，是胸部创伤早期死亡最主要的原因之一。

3. 张力性气胸　是胸部创伤中最危急的一种，多由闭合性创伤引起。由于肺裂伤、支气管或食管破裂，创口呈单向活瓣与胸膜腔相通，空气随呼吸可不断进入胸膜腔，但无法排出，导致胸膜腔内压力逐渐增高，造成肺组织进行性压缩塌陷，纵隔向健侧移位，在极短的时间内可引起呼吸和循环功能紊乱，若未及时明确诊断、救治，患者会很快死亡。

（二）血胸

创伤性血胸是创伤最严重的并发症之一。胸膜腔内大出血是胸部创伤早期死亡的重要原因之一。血胸主要有以下 3 个来源：

1. 肺组织来源　肺实质破裂出血多可自然停止，是因为肺动脉压力低于体循环压力，而且受压肺血管通过的循环血量比正常时明显减少。除非伤及肺内大血管，一般不需要开胸止血。

2. 胸壁肋间血管来源　胸壁肋间有丰富的血管网，主要为肋间动、静脉和胸廓内动、静脉，压力较高。血管一旦破裂，出血迅速且持续，一般不易自然停止，需要开胸止血。

3. 心脏及大血管来源　包括主动脉、上下腔静脉、肺动静脉。该部位出血量多而迅速，大多数患者当场死亡。

三、发病机制

（一）气胸

1. 闭合性气胸　由于气体进入胸膜腔挤压肺组织，使肺部气体交换面积减少，肺组织压缩塌陷，肺内血管阻力增高，肺内循环血量明显减少，出现缺氧。如果患者存在基础疾病，肺功能差，则缺氧发生迅速，症状也更明显，即使小量气胸也可造成低氧血症。如果患者健侧肺功能正常，对缺氧有一定的代偿，症状会出现得晚些。

2. 开放性气胸　胸膜腔和外界相通，空气可经伤口自由进出，胸膜腔内负压消失，肺组织塌陷，肺内气体交换面积减少，出现缺氧。当吸气时，进入胸膜腔的空气会增加，加重患侧肺组织压缩塌陷，导致两侧胸腔压力严重不平衡，纵隔移向健侧，压迫健侧肺组织，影响健侧肺的代偿，进一步加重了缺氧。开放性气胸一旦出现纵隔摆动和气摆动可造成循环功能紊乱，引起休克。纵隔摆动是指吸气时纵隔移向健侧，呼气时气体从伤口逸出，纵隔随之向患侧移动，这种纵隔摆动可刺激纵隔和肺门神经丛，使静脉回流受阻，影响循环功能。气摆动是指吸气时患侧肺内未经过气体交换的残气吸入健侧肺内，呼气时健侧肺从气管排出部分残气的同时，也有不少残气被送入患侧肺内，造成残气在两肺间来回流动。这部分残气二氧化碳含量高，影响气体交换，使缺氧加重。

由于伤口与外界相通，大量细菌可通过伤口进入胸腔。如果伤处有异物留存，将会增加感染的机会，容易并发脓胸。

3. 张力性气胸　受伤组织形成单向活瓣，当吸气时空气通过活瓣进入胸腔，呼气时活瓣闭合，伴随呼吸使空气源源不断进入胸膜腔，使胸膜腔内压力不断增高，进行性压缩肺组织，并将纵隔推向健侧，使健侧肺也受到挤压而塌陷，造成气体交换面积减少，同时血流仍灌流被压缩的肺泡且产生分流，加重了呼吸功能障碍，导致严重低氧血症。此外，纵隔移位使心脏大血管扭曲及胸腔内高压，使回心静脉血流受阻、心输出量减少，可迅速导致呼吸与循环功能衰竭。

（二）血胸

血胸是胸部受到外伤后，胸壁、心脏、肺血管破裂出血，血液进入胸腔所致。血胸的严重程度与出血量多少、出血速度以及同时并发的损伤相关。

四、临床表现

血气胸常见的临床症状为胸痛、气短、呼吸困难、咯血、心悸等。常见的体征为呼吸困难、口唇发绀、胸壁隆起或凹陷、反常呼吸运动、皮下气肿；压痛、挤压痛、气管移位；上胸部叩诊呈鼓音，下胸部呈实音，可伴有心浊音界消失；呼吸音减弱或消失。其临床表现与胸壁缺损的大小、肺组织受压的程度、出血量的多少、出血来源以及并发伤的严重程度有关。

根据肺组织受压塌陷的程度分为小量气胸、中量气胸及大量气胸。少量气胸为肺组织受压塌陷在30%以下；中量气胸为肺组织受压塌陷在30%～50%；50%以上则为大量气胸。少量气胸可无临床表现，或有胸痛，但无明显的呼吸与循环功能障碍。中到大量的气胸最先出现的症状是胸痛及气急，检查时气管轻度向健侧偏移，伤侧胸部叩诊呈鼓音，呼吸音明显减弱或消失。严重时可出现烦躁不安、呼吸困难、口唇发绀，或发生休克。如果发生张力性气胸，患者症状出现迅速，并且进行性加重，多有躁动不安、大汗淋漓、严重呼吸困难、口唇发绀、脉细数而弱、血压下降，并常伴有纵隔及皮下气肿。检查时可见伤侧胸壁饱满，肋间隙变平，胸廓活动幅度明显减低，气管显著向健侧偏移。伤侧胸部叩诊呈鼓音，呼吸音消失。胸腔穿刺测压，腔内压为正压。张力性气胸病情发展迅速，应在第一时间及时抢救，如果患者生命体征不稳，可先行胸腔减压，之后再行检查以明确诊断。

根据胸膜腔内积血的多少分为少量、中量和大量血胸。胸膜腔内积血在500mL以下称为少量血胸，X线胸片可见肋膈角变钝，液面不超过膈顶，临床多无内出血的症状和体征。胸膜腔积血量在500～1 500mL称为中量血胸，X线胸片可见积液达肺门平面。由于失血引起的血容量减少，心输出量降低，患者可有内出血及肺受压萎陷的症状，表现有面色苍白、呼吸困难、脉细而弱、血压下降，检查发现伤侧呼吸运动减弱，下胸部叩诊呈浊音，呼吸音明显减弱。胸膜腔积血量在1 500mL以上称为大量血胸，X线胸片可见胸腔积液超过肺门平面。除因大量失血引起血容量迅速减少，产生失血性休克外，尚因大量积血压迫肺组织，使肺萎陷而引起呼吸功能障碍，患者有较严重的呼吸与循环功能紊乱表现。检查可见伤侧呼吸运动减弱，肋间隙变平，气管向健侧移位，呼吸音明显减弱或消失。

血液积聚于胸腔，是天然的细菌生长繁殖的培养基，如不及时排除积血，可导致脓胸。

五、辅助检查

（一）实验室检查

血常规：单纯气胸多无明显改变。血胸或血气胸根据出血量的大小可出现血红蛋白、红细胞计数、红细胞压积下降。

（二）影像学检查

1. 胸部 X 线平片　是诊断气胸的重要方法。可以显示肺受压塌陷的程度，肺内病变有无胸膜粘连、胸腔积液和纵隔移位。若纵隔旁出现条带状透亮影，提示纵隔气肿；气胸线以外透亮度增高，无肺纹理显现。如果气胸线不明显，可嘱咐患者呼气，肺体积缩小密度增高，与外带积气透光带形成对比，有利于诊断气胸。大量气胸时，肺组织向肺门回缩，外缘呈弧形或分叶状。如伴发血胸，可见气液平面。少量气液胸在胸部 X 线片中不易被发现。

2. 胸部 B 超　多用于测定血胸的量，或者为胸腔穿刺做定位。

3. 胸部 CT　典型的血气胸以横贯一侧或双侧胸腔的气液平面为特征表现。

（三）特殊检查

1. 胸腔穿刺、胸腔镜　是血气胸简单可靠的诊断方法。胸腔穿刺可抽出积血。胸腔镜可观察到胸腔积血，有助于进一步明确病因。

2. 电视胸腔镜探查和剖胸探查指征　①进行性血胸。②凝固性血胸。③开放性、张力性气胸经闭式引流后持续漏气达 48 小时者。④高度怀疑胸部其他脏器损伤或膈肌损伤者，可直接紧急剖胸或电视胸腔镜探查，以免延误抢救时机。

六、诊断

1. 病史　详细了解有无胸部外伤史，致伤原因和方式，有无气促、呼吸困难和发绀情况，有无诱发因素，有无出血及休克的表现。

2. 体格检查　呼吸急促、脉搏细数、血压下降、口唇发绀；气管移位；肋间隙饱满，可触及皮下气肿，患侧胸部叩诊为鼓音或浊音，呼吸音减弱或消失；胸背部或上腹部可见伤口（开放性血气胸者）。

3. 辅助检查　通过血常规、胸部 X 线平片或胸部 CT、胸部 B 超、胸腔穿刺、胸腔镜等辅助检查可以支持气胸、血胸的诊断。

七、鉴别诊断

1. 乳糜胸　是由胸导管损伤引起的，多发生在钝性胸部创伤、穿透性胸部创伤和手术损伤后，其临床表现与乳糜流出的多少有关，大量乳糜积聚于胸腔，可压迫肺组织，使肺压缩塌陷将纵隔推往健侧。患者常表现为胸闷、气急、心悸，甚至血压下降等症状。由于大量丢失营养致水及电解质平衡紊乱，可在短期内造成全身消耗、衰竭，或并发其他严重并发症而死亡。X 线常表现为大量胸腔积液征象，偶尔可见纵隔增宽。

2. 胆汁胸　创伤引起胆汁胸较少见，多为右下胸穿透伤损伤到膈肌及肝脏引起。闭合性胸部创伤亦可发生胆汁胸。胆汁有强烈的刺激性，进入胸腔可导致胆汁性胸膜炎或脓胸；穿入支气管，可引起支气管胸膜胆管瘘。多表现为发热、胸痛，有时放射至右肩部。此外，还可伴有上腹疼痛、压痛及咳嗽。如果与支气管相通，则可咳出苦味带胆汁颜色的痰液。X 线检查：可见胸腔积液影像，右半膈肌常抬高。

八、注意事项

1. 继续出血征象　早期创伤性血气胸除明确血气胸诊断外，更重要的是明确胸腔内出血是否停止或仍在继续，有下列情况应考虑到有活动性出血。

（1）有失血性休克表现，经输血、补液等抗休克措施不见好转，或情况暂时好转不久又恶化。

（2）胸腔穿刺抽出的血液很快凝固。

（3）胸腔穿刺抽出积血后，很快又见积血增长。

（4）血红蛋白、红细胞及红细胞压积进行性持续下降。

（5）放置胸腔闭式引流，每小时引流量超过 200mL，持续 3 小时以上；流出血液色鲜红，温度较高，其血红蛋白测定及红细胞计数与周围血液相近似；或 24 小时引流液超过 1 000mL 以上。但应注意有时出血在胸腔内凝固而引流出的血液不多，因而应结合全身情况或床旁胸片和 B 超测定。

2. 感染征象　胸腔内积血可引起中等体温增高及白细胞增多，需与血胸是否并发感染鉴别。血胸若发生感染表现有：

（1）体温及白细胞明显升高，并伴有其他全身中毒症状。

（2）将胸腔抽出液 1mL，放于试管内，加蒸馏水 5mL，混合放置 3 分钟后观察，若为淡红色透明，表示抽出液无感染。如果呈混浊或出现絮状物，则多已感染。

（3）将抽出之积血涂片检查红、白细胞之比例，正常情况红、白细胞比例为 500∶1，有感染时白细胞数量增多，红、白细胞之比达 100∶1 即可确定已有感染。

（4）将抽出的积血进行涂片，细菌培养阳性。

3. 迟发性血胸　迟发性血胸并不少见。无论是闭合性或开放性胸部创伤，都应警惕迟发性血胸的发生，虽然目前对迟发性血胸的时间界限尚无统一的意见，但大多数学者认为这类患者伤后临床及胸部 X 线照片并无血胸表现，但之后甚至数日后证实有血胸，甚至有大量血胸存在，即可作为诊断。其原因可能因肋骨骨折断端活动时刺破肋间血管，或已封闭的血管破口处凝血块脱落引起，亦可能与肺挫裂伤、胸壁小血管损伤等因素有关。因此，在胸部创伤后 3 周内应重复多次行胸部 X 线检查。

九、治疗

（一）气胸

1. 闭合性气胸 少量闭合性气胸一般无须特殊治疗。患者需绝对卧床休息，密切观察病情，必要时可给予镇静、止痛药物治疗，避免用力咳嗽，待胸腔内气体逐渐吸收后，压缩塌陷的肺组织可随之复张。中量及大量闭合性气胸应特别注意，随时警惕张力性气胸的发生，多数学者主张闭式引流，因为其既可迅速使肺复张，改善患者缺氧症状，又可避免发生因张力性气胸救治不及时而带来的危险。闭式引流的适应证如下：①中、大量气胸。②无论气胸多少，只要有呼吸困难者。③非手术治疗中气胸增加者。④胸腔闭式引流，拔出引流管后气胸复发者。⑤需用机械通气者。⑥需气管插管、行全身麻醉者。⑦并发有血胸者。⑧双侧气胸。⑨张力性气胸。肺泡复张后应警惕肺复张后的急性肺水肿，其发生机制：可能由于肺组织长时间受压塌陷、缺氧等，改变了塌陷的肺泡壁的渗透性，肺泡表面活性物质减少，引流时迅速形成的胸腔负压使患侧肺毛细血管压力增高，血流增加，从而引发肺水肿，这种情况多见于肺压缩塌陷时间较长的自发性气胸，而在创伤性气胸中罕见。如遇到这种情况，可按急性肺水肿给予强心、利尿等处理，必要时可行呼气末正压通气（PEEP）治疗。

2. 开放性气胸 开放性气胸一经发现，必须紧急处理。

（1）迅速清洁、消毒创口周围皮肤，用不透气的材料，如多层凡士林油纱布等封闭创口，并安全固定，确保胸腔与外界隔绝，变开放性气胸为闭合性气胸。在患者转运途中，应密切注意包扎是否严密，辅料有无松动、脱落，并时刻警惕张力性气胸的发生。在呼吸循环功能尚未得到纠正或稳定之前对已严密包扎的创口揭开辅料检查是危险的。

（2）氧气吸入。

（3）纠正休克，立即给予补液、输血。

（4）清创缝合，对较大的胸壁创口及污染严重者，应立即清创处理。清创手术应待患者全身情况得到改善后，在气管插管麻醉下施行。在充分冲洗伤口时，要剪去失活组织、摘除异物和游离骨片、修整肋骨断端、冲洗胸腔，采用常规胸腔闭式引流，将胸壁肌肉紧密缝合，皮肤、皮下敞开引流，留待以后二次缝合。若有胸腔内出血或脏器损伤，可扩大切口，给予相应的处理。如胸壁缺损过大，可游离附近的肌瓣填塞，亦可用肺填塞，即将肺膨胀后，使肺充填于胸壁缺损，并将肺与创口间断缝合，亦可采用人工代用品，如涤纶片等修补。术后鼓励患者咳嗽排痰以及早活动，促使肺及早复张。

（5）应用抗生素，防治感染。

3. 张力性气胸 张力性气胸的病情发展迅速，如救治不及时，可迅速因呼吸、循环衰竭而死亡。

（1）急救：紧急情况下可在第2或第3肋间用粗针刺入，以排气减压。在穿刺针进入胸腔后，用血管钳紧贴皮肤夹住，并用胶布将血管钳固定于胸壁上，然后用消毒乳胶管连接穿刺针尾和水封瓶，做胸腔闭式引流。如临时未备水封瓶，可将静脉输液用的乳胶管取下，下端放入留有 $100 \sim 200 mL$ 盐水输液瓶内，并将瓶口用胶布固定，以防滑出。转运患者时，可于穿刺针尾端栓一橡胶指套，其顶部剪一小口，制成活瓣排气针。如备有特制的胸腔引流针，则效果更好。一些胸腔闭式引流装置，不仅可以排气，也可以排液体，且适用于转运。如系胸壁创口引起的张力性气胸，创口首先应立即封闭包扎、固定，再行穿刺排气等处理。

（2）治疗：患者经急救处理后一般情况有所改善，若张力性气胸仍不能控制，应于局部麻醉下在锁骨中线第2或第3肋间隙插入口径为 $0.5 \sim 1 cm$ 之胶管做闭式引流，漏气停止及肺充分膨胀后24～48小时可拔管。

（3）若胸腔闭式引流有重度漏气，呼吸困难改善不显著，肺未能复张，疑有严重的肺裂伤或支气管断裂时，应行开胸探查，根据术中所见，施行裂伤缝合、气管修补、肺叶或全肺切除。

（二）血胸

1. 出血已停止的血胸 出血已停止的血胸，胸腔内血量较少，可采取胸腔穿刺，抽出胸腔内的积血，使肺组织及时复张。穿刺后可在胸腔内注入抗生素以防治感染。对中量以上的血胸，现多主张采用闭式引流。其优点是使血及气体尽快排出，肺组织及时复张，并有监测漏气及继续出血的作用，所致的胸腔感染也明显减少。

2. 活动性出血的血胸 已明确活动性出血的患者，应在输血、输液，抗休克治疗的同时以及时进行开胸探查。根据术中所见，对破裂的血管予以缝扎，对肺裂伤进行修补，对严重肺损伤进行切除或对破裂的心脏、大血管进行修补，对不甚迅猛的活动性出血，有条件者亦可在电视胸腔镜下止血、清除胸腔内积血。

3. 凝固性血胸 对早期凝固性血胸，大多数人主张在患者情况稳定后，争取早期手术，一般在2周左右，此手术比较简单，做较小的开胸切口，清除凝血块以及附着于肺表面之纤维蛋白膜；若为纤维胸亦应争取早期剥除纤维板；亦有采用电视胸腔镜手术，术后放置闭式引流。必要时可用负压吸引，嘱患者吹气球，促进肺及早膨胀。

4. 感染性血胸 已继发感染的血胸，应及时采用闭式引流，排出积脓。如果发现脓胸粘连形成多房性，或凝固性血胸、纤维胸发生感染，应早期行开胸手术，清除脓性纤维素块、剥离肺皮层。采用经肋床切口粗管闭式引流，或用冲洗引流管冲洗引流，使肺及早膨胀。术后需要使用大剂量抗生素，以控制感染。

十、最新进展

（一）中心静脉导管的运用

临床上治疗血气胸的主要措施为胸腔闭式引流。传统的引流管采用有侧孔的硅胶管或者橡胶管，一般较粗、质地硬，操作比较复杂，对患者的损伤大、痛苦大。近年来，创伤小、操作简单、快捷、方便，操作安全、时间短的中心静脉导管胸腔闭式引流在临床上的应用越来越普遍。

有研究对非进行性创伤性血胸患者接受中心静脉导管引流治疗和接受常规胸腔闭式引流治疗作比较。结果显示：两组患者积血排除时间、肺复张时间、治疗效果相比差异无统计学意义，但是前者疼痛、感染、穿刺性损伤、皮下气肿等并发症发生率显著低于后者。中心静脉导管引流术的优点：①直接穿刺，不需要切口，不会留有瘢痕，易被医患双方接受。②导管的材质主要为聚氨酯，组织相容性良好，不易发生堵塞，即使在治疗中出现堵塞，用生理盐水冲洗很容易疏通，也可以用保留的导引钢丝在消毒后进行疏通。③导管头部圆滑质软，不会对局部产生刺激，且形成的封闭引流系统，长期放置不会导致感染。④患者可以随意地改变自己的体位，有助于将胸腔的积液彻底引流；也可以自由下床活动，方便护理。

中心静脉导管引流术置管时的注意事项：①在超声定位和（或）引导下进行置管，避免损伤胸腔内脏器。②置入深度要适宜，太浅导管可能位于皮下，使液体外溢造成逆行感染；太深导管易折弯受阻。③定时冲洗导管，可以有效地减少堵塞的发生，确保引流的通畅。④控制排液速度，预防发生复张性肺水肿。

对于大量血胸患者，中心静脉导管引流速度较慢，引流的效果不是很确定，一般不主张采用。

（二）电视胸腔镜的运用

电视胸腔镜治疗血气胸有着创伤小、痛苦少、操作时间短、恢复快和出血少的优点。电视胸腔镜可以通过原有胸腔闭式引流口或新做的操作孔置入胸腔，运用其可视性能够避免盲目诊断及延误治疗，准确判定出血原因和部位，并迅速处理损伤，减少失血量；它克服了开胸手术尤其是小切口手术对胸腔全面探查的困难，不留死角，对胸腔顶部及胸壁的探查直接、直观，有助于排除或确诊膈肌损伤、膈疝形成、心脏有无破裂等其他损伤；对胸膜粘连的患者在电视胸腔镜下应用电钩分离，较传统手术分离方法更便捷、可靠，而且能明显减少出血以及术后严重渗血并发症的发生。

电视胸腔镜的适应证随着胸腔镜技术的发展在不断扩大，治疗创伤性血气胸的适应证比开胸手术更广泛。对创伤后6～12小时中等量及以上的血胸，或胸腔引流量>200mL/h连续2小时以上，或并发肋骨骨折明显错位而刺入胸腔，或手术耐受力一般或以上，或无其他危及生命并发症的患者皆可行。

电视胸腔镜的禁忌证包括：既往反复多次发生胸膜腔炎症，或有同侧胸腔手术史致胸膜与肺广泛致密性粘连；患者手术耐受力严重不足；创伤引起的大量血气胸伴休克，且经快速输血、补液等处理无好转，怀疑有大血管损伤；血气胸伴心脏严重损伤；伴有气管、支气管和食管损伤的血气胸。

（秘泰云）

第三节　挤压综合征

一、概述

挤压综合征是四肢及躯干肌肉丰富的部位遭受长时间重物挤压后，出现以肢体肿胀、肌红蛋白尿、高血钾为特点的急性肾衰竭。其临床表现除包括挤压的局部肌肉坏死外，还主要表现为全身性的病理生理改变以及由此所造成的肾脏功能损害。挤压综合征既是挤压伤引起的全身病变的表现，也是急性肾衰竭的特殊类型。

挤压综合征的预后不仅取决于外界因素，而且也取决于受压部位发生的病理过程，同时与机体对创伤的反应有关。影响挤压综合征预后的主要因素有机体受压的重量、面积、受压时间、周围环境如温度、空气流通情况等。挤压综合征病情危重，除了急性肾衰竭，常并发其他器官功能衰竭，如脓毒症、ARDS、DIC、出血、低血容量性休克、心力衰竭、心律失常、电解质紊乱及心理创伤等问题，病死率可高达到50%。死亡原因主要为水中毒、高血钾、尿毒症和化脓性感染。

二、病因

1. 建筑物、设施倒塌或山体滑坡　常见于严重自然灾害（如地震、热带风暴、泥石流等）、工程事故、战争时期，多成批出现。

2. 交通事故　机体受到车辆或者重物长时间压迫，如不及时解除压迫可导致挤压综合征。

3. 被动体位　偶见于昏迷、醉酒、冻僵，药物中毒、手术与肢体瘫痪长期卧床的患者，因长时间固定单一体位导致自身重力压迫，造成局部肌肉的挤压伤，重者可引起挤压综合征。

三、发病机制

挤压综合征的发病机制是：①机体受到长时间机械压迫，受压部位尤其是肌肉组织肿胀，组织内压力升高，由于骨骼和骨间膜、肌间隔形成的筋膜间隔室受到筋膜的限制，压力不能释放致不断升高，使血管受压损伤，血液循环被阻断，组织的血流量减少，局部组织缺血，甚至坏死，最终导致这些组织功能的损害。②压迫解除后，缺血的肌肉发生再灌注损害，组胺、超氧阴离子以及有害介质如 IL-2、IL-1、TNF 等大量释放，导致毛细血管扩张，通透性增强，血浆外渗，使肌肉水肿，肌肉鞘和骨筋膜间隔内压力迅速升高，进一步加重肌肉组织肿胀、缺血缺氧以及渗出增加，进而发生骨筋膜间隙综合征。③大量组织液外渗，导致有效循环血量减少，发生休克。④部分因受压及再灌注损害而坏死的肌肉，释放出大量肌红蛋白，通过肾小球滤过而进入肾小管，同时释放出大量的乳酸、磷酸等酸性物质，在肾小管中形成酸性尿，肌红蛋白在酸性的环境下快速形成结晶和管型，沉积在肾小管中，造成肾小管梗阻，损伤肾小管上皮细胞；创伤引起机体应激反应，下丘脑－垂体－肾上腺轴系统被激活，释放大量儿茶酚胺类物质，导致肾血管收缩，以及由于低血容量休克，使肾脏灌注压下降，肾脏血流减少，引起肾小管坏死而致急性肾衰竭。⑤局部组织受压损伤严重，还会引起机体代谢性酸中毒，肾排钾减少，使血清钾、尿素氮升高。

四、临床表现

(一) 局部表现

当机体受到挤压伤时首先出现的是皮肤损伤,当外部压力解除后早期即出现疼痛、肿胀、感觉异常、压痛、缺乏弹性、肌力下降、功能障碍和被动牵拉痛等症状和体征。随着病情进一步发展,可出现感觉逐渐减退或消失、血管闭塞、脉搏消失、肢体发凉等表现。随着血液和淋巴回流受阻、组织缺血、缺氧致坏死加重,晚期可出现急性肾脏损害及其他器官的损害。

1. 皮肤损害 通常在早期无明显表现。当压迫解除后,缺血再灌注损伤加重,伤后 4 天受压迫组织的边界位置会出现明显分隔,软组织肿胀明显,皮肤的紧张度增加、发亮、变硬,可出现瘀斑以及水泡。随着血液循环受阻的进一步加重,肢体远端血供减少或消失,可出现血管闭塞、皮肤苍白、皮温下降、脉搏减弱或消失、感觉功能障碍,甚至坏疽。

2. 肌肉组织损害 受损肌肉呈白黄色、质脆易碎、感觉减退,且深部肌肉的改变较浅部肌肉明显。压迫解除后,随着血液循环不同程度的恢复,肌肉颜色转变为红色或褐红色,肌肉可出现淤血、水肿、紫斑和皮肤麻木、组织液渗出等缺血再灌注损害。如筋膜切开减张后,肌肉仍呈白色,表明肌肉已坏死,应予切除。需要注意的是即使肢体远端脉搏不减弱,肌肉组织仍有发生缺血坏死的危险。

(二) 全身表现

1. 休克 心率增快、脉搏细数微弱、口渴、烦躁、血压下降等。

2. 意识障碍 烦躁不安、意识恍惚,或呈兴奋状态,有的可出现表情淡漠呈嗜睡状态,甚至出现昏迷。

3. 急性肾功能损害 伤后早期尿呈深褐色或红棕色,12 小时达高峰,持续一般为 12 ~ 24 小时,挤压伤后体内蛋白分解增加,代谢产物不能经肾排出,血中尿素氮升高。晚期可导致急性肾衰竭。

4. 高钾血症 在少尿期,血钾可每日上升 2mmol/L,甚至在 24 小时内导致死亡。早期常无特殊症状,有的可呈现轻度的神志改变、感觉异常和四肢软弱等,甚至心功能不全的表现如低血压、心跳缓慢、心律不齐等,严重者发生心搏骤停。

5. 代谢性酸中毒 组织缺氧、乏氧代谢,出现代谢性酸中毒,血 pH < 7.35,BE 下降,$PaCO_2$ 正常或稍降低。

6. 其他脏器损伤 如心功能衰竭、呼吸窘迫综合征以及肝脏等脏器功能障碍。

五、辅助检查

1. 尿液 ①早期为少尿期,尿量减少,尿比重大于 1.020,尿钠少于 60mmol/L,尿素增加。②少尿或无尿期,尿比重降低在 1.010,尿肌红蛋白阳性,尿蛋白阳性,潜血阳性,可见红细胞或管型,尿钠多于 60mmol/L,尿素减少,尿中尿素氮与血中尿素氮之比小于 10 : 1,尿肌酐与血肌酐之比小于 20 : 1。③多尿期及恢复期,尿比重可正常或降低,其余指标基本恢复正常。

2. 血常规 血色素、红细胞计数、红细胞压积均降低。

3. 出凝血 血小板减少、出凝血时间延长。

4. 肌酶 谷草转氨酶 (GOT)、肌酸磷酸酶 (CPK)、乳酸脱氢酶升高。

5. 电解质 高血钾、高血磷、低血钙等。

6. 血肌红蛋白 血肌红蛋白升高。

7. 其他 血清肌酐 (Scr) 升高,肌酐清除率 (Ccr) 降低。谷丙转氨酶、CK - MB、TNT 升高等。

六、诊断

1. 病史采集 详细了解致伤原因和方式,肢体受压时间,相应的全身及局部症状等。伤后有无深褐色或茶色尿以及少尿的情况。

2. 体格检查 受压肢体肿胀，皮肤发亮、张力高，筋膜腔内组织压测定 >30mmHg 或者比舒张压低 20 ～ 45mmHg。有脱水、创伤性休克的临床表现。

3. 实验室检查 高血钾、高血磷、低血钙、氮质血症、血色素降低、红细胞计数减少、红细胞压积降低、代谢性酸中毒和肝肾功能测定异常、心肌酶异常以及尿常规异常，潜血试验强阳性，尿肌红蛋白定性检查阳性。

4. 诊断标准 ①有长时间受重物挤压的受伤史及临床表现。②持续少尿或无尿，并且经补液治疗尿量无明显增多，或者尿色出现茶色、深褐色。③尿中出现蛋白、红细胞、白细胞及管型。④血清肌红蛋白、肌酸磷酸酶、乳酸脱氢酶水平升高。⑤氮质血症、高血钾、代谢性酸中毒等急性肾损伤表现。

5. 临床分级 可按伤情的轻重、肌群受累的容量和相应的化验检查结果的不同，将挤压综合征分为三级。

（1）一级：肌红蛋白尿试验阳性，CPK > 10 000IU/L，无急性肾功能衰竭等全身反应。若伤后早期不做筋膜切开减张，则可能发生全身反应。

（2）二级：肌红蛋白尿试验阳性，CPK > 20 000IU/L，血肌酐和尿素氮增高而无少尿，但有明显血浆渗入组织间，有效血容量丢失，出现低血压。

（3）三级：肌红蛋白尿试验阳性，CPK 明显增高，少尿或无尿，休克，代谢性酸中毒以及高血钾者。

七、鉴别诊断

1. 挤压伤或筋膜间隔区综合征 筋膜间隔区压力升高造成肌肉缺血坏死，形成肌红蛋白血症，但无肾功能衰竭。

2. 严重创伤导致急性肾衰竭 虽有急性肾衰竭临床表现，但无肌肉缺血坏死、肌红蛋白尿、高血钾。

八、治疗

（一）现场急救处理

1. 抢救人员迅速进入现场，力争及早解除重物压迫，减少本病发生概率。

2. 伤肢制动，以减少组织分解的毒素被吸收、减轻疼痛，尤其对尚能行动的患者要说明活动的危险性。

3. 伤肢用凉水降温，或暴露在凉爽的空气中。禁止按摩与热敷，以免加重组织缺氧。

4. 伤肢不应抬高，以免降低局部血压，影响血液循环。

5. 伤肢有开放伤口和活动出血者应止血，但避免应用加压包扎和止血带。

6. 患者一律饮用碱性饮料，既可利尿，又可碱化尿液，避免肌红蛋白在肾小管中沉积。如不能进食者，可用 5% 碳酸氢钠 150mL 静脉滴注。

7. 补液开始于营救前，在任一肢体上建立大静脉通路。在营救期间（通常是 45 ～ 90 分钟）静脉补充等渗生理盐水，速度 1 000mL/h。如果营救时间超过 2 小时，应减慢输液速度，不超过 500mL/h，调整的幅度取决于患者年龄、体重、环境温度、尿量、估计的液体丢失总量。

8. 有创伤性休克者行液体复苏。先给平衡液或生理盐水、5% 碳酸氢钠静脉滴注，再给低分子右旋糖酐等液体，不宜大量输注库存血。

（二）伤肢处理

1. 早期切开减张，使筋膜间室内组织压下降，可防止或减轻挤压综合征的发生。即使肌肉已坏死，通过减张引流也可以防止有害物质进入血流，减轻机体中毒症状。同时清除失去活力的组织，减少发生感染的机会。早期切开减张的适应证为：①有明显挤压伤史。②有 1 个以上筋膜间室受累，局部张力高、明显肿胀，有水泡以及相应的运动感觉障碍。③尿肌红蛋白试验阳性（包括无血尿时潜血阳性）。

2. 现场截肢仅作为挽救生命的干预措施，而不是预防挤压综合征。截肢适应证：①患肢无血运或严重血运障碍，估计保留后无功能者。②全身中毒症状严重，经切开减张等处理症状缓解不明显，且危及患者生命。③伤肢并发特异性感染，如气性坏疽等。

（三）保护肾脏功能

1. 预防 预防和初始管理挤压相关急性肾损伤与一般急性肾损伤的原则相同。在低血容量的患者中，早期快速液体复苏，以确保其容量纠正。容量纠正的患者维持水化以保持充足的尿量。轻症者可输入平衡液；重症者可按2份等渗盐水、1份碱性溶液的比例输入；严重者可输入高渗碱性溶液，成人可每日输入5%碳酸氢钠200～800mL；补充血容量有助于肾脏排出肌红蛋白、代谢产物和组织毒素，目前常用20%甘露醇，24小时分次输入2g/kg，也可选用呋塞米等药物。

2. 少尿期的保守治疗 决定治疗措施时，始终要注意尿量，往往初期少尿，稍后发展成多尿。当患者少尿时应避免和去除影响肾功能恢复的因素，如肾毒性药物、尿路梗阻、泌尿系统或全身性感染、低血压、高血压、心力衰竭、消化道出血和贫血等。监测容量和电解质：测定血清钾，每天至少两次；监测液体入量和出量、血清钠、磷和钙的水平，每天至少一次。血气分析每天至少一次。如果血清pH<7.1，补充碳酸氢钠；如果pH值仍继续下降，应增加碳酸氢钠的用量，直到可以透析为止。

3. 透析治疗 透析是挽救生命的措施。当被挤压患者出现液体、电解质和酸碱平衡变化时，应尽一切可能给予透析。在纠正尿毒症、危及生命的并发症后以及时启动透析，并密切监测患者的透析指征，特别是高血钾、高血容量和严重的尿毒症中毒症状。

4. 多尿期的治疗 在挤压相关急性肾损伤的恢复阶段，通常表现为多尿，要避免低血容量并维持水、电解质和酸碱平衡。一旦肾功能开始改善，应逐步减少补液量，同时继续密切监测临床和实验室指标。

（四）其他

1. 抗休克治疗 补充血容量，防止或纠正休克。
2. 防治感染 用抗生素预防和控制感染。
3. 防治高血钾 严格控制含钾量高的食物和药物，避免输入库存血液。
4. 营养供给 宜用高糖、高脂肪和低蛋白饮食。

九、注意事项

1. 对于肢体受压的患者，应尽量及早做出诊断，以降低死亡率。

2. 检查所有输注的液体，避免使用含钾的溶液，尽快测定血钾水平。在无相关测定设施的地方，可进行心电图检查以检测高血钾。如为高血钾，应立即治疗高钾血症，紧急措施包括使用葡萄糖酸钙、葡萄糖加胰岛素、碳酸氢钠和β_2激动剂。二线措施包括：透析和聚磺苯乙烯。

3. 治疗过程中要实时评估病情，判断有无骨筋膜室综合征，即外伤引起四肢骨筋膜室内压力增高，导致肌肉、神经缺血、坏死，临床表现为剧烈疼痛、相应肌肉功能丧失的一种严重并发症。

4. 判断有无急性肾功能损害：不超过3个月的肾脏功能或结构方面的异常，包括血、尿、组织检测或影像学提示的肾损伤异常。诊断标准：48小时内Scr升高绝对值≥0.3mg/dL（26.4mmol/L）或Scr较基础值升高≥50%；或尿量<0.5mL/（kg·h），持续6小时以上。一旦急性肾衰竭的诊断成立，早期使用透析治疗。

（王 巍）

第四节 猝死

一、概述

猝死（SD）是指自然发生、出乎意料的突然死亡，即看来貌似健康人或病情经治疗后已稳定或正在好转的患者，在很短时间发生意想不到的非创伤性死亡。其特点为：①死亡急骤。②死亡出人意料。③自然死亡或非暴力死亡。世界卫生组织（WHO）规定：发病后6小时内死亡者为猝死。

据 Mehra R 报道全球每年猝死人数 800 万～900 万人，我国每年猝死人数约 54.4 万人。在年龄分布上：心脏性猝死为 18～80 岁（平均 43.8 岁），其中 18～39 岁（43%）和 40～59 岁较常见（39%），60～80 岁较少见（17.9%）。男女比例为 4.3：1。猝死地点：21.3% 在家，28.6% 在公共场所，26% 在医院或诊所，其他场所占 24.1%。死亡情形：15.6% 为睡眠中，19.2% 为日常活动中，仅8.1% 在运动或体力活动中死亡。猝死发生前有症状者仅占 33.1%。

二、病因

1. 心血管疾病　占病因的 40%～50%，其所引起的猝死最为常见，称为心脏性猝死。其中，冠心病、急性心肌梗死最为多见。少见有梗阻型肥厚性心肌病、主动脉夹层、低血钾、急性心肌炎、心肌病及主动脉瓣病变、二尖瓣脱垂综合征、药物、电解质紊乱等所致长 Q－T 综合征等。对于心脏性猝死的患者一般可以追踪到明显的诱因：外在诱因有过度劳累、情绪激动、酗酒、过度吸烟等；内在诱因有心功能不全、心绞痛、内环境紊乱等。

2. 呼吸系统疾病　占病因的 16%～22%。较常见的如肺栓塞、哮喘、葡萄球菌性暴发性紫癜等。

3. 神经系统疾病　占病因的 15%～18%。较常见的如脑出血。

4. 消化系统疾病　占病因的 8%～10%。如消化道出血等。急性坏死性胰腺炎，以暴饮暴食、酗酒为发病原因，造成胰脏出血坏死、外溢，发生自体消化所致。

5. 泌尿生殖系统疾病　占病因的 5%～10%。典型的原发疾病如异位妊娠等。

6. 其他　占病因的 5%～8%。如过敏（青霉素、普鲁卡因等）、猝死症候群、毒品及药品过量（如奎尼丁、氯喹、氯丙嗪、胍乙啶等）、亚健康生活方式等。

三、发病机制

猝死是心、脑、肺等生命脏器发生急剧而严重的功能障碍，以至突然中止活动而直接造成的死亡。其发生机制分 5 类：

1. 心搏骤停

（1）缺氧：缺氧条件下无氧代谢增多，酸性代谢产物蓄积，钾离子释出，抑制了心肌的收缩力、自律性和传导性，诱发心室停搏；急性缺氧可引起心电不稳定而导致快速性室性心律失常和心室颤动。

（2）二氧化碳潴留与酸中毒：各种原因引起的窒息均可导致二氧化碳潴留及呼吸性酸中毒，直接抑制心肌收缩力及传导性，或兴奋心脏抑制中枢，引起心动过缓，也可因高血钾而致心室停搏。

（3）自主神经功能障碍：迷走神经张力过高可直接引起心动过缓，甚至心室停搏；或通过冠状动脉痉挛而诱发心室颤动。手术操作时可因直接刺激或反射性兴奋迷走神经而导致心搏骤停。

（4）电解质紊乱：高血钾可抑制心脏的传导性与收缩性，产生传导阻滞和心室停搏；低血钾则增强心肌兴奋性而诱发快速性室性心律失常和心室颤动。低血钙常与高血钾并存，可加重高血钾对心脏的麻痹作用。血镁对心脏的影响与血钾相似。

（5）电生理异常：研究表明，心室肌复极的不均一性所致的心室复极离散与心室颤动的发生密切相关，心电图上表现为 QT 间期延长和 u 波高大。

2. 急性心脏排血受阻　突发的大动脉、心室流出道或房室瓣重度梗阻，可使心脏排血突然受阻而导致猝死。

3. 急性心包压塞　急性心肌梗死后心脏破裂，主动脉窦瘤、梅毒性升主动脉瘤以及主动脉夹层等破裂使血流至心包，引起急性心脏压塞和休克，患者可即刻或在半小时内死亡。

4. 休克　各种类型的休克均可发生猝死。急性心肌梗死后并发心源性休克的病死率最高，患者常在 24 小时之内猝死。

5. 呼吸循环中枢功能损伤　严重的中枢神经系统疾病，如暴发性脑炎颅内大出血、延髓灰白质炎等皆可因直接损伤呼吸中枢和循环中枢而致猝死。

四、临床表现

猝死发生前可无任何先兆，部分患者在猝死前有精神刺激或情绪波动，有些出现心前区闷痛，并可伴有呼吸困难、心悸、极度疲乏感；或出现急性心肌梗死，伴有室性早搏。猝死发生时，心脏丧失有效收缩4～15秒即可有昏厥和抽搐，呼吸迅速减慢、变浅，以致停止。死前有些患者可发出异常鼾声，但有些可在睡眠中安静死去。

猝死可依次出现下列症状和体征：①心音消失。②脉搏触不到，血压测不出。③意识突然丧失，若伴抽搐，称之为阿斯综合征，发作可自限，数秒或1～2分钟便可恢复，持续时间长可致死。④呼吸断续，呈叹息样，随后停止。⑤昏迷。⑥瞳孔散大。

判断心搏骤停最主要的特征是意识丧失和大动脉搏动消失。

五、辅助检查

1. 心电图检查 可出现以下3种表现：①室颤（或扑动）波型。②心室停搏，心电图直线，或仅有心房波。③心电机械分离，心电图呈缓慢畸形的 QRS 波，但不产生有效的心肌机械性收缩。

2. 早期不典型心电图改变 ①巨大高耸 T 波，结合临床即可做出早期诊断。②进行性 ST 段改变：早期 ST 段变为平直，并向上斜形抬高可达 0.1mV 以上，变直的 ST 段联结高耸 T 波形成所谓"高敏 T 波"，继而发展为弓背向上的单向曲线。③早期 QRS 波改变：由于损伤心肌除极延缓出现"急性损伤阻滞"，VAT≥0.45 秒，QRS 时限延长可达 0.12 秒，且常有 R 波振幅增高，也有明显压低者。

3. 实验室检查 血酸度增高、电解质紊乱（如低血钾，或高血钾、低血钙等）。

六、诊断

根据临床症状、体征及心电图可诊断，即心音消失；大动脉搏动消失；血压测不出；意识突然丧失；呼吸停止或断续；瞳孔散大；心电图表现为室颤或直线。

七、鉴别诊断

详细询问病史，对于不同原因引起的猝死鉴别诊断非常重要。

1. 心脏性猝死 从发作开始到死亡仅数秒或半小时以内者，多属心脏性猝死。40 岁以上男性发生在公共场所或工作地点的猝死，不论平素有无心脏病史，均应首先考虑冠心病的可能。对既往有心脏疾病的患者，若近期出现心绞痛、晕厥或严重的心律失常，应警惕猝死的发生。

2. 女性猝死 较少见，以肺动脉高压引起者居多。

3. 婴幼儿猝死 大多因窒息或先天性心脏病所致。

4. 发生于手术或侵入性检查过程中的猝死 以迷走神经张力过高引起的心搏骤停多见。

5. 药物过敏猝死 多发生在注射青、链霉素等药物后 15 分钟之内。

6. 药物中毒猝死 多发生于使用抗心律失常药或抗寄生虫药的静脉注射过程中，或于服药后数小时之内。

八、治疗

迅速到达现场，实施心肺复苏（CPR）。心肺复苏按照胸外按压（C）、开放气道（A）、人工呼吸（B）、除颤（D）和复苏药物应用（D）的顺序进行。

（一）胸外按压（C）

按压部位，两乳头连线中点；按压频率，至少 100 次/分钟；按压深度，至少 5cm，压下与松开的时间基本相等。保证每次按压后胸部回弹、尽可能减少胸外按压的中断。

（二）开放气道（A）

迅速去除患者口腔内异物，用仰头抬颏法或托颌法开放气道。最有效的方法为气管插管。

（三）人工呼吸（B）

采用球囊－面罩辅助通气、气管插管、喉罩通气、口对口（或口对鼻）人工呼吸，按压－通气比为 30∶2，避免过度通气。

（四）除颤（D）

早期使用心脏除颤复苏成功率比不用除颤明显升高，并且每延迟 1 分钟，复苏成功率就下降 7%～10%。因此当心电图表现为心室颤动或无收缩图形，呈一直线时，应立即除颤，心脏除颤是心肺复苏的重要方法。单向波除颤每次均为 360J；双相波首次推荐 200J，第二次和随后的除颤用相同或更高的电量。除颤后应继续 CPR。

（五）复苏药物应用（D）

开放静脉通道以及时合理使用肾上腺素、胺碘酮、多巴胺、利多卡因、纳洛酮等药物。

CPR 成功标准：瞳孔由大变小，有眼球活动和对光反射；面色（口唇）由青紫、发绀转红润；颈动脉搏动可扪及，患者恢复自主心律和自主呼吸，收缩压维持在 90mmHg 以上。

九、最新进展

（一）心肺复苏

美国心脏病学会《国际心肺复苏指南》2010 年发布时明确：在除颤之前，先行进行胸外按压，使得心脏得到足够的灌注。猝死急救成功的关键在第一目击者，在现场即可行心肺复苏，即由 A－B－C 更改为 C－A－B，并要求：按压频率至少 100 次/分钟，按压深度至少 5cm，持续按压，尽可能减少按压中断，不过早放弃患者。有条件的情况下，可以使用一种高效、便携的移动心肺复苏设备来辅助或部分替代人工按压。

近年来，很多发达国家都在推广公共除颤计划，通过立法强制培训公众使用自动体外除颤器（AED），并完善法律法规，保护施救者免责。2013 年 2 月，加拿大西部不列颠哥伦比亚省卫生厅就宣布，未来两年内在全省新装 450 个 AED，以挽救更多心脏骤停患者的生命。AED 是一种使用简单的便携式设备，按照语音提示将电极贴到患者相应部位后，它可自动识别患者心率，然后通过电击方式除颤。在发达国家的机场、商场、社区、娱乐中心、体育场馆、繁华街道等人群聚集且易发生心脏骤停的地方，都安装有 AED，接受过相关培训的清洁工、警察、医疗急救员，甚至普通人都可进行救助。

（二）冠心病心脏性猝死的预防

1. β－受体阻滞剂的应用　多数学者提倡长期应用，因 β－受体阻滞剂可降低心肌耗氧量，缩小心肌梗死面积，具有膜稳定性，可以减少室性心律失常的发生。

2. 冠状动脉腔内形成术或冠状动脉旁路手术　对有严重冠状动脉狭窄导致心肌缺血患者行冠状动脉腔内成形术，应用球囊扩张狭窄部位，使冠状动脉供血明显改善。对左主干冠状动脉狭窄，或 3 支以上冠状动脉严重狭窄以及急性心肌梗死后并发室壁瘤的患者行冠状动脉旁路手术及室壁瘤切除，可降低心脏性猝死的发生率。

3. 植入式的自动心脏除颤器（ICD）　该装置经患者皮下或胸大肌下植入胸部，通过导线监测患者的心脏节律，当发生室性心动过速或心室颤动时，电极可根据感知的心电，发出 25J 的电能进行电复律，这样既可治疗室颤又可达到防止猝死的目的。

（王　巍）

第五章

胃、十二指肠疾病

第一节　胃扭转

各种原因引起的胃沿其纵轴（贲门与幽门的连线）或横轴（胃大弯和小弯中点的连线）扭转，称为胃扭转。胃扭转不常见，其急性型发展迅速，诊断不易，常延误治疗，而其慢性型的症状不典型，也不易及时发现。

一、病因

新生儿胃扭转是一种先天性畸形，可能与小肠旋转不良有关，使胃脾韧带或胃结肠韧带松弛而致胃固定不良。多数可随婴儿生长发育而自行矫正。

成人胃扭转多数存在解剖学因素，在不同的诱因激发下而致病。胃的正常位置主要依靠食管下端和幽门部的固定，肝胃韧带、胃结肠韧带和胃脾韧带也对胃大、小弯起到了一定的固定作用。较大的食管裂孔疝、膈疝、膈膨出以及十二指肠降段外侧腹膜过度松弛，使食管裂孔处的食管下端和幽门部不易固定。此外，胃下垂和胃大、小弯侧的韧带松弛或过长等，均是胃扭转发病的解剖学因素。

急性胃扩张、急性结肠胀气、暴饮暴食、剧烈呕吐和胃的逆蠕动等可以成为胃位置突然改变的动力，故常是促发急性胃扭转的诱因。胃周围炎症和粘连可牵扯胃壁而使其固定于不正常位置而出现扭转，这些病变常是促发慢性胃扭转的诱因。

二、分型

（一）根据起病的缓慢及其临床表现分型

可分为急性和慢性两型。急性胃扭转具有急腹症的临床表现，而慢性胃扭转的病程较长，症状反复发作。

（二）根据扭转的范围分型

可分为胃全部扭转和部分扭转。前者是指除与横膈相贴的胃底部分外整个胃向前向上的扭转。由于胃贲门部具有相对的固定性，胃全部扭转很少超过180°。部分胃扭转是指胃的一个部分发生扭转，通常是胃幽门部，偶可扭转360°。

（三）根据扭转的轴心分型

可分为下列两型。

1. 系膜轴扭转　是最常见的类型，胃随着胃大、小弯中点连线的轴心（横轴）发生旋转。多数是幽门沿顺时针方向向上向前向左旋转，有时幽门可达贲门水平。胃的前壁自行折起而后壁则被扭向前。幽门管可因此发生阻塞，贲门也可以有梗阻。右侧结肠常被拉起扭转到左上腹，形成一个急性扭曲而发生梗阻。在少数情况下，胃底部沿逆时针方向向下向右旋转。但较多的胃系膜轴扭转是慢性和部分的。

2. 器官轴扭转　是少见的类型。胃体沿着贲门、幽门连线的轴心（纵轴）发生旋转。多数是向前扭转，即胃大弯向上向前扭转，使胃的后壁由下向上翻转到前面，但偶尔也有相反方向的向后扭转。贲门和胃底部的位置基本上无变化。

三、临床表现

急性胃扭转起病较突然，发展迅速，其临床表现与溃疡病急性穿孔、急性胰腺炎、急性肠梗阻等急腹症颇为相似，与急性胃扩张有时不易鉴别。起病时均有骤发的上腹部疼痛，程度剧烈，并牵涉至背部。常伴频繁呕吐和嗳气，呕吐物中不含胆汁。如为胃近端梗阻，则为干呕。此时拟放置胃肠减压管，常不能插入胃内。体检见上腹膨胀而下腹平坦，腹壁柔软，肠鸣音正常。如扭转程度完全，梗阻部位在胃近端，则有上腹局限性膨胀、干呕和胃管不能插入的典型表现。如扭转程度较轻，临床表现很不典型。腹部 X 线平片常可见扩大的胃泡阴影，内充满气体和液体。由于钡剂不能服下，胃肠 X 线检查在急性期一般帮助不大，急性胃扭转常在手术探查时才能明确诊断。

慢性胃扭转多为部分扭转，若无梗阻，可无明显症状，或其症状较为轻微，类似溃疡病或慢性胆囊炎等慢性病变。腹胀、恶心、呕吐，进食后加重，服用制酸药物疼痛不能缓解，以间断发作为特征。部分因贲门扭转而狭窄，患者可出现吞咽困难，或因扭转部位黏膜损伤而出现呕血及黑便等。部分患者可无任何症状，偶尔行胃镜、胃肠钡餐检查或腹部手术而发现。

四、辅助检查

1. 放置胃管受阻　完全性胃扭转时，放置胃管受阻或无法置入胃内。

2. 上消化道内镜检查　纤维或电子胃镜进镜受阻，胃内解剖关系异常，胃体进镜途径扭曲，有时胃镜下充气可使胃扭转复位。

3. 腹部 X 线检查　完全性胃扭转时，腹部透视或平片可见左上腹有充满气体和液体的胃泡影，左侧膈肌抬高。胃肠钡餐检查是重要的诊断方法。系膜轴扭转型的 X 线表现为双峰形胃腔，即胃腔有两个液平面，幽门和贲门处在相近平面。器官轴扭转型的 X 线表现有胃大小弯倒置、胃底液平面不与胃体相连、胃体扭曲变形、大小弯方向倒置、大弯在小弯之上、幽门和十二指肠球部向下、胃黏膜纹理呈扭曲走行等。

五、诊断

急性胃扭转依据 Brochardt 三联症（早期呕吐，随后干呕；上腹膨隆，下腹平坦；不能置入胃管）和 X 线钡剂造影可确诊。慢性胃扭转可依据临床表现、胃镜和 X 线钡剂造影确诊。

六、治疗

急性胃扭转必须施行手术治疗，否则胃壁血液循环可受到障碍而发生坏死。急性胃扭转患者一般病情重，多伴有休克、电解质紊乱或酸碱平衡失调，应及时进行全身支持治疗，纠正上述病理生理改变，待全身症状改善后，尽早手术；如能成功地插入胃管，吸出胃内气体和液体，待急性症状缓解和进一步检查后再考虑手术治疗。在剖开腹腔时，首先看到的大都是横结肠系膜及后面绷紧的胃后壁。由于解剖关系的紊乱以及膨胀的胃壁，外科医师常不易认清其病变情况。此时宜通过胃壁的穿刺将胃内积气和积液抽尽，缝合穿刺处，再进行探查。在胃体复位以后，根据所发现的病理变化，如膈疝、食管裂孔疝、肿瘤、粘连带等，予以切除或修补等处理。如未能找到有关的病因和病理机制，可行胃固定术，即将脾下极至胃幽门处的胃结肠韧带和胃脾韧带致密地缝到前腹壁腹膜上，以防扭转再度复发。

部分胃扭转伴有溃疡或葫芦形胃等病变者，可行胃部分切除术，病因处理极为重要。

（王　巍）

第二节 胃下垂

胃下垂是指直立位时胃的大弯抵达盆腔，而小弯弧线的最低点降至髂嵴连线以下的位置，常为内脏下垂的一部分。

一、病因

胃下垂可有先天性或后天性之分。先天性胃下垂常是内脏全部下垂的一个组成部分。腹腔脏器维持其正常位置主要依靠以下 3 个因素：①横膈的位置以及膈肌的正常活动力。②腹内压的维持，特别是腹肌力量和腹壁脂肪层厚度的作用。③连接脏器有关韧带的固定作用。胃的两端，即贲门和幽门是相对固定的，胃大、小弯侧的胃结肠韧带、胃脾韧带、肝胃韧带对胃体也起一定的固定作用。正常胃体可在一定的范围内向上下、向左右或向前后方向移动，如膈肌悬吊力不足，支持腹内脏器的韧带松弛，腹内压降低，则胃的移动度增大而发生下垂。

胃壁具有张力和蠕动两种运动性能，胃壁本身的弛缓也是一个重要的因素。按照胃壁的张力情况可将胃分为 4 种类型，即高张力、正常张力、低张力和无张力型。在正常胃张力型，幽门位于剑突和脐连线的中点，胃张力低下和无张力极易发生胃下垂。

胃下垂常见于瘦长体型的女性、经产妇、多次腹部手术而伴腹肌张力消失者，尤多见于消耗性疾病和进行性消瘦者，这些都是继发胃下垂的先天性因素。

二、临床表现

轻度胃下垂可无症状。明显下垂可伴有胃肠动力低下和分泌功能紊乱的表现，如上腹部不适、易饱胀、厌食、恶心、嗳气及便秘等。上腹部不适多于餐后、长期站立和劳累后加重。有时感深部隐痛，可能和肠系膜受牵拉有关。下垂的胃排空常较缓慢，故会出现胃潴留和继发性胃炎的症状。可出现眩晕、心悸、站立性低血压和昏厥等症状。

体检可见肋下角小于 90°，多为瘦长体型。站立时上腹部可扪及明显的腹主动脉搏动。胃排空延缓时还可测得振水声。上腹部压痛点可因不同体位而变动。常可同时发现肾、肝和结肠及其他内脏下垂。

三、诊断

胃下垂的诊断主要依靠 X 线检查。进钡餐后可见胃呈鱼钩形，张力减退，其上端细长，而下端则显著膨大，胃小弯弧线的最低点在髂嵴连线以下。胃排空缓慢，可伴有钡剂滞留现象。

四、治疗

胃固定术的效果不佳，如折叠缝合以缩短胃的小网膜，或将肝圆韧带穿过胃肌层而悬吊固定在前腹壁上，现多已废弃不用。主要采用内科对症治疗。少食多餐，食后平卧片刻，保证每日摄入足够的热量和营养品。加强腹部肌肉的锻炼，以增强腹肌张力。也可试用气功和太极拳疗法。下垂症状明显者，可放置胃托。

（王 巍）

第三节 消化性溃疡

消化性溃疡是指穿透至黏膜肌层的胃、十二指肠黏膜的局限性损伤，包括胃溃疡与十二指肠溃疡。因溃疡的形成与胃酸、胃蛋白酶的消化作用有关而得名。其病因与发病机制尚未完全明了，一般认为与胃酸、胃蛋白酶、感染、遗传、体质、环境、饮食、神经精神等因素有关，近十余年来研究证明幽门螺杆菌（Hp）是消化性溃疡的主要病因。消化性溃疡是人类常见疾病，我国 20 世纪 50 年代发病率达到高峰，以男性十二指肠溃疡多见，20 世纪 70 年代以后发病率有下降趋势。

一、临床表现

（一）症状

1. 长期反复发作的上腹痛，病史可达数月至数年，多有发作与缓解交替的周期性，因溃疡与胃酸刺激有关，故疼痛可呈节律性。胃溃疡多在餐后半小时左右出现，持续 1～2 小时。十二指肠溃疡疼痛多在餐后 2～3 小时出现，进食后可缓解。胃溃疡的疼痛部位一般在上腹剑突下正中或偏左，十二指肠溃疡疼痛位于上腹正中或偏右。疼痛性质因个体差异不同可描述为饥饿不适、钝痛、烧灼样疼痛、刺痛等。

2. 可伴有其他消化道症状，如嗳气、反酸、胸骨后灼痛、恶心、呕吐。

3. 频繁的呕吐、腹胀、消瘦等提示球部或幽门部溃疡引起幽门梗阻；溃疡侵蚀基底血管可出现黑便或呕血。

4. 出现剧烈腹痛并伴有腹膜炎症状往往提示溃疡穿孔。

（二）体征

1. 本病在缓解期多无明显体征，溃疡活动期可在剑突下有固定而局限的压痛。

2. 当溃疡穿孔时大多可迅速引起弥漫性腹膜炎，腹壁呈板样硬，有压痛与反跳痛，肝浊音界消失。

二、辅助检查

（一）常规检查

1. 幽门螺杆菌检测　Hp 检测已成为消化性溃疡的常规检查项目，方法有二：侵入性方法为胃镜下取样做快速尿素酶试验，聚合酶链式反应（PCR）或涂片染色等；非侵入性方法为呼气采样检测，此方法方便、灵敏，常用的有 ^{14}C 或 ^{13}C 呼气试验。

2. 上消化道钡餐　溃疡在 X 线钡餐的征象有直接与间接两种，直接征象为龛影，具有确诊价值；间接征象包括局部压痛、大弯侧痉挛切迹、十二指肠激惹、球部变形等，间接征象仅提示有溃疡。

3. 胃镜　胃镜检查可明确溃疡与分期，并可做组织活检与 Hp 检测。内镜下溃疡可分为活动期（A）、愈合期（H）和瘢痕期（S）3 种类型。

（二）其他检查

1. 胃液分析　胃溃疡患者胃酸分泌正常或稍低于正常。十二指肠溃疡患者多增高，以夜间及空腹时更明显。但因其检查值与正常人波动范畴有互相重叠，故对诊断溃疡价值不高，目前仅用于促胃液素瘤的辅助诊断。

2. 促胃液素测定　溃疡时血清促胃液素可增高，但诊断意义不大，不列为常规，但可作为促胃液素瘤的诊断依据。

三、诊断

（一）诊断要点

1. 典型的节律性、周期性上腹疼痛，呈慢性过程，少则数年，多则十几年或更长时间。

2. 大便潜血试验　溃疡活动时可为阳性。

3. X 线钡餐检查　龛影为 X 线诊断溃疡最直接征象，间接征象为压痛、激惹及胃大弯侧痉挛切迹。

4. 胃镜检查与黏膜活组织检查　可鉴别溃疡的良恶性。胃镜下溃疡多呈圆形或椭圆形，一般小于 2cm，边缘光滑，底平整，覆有白苔或灰白苔，周围黏膜充血水肿，有时可见皱襞向溃疡集中。

（二）诊断流程

见图 5-1。

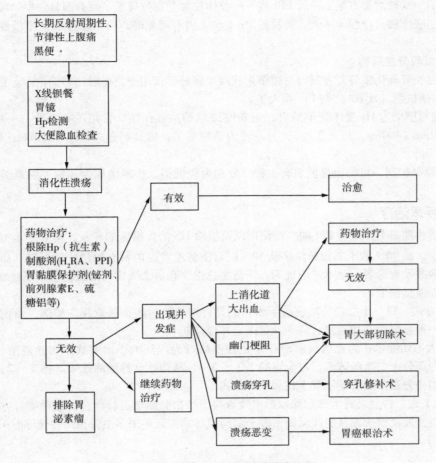

图 5—1 胃、十二指肠溃疡诊治流程

四、鉴别诊断

1. 慢性胆囊炎、胆石症 疼痛位于右上腹，常放射至右肩背部，可伴有发热、黄疸等，疼痛与进食油腻食物有关。B 超可以做出诊断。

2. 胃癌 胃溃疡在症状上难与胃癌做出鉴别，X 线钡餐检查胃癌的龛影在胃腔内，而胃溃疡的龛影在胃壁内，边缘不整，呈结节状；一般良性溃疡的龛影 <2cm。胃镜下组织活检是诊断的主要依据。

3. 功能性消化不良 症状酷似消化性溃疡，多见于年轻女性，X 线钡餐与胃镜无溃疡征象。

4. 促胃液素瘤 即 Zollinger－Ellison 综合征，为胰腺非 B 细胞瘤，可分泌大量促胃液素，使消化道处于高胃酸环境，产生顽固性多发溃疡或异位溃疡，胃大部切除后仍可复发。血清促胃液素测定 > 200ng/L。

五、治疗

消化性溃疡治疗的主要目的是消除症状、愈合溃疡、防止复发和避免并发症。

（一）一般治疗

饮食定时，避免过饱过饥、过热过冷及有刺激性食物；急性期症状严重时可进流质或半流质饮食。

（二）药物治疗

1. 根除 Hp 治疗 目前尚无单一药物能有效根治 Hp。根除方案一般分为质子泵抵制剂（PPI）为基础和胶体铋剂为基础两类方案。一种 PPI 或一种胶体铋加上克拉霉素、阿莫西林、甲硝唑 3 种抗生素中的 2 种组成三联疗法，疗程为 7 天。若根治 Hp 1～2 周不明显时，应考虑继续使用抵制胃酸药物治疗 2～4 周。

2. 抑制胃酸分泌药物

氢氧化铝、氢氧化镁等复方制剂对缓解症状效果较好，仅用于止痛时的辅助治疗。目前临床上常用的是 H_2 受体拮抗剂（H_2RA）与 PPI 两大类。

H_2RA 能与壁细胞 H_2 受体竞争结合，阻断壁细胞的泌酸作用，常用的有两种：一种为西咪替丁，每日剂量 800mg（400mg，每天 2 次）；另一种为雷尼替丁，每日剂量 300mg（150mg，每天 2 次），疗程均为4～6 周。

3. 胃黏膜保护剂 胃黏膜保护剂有 3 种，分别为硫糖铝、枸橼酸铋钾和前列腺素类药物（米索前列醇）。

（三）手术治疗

消化性溃疡随着 H_2RA 与 PPI 的广泛使用以及根除 Hp 治疗措施的普及，需要手术治疗的溃疡病患者已越来越少，约90%的十二指肠溃疡及 50% 的胃溃疡患者经内科有效治疗后好转。所需手术干预的病例仅限少数并发症患者。手术适应证为：①溃疡急性穿孔。②溃疡大出血。③瘢痕性幽门梗阻。④顽固性溃疡。⑤溃疡癌变。

1. 手术方式 胃、十二指肠溃疡的手术目的是针对胃酸过高而采取相应措施，目前，手术方式主要有两种，一种是胃大部切除术，另一种是迷走神经切断术。

（1）胃大部切除术：为我国目前治疗消化性溃疡最为广泛的手术方式，切除范围包括胃体大部、胃窦、幽门和部分十二指肠球部，占全胃的2/3～3/4，从而达到抑酸的效果（图5-2）。切除胃大部后的胃肠道吻合方法常用的是毕罗Ⅰ式和毕罗Ⅱ式。

1）毕罗Ⅰ式：特点是胃大部切除以后将残胃与十二指肠断端进行吻合。这种吻合方式接近正常生理状态，术后并发症较少，且胆汁反流不多于幽门成形术，近年来多主张在条件允许时采用此种吻合方式（图5-3）。

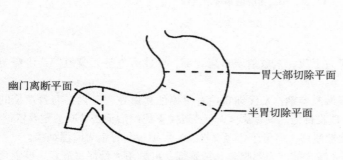

图5-2 胃切除范围标志

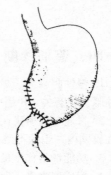

图5-3 毕罗Ⅰ式吻合

2）毕罗Ⅱ式：特点是胃大部切除后将十二指肠残端关闭，将胃残端与空肠上端吻合。其优点是可切除足够体积的胃而不致吻合口张力过大。同时，即使十二指肠溃疡不能切除也可因溃疡旷置而愈合（图5-4）。

（2）迷走神经切断术：迷走神经切断后胃酸的神经分泌将消失，体液将受到抵制，胃酸分泌减少，从而达到治愈溃疡的目的。

1）迷走神经干切断术：约在食管裂孔水平，将左右两支腹迷走神经干分离后切除 5～6cm，以免再生。根据情况，再行胃空肠吻合或幽门成形术。由于腹迷走神经干尚有管理肝、胆、胰、肠的分支作用，如果遭到不必要的切断，会造成上述器官功能紊乱，胃张力及蠕动随之减退，胃排空迟缓，胃内容物潴留，故需加做幽门成形术。此外可产生顽固性腹泻，可能和食物长期潴留，腐败引起肠炎有关。迷走神经干切断术因缺点多，目前临床上很少应用。

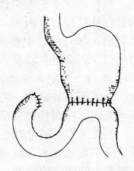

图5—4 毕罗Ⅱ式吻合

2）选择性迷走神经切断术：将胃左迷走神经分离清楚在肝支下切断，同样胃右迷走神经分离出腹腔支下加以切断，从而避免发生其他器官功能紊乱。为了解决胃潴留问题，则需加胃引流术，常用的引流术有幽门成形术、胃窦部或半胃切除，再行胃、十二指肠或胃空肠吻合术。

3）选择性胃迷走神经切断术：是迷走神经切断术的一大改进，目前国内外广泛应用。但此法也还存在不少问题，如由于迷走神经解剖上的变异，切断迷走神经常不完善，有可能神经再生，仍有不少溃疡复发。加以胃窦部或半胃切除时，虽有着更加减少胃酸分泌的优点，但也带来了胃切除术后的各种并发症的缺点。因此该术式亦非理想。

4）高选择性胃迷走神经切断术：此法仅切断胃近端支配胃体、胃底壁细胞的迷走神经，而保留胃窦部的迷走神经，因而也称为胃壁细胞迷走神经切断术或近端胃迷走神经切断术。手术时在距幽门5～7cm的胃小弯处，可以看到沿胃小弯下行的胃迷走神经前支入胃窦部的扇状终末支（鸦爪）作为定位标志，将食管下端5～7cm范围内进入胃底、胃体的迷走神经一一切断，保留进入胃窦部的扇状终末支。

高选择性胃迷走神经切断术的优点在于消除神经性胃酸分泌，消除了溃疡病复发的主要因素；保留胃窦部的张力和蠕动，无须附加引流术；保留了幽门括约肌的功能，减少胆汁反流和倾倒综合征的发生机会；保留了胃的正常容积，不影响进食量；手术简单安全。

2. 并发症的手术治疗

（1）术后胃出血：胃大部切除术后，一般在24小时以内，从胃管引流出少量黯红色或咖啡色血性内容物，多为术中残留在胃内的血液或胃肠吻合创伤面少量渗出的缘故。如短期内自胃管引流出较大量的血液，尤其是鲜血，甚至呕血、黑便或出现出血性休克，是因切端或吻合口有小血管结扎、缝合不彻底所致。术后4～6天出血，多因缝合过紧吻合口黏膜坏死脱落引起；严重的早期出血，如量大，甚至发生休克，需要果断再次探查止血。

（2）十二指肠残端破裂：是胃大部切除术毕罗Ⅱ式中最严重的并发症，死亡率很高，约15%。多因处理十二指肠球部时损伤浆肌层或血液循环；或残端缝合过紧，过稀。输入空肠袢梗阻也可致残端破裂。一般多发生在术后4～7天。表现为右上腹突然发生剧烈疼痛，局部或全腹明显压痛、反跳痛、腹肌紧张等腹膜炎症状。腹穿可抽出胆汁样液体。预防方法是：妥善缝合十二指肠残端，残端缝合有困难者，可插管至十二指肠腔内做造瘘术，外覆盖大网膜。溃疡病灶切除困难者，选择病灶旷置胃大部切除术式，避免十二指肠残端破裂。一旦发生残端破裂，修补难以成功，应行引流术，在十二指肠残端处放置双腔套管持续负压吸引，同时也要引流残端周围腹腔。以静脉营养法或空肠造瘘来营养支持。

（3）胃肠吻合口破裂或瘘：多发生在术后5～7天，如在术后2天内发生，则可能是吻合技术的问题。一般原因有：缝合不当、吻合口存在张力、局部组织水肿或低蛋白血症等所致组织愈合不良。胃肠吻合口破裂常引起严重的腹膜炎，需及时手术进行修补，术后要保持可靠的胃肠减压，加强营养支持。

（4）吻合口梗阻：发生率为1%～5%，主要表现为进食后上腹胀痛，呕吐，呕吐物为食物，多无胆汁。梗阻多因手术时吻合口过小；或缝合时胃肠壁内翻过多；吻合口黏膜炎症水肿所致。前两种原因造成的梗阻多为持续性，不能自行好转，需再次手术扩大吻合口或重新做胃空肠吻合。黏膜炎症水肿造成的梗阻为暂时性，经过适当的非手术治疗症状可自行消失。梗阻性质一时不易确诊，先采用非手术疗法，暂时停止进食，行胃肠减压，静脉输液，保持水、电解质平衡和营养；若因黏膜炎症水肿引起梗阻，往往数日内即可改善。经两周非手术治疗仍有进食后腹胀、呕吐现象，应考虑手术治疗。

（5）输入空肠袢梗阻：在毕罗Ⅱ式手术后，如输入空肠袢在吻合处形成锐角或输入空肠袢过长发生曲折，使输入空肠袢内的胆汁、胰液、肠液等不易排出，将在空肠内发生潴留而形成梗阻。输入空肠段内液体潴留到一定量时，强烈的肠蠕动克服了一时性的梗阻，将潴留物大量排入残胃内，引起恶心、呕吐。临床表现为进食后15～30分钟，上腹饱胀，轻者恶心，重者呕吐，呕吐物主要是胆汁，一般不含食物，呕吐后患者感觉症状减轻而舒适。多数患者术后数周症状逐渐减轻而自愈，少数症状严重持续不减轻者需手术治疗，行输入和输出空肠袢之间侧侧吻合术。

在结肠近端空肠对胃小弯的式式，如近端空肠过短，肠系膜牵拉过紧，形成索带压迫近端空肠，使被压迫的十二指肠和空肠成两端闭合肠袢，且可影响肠壁的血运，而发生坏死。有时过长的输入空肠袢，穿过空肠系膜与横结肠之间的孔隙，形成内疝，也可发生绞窄。主要表现为上腹部疼痛、呕吐，呕吐物不含胆汁，有时偏右上腹可触及包块。这一类梗阻容易发展成绞窄，应及早手术治疗。

（6）输出空肠袢梗阻：输出空肠袢梗阻多为大网膜炎性包块压迫或肠袢粘连成锐角所致。在结肠后吻合时，横结肠系膜的孔未固定在残胃壁上，而困束着空肠造成梗阻。临床主要表现为呕吐，呕吐物为食物和胆汁。确诊应借助于钡餐检查，以显示梗阻的部位。症状严重而持续，应手术治疗以解除梗阻。

（7）倾倒综合征：倾倒综合征是胃大部分切除术后比较常见的并发症。在毕罗Ⅱ式吻合法发生机会更多。根据症状在术后和进食后发生的迟早，临床上将倾倒综合征分为早期倾倒综合征和晚期倾倒综合征两类。一般认为这两种表现不同、性质各异的倾倒综合征，有时同时存在，致临床表现混淆不清。

1）早期倾倒综合征：表现为进食后上腹胀闷、心悸、出汗、头晕、呕吐及肠鸣、腹泻等。患者面色苍白、脉搏加速、血压稍增高。上述症状经平卧30～45分钟即可自行好转消失，如患者平卧位进食则往往不发生倾倒症状。症状的发生与食物的性质和量有关，进甜食及牛奶易引起症状，过量进食往往引起症状发作。原因尚不十分清楚，但根据临床表现，一般认为早期倾倒综合征的原因有两种：一是残胃缺乏固定，进食过量后，胃肠韧带或系膜受到牵拉，因而刺激腹腔神经丛引起症状，所谓机械因素；二是大量高渗食物进入空肠后，在短期内可以吸收大量的液体，致使血容量减少，即渗透压改变因素。

2）晚期倾倒综合征：性质与早期综合征不同，一般都发生在手术后半年左右，而多在食后2～3小时发作，表现为无力、出汗、饥饿感、嗜睡、眩晕等。发生的原因由于食物过快地进入空肠内，葡萄糖迅速被吸收，血糖过度增高，刺激胰腺产生过多胰岛素，继而发生低血糖现象，故又称低血糖综合征。

预防倾倒综合征的发生，一般认为手术时胃切除不要过多，残胃适当固定，胃肠吻合口不要太大。术后早期应少食多餐，使胃肠逐渐适应。一旦出现症状多数患者经调节饮食，症状逐渐减轻或消失。极少数患者症状严重而经非手术治疗持续多年不改善者，可考虑再次手术治疗，行胃肠吻合口缩小术，或毕罗Ⅱ式改为毕罗Ⅰ式，或行空肠代胃，空肠、十二指肠吻合术。

（8）吻合口溃疡：吻合口溃疡是胃大部切除术后常见的远期并发症。多数发生在十二指肠溃疡术后。吻合口溃疡的原因与原发溃疡相似，80%～90%的吻合口溃疡存在胃酸过多现象。症状与原发溃疡相似，但疼痛的规律性不明显，在上腹吻合口部位有压痛。吻合口溃疡一旦形成，发生并发症机会甚多，如出血、穿孔。预防措施：避免做单纯胃空肠吻合；胃大部切除时胃切除要足够，应争取做胃十二指肠吻合。吻合口溃疡一般主张采用手术治疗，手术方法是再次行胃大部切除或同时做迷走神经切断术。

（9）碱性反流性胃炎：碱性反流性胃炎常发生于毕罗Ⅱ式胃大部切除术后1～2年。由于胆汁、胰液反流，胆盐破坏了胃黏膜对氢离子的屏障作用，使胃液中的氢离子逆流弥散于胃黏膜细胞内，从而引起胃黏膜炎症、糜烂，甚至形成溃疡。表现为：上腹部持续性烧灼痛，进食后症状加重，抗酸药物服后无效；胆汁性呕吐，呕吐后症状不减轻，胃液分析胃酸缺乏；食欲差，体重减轻，因长期少量出血而导致贫血。这一并发症非手术治疗效果不佳。症状严重应考虑手术治疗。手术可改行 Roux – en – Y 吻合，以免胆汁反流入残胃内，同时加做迷走神经切断术以防术后吻合口溃疡发生。

（10）营养障碍：胃是容纳食物并进行机械和化学消化的场所。食物因胃的运动而与酸性胃液混合成食糜，其中的蛋白质也在酸性基质中经胃蛋白酶进行消化，食物中的铁质在胃内转变为亚铁状态以便吸收。当胃大部切除术后，少数患者可能出现消瘦、贫血等营养障碍。

六、预后

十二指肠溃疡在迷走神经切断＋胃窦切除后的复发率为 0.8%，比其他术式显著为低，是其主要优点，特别是对有严重溃疡体质而耐受力好的患者。少数病例术后复发，主要是因迷走神经切断术做得不完全或者是促胃液素瘤所致。

十二指肠溃疡在迷走神经切断＋胃引流术后的平均复发率为 80% 左右，用药物维持者的复发率也高达 28% 左右，是其主要缺点。用高选迷走切断治疗十二指肠溃疡的复发率为 5%～10%。十二指肠溃疡行胃大部切除术而不加做迷走神经切断者的复发率为 5%～6%，术后并发症较多。用简单的胃空肠吻合术来治疗十二指肠溃疡现已废弃，因复发率可达 40%。

胃溃疡做单纯胃窦切除的复发率约为 2%。如有复合溃疡，应做胃大部切除。

随着 PPI 的广泛应用，溃疡复发率已较 20 世纪六七十年代明显减少并可控。

七、最新进展

大多数消化性溃疡经非手术疗法患者可获得治愈，尤其是在 20 世纪 80 年代以后，随着 H_2 受体阻断剂、PPI 以及清除幽门螺杆菌药物的广泛应用，溃疡病的手术治疗在大幅减少。顽固性十二指肠溃疡的手术例数目前降低了大约 62%。溃疡病需要外科手术治疗的仅限于其并发症。因此，应当结合患者具体情况，严格、正确地掌握消化性溃疡手术治疗适应证。

随着微创技术的发展，腹腔镜下消化性溃疡的手术现已基本成熟，溃疡穿孔修补术、迷走神经切断术、胃大部切除术等均可在腹腔镜下完成。因其创伤小、恢复快、疼痛轻等优点已逐渐为广大患者所接受。

（赵慧朵）

第四节　应激性溃疡

严重创伤、大手术、感染、休克等应激情况下可继发胃、十二指肠黏膜糜烂、溃疡，乃至大出血，因其表现不同于常见的消化性胃、十二指肠溃疡，故命名为应激性溃疡。由于不同应激因素引起的又有不同的命名，如继发于烧伤者称为 Curling 溃疡，由中枢神经系统病损引起者称为 Cushing 溃疡等。

一、发病机制

应激性溃疡的发生是机体神经内分泌功能失调，胃黏膜自身保护功能削弱和胃黏膜损伤作用相对增强等因素综合作用的结果。

（一）神经、内分泌功能失调

下丘脑是应激时神经内分泌的整合中枢，破坏下丘脑外侧区和海马两侧可加重实验性应激性溃疡，说明应激状态下下丘脑外侧区和海马两侧可能通过某种机制保护胃黏膜而减少应激性溃疡的发生。实验研究也证实中枢内去甲肾上腺素、乙酰胆碱和 5 – 羟色胺介导下丘脑室旁核参与实验性应激性溃疡的发生。由于中枢去甲肾上腺素的作用有赖于正常的血浆皮质激素和甲状腺素水平，切除肾上腺和甲状腺可部分抑制电刺激室旁核所加重实验性应激性溃疡的效应。切除迷走神经和交感神经后，电刺激下丘脑外侧区和室旁核加重应激性溃疡的效应受到抑制。

已证实广泛存在于下丘脑的促甲状腺激素释放激素（TRH）参与应激性溃疡的发生，其机制可能通过副交感神经介导而促进胃酸与胃蛋白酶原分泌，增强胃平滑肌收缩。中枢多巴胺、5-羟色胺和肾上腺素均参与这一机制。此外，尚有多种中枢神经肽，如神经降压素、铃蟾肽、生长抑素、降钙素、β-内啡肽等通过自主神经系统及垂体-肾上腺轴而作用于胃肠靶器官，引起后者的病理生理改变，最终导致应激性溃疡的发生，特别要强调的是应激状态下迷走神经高度兴奋在其中的重要意义。

（二）胃黏膜自身保护功能的削弱

正常的胃黏膜保护功能由下列3个方面组成：①胃黏液屏障：胃黏膜分泌稠厚黏液紧贴于胃黏膜表面，形成黏液屏障，由于其分子结构特殊，其内水分静止，H^+和胃蛋白酶在其中扩散速度极慢，所以该黏液屏障能在胃黏膜上皮细胞层与胃腔间维持恒定的pH梯度。②胃黏膜屏障：胃黏膜上皮细胞的腔面细胞膜由脂蛋白构成，胃腔内的H^+不能逆行扩散至细胞内。胃黏膜上皮细胞间的连接非常紧密，H^+也不能由此进入细胞内，胃黏膜上皮迁移、增殖修复功能更是胃黏膜的重要保护机制。③HCO_3^-的中和作用：胃黏膜细胞内有大量碳酸酐酶将细胞内氧化代谢产生以及来自血液中的CO_2与H_2O结合成H_2CO_3，后者离解成HCO_3^-和H^+，位于黏液层和上皮细胞内的HCO_3^-可以中和少量进入的H^+。

应激状态下黏液屏障障碍表现为黏液分泌量降低，黏液氨基己糖及保护性巯基物质含量减少，对胃腔内各种氧化物等有害物质的缓冲能力由此降低，黏膜电位差下降，胃腔内H^+反流增加，黏膜内微环境改变，促进了黏膜上皮的破坏。应激状态使黏膜上皮增殖受抑，因为肥大细胞释出的肝素和组胺可抑制上皮细胞的DNA聚合酶以及降低上皮细胞的有丝分裂活性。

尤其在低血压和低灌注情况下，胃缺血是应激性溃疡的主要诱因，缺血可影响胃黏膜的能量代谢，ATP与高能磷酸值下降，削弱了胃黏膜的屏障功能，血流量不足也可导致H^+在细胞中积蓄，加重了黏膜内酸中毒。胃黏膜微循环障碍使微血管通透性增加，这与肥大细胞脱颗粒释出组胺、白三烯等炎性介质的作用有关。

（三）胃黏膜损伤作用相对增强

应激状态使胃黏膜局部许多炎性介质含量明显增加，其中脂氧化物含量随应激时间的延长而升高，具保护作用的巯基化合物含量反见降低，黄嘌呤脱氢酶大量转换为黄嘌呤氧化酶，自由基因之产生增加，这些炎性介质和自由基均可加重黏膜损害。

应激状态使胃十二指肠本身动力障碍，表现为胃肠平滑肌收缩的幅度增加、时间延长和频率加快，加重胃黏膜缺血。十二指肠、胃反流更使胆汁中的卵磷脂物质在胃腔内积聚，黏膜屏障受到破坏。在多数应激状态下，胃酸分泌呈受抑现象，但由于黏膜屏障功能削弱和局部损害作用增强，实际反流入黏膜内的H^+总量增加，使黏膜内pH明显降低，其降低程度与胃黏膜损害程度呈正相关。H^+不断逆行扩散至细胞内，结果黏膜细胞呈现酸中毒，细胞内溶酶体裂解，释出溶酶，细胞自溶、破坏而死亡，加上能量不足，DNA合成受损，细胞无法增殖修复，形成溃疡。

二、病理

根据诱发原因的不同，应激性溃疡可分为下述3类：①Curling溃疡：见于大面积深度烧伤后。多发生在烧伤后数日内，溃疡多位于胃底，多发和表浅。少数可发生在烧伤康复期，溃疡多位于十二指肠。②Cushing溃疡：常因颅脑外伤、脑血管意外时颅内压增高直接刺激迷走神经核而致胃酸分泌亢进所引起。溃疡常呈弥漫性，位于胃上部和食管，一般较深且呈穿透性，可造成穿孔。③常见型应激性溃疡：多见于严重创伤、大手术、感染和休克后，也可发生在器官衰竭、心脏病、肝硬化和癌肿等危重患者。病变可弥散于胃底、胃体含壁细胞泌酸部位，革兰阴性细菌败血症引起的常为胃黏膜广泛糜烂、出血和食管、胃、十二指肠溃疡。

病理肉眼所见胃黏膜均呈苍白，有散在的红色瘀点，严重的有糜烂，甚或溃疡形成。镜检可见多处上皮细胞破坏或整片脱落。一般在应激情况48小时后整个胃黏膜有直径1～2mm的糜烂，伴局限性出血和凝固性坏死。如病情继续恶化，糜烂灶相互融合扩大，全层黏膜脱落，形成溃疡，有深有浅，如涉及血管，破裂后即引起大出血。

三、诊断

应激性溃疡无特异性症状，有时突发大出血，来势凶猛，有时呈间歇性发作。出血时不伴疼痛。除烧伤康复期外，应激性溃疡只有在应激和病情危重时才发生，属急性病变，溃疡常呈多发，要排除原有慢性胃、十二指肠溃疡急性发作的情况。在危重患者突发上消化道出血时首先要考虑本病的存在。胃镜检查可以确立诊断。要注意应激性溃疡患者不一定都伴有高胃酸分泌。

四、治疗

（一）胃管引流和冲洗

放置鼻胃管，抽吸胃液，清除胃内潴留的胃液和胆汁，以免加重对黏膜的侵蚀，并用5～10L等渗冷盐水冲洗。清除积血和胃液后，胃腔内可灌入硫糖铝6～12g，根据病情可自每2小时一次至每日4次不等。长期应用胃黏膜缺血的药物（如去甲肾上腺素）和冰水灌注是有害的，因可加重黏膜缺血。可试用一两次，即在250mL冰盐水中加入去甲肾上腺素8mg。

（二）药物治疗

除局部使用外，还可全身给予奥美拉唑每日40mg或雷尼替丁每日400mg，共5天，生长抑素可抑制胃酸分泌，减少门静脉和胃肠血流。可肌内注射生长抑素八肽0.1mg每8小时一次，也可胃管内灌入，均有止血作用。

（三）手术治疗

药物止血无效时，经胃镜下电凝或激光凝固、选择性动脉造影和垂体后叶素（动脉内每分钟注入0.2U）灌注有时可获得直接止血的作用，为后继的治疗赢得时间。出血仍无法控制且量大，最后只能考虑手术治疗。手术术式以切除所有出血病灶为原则，全胃切除术效果好，但死亡率高，可选用迷走神经切断和部分胃切除术。如患者不能耐受较大手术时，可对明显出血的病变进行简单的结扎缝合术，或结扎胃周血管的断流术，即结扎胃左、右动脉和胃网膜左、右动脉，但必须保留胃短动脉的血供。

五、预防

预防重于治疗，应激性溃疡不仅是胃肠功能障碍的一种表现，同时也提示存在全身微循环灌注不良和氧供不足的现象，预防措施应从全身和局部两个方面同时着手。

（一）全身性措施

积极去除应激因素，治疗原发病，纠正供氧不足，改善血流灌注，维持水、电解质和酸碱平衡极为重要，也是首要措施。

早期进食可促进胃黏液分泌，中和腔内胃酸，促进黏膜上皮增殖和修复，对于不能进食者可予管饲。营养支持也很重要。

（二）局部性措施

对胃肠功能障碍伴胃内潴留者应给予鼻胃管减压，抑酸剂或抗酸剂的应用有一定的预防作用。如给雷尼替丁150mg静注或奥美拉唑40mg口服或胃内灌入可明显减少出血的发生。现一致公认H_2受体拮抗剂能明显升高胃酸pH和降低应激性溃疡的发生率。但抑制胃酸药物的应用并非必要，因为应激时胃酸分泌并不增加，其病变主要是胃黏膜缺血、黏膜屏障障碍和H^+反流所引起。推荐硫糖铝的应用，硫糖铝能与胃蛋白酶络合，抑制该酶分解蛋白质，与胃黏膜的蛋白质络合形成保护膜，阻止胃酸、胃蛋白酶和胆汁的渗透和侵蚀。它不影响胃液的pH，不致有细菌过度繁殖和医源性肺炎发生率增加的危险。

可给硫糖铝 6g，分次自胃管内灌入，其预防作用与 H_2 受体拮抗剂相当。

小剂量糖皮质激素可改善胃黏膜微循环，稳定细胞膜。还原型谷胱甘肽、别嘌呤醇、过氧化物歧化酶（SOD）、普萘洛尔、可乐定、钙通道阻滞剂等均证实有预防作用。

（赵慧朵）

第五节　胃癌

一、病因

胃癌病因和发病机制尚未阐明，研究资料表明胃癌的发生是多因素综合作用的结果。目前认为下列因素与胃癌的发生有关。

（一）环境因素

不同国家与地区胃癌发病率有明显差别，胃癌高发区向低发区的第 1 代移民胃癌发生率与本土居民相似，第 2 代即有明显下降，第 3 代胃癌的发生率则与当地居民相似。提示胃癌的发病与环境因素有关，其中最主要的是饮食因素。在人类，胃液中亚硝胺前体亚硝酸盐的含量与胃癌的患病率明显相关，可通过损伤 DNA 发生致癌作用。流行病学调查证实饮用水中亚硝酸盐含量高的地区胃癌发病率就高；腌制蔬菜、鱼、肉中含有大量硝酸盐和亚硝酸盐；萎缩性胃炎胃酸过低的情况下，硝酸盐受胃内细菌硝酸盐还原酶的作用而形成亚硝酸盐类物质。

食物中还可能含有某些致癌物质或癌前物质，在体内通过代谢或胃内菌群的作用转化为致癌物质。如油煎食物在加热过程中产生的某些多环碳氢化合物；熏制的鱼肉含有较多的 3，4 - 苯并芘；发霉的食物含有较多的真菌毒素，可与 N - 亚硝基化合物起协同致癌作用；大米加工后外覆的滑石粉，化学性质与结构都与石棉纤维相似，上述物质均被认为有致癌作用。

饮酒在胃癌发病中的作用尚未有定论，而高盐饮食、吸烟、低蛋白饮食、较少进食新鲜的蔬菜与水果则可能增加患胃癌的危险性。一些抗氧化的维生素如维生素 A、维生素 C、维生素 E 和 β - 胡萝卜素及绿茶中的茶多酚有一定防癌作用。水土中某些元素含量和比例的异常可能也与胃癌发生有关。

另外，研究提示，某些职业与胃癌的发病相关：开采煤炭、锡矿，木材加工，金属制造（尤其是钢铁），橡胶处理等会增加胃癌的危险性。可能与暴露在工作环境中的灰尘颗粒损伤胃黏膜，或吸收、转运致癌物质如 N - 亚硝基化合物到胃内有关。

（二）感染因素

1. 幽门螺杆菌（Hp）感染　与胃癌发病相关，已被世界卫生组织（WHO）列为 I 类致癌物。流行病学调查表明胃癌发病率与 Hp 感染率正相关，胃癌高发区的 Hp 感染年龄提前。Hp 感染的致癌机制复杂：①可能通过引起炎症反应，继而产生基因毒性作用。多数学者认为，Hp 感染主要作用于慢性活动性胃炎，慢性萎缩性胃炎—肠组织转化的癌变起始阶段，使胃体壁细胞泌酸减少，有利于胃内细菌繁殖和亚硝基化合物的形成；同时细胞毒素及炎症反应激活细胞因子、氧自由基、NO 释放，造成 DNA 损伤、基因突变也可能成为主要原因。②Hp 感染诱导胃黏膜上皮细胞凋亡和增殖失平衡，促进癌变发生。③Hp 感染导致胃内抗坏血酸明显减少，削弱其清除亚硝酸盐、氧自由基的作用。

2. EB 病毒感染　胃癌患者的癌细胞中，大约10%有 EB 病毒感染，在癌旁组织中可检出 EB 病毒基因组。据报道在美国和德国发生率最高（16%～18%），在中国最低（3.1%），分布无地域性；它与未分化胃癌尤其是淋巴上皮样癌关系密切，在组织学上类似于鼻咽部恶性肿瘤，病理类型多样，淋巴结转移较少；在这些患者中，Hp 感染率较低。

（三）遗传因素

胃癌发病有家族聚集倾向，患者家属胃癌发病率高于一般人 2～4 倍。不同 ABO 血型的人群胃癌的发病率可能有差异，不同种族间也有差异，均提示有遗传因素存在。较多学者认为某些遗传素质使易感者在同样的环境条件下更易患癌。

（四）基因调控

正常情况下，胃黏膜细胞增殖与凋亡受到癌基因、抑癌基因、生长因子及其受体、细胞黏附因子及DNA修复基因等的调控。近20年来，随着细胞分子生物学的研究与进展，对胃癌的癌变过程进行了大量研究，现已明确的癌基因有 ras、met、c-myc、erb-B2、akt-2 等。如 ras、met 基因过量表达发生于癌变早期；met、erb-B2 等扩增与肿瘤快速生长、淋巴结转移有关；抑癌基因在细胞增殖分化中起稳定作用，p53、p16、nm^{2}3、APC 等抑癌基因的失活或突变可能与胃癌的发生和转移有关。同时，还发现不少调节肽如表皮生长因子、转化生长因子、胰岛素样生长因子-Ⅱ，血小板转化生长因子等，在胃癌发生过程中起调节作用。此外，研究提示环氧化酶-2（COX-2）表达出现于70%胃癌患者中。其高表达与淋巴结浸润及不良预后相关。DNA甲基化是基因在转录水平的调控方式之一，胃癌患者癌基因甲基化水平越低，其分化程度往往越差。

（五）癌前期变化

一致认为某些疾病是胃癌发生的癌前状态，如慢性萎缩性胃炎、胃溃疡、残胃、巨大黏膜皱襞症、胃息肉特别是直径超过2cm者。胃癌的癌前病变——肠组织转化，有小肠型和大肠型两种。小肠型（完全型）具有小肠黏膜特征，分化较好。大肠型（不完全型）与大肠黏膜相似，又分为两个亚型：Ⅱa型能分泌非硫酸化黏蛋白；Ⅱb型能分泌硫酸化黏蛋白，此型与胃癌发生关系密切。

癌前期变化是指某些具有较强的恶变倾向的病变，包括癌前期状态与癌前期病变，前者是临床概念，后者为病理学概念。

1. 胃的癌前期状态 包括慢性萎缩性胃炎、胃溃疡、胃息肉、残胃炎、胃黏膜肥厚等。

（1）慢性萎缩性胃炎：慢性萎缩性胃炎基础上可进一步发生肠上皮组织转化、不典型增生而癌变。其病史长短和严重程度与胃癌的发生率有关，不少报道在慢性嗜酸性胃炎基础上胃癌的发生率为2%～10%。

（2）胃息肉：最常见的是炎性或增生性息肉，一般很少发生癌变。腺瘤型或绒毛型息肉癌变率为15%～40%，直径大于2cm者癌变率更高。

（3）残胃：胃良性病变手术后残胃发生的胃癌称残胃癌。胃手术后尤其在术后10年开始，胃癌发生率显著上升。毕罗Ⅱ式胃空肠吻合术后发生胃癌较毕罗Ⅰ式为多，十二指肠内容物反流至残胃，胆酸浓度增高是促使发生癌变的重要因素，有报道可达5%～10%，我国残胃癌发生率为2%～3%。

（4）良性胃溃疡：良性胃溃疡癌变的发生率各家报道不一。一般认为癌变率为1%～5%。目前认为，胃溃疡本身并不是癌前期状态，而溃疡边缘的黏膜则会发生肠上皮化生与恶变。

（5）恶性贫血和巨大胃黏膜肥厚症：癌变率约为10%，但这两种疾病在我国的发病率均很低。

2. 胃的癌前期病变。

（1）异型性增生：也称不典型增生，是由慢性炎症引起的病理细胞增生，包括细胞异型、结构紊乱、分化异常。国内将异型性增生分为腺瘤型、隐窝型、再生型，后者癌变率较低。近年发现的球样异型性增生认为与印戒细胞癌关系密切。异型性增生在我国分为轻、中、重3级，内镜随访结果表明，轻度异型性增生可能逆转，重度异型性增生的癌变率可超过10%。

（2）肠组织转化：是指胃黏膜上出现类似肠腺上皮，具有吸收细胞、杯状细胞和潘氏细胞等特点，有相对不成熟性和肠及胃双向分化的特点。根据吸收细胞形态可分为小肠型与结肠型两种，小肠型（完全型）具有小肠黏膜的特征，分化较好。结肠型（不完全型）与结肠黏膜相似，又可分为2个亚型：Ⅱa型，能分泌非硫酸化黏蛋白；Ⅱb型能分泌硫酸化黏蛋白，此型肠化分化不成熟，与胃癌发生（尤其是分化型肠型胃癌）关系密切。

近端胃肿瘤，特别是胃食管连接处的肿瘤危险因素较明确，可能与吸烟有关，与Hp感染无关。胃食管连接处腺癌占胃癌的25%，与远端胃肿瘤不同，近几十年来的发病率一直升高，多发生在Barrett食管化生情况下，是食管腺癌的变型。

二、病理

胃癌可以发生在胃的任何部位，第一为胃窦，第二为胃小弯，第三为贲门，胃大弯和前壁较少。胃癌的大体形态，随病期而不同，宜将早期胃癌和进展期胃癌分开。

（一）早期胃癌

是指所有局限于黏膜或黏膜下层的胃癌，不论其是否有淋巴转移。分为 3 型：Ⅰ型隆起型，癌块突出约 5mm 以上；Ⅱ型浅表型，癌块微隆与低陷在 5mm 以内，有 3 个亚型，Ⅱa 表面隆起型，Ⅱb 平坦型，Ⅱc 表面凹陷型；Ⅲ型凹陷型，深度超过 5mm。最近我国有人提出小胃癌（癌灶直径 6～10mm）和微小胃癌（癌灶直径 <5mm）的概念，把胃癌诊断水平推向早期始发阶段，使经根治后 5 年存活率提高达到 100%。

（一）进展期胃癌

1. 块状型癌　小的如息肉一样，大的呈蕈伞状巨块，突入胃腔内，表面常破溃出血、坏死或继发感染。此型肿瘤较局限，生长缓慢，转移较晚。

2. 溃疡型癌　癌中心部凹陷呈溃疡，四周边缘呈不规则隆起，溃疡直径一般大于 2.5cm，基底较浅，周围有不同程度的浸润，此型发生出血、穿孔者较多见，转移的早晚视癌细胞的分化程度而有所不同。

3. 弥漫浸润型癌　癌细胞弥漫浸润于胃壁各层内，遍及胃的大部或全部，胃壁僵硬，呈革袋状。此型癌的细胞分化较差，恶性程度较高，转移也较早。

国际上多按传统的 Bomnann 分类，将胃癌分为 4 型：Ⅰ型即结节型；Ⅱ型是指无浸润的溃疡型（井口样，边缘清楚，有时隆起呈围堤状而无周围浸润）；Ⅲ型是指有浸润的溃疡型（边界不清，并向四周浸润）；Ⅳ型即弥漫型。

根据组织学结构可分为 4 型：①腺癌。②未分化癌。③黏液癌。④特殊类型癌，包括腺鳞癌、鳞状细胞癌、类癌等。有人根据胃癌的生物学特性，将其分为 2 种，即肠型癌、弥漫型癌，其中肠型癌多属分化较高的管状或乳头状腺癌，呈局限生长；弥漫型癌分化差，呈浸润生长。

三、临床表现

（一）症状

胃癌早期，临床症状多不明显，也不太典型，如捉摸不定的上腹不适、隐痛、嗳气、反酸、食欲减退、轻度贫血等，类似胃、十二指肠溃疡或慢性胃炎等症状。晚期可出现以下几个方面的症状。

1. 胃部疼痛为胃癌常见的症状，初期可隐痛、胀满，病情进一步发展疼痛加重、频繁、难以忍耐，肿瘤一旦穿孔，则可出现剧烈腹痛的胃穿孔症状。

2. 食欲减退、消瘦、乏力，这是一组常见而又不特异的胃癌表现。

3. 恶心、呕吐等，胃窦部癌增长到一定程度，可出现幽门部分或完全梗阻而发生呕吐，呕吐物多为宿食和胃液；贲门部癌和高位胃小弯癌可有进食梗阻感。肿瘤破溃或侵袭到血管，导致出血或突发上消化道大出血。

4. 再晚期，出现上腹肿块或其他转移引起的症状，如肝大、腹水、锁骨上淋巴结肿大。此时消瘦、贫血明显，终成恶病质。

（二）体征

体检在早期多无特殊症状，晚期上腹肿块明显，多呈结节状，质硬，略有压痛；若肿块已固定，则多表示浸润到邻近器官或癌块附近已有肿大的淋巴结块。发生直肠前凹种植转移时，直肠指诊可摸到肿块。

四、辅助检查

（一）实验室检查

1. **胃液分析** 正常胃液无色或浅黄色，每 100mL 中游离盐酸 0 ～ 10U，胃癌患者的胃酸多较低或无游离酸。当胃癌引起幽门梗阻时，可发现大量食物残渣，如伴有出血，则可出现咖啡样液体，对胃癌诊断具有一定的意义。

2. **大便潜血** 大便潜血持续阳性，对胃癌的诊断有参考价值。

3. **细胞学检查** 目前临床取材方法有以下几种。

（1）一般冲洗法检查：前一天晚饭进流质饮食，当天早晨禁食，下胃管抽空胃液，再用生理盐水反复冲洗，并让患者变换体位，最后收集冲洗液，离心后涂片、染色。

（2）直视下冲洗法：用纤维胃镜在直视下对可疑病变进行冲洗，再用导管吸出冲洗液进行检查。

（3）刷拭法：在纤维胃镜直视下，对可疑病变用尼龙细胞刷来回摩擦后取出涂片镜检。

（4）印片法：纤维胃镜直视下活检，取出胃黏膜组织在玻片上涂片镜检。

胃脱落细胞学检查是诊断胃癌的一种比较好的方法，操作简单，阳性率高，痛苦少，患者易于接受。但不能确定病变的部位，和 X 线钡餐、胃镜检查联合应用，可提高胃癌的早期诊断率到 98%。

胃癌细胞表现为成簇、多种形态或重叠，出现印戒细胞；细胞内核比例增大，核膜增厚，核仁增大，核染色质不规则和颗粒大等改变。

（二）X 线检查

钡餐造影主要观察胃的轮廓失常、黏膜形状的改变、蠕动以及排空时间等做出诊断。X 线诊断胃癌的正确率为 70% ～ 90%。不同类型的胃癌，其 X 线表现也各不同，蕈伞型癌主要表现为突入胃腔内的不规则充盈缺损，黏膜破坏或中断。溃疡型癌表现为位于胃轮廓以内的溃疡龛影，溃疡边缘不整齐，附近胃壁僵直。浸润型癌表现胃壁僵硬，蠕动和黏膜皱襞消失，胃腔缩窄而不光滑，钡剂排出较快。如整个胃受侵则呈革袋样胃。

X 线钡餐检查对早期胃癌的确诊率可达 89%，但需要应用各种不同的检查法，包括不同充盈度的投照、黏膜纹显示、控制压力量的加压投照和双重对比等方法。早期胃癌隆起型，在适量钡剂充盈下加压或在中等充气的双重对比下，能显示出小的充盈缺损。表浅型因有轻度的低洼，可见一小片钡剂积聚或在充盈相呈微小的突出。凹陷型在加压投照或双重对比时有钡剂积聚，其形态多不规则，邻近黏膜呈杆状中断。

（三）内窥镜检查

由于纤维内窥镜技术的发展和普遍应用，早期胃癌的诊断率和术后 5 年生存率明显提高。现今应用的电子内窥镜，其特点是直径较细，广角前视，高分辨率，高清晰度，包括内窥镜、电视显示和录像，还可摄像。最近又有超声内镜，胃癌可按 5 层回声带的改变来辨别胃癌的浸润深度，甚至发现胃外淋巴结转移。

胃癌的确诊有待于胃镜进行活组织检查。每次要多夹几处，在四周分点取材，不要集中于一点，以免漏诊。

（四）血管造影检查（DSA）

胃癌的术前诊断，主要依靠 X 线双重对比造影及胃镜检查。两者都是从胃的黏膜来观察、发现病灶，就其定性诊断有较高的敏感性，但做定量诊断则是粗略的，可靠性不强。利用 DSA 进行胃癌的定量诊断技术可清楚地显示肿瘤浸润范围、深度、病灶数量、周围有无侵犯、病灶周围淋巴结及远隔脏器有无转移等情况，可为能否手术切除和切除范围提供影像学依据。陈晓林等报道 11 例手术切除标本的病理改变与 DSA 所见相对照，其符合率为 86.6%。其方法为：①患者仰卧位，常规消毒。②在局部麻醉下采用 Seldinger 法，经右侧股动脉穿刺插管。③分别行腹腔动脉、选择性胃左动脉及脾动脉造影（DSA）。④使用 45% 泛影葡胺 3 ～ 6mL/s，总量 12 ～ 13mL。

胃癌 DSA 所见：①肿瘤供血动脉二级分支以下血管增多、紊乱、迂曲、边缘不整、粗细不均。②二级分支血管呈网状，边缘不整、毛糙。③不规则的肿瘤染色。④造影时见胃腔内有斑点状造影剂外渗，呈雪花状改变。⑤供血动脉主干血管增粗、僵硬、边缘不整呈锯齿状改变。⑥附近淋巴结染色（血管化）增大，肝内有转移灶。

（五）放射免疫导向检查

胃癌根治术成败的关键在于能否在术时确定胃癌在胃壁内的浸润及淋巴结转移范围，发现可能存在的临床转移灶，从而彻底合理地切除，放射免疫导向检查使之成为可能。方法：选用高阳性反应率、高选择性及高亲和力的抗胃癌 McAb3H$_{11}$，将纯化后的 McAb 以 Iodogen 法标记 ^{131}I。将此 ^{131}I – 3H 以 250 ～ 800μCi 及墨汁于术前经胃镜作胃局部多点注射。手术时应用手提式探测器作贴近组织的探测，该探测器的大小为 12.7 ～25.4cm，准直孔径 4cm，探测的最小分辨距离为 1.8cm，可探及 4×10^5 癌细胞，且有较好的屏蔽性。因此，可探及小于 1mm 的亚临床转移灶如淋巴结和可疑组织。

（六）四环素荧光试验

四环素试验的方法很多，但基本原理都是根据四环素能与癌组织结合这一特点。如四环素进入体内后被胃癌组织所摄取，因而可以在洗胃液的沉淀中找到荧光物质。方法是口服四环素 250mg，每日 3 次，共 5 天，末次服药后 36 小时洗胃，收集胃冲洗液，离心后的沉渣摊于滤纸上，温室干燥，暗室中用荧光灯观察，有黄色荧光者为阳性。阳性诊断率为 79.5%。

（七）胃液锌离子测定

胃癌患者胃液中锌离子含量较高，胃癌组织内含锌量平均为健康组织含锌量的 2.1 倍。因在胃癌患者胃液内混有脱落的癌细胞，癌细胞锌经过胃酸和酶的作用，使其从蛋白结合状态中游离出来，呈离子状态而混入胃液中，所以胃癌患者的胃液中锌离子含量高。

（八）腹部 CT 检查

CT 检查可显示胃癌累及胃壁向腔内和腔外生长的范围，邻近的解剖关系和有无转移等。胃癌的 CT 表现大多为局限性胃壁增厚（＞1cm）。各型胃癌的 CT 上均可见胃内外缘轮廓不规则，胃和邻近器官之间脂肪层消失。当观察到小网膜、大网膜、脾门、幽门下区淋巴结肿大时，多提示淋巴转移。如有肝、肾上腺、肾、卵巢、肺等转移，均可在 CT 上清楚显示。

五、并发症

1. 出血　约 5% 的患者可发生大出血，表现为呕血和（或）黑便，偶为首发症状。
2. 幽门或贲门梗阻　取决于胃癌的部位。
3. 穿孔　比良性溃疡少见，多发生于幽门前区的溃疡型癌。

六、诊断

胃癌到了晚期，根据胃痛、上腹肿块、进行性贫血、消瘦等典型症状，诊断并不困难，但治愈可能性已经很小了。胃癌的早期诊断是提高治愈率的关键。问题是胃癌的早期症状并不明显，也没有特殊性，容易被患者和医务人员所忽略。为了早期发现胃癌，做到下列两点是非常重要的：①对于胃癌癌前病变，如胃酸减少或胃酸缺乏、萎缩性胃炎、胃溃疡、胃息肉等，应定期系统随诊检查，早期积极治疗。②对 40 岁以上，如既往无胃病史而出现早期消化道症状或已有长期溃疡病史而近来症状明显或有疼痛规律性改变者，切不可轻易视为一般病情，必须进行详细的检查，以做到早期发现。

七、鉴别诊断

1. 胃溃疡　胃溃疡与溃疡型胃癌常易混淆，应精心鉴别，以免延误治疗（见下表）。

胃溃疡与胃癌鉴别表

项目	胃溃疡	胃癌
年龄	好发于40岁左右	40~60岁最常见
病史和症状	病程缓慢，有反复发作史；疼痛有规律性，抗酸剂可缓解，一般无食欲减退	病程短，发展快，疼痛不规律，持续性加重，食欲减退，乏力，消瘦
体征	无并发症时一般情况良好，上腹部可有轻压痛，无肿块，左锁骨上无肿大淋巴结	短期内出现消瘦、贫血，晚期可表现恶病质，上腹部可扪及包块，腹水及左锁骨上淋巴结肿大
实验室检查	胃酸正常或偏低，查不到癌细胞，大便潜血并发出血时为阳性，治疗后可能转阴性	胃酸减低或缺乏，并可能查到癌细胞，大便潜血常持续阳性
X线钡餐检查	胃壁不僵硬，蠕动波可以通过，溃疡一般小于2.5cm，为圆形或椭圆形龛影，边缘平滑，也无充盈缺损	肿瘤处胃壁僵硬，蠕动波中断消失，溃疡面大于2.5cm，龛影不规则、边缘不整齐；突出胃腔内肿块可呈充盈缺损
胃镜检查	溃疡呈圆形或椭圆形，边缘光滑，溃疡基底平坦	溃疡多不规则，边缘呈肿块状隆起，有时伴出血、糜烂，溃疡底凹凸不平

2. **胃结核**　多见于年轻人，病程较长，常伴有肺结核和颈淋巴结结核。胃幽门部结核多继发于幽门周围淋巴结结核，X线钡餐检查显示幽门部不规则充盈缺损。胃镜检查时可见多发性匐行性溃疡，底部色黯，溃疡周围有灰色结节，应当取活检检查确诊。

3. **胃恶性淋巴瘤**　胃癌与胃恶性淋巴瘤鉴别很困难，但其鉴别诊断有一定的重要性。因胃恶性淋巴瘤的预后较胃癌好，所以更应积极争取手术切除。胃恶性淋巴瘤发病的平均年龄较胃癌早，病程较长而全身情况较好，肿瘤的平均体积一般比胃癌大，幽门梗阻和贫血现象都比较少见，结合X线、胃镜及脱落细胞检查可以帮助区别。但有时最后常需要病理检查才能确诊。

4. **胰腺癌**　胰腺癌早期症状为持续性上腹部隐痛或不适，病程进展较快，晚期腹痛较剧烈。自症状发生至就诊时间平均3～4个月。食欲减低和消瘦明显，全身情况短期内即可恶化。胃肠道出血的症状则较少见。

八、治疗

目前综合治疗是提高胃癌生存率和生活质量的保证。综合治疗的目的有以下几点：去除或杀灭肿瘤，提高患者的生存率；使原来不能手术切除的病例得以接受手术治疗；减少局部复发和远处转移播散的机会，提高患者的治愈率；改善患者的一般状况及免疫功能，提高生活质量和延长生存期。

胃癌综合治疗的基本原则：胃癌根治术是目前唯一有可能将其治愈的方法。胃癌诊断一旦确立，应力争早日手术切除；胃癌因局部或全身的原因，不能行根治术也应争取做原发病灶的姑息性切除；进展期胃癌根治术后应辅以放疗、化疗等综合治疗；各种综合治疗方法应根据胃癌的病期、全身状况选择应用，而不是治疗手段越多越好；对不能手术者，应积极地开展以中西药为主的综合治疗，大部分患者仍能取得改善症状、延长寿命之效。

（赵慧朵）

第六节　胃、十二指肠良性肿瘤

胃良性肿瘤少见，占胃肿瘤的1%～5%，而十二指肠良性肿瘤更为少见，占所有小肠肿瘤的9.9%～29.8%。胃、十二指肠良性肿瘤按其发生组织的不同可分为二类：一类是来自黏膜的上皮组织，包括息肉或腺瘤；二类是来自胃、十二指肠壁的间叶组织，包括平滑肌瘤，脂肪瘤，纤维瘤以及神经、血管源性肿瘤等，以息肉和平滑肌瘤比较多见，约占全部胃、十二指肠肿瘤的40%。

一、息肉

胃、十二指肠息肉是一种来源于胃、十二指肠黏膜上皮组织的良性肿瘤，发病率占所有良性病变的5%以上。

（一）分型

根据息肉的组织发生、病理组织形态、恶性趋势可分为腺瘤性息肉、增生性息肉和炎性纤维样息肉等。

1. 腺瘤性息肉 为真性肿瘤，发病率占息肉的3%～13%，多见于40岁以上男性，60%为单发性，外形常呈球形，部分有蒂或亚蒂，广基无蒂者可占63%。胃腺瘤直径通常在1.0～1.5cm，部分可增大到4cm以上，胃窦部多见，腺瘤表面光滑或呈颗粒状，甚至分叶状、桑葚状，色泽可充血变红，位于贲门、幽门区者经常形成糜烂或浅溃疡，息肉之间的黏膜表现正常。若整个黏膜的腺体普遍肥大，使黏膜皱襞消失而呈现一片肥厚粗糙状，并伴多发性息肉者，称为胃息肉病。

腺瘤虽属良性，但腺上皮有不同程度的异常增生，重度者和早期癌不易鉴别，故称其为交界性病变。依据病理形态可分为管状腺瘤和乳头状腺瘤（或绒毛状腺瘤），前者是由被固有层包绕分支的腺管形成，腺管排列一般较规则，偶见腺体扩张成囊状，腺体被覆单层柱状上皮，细胞排列紧密；后者是由带刷状缘的高柱状上皮细胞被覆分支状含血管的结缔组织索心组成，构成手指样突起的绒毛，有根与固有层相连。该两型结构可存在于同一息肉内（绒毛管状或乳头管状腺瘤），伴有不同程度异型性增生是癌变的先兆。同一腺瘤内也可发生原位癌乃至浸润癌的变化。息肉性腺瘤的癌变率不一，管状腺瘤的癌变率约为10%，乳头状腺瘤癌变率则可高达50%～70%。息肉直径大于2cm，息肉表面出现结节、溃疡甚或呈菜花状，息肉较周围黏膜苍白，息肉蒂部宽广，周围黏膜增厚，则常是恶性的征象。

2. 增生性息肉 较常见，约占胃良性息肉的90%。多为单发，无蒂或有蒂，表面光滑，色泽正常或稍红，突出黏膜表面，其表面是分泌黏液的柱状细胞，基质丰富。息肉直径通常<1cm。常见于胃窦部，是慢性炎症引起黏膜过度增生的结果，该息肉是由增生的胃小凹上皮及固有腺组成，偶可观察到有丝分裂象和细胞的异型性增生。间质以慢性炎症性改变为其特点，并含有起源于黏膜肌层的纤维肌肉组织条带，常见于萎缩性胃炎、恶性贫血以及胃黏膜上皮化生患者，其中90%患者胃酸缺乏。增生性息肉的癌变率很低（<5%），极少部分癌变是通过腺瘤样增生或继发性肠化生、异型性增生发展而来。值得注意的是，随访发现部分增生性息肉患者胃内除息肉外同时存在浸润癌，发生率约为2.3%。

3. 炎性纤维样息肉 可能是一种局限形式的嗜酸性胃炎，可为单发或多发，无蒂或蒂很短，也好发于胃窦部。病变突向胃腔，组织学所见为纤维组织、薄壁的血管以及嗜酸性粒细胞、淋巴细胞、组织细胞和浆细胞的黏膜下浸润。其发病机制仍不清楚，可能是一炎性病变的过程。

（二）临床表现

大多数胃、十二指肠息肉患者无明显临床症状，往往是在X线钡餐检查、胃镜检查或手术尸检标本中偶然发现。息肉生长较大时可出现上腹不适、疼痛、恶心、呕吐，若息肉表面糜烂、出血，可引起呕血和黑便。疼痛多发生于上腹部，为钝痛，无规律性与特征性。位于贲门附近的胃息肉偶可出现咽下困难症状，位于幽门区或十二指肠的较大腺瘤性息肉可有较长的蒂，可滑入幽门口，表现为发作性幽门痉挛或幽门梗阻现象。如滑入后发生充血、水肿，不能自行复位，甚至出现套叠时，部分胃壁可发生绞窄、坏死甚或穿孔，发生继发性腹膜炎。位于Vater壶腹部肿瘤，可压迫胆管，出现梗阻性黄疸。部分腺瘤性息肉患者往往有慢性胃炎或恶性贫血的表现。大多数患者体格检查无阳性体征。

（三）诊断

胃息肉因症状隐匿，临床诊断较为困难。约25%的患者大便潜血试验阳性。大多数息肉可由X线诊断，显示为圆形半透明的充盈缺损，如息肉有蒂时，此充盈缺损的阴影可以移动。无论是腺瘤性息肉还是增生性息肉，胃镜下的活组织检查是判定息肉性质和类型的最常用诊断方法。如息肉表面粗糙，有黏液、渗血或溃疡，提示有继发性炎症或恶变。对于小的息肉，内镜下息肉切除并回收全部息肉送检病理诊断最可靠；对较大的息肉，细胞刷检对判断其良恶性可能也会有些帮助。较大的胃息肉多是肿瘤样病变，钳夹活检可作为最基本的诊断方法，依据组织学结果决定进一步诊疗方法。有些腺瘤性息肉恶变早期病灶小、浅，很少浸润，而胃镜下取材有局限性，不能反映全部息肉状态而易漏诊。所以对胃息肉患者，即使病理活检是增生性息肉或腺瘤性息肉，也需要在内镜下切除治疗。对于大息肉，镜下切除有困难者需手术治疗。所以因此类息肉患者更常见结直肠腺瘤，胃息肉患者应行全消化道检查，以排除其他部位息肉的存在。

（四）治疗

内镜下切除息肉是治疗胃息肉的首选方法。随着内镜技术的发展和广泛应用，镜下处理胃、十二指肠息肉已普遍开展，且方法较多。开腹手术的适应证：未能明确为良性病变的直径大于 2cm 的有蒂息肉；直径大于 2cm 的粗蒂或无蒂息肉；息肉伴周围胃壁增厚；不能用内镜圈套器或烧灼法全部安全切除的息肉；内镜切除的组织学检查持续为侵袭性恶性肿瘤。手术切除包括息肉周围一些正常组织。如果发现浸润癌或息肉数量较多时，可行胃大部切除。

二、平滑肌瘤

胃、十二指肠平滑肌瘤是最常见的起源于中胚层组织的良性肿瘤。胃平滑肌瘤占有临床症状的胃部病变的 0.3%，占全部胃肿瘤的 3%，占全部胃良性肿瘤的 23.6%。本病多见于中年人，男女发病比例为 1.3:1。

（一）发病机制

对胃平滑肌瘤的组织来源目前仍有争议，最近随着电子显微镜和免疫组化技术的应用，有些学者提出部分平滑肌瘤来自胃肠道肌间神经丛神经膜细胞或来自未分化的间叶细胞的观点。平滑肌瘤早期位于胃、十二指肠壁内，随着不断的扩展，肿瘤可突入腔内成为黏膜下肿块（内生型），或向壁外发展成为浆膜下肿块（外生型），前者为常见的形式。偶有呈哑铃状肿瘤而累及黏膜下和浆膜下者。胃平滑肌瘤可发生于胃的任何部位，但首先以胃体部（40%）常见，其次为胃底、胃窦、贲门。有 2.1% 胃平滑肌瘤可发生恶变，十二指肠平滑肌瘤 5%～20% 可发生恶变。平滑肌瘤表面光滑，或呈分叶状，没有包膜，在其边缘的肿瘤细胞与周围的胃壁细胞互相混合，易与恶性平滑肌瘤混淆。多形性细胞和有丝分裂象的存在提示为恶性病变，但决定恶性的唯一结论性证据是肿瘤的转移和胃内浸润性生长。所有胃平滑肌瘤应该怀疑恶性可能，直到随时间和行为表现提供了相反的证据。

（二）临床表现

胃平滑肌瘤的临床表现差异较大，决定于肿瘤的大小、部位、发展形势。肿瘤小者可无症状，较大的向胃腔内生长的肿瘤可引起上腹部压迫感、饱胀和牵拉性疼痛。肿块伴有黏膜糜烂、溃疡者可导致反复上消化道出血，并可致缺铁性贫血。有的患者以呕血为首发症状，且呕血量较大，也有以消化不良或单纯黑便为症状者。20% 的胃平滑肌瘤位于幽门附近，但位于幽门部的巨大平滑肌瘤，偶可引起梗阻症状。发生于胃大弯向胃外生长的肿瘤，有时可以在上腹部触及肿块。

（三）诊断

当胃平滑肌瘤肿块较小时缺乏临床症状，晚期并发溃疡时又易误诊为消化性溃疡或胃癌。目前主要借助于 X 线和胃镜检查进行诊断。胃平滑肌瘤 X 线表现为突入胃腔内的球形或半球形物，边线光滑规整，界限清楚，多形成一个孤立的充盈缺损，胃壁柔软，周围正常黏膜可直接延伸到肿物表面，形成所谓的"桥形皱襞"。并发溃疡者肿物表面可形成典型的龛影，常较深，周围无黏膜聚集现象。腔外型平滑肌瘤由于肿瘤的牵拉和压迫，胃壁可有局限性凹陷，黏膜皱襞展开，或呈外在压迫样缺损。哑铃形胃平滑肌瘤，肿块向腔内外生长，既可见到胃内光滑块影，胃又有不同程度的受压及黏膜展平。但 X 线检查不能确定肿瘤的性质。通常胃镜由于取材表浅，对黏膜下肿瘤的确诊率不足 50%。超声内镜检查有助于胃平滑肌瘤的诊断，CT 及 MRI 对诊断也有帮助。

（四）治疗

胃平滑肌瘤的治疗以手术为主，切除范围应包括肿瘤周围 2～3cm 的胃壁，肿瘤摘除手术是不恰当的治疗方法。切除标本必须送冰冻切片检查，如诊断为恶性，宜扩大切除范围或做胃大部切除术。

三、其他较少见的良性肿瘤

（一）神经纤维瘤及纤维瘤

多位于胃幽门侧近小弯部分，为多发性，一般比平滑肌瘤小，可带蒂而突入至胃腔内，也可以无蒂而位于胃壁黏膜下或浆膜下。生长缓慢，也可发生浅在的黏膜溃疡而有慢性小量出血。神经纤维瘤可恶化为肉瘤，也可并发全身性的神经纤维瘤病。

（二）脂肪瘤

多为单发，带蒂或无蒂，多数位于黏膜下，好发于胃幽门侧。肿瘤一般呈分叶状，大小不等。可发生黏膜溃疡，但多数无症状。

（三）血管瘤

可分为毛细血管瘤和海绵状血管瘤两种，前者色红，后者色青。一旦伴发黏膜溃疡，则引起出血和慢性贫血。

（四）畸胎瘤

胃畸胎瘤是一种少见的多发生于男性婴幼儿的良性肿瘤，由多种组织组成，为囊性或实质性，既可向胃内生长，也可向胃外生长，其发病率占畸胎瘤的 1% 以下。

（赵慧朵）

第六章

小肠疾病

第一节 肠梗阻

各种原因所致肠内容物不能正常运行称为肠梗阻。肠梗阻在临床上甚为常见，其中，急性肠梗阻是常见的外科急腹症之一，其发生率仅次于急性阑尾炎和胆管疾病。因其病因不同，起病后发展快慢不一，病理生理变化复杂，给临床治疗带来一定困难，目前仍有较高的死亡率。其死亡原因主要是由于诊断错误、手术时机延误、手术方式选择不当、水电解质及酸碱平衡失调以及患者年龄大、并发心肺功能不全等。

一、病因和分类

（一）按发病原因分类

1. 机械性肠梗阻　引起机械性肠梗阻的原因可以为肠腔内的梗阻、肠壁本身及肠外疾病所致的梗阻。肠腔的梗阻如肠套叠、粪石或者巨大的胆结石通过胆囊胆瘘进入肠腔引起堵塞，或毛发、大量不消化的植物纤维等在肠内引起梗阻。肠壁的病变如先天的狭窄、闭锁，后天的炎症、损伤或肿瘤阻塞等。肠外疾病如粘连、束带、肿瘤、肠扭转、嵌顿疝等。

机械性肠梗阻临床发病率最高，约占所有肠梗阻的90%以上。腹部术后腹腔内广泛肠粘连，是引起机械性肠梗阻的主要病因。

2. 动力性肠梗阻　由于肠壁肌肉运动功能失调所致，又可分为麻痹性和痉挛性两种。麻痹性肠梗阻常继发于腹部手术后，腹膜炎及各种炎症性疾病如急性胰腺炎、急性肾盂肾炎、腹内脓肿，以及电解质紊乱如低钠、低钾、低血镁等；痉挛性肠梗阻则较少见，见于尿毒症、铅中毒或重金属中毒等。如果二者并存于同一患者的不同肠段，则称混合型动力性肠梗阻。

3. 血运性肠梗阻　多为肠系膜上动脉血栓、门静脉或其汇入支血栓造成肠壁血供障碍，肠蠕动消失。

（二）按肠壁血供有无障碍分类

1. 单纯性肠梗阻　有肠梗阻存在但肠管本身并无血循环障碍。动力性肠梗阻以及由肠腔内病变导致的机械性肠梗阻一般属于此类。

2. 绞窄性肠梗阻　在肠梗阻的同时肠壁血循环发生障碍，甚至肠管缺血坏死。血运性肠梗阻均属于此类。

（三）按发生部位分类

可分为高位小肠梗阻（空肠上段）、低位小肠梗阻（空肠下段和回肠）以及结肠梗阻。

（四）按发生缓急分类

可分为急性肠梗阻和慢性肠梗阻，二者在一定条件下可以相互转化。

（五）按梗阻程度分类

可分为完全性肠梗阻和不完全性肠梗阻，与急性和慢性一样，二者在一定条件下可以相互转化。

二、病理和病理生理

各种原因所致肠梗阻，均可引起肠管局部和全身一系列复杂的病理生理变化。这些改变如果不能得到及时纠正或发展至晚期，即使梗阻解除，也可导致死亡。

（一）局部改变

主要为肠腔扩张，进一步可发生肠绞窄坏死。肠梗阻发生数小时之后，近端肠腔积聚大量气体和液体导致肠腔迅速扩张，肠管蠕动频率和强度增加，而远端仍保持正常动力，在排除残留肠内容物后因肠腔空虚而静止。积聚的气体主要来源于咽下空气，其余来自食物发酵和血液中气体弥散至肠腔中，由于肠黏膜不能吸收空气中的氮气，积气的主要成分为氮气。积液则由消化液、食糜及其分解产物构成。由于梗阻上段肠道吸收有障碍，渗出增加，故肠腔迅速膨胀，内压增高。若肠管内压超过静脉压，可导致静脉回流障碍，肠壁血循环障碍，引起肠壁变薄、静脉瘀血、水肿和渗出增加，继续发展则出现动脉血运受阻，血栓形成，肠壁失去活力，呈现紫黑色，甚至肠壁坏死穿孔。肠梗阻部位越低、时间越长，肠腔扩张越明显。由于回盲瓣的作用，结肠梗阻时形成闭袢，加上盲肠的管腔内径最大，承受张力最大，因此此时盲肠最容易穿孔。若盲肠直径大于12cm，应立即减压，以防穿孔发生。严重的肠扩张致使膈肌上抬，可导致呼吸困难，引起呼吸循环功能障碍。因此，在肠腔扩张时放置胃肠减压管进行有效的减压，是肠梗阻的重要治疗措施之一。

（二）全身改变

主要由体液、电解质和酸碱平衡紊乱，毒素的吸收和感染所致。

1. 体液、电解质和酸碱平衡紊乱　　体液丧失及由此引起的水、电解质紊乱与酸碱失衡，是肠梗阻很重要的病理生理改变。正常人每天分泌的唾液、胃液、胆胰液、小肠液及摄入液体共8～10L，几乎全部经由肠管（主要是小肠）吸收，仅100～200mL随粪便排出体外。肠梗阻时，肠腔内压增高，消化液的吸收发生障碍，越接近梗阻处吸收功能越差。近端肠腔液体大量滞留，加之频繁呕吐，导致液体丢失。同时由于肠壁静脉回流受阻，血管通透性增加，液体可渗入腹腔、肠腔和肠壁内，导致大量体液丧失，血容量减少和血液浓缩。尤以高位小肠梗阻时呕吐重而肠膨胀轻，更容易出现脱水。脱水可并发少尿、氮质血症和血液浓缩，如果脱水持续存在，将导致低血压和低血容量休克。

肠梗阻后禁食以及消化液的丢失，造成电解质的缺失以及酸碱平衡失调，但由于不同的梗阻部位消化液成分的不同，随着梗阻位置的高低、消化液丢失的性质而表现各异。高位小肠梗阻时，呕吐量多且较频繁，丢失多种消化液，表现为混合性缺水、低钾、低氯性碱中毒。低位肠梗阻虽有反复呕吐，但次数少、量也少，而以肠液潴留肠腔内的丢失为主，丢失消化液主要为肠液，表现为低钠、低钾性酸中毒。

2. 感染与毒血症　　正常情况下小肠内仅有少量细菌，空肠上段基本上无菌，但肠梗阻时，梗阻近端肠内容物淤积，细菌大量繁殖，产生多种强烈的毒素。这些细菌多为革兰阴性杆菌，以及厌氧菌。由于肠壁通透性增加，屏障功能受到损害，细菌及其产生的内、外毒素可透过肠壁引起腹腔内感染，并经腹膜吸收引起全身性中毒。

3. 休克　　由于水、电解质及酸碱平衡紊乱，以及感染和毒血症的发生，可导致休克。此外，肠胀气引起的膈肌上抬影响心肺功能，导致呼吸、循环功能障碍，并妨碍下腔静脉回流，也可参与休克的发生。

三、临床表现

（一）症状

根据发病的部位、原因，发病缓急等不同，各种类型的肠梗阻表现不尽相同。但肠内容物不能顺利通过肠腔的病理基础是一致的，所以均表现为腹痛、呕吐、腹胀以及肛门停止排气排便。

1. 腹痛　机械性肠梗阻发生时，由于梗阻部位以上强烈蠕动，表现为阵发性绞痛，有腹痛缓解间歇期，近端比远端梗阻发作更频繁。腹痛发作时患者常自感腹内有气体窜行，可见到或扪到肠型，听到高亢肠鸣音。若为不完全梗阻，当气体通过梗阻部位后，则疼痛骤然减轻或消失。绞窄性肠梗阻时，由于肠管缺血和肠系膜嵌闭，腹痛呈持续性，伴阵发加重，疼痛剧烈。麻痹性肠梗阻时腹痛呈持续性全腹胀痛，少有阵发性绞痛。当近端小肠梗阻时，肠内容物可逆流入胃内而得到减压，这种减压不充分，但可以不出现痉挛性腹痛，而远端小肠梗阻初期最突出的表现是阵发性痉挛性腹痛，常无固定位置，持续1～3分钟，在两次发作之间腹痛可完全消失。当持续性剧烈腹痛代替腹部绞痛，并出现腹膜炎时，应当怀疑绞窄的可能。

2. 呕吐　肠梗阻早期为反射性呕吐，呕吐物为含有胆汁的胃内容物。呕吐性质随梗阻部位的高低而不同。高位梗阻呕吐频繁，出现早，呕吐物量多，一般无臭味；低位梗阻呕吐不频繁，出现也晚，但由于肠内容物中大量的细菌繁殖，呕吐物呈粪便样。

3. 腹胀　由于梗阻上段肠腔积气积液而产生腹胀。腹胀程度与梗阻是否完全以及梗阻部位有关。梗阻越完全、部位越低，腹胀越明显。高位梗阻腹胀较轻，低位小肠梗阻及麻痹性肠梗阻时较明显，而以结肠梗阻最为显著。值得注意的是，有时虽为完全性肠梗阻，但由于肠管贮存功能丧失，早期频繁呕吐，可使腹胀不明显，易漏诊。

4. 肛门停止排便排气　完全性肠梗阻时排气排便停止。但梗阻早期，尤其是高位梗阻，可因梗阻以下部位尚残存粪便和气体，仍可排出，只是在排净之后不会再排气排便。不完全梗阻时，排气排便不会完全消失。

5. 全身表现　早期单纯性梗阻一般无明显全身症状，可有白细胞轻度增高。随着病情进展，出现脱水，表现为口干、眼窝深陷、皮肤无弹性、尿量减少、心跳加快等症状。绞窄性肠梗阻全身症状严重，如高热、中毒等症状。以上症状如果未能及时得到纠正，则进一步可出现烦躁不安、脉搏细速、面色苍白、血压下降等休克表现。

（二）体征

腹部体征因梗阻部位、性质、病程早晚而异。可见腹部膨隆、肠型和肠蠕动波。单纯性肠梗阻腹壁柔软，可有轻度压痛，但无腹膜刺激征。绞窄性肠梗阻时，有较明显的局限性压痛，可伴有反跳痛和肌紧张。腹壁叩诊呈鼓音。绞窄性肠梗阻时，如果腹腔出现渗液大于1 000mL，可出现移动性浊音。机械性肠梗阻时肠鸣音常亢进，可闻及气过水声或金属音。麻痹性肠梗阻时肠鸣音减弱或消失。

四、辅助检查

1. 实验室检查　梗阻早期可有白细胞增高，中性粒细胞增加。出现脱水时血红蛋白及红细胞压积增高，尿比重亦增加。如果患者仍在排便，应作大便潜血检查。监测血清电解质变化，检查血气分析，了解酸碱平衡状况。测定血清磷、血清肌酸激酶、血清和腹水磷酸盐有助于绞窄性肠梗阻的早期诊断。

2. 直肠指检　肠梗阻患者应常规接受直肠指检以发现肠腔内包块。如果触及包块，可能为直肠肿瘤、低位肠腔外肿块或极度发展的肠套叠的套头。

3. X线　X线检查对肠梗阻的诊断具有重要价值。最常用的方法是腹部透视和摄立卧位片，必要时辅以造影检查，可有助于肠梗阻诊断的明确以及梗阻部位的确定。小肠梗阻的征象有5点：①梗阻近端肠曲扩张充气和积液。②水平方向投影显示肠曲内有气、液平面。③小肠动力增加。④梗阻近端肠内容物通过迟缓。⑤结肠内气体减少或消失。

4. B超　可见梗阻以上肠管扩张，管径明显增粗。绞窄性肠梗阻时可于腹腔探及腹水，并可发现肿瘤、内疝等。

5. CT　多排螺旋CT（MSCT）对梗阻的部位、程度、病因的判断有较高的准确率，提高了常规CT和常规层厚进行成像判断的准确性。

6. 腹腔镜　根据腹腔镜下所见有助于进行肠梗阻的鉴别诊断，选择合理的手术方案。

五、诊断

根据典型的临床表现和 X 线、B 超、CT 等检查，临床上一般可对肠梗阻做出正确诊断。但要做出完整诊断，必须明确以下几个问题：①是不是肠梗阻。②梗阻的部位。③病因是什么。④有没有发生绞窄。⑤患者的一般情况如何（如水、电解质及酸碱平衡紊乱情况）。其中，最重要的是尽量避免绞窄性肠梗阻的漏诊、误诊。如果出现下列表现，应考虑有绞窄性肠梗阻的可能：①起病急，疼痛剧烈，持续性发作，阵发性加剧。②呕吐物或排出物为血性。③病情进展快，有休克症状。④有腹膜刺激症状，移动性浊音阳性。⑤局部有固定压痛或明显压痛的不对称包块。⑥腹部 X 线平片见孤立巨大肠袢，不随体位改变。⑦腹腔穿刺液为血性。⑧血磷升高。

六、治疗

根据肠梗阻的部位、程度、性质和患者的全身情况选择治疗方法。主要分非手术治疗和手术治疗两类。

（一）非手术治疗

非手术治疗是一切治疗的基础，也是必不可少的术前准备。

1. 胃肠减压　持续胃肠减压可以缓解腹胀，减轻毒血症，改善肠壁瘀血，有助于肠蠕动的恢复，也有利于手术操作。

2. 液体治疗　患者诊断为肠梗阻后，应该尽早输入生理盐水和平衡液，以恢复血容量，留置尿管以迅速评估血容量和充分复苏，测定血清电解质并纠正异常，由于血容量不足或肠坏死引起的酸中毒必须尽快改善。必要时补充血浆、白蛋白等胶体。

3. 抗生素的使用　选择针对革兰阴性杆菌和厌氧菌的抗生素对于绞窄性肠梗阻患者的治疗非常必要。

4. 营养支持　营养支持不仅是一种支持手段，而且是一种重要的治疗措施。因为营养不良引起低蛋白血症，导致肠壁水肿，影响肠功能恢复，加重梗阻症状。所以肠梗阻患者必须保证足够的能量，必要时锁骨下静脉穿刺，行胃肠外营养。

5. 生长抑素　国内外研究均已证实生长抑素可抑制胃肠胰液及胆汁分泌，增加肠管吸收，减少肠腔内液体，减轻肠管扩张和炎症程度，降低肠壁坏死概率，促进肠道再通，因此可以用于肠梗阻的治疗。可用施他宁 6mg 加入 500mL 生理盐水中，维持 24 小时静滴，用药的时间长短根据病情程度而定。

（二）手术治疗

目的是解除梗阻，防止肠绞窄发生。如果出现下列情况，应积极进行手术治疗：肠梗阻有绞窄或有绞窄可能时；保守治疗无效时；肠梗阻长期不缓解或反复发作时。手术方式包括粘连松解术、肠切除吻合术、肠造口术、各种短路手术等。

1. 肠排列术　目的是通过肠排列使肠袢相互粘连在一个保持通畅的序列环境中，使肠内容物的运行不再梗阻。具体分内、外排列两种术式。

小肠外排列术是将小肠形成有规则的粘连，以预防不规则的粘连导致肠梗阻，手术方法是先分离所有粘连，游离全部小肠，再将小肠按其顺序折叠排列，于近系膜边缘处将小肠连续缝合固定。经典 Noble 法缝合要领是用 2/0 铬制肠线自折叠肠系膜基底部开始连续缝合，直达肠管，然后用同一肠线继续缝合肠侧壁直到折叠端，因并发症较多，目前仅用于黑斑息肉综合征（PJ）和各种小肠多发性息肉治疗中。

小肠内排列术即小肠内支撑术，以内固定管串通全部小肠作支撑，使其大弧度排列，从而达到虽有粘连，但无梗阻的目的。基本方法是通过胃或空肠造口插入支撑管直达回肠末端，小肠按顺序折叠后放入腹腔。这种自上而下顺行插入支撑管的肠排列，称为顺行肠内肠排列。如由盲肠造口或阑尾残端逆行插管到空肠起始段，称逆行肠内排列。支撑管多选择 Miller – Abbott 管（M – A 管）和改良 Baker 管，国内任建安等人将两根 F14 或 F16 胃管相接代替 M – A 管行肠排列，取得较好效果，值得推广。作为一种预防广泛肠粘连的有效方法，小肠内排列术主要用于因肠瘘或粘连性肠梗阻行 2 次以上手术的患者。

2. 微创外科技术在肠梗阻中的应用　腹腔镜小肠梗阻手术具有创伤小、术后恢复快、复发率低等优点，是最能体现微创技术优越性的手术之一。它包括粘连松解、肠扭转复位、肠部分切除等术式。以第 1 种在临床应用最多，不少情况下只是"一剪之劳"。腹腔镜粘连松解术主要适用于单纯性肠梗阻和保守治疗后缓解但反复发作者，手术时机最好选择在单纯性粘连性肠梗阻早期，反复发作的粘连性肠梗阻间歇期，同时应在原手术后半年以上的粘连稳定期内进行。因为此时粘连形成充分、稳定，腹腔内肠管肿胀轻、空间大，便于操作。手术方法力求简单有效，术中宁伤腹壁，不伤肠管，如有必要，及时中转开腹。

七、预后

由于肠梗阻病因复杂，病情进展快，如处理不当，预后欠佳。尤其是绞窄性肠梗阻，死亡率可高达 10%～20%。

（王　秀）

第二节　术后早期炎性肠梗阻

术后早期炎性肠梗阻（EPII），是指腹部手术后早期由于创伤或腹腔内炎症等原因导致肠壁水肿和渗出，形成的一种机械性和动力性同时存在的粘连性肠梗阻，这类肠梗阻很少造成绞窄性肠梗阻。在诊断 EPII 之前，必须排除机械性梗阻和继发于胸腔内和腹膜后感染、电解质紊乱等原因造成的麻痹性肠梗阻。

一、病因

1. 手术创伤　长时间的肠管暴露，广泛的肠粘连松解或肠排列等所致的肠管创伤是 EPII 的重要原因。

2. 腹腔内无菌性炎症　如腹腔内积血、积液、异物、坏死组织或其他能导致腹腔内无菌性炎症物质的残留。

二、病理和病理生理学改变

手术操作及长时间肠管暴露破坏了腹膜和肠管的完整性，引起腹膜及肠管发生免疫反应，中性粒细胞与巨噬细胞释放多种炎症介质，包括细胞坏死因子、白三烯等，这些炎症介质一方面引起肠壁充血水肿，导致肠管增厚，肠腔狭窄，引起肠梗阻；腹腔积血和积液，组织碎片残留，以及炎症所致纤维蛋白渗出共同引起肠管广泛粘连，加重肠道梗阻，因为该粘连相对疏松而非瘢痕性，自身可以部分或全部吸收。另一方面炎症介质可引起肠道交感神经兴奋、迷走反射抑制，从而引起胃肠道运动功能障碍。

手术时可见肠管与腹膜、肠管与肠管、肠管与系膜之间紧密粘连，严重时肠管表现为脑回状，以致肠袢间界限不清。有些肠管虽有成角的现象，但并无机械性梗阻，也无绞窄情况，肠管扩张，肠壁高度充血水肿，血运差，组织脆弱，渗出明显，分离粘连时容易穿孔，术中经常遇到的情况是开腹困难，如强行分离粘连，可能因损伤肠管术后形成肠瘘，甚至可能因术中肠管多处破损，不得不切除大量小肠，致术后短肠综合征。有些患者会因此而死亡。

三、临床表现

EPII 与其他肠梗阻有相似的临床表现，即都有腹胀、呕吐、肛门停止排气排便等症状，但 EPII 又有其自身的特殊性，表现为：①腹痛症状一般较轻，如出现剧烈腹痛，应怀疑机械性或绞窄性肠梗阻的可能。②腹胀较明显，但腹胀程度不如机械性或麻痹性肠梗阻严重。腹胀可能为弥漫性，也可能只局限与腹部某一处，这主要取决于腹部手术和肠管受累部位和范围。局限性病变最多见的部位是切口下方。③术后可能一度排气或排便，但进食后马上又出现梗阻，这是 EPII 的典型症状。④腹部较膨隆，无肠型或蠕动波。触诊有柔韧感，但各部位的柔韧程度不均一，最显著的部位即肠管粘连最严重的部分，一般位于脐周或切口下方，触不到明显的肠袢或包块。肠鸣音减弱，稀少或消失，听不到金属音或气过水声，随着梗阻的逐渐缓解，肠鸣音逐渐恢复。

四、辅助检查

1. 全腹 CT　对 EPII 的诊断具有重要的参考价值。CT 检查可以显示肠壁水肿、增厚、粘连以及肠腔积液积气、肠管均匀扩张和腹腔内渗出等现象，同时帮助排除腹部其他病变（如腹腔感染、机械性肠梗阻等）。通过动态观察患者腹部症状、体征以及 CT 影像的变化，能够了解病变的进展情况，判断有无肠坏死。

2. 腹部立位 X 线平片　可见多个液气平面并有肠腔内积液，未见假肿瘤征、鱼肋征及固定部位扩张肠袢等绞窄性肠梗阻的表现。

3. 钡剂造影检查　有人建议行稀钡钡餐检查，由于准确率不高且有肠穿孔造影剂外漏等不良反应，应用不多。

五、诊断

根据病史、体格检查、腹部平片、腹部 CT 进行分析，符合下列条件者可诊断为 EPII。

1. 近期（1～4 周）有腹部手术史，尤其是短期反复手术史者。

2. 有腹胀、呕吐、肛门停止排便排气等肠梗阻症状，但没有典型机械性肠梗阻症状。

3. 体检时发现腹部质地坚韧，肠鸣音减弱或消失。

4. 腹部 CT 表现为病变区域肠壁水肿、增厚，边界不清，没有高度扩张的肠管，X 线检查未见明显液气平面。

5. 排除腹腔感染、机械性肠梗阻、麻痹性肠梗阻和假性肠梗阻。

六、鉴别诊断

需与机械性肠梗阻、绞窄性肠梗阻相鉴别。

1. 机械性肠梗阻　腹痛更剧烈，可见肠型及蠕动波，可闻及肠鸣音亢进，有气过水声或金属音。

2. 绞窄性肠梗阻　可出现脱水征，低血容量休克和全身中毒症状。查体有固定压痛和腹膜刺激征，移动性浊音阳性。

七、治疗

对于 EPII 治疗，基本倾向于先试行非手术治疗。因为腹部手术后都会有不同程度的肠粘连，而肠粘连有其发生、发展、吸收、部分甚至全部消退的过程，所以 EPII 患者中必然有一部分会随着肠粘连的消退而治愈，况且此类疾病很少造成绞窄性肠梗阻，不必急于通过手术来解除梗阻。经过一段时间保守治疗后，即使梗阻未解除，肠粘连及炎症也会有所改善，此时手术相对简单，预后较好。

（一）保守治疗

1. 禁食，持续胃肠减压　EPII 病程初期，大量消化液积聚在肠腔内，会加重肠壁的水肿，导致肠腔的进一步扩张，同时会引起内环境紊乱，影响肠功能恢复。有效的胃肠减压可以缓解腹胀，降低肠腔内压力，改善病变肠管血液循环。

2. 营养支持，维持水、电解质平衡　EPII 病程较长，长期禁食将使患者营养状况恶化，肠壁水肿加重，不利于肠粘连的缓解和肠蠕动的恢复，所以应该及时给予科学合理的营养支持。病程早期行全胃肠外营养，可以在较短时间内改善患者全身的营养状况，纠正水电解质、酸碱平衡紊乱和低蛋白血症，减少消化液的分泌和丢失，使肠道充分休息，有利于肠管水肿的消退和肠蠕动的恢复。当患者有症状

（解水样便）和体征（肠鸣音活跃，腹部柔软）提示梗阻症状缓解，就应该将营养方式改为肠内营养。肠内营养能够防止肠黏膜萎缩，保护肠黏膜屏障功能，减少肠源性内毒素移位，继而降低因内毒素移位诱发的相关炎性因子和细胞因子的连锁反应，减轻全身炎症反应综合征的程度。在实施肠内营养的过程中，要把握好 3 个"度"，即浓度，速度和温度。1～2 周后，逐步向正常饮食过渡。

3. 应用肾上腺皮质激素　由于肠壁炎症水肿是 EPII 病理表现之一，所以确定诊断后，应开始给予肾上腺皮质激素，促进肠壁炎症和水肿的消退，有助于缩短病程。通常剂量为地塞米松 5mg 静脉注射，每 8 小时一次，一般用 1 周左右逐渐停药，具体用量根据每个患者的具体病情相应调整。

4. 给予生长抑素　可用施他宁 6mg 加入 500mL 生理盐水中，维持 24 小时滴注。施他宁是人工合成的环状十四氨基酸肽，静脉注射后主要分布在下丘脑和胃肠道，能够抑制多种激素的分泌，并能减少内脏器官的血流，但不影响体循环。能有效抑制胰液、胆汁及胃肠液的分泌，并可能有抑制局部炎症反应的作用，这对 EPII 病理过程中肠腔积液等机械性因素及肠壁动力障碍性因素均有针对性治疗作用。

5. 抗感染　可给予广谱抗生素和甲硝唑/替硝唑，防治毒血症，对抗厌氧菌。

6. 经胃管间歇注入泛影葡胺，能缩短治愈时间　泛影葡胺是一种水溶性造影剂，它的渗透压是细胞外液渗透压的 6 倍，使细胞外液进入肠腔，稀释肠液，提高梗阻近段肠管梯度压，刺激肠蠕动。方法是自胃管注入 76% 泛影葡胺 60mL，夹管 4 小时，每隔 24 小时一次，共 3 次。

7. 中医中药　大承气汤经胃管注入和芒硝腹部外敷也有一定疗效。大承气汤是临床用于治疗肠梗阻的经典方剂，它的主要成分是大黄，在肠道内水解为大黄素而发挥作用。大黄素有类似乙酰胆碱的作用，与靶器官的相应蛋白结合，能抑制 ATP 酶的活性。钠离子从肠道进入细胞内，使水分滞留于肠道，从而刺激肠道，促进肠蠕动。芒硝具有泻热通便、软坚消肿作用，它以硫酸根离子形式存在，呈高渗状态，能促进胃肠功能恢复，并具有促进炎症和渗液吸收的作用。

（二）手术治疗

虽然 EPII 发生肠绞窄的可能性极小，但在非手术治疗期间仍要密切观察病情变化。如果腹痛进行性加重，间歇期缩短或呈持续性腹痛，体温升高，出现腹膜炎体征，则应及时转手术治疗。手术力求简单，以解除肠道梗阻为原则，避免不必要的大范围剥离，除了肠管坏死或发现肿瘤等器质性病变外，否则尽可能避免做肠切除。

（三）预防

要提高对本病的认识，从以下几个方面加以预防。

1. 术中避免肠管过度暴露，操作细致轻柔，尽量减少肠管浆膜面损伤，必要时使用生物蛋白胶封闭保护受损的浆膜层。

2. 分离粘连时采取锐性剥离方式。

3. 创面彻底止血，防止因血凝块引起肠粘连。

4. 手术结束时用大量生理盐水冲洗腹腔，清除其中的细胞因子、炎性介质、异物和坏死组织。

八、预后

因为 EPII 患者保守治疗大多有效，所以预后相对较好。

（王　秀）

第三节　缺血性肠病

缺血性肠病是指肠系膜动脉或静脉阻塞导致血液循环障碍、肠管缺血坏死的一种急腹症，也称肠系膜血管缺血性疾病，多见于老年人。最早由意大利 Benivine 于 15 世纪末提出，其后德国 Tiedman（1843）等对该病进行了描述。1913 年，美国 Trotter 收集肠系膜闭塞 360 例，指出动脉性为 53%，静脉性为 41%，混合性占 6%，可见该病以动脉性为多见，迄今，肠系膜上动脉阻塞仍多于肠系膜静脉阻塞。

一、病因

1. **栓子栓塞**　栓子多源于心脏，如心肌栓塞后的壁栓，心瓣膜病或瓣膜置换术后、心房纤颤、心内膜炎、风湿性心脏病等，也可来自主动脉壁上粥样斑块及脑梗死。栓子可堵在动脉出口处，更多的是堵在远侧较窄的部位，常见于结肠中动脉发生处或其以下的部位。血管一旦堵塞，远侧分支即发生痉挛，肠管呈苍白色，处于收缩状态，肠黏膜出血坏死脱落。2 小时后血管痉挛消失，肠壁血液淤滞，远端动脉有血栓形成。肠管失去张力，出现发绀水肿，大量血浆渗出至肠壁，进而全层肠壁坏死。栓塞越靠近主干，受累小肠范围越大；如栓塞发生在肠系膜上动脉开口处，可引起 Treitz 韧带以下全部小肠及右半结肠的缺血坏死。栓塞越靠近主干的远端，受累小肠范围越小。如栓塞发生在中小分支并且不发展，因周围有侧支循环，肠管可不发生坏死。

2. **肠系膜上动脉血栓形成**　多在动脉硬化或狭窄的基础上发生。腹腔内脏有腹腔动脉、肠系膜上动脉及肠系膜下动脉 3 条主要动脉供血，它们之间有丰富的侧支循环，一般 1 ～ 2 条动脉血栓形成不会引起肠管的缺血坏死。但如动脉硬化再累及 1 ～ 2 条动脉可使原缺血状况加重，出现肠绞窄，以至发生肠坏死。

3. **肠系膜上静脉血栓形成**　常继发于以下一些疾病：①腹腔内化脓性感染，如阑尾炎、盆腔炎等。②肝硬化、门静脉高压症造成的静脉充血和淤滞。③某些血液异常，如真性红细胞增多症、血小板增多症，口服避孕药造成的高凝状态。④静脉本身炎症，可导致血栓形成。⑤外伤或手术造成的损伤，如脾切除容易引起脾静脉、门静脉血栓，分流术容易引起吻合口内血栓等，这些血栓可蔓延至肠系膜上静脉，胰腺手术也可直接损伤肠系膜上静脉导致血栓形成。静脉血栓形成后可向远近端继续蔓延，根据其蔓延的部位和范围而引起局限或广泛的肠管坏死。

4. **血管痉挛和低灌注**　有 20% ～ 30% 患者肠系膜血管未见有闭塞而肠管却出现急性肠坏死，也称非闭塞性肠系膜梗死或非闭塞性急性肠缺血。这种肠坏死多发生在某些原因造成持续的血管痉挛和心输出量过低形成的一种低流量灌注，如败血症、充血性心力衰竭、急性心肌梗死、心律不齐或其他原因引起的血容量减少等，使内脏血管长期处于收缩状态，肠管血流灌注不足，肠壁内小动脉血流缓慢，红细胞沉积，当血管内流体静力压小于血管壁的张力时，血管即萎缩，造成肠黏膜及肠壁全层缺血坏死。另外，长期卧床和长期服用激素及糖尿病的患者因血流缓慢也可引起肠缺血坏死。

（二）病理

肠系膜血管可因急性或慢性血液循环障碍，导致肠管缺血坏死表现。若是栓塞引起，血管内可见到栓子，血管近端扩张、远端塌陷。若是血栓形成，血管内可见到血栓。若是血管痉挛所致，血管的周径和管壁的厚度皆不一致，痉挛处的血管紧缩、变细、管壁增厚。

三、分类

可分为急性肠系膜缺血、慢性肠系膜缺血和结肠缺血 3 类。根据病因和病理将缺血性肠病又分为以下 4 类。

1. **肠系膜上动脉栓塞**　是由于栓子栓死所致。在肠系膜上动脉突然发生完全性闭塞时多因栓塞所造成。

2. **肠系膜上动脉血栓形成**　急性肠系膜上动脉血栓形成几乎都发生在有动脉硬化的患者，在某些诱因下，如发生充血性心力衰竭或急性心肌梗死时心输出量突然减少或大手术后血容量减少等，都可导致该动脉发生血栓。

3. **肠系膜上静脉血栓形成**　肠系膜上静脉急性闭塞大都为急性血栓形成所引起，既往多有周围血栓性静脉炎的病史。

4. **肠系膜血管非闭塞性缺血**　是指肠管有急性缺血表现，但在动、静脉主干内肉眼看不到有明显的阻塞证据。

四、临床表现

根据肠系膜血管阻塞的性质、部位、范围和发生的缓急，临床表现不一。若阻塞发生过程越急，范围越广，则表现越严重。动脉阻塞的症状又较静脉阻塞急而严重。

1. 肠系膜上动脉栓塞　一般起病急骤，早期表现为突然发生的腹部剧烈绞痛、腹泻及频繁呕吐。腹部平坦、柔软，可有轻度压痛，肠鸣音大致正常。临床上主要是严重的症状与轻微的体征不相称。但若血管闭塞范围广泛，大量血性液体渗出至肠腔及腹腔。肠腔内细菌繁殖，毒素产物不断被吸收。血容量的丢失和中毒可以很快造成休克。随着肠坏死和腹膜炎的发展，腹胀明显，肠鸣音消失，出现腹肌紧张，腹部压痛与反跳痛等腹膜刺激征或呕血，腹腔穿刺可抽出血性液体。

2. 肠系膜上动脉血栓形成　早期表现为饱餐后腹痛，为慢性肠系膜上动脉缺血表现，患者因不敢进食而日渐消瘦，并有慢性腹泻等肠道吸收不良的症状。当血栓形成突然引起急性完全性血管阻塞时，则表现与肠系膜上动脉栓塞相似。

3. 肠系膜上静脉血栓形成　多有腹部不适、便秘及腹泻等症状，数日至数周后突然剧烈腹痛，持续性呕吐、呕血、便血、腹胀、腹部压痛、肠鸣音减少，腹腔穿刺可抽出血性液体，常伴发热及血常规白细胞增高。

4. 非闭塞性缺血　临床表现与急性肠系膜动脉闭塞相似，唯过程比较缓慢。原有心衰或中毒性休克患者经治疗后先感腹部不适、乏力，几天后突然发作，腹部剧烈绞痛伴呕吐，很快出现休克，常有腹泻及血便。检查可见腹肌紧张，全腹有压痛，肠鸣音减弱或消失，血常规白细胞升高并有血液浓缩和发热。

五、辅助检查

1. 动脉造影　动脉造影可明确本病，腹主动脉造影及选择性肠系膜上动脉、腹腔干造影包括正位、侧位，不但可显示病变部位、受累血管数，还可显示病变程度，以及是否有血管痉挛、变细等。

2. 彩超　彩色多普勒超声可直接显示肠系膜血管的状况，测定血流速度、血流量和截面积，阳性率58%。

3. CT　腹部CT能直接显示肠襞及血管内血栓，显示静脉侧支循环及肠襞缺血节段的位置，阳性率66.7%。

4. 腹部X线　透视拍片均可见腹部大小不等的液平现象，可显示受累小肠，结肠轻度或中度扩张胀气，晚期由于肠腔和腹腔内大量积液，平片显示腹部普遍密度增高。

5. 结肠镜　可用来诊断结肠缺血的患者。最好在48小时内进行，镜下可见病变肠段与正常肠段分界清楚是缺血性肠病的重要特征。

6. 实验室检查　无特异性，血白细胞及血尿淀粉酶可升高。近年来，兴起肌酸激酶、双胺氧化酶检查，肌酸激酶（CK）存在于高耗氧组织中，在动脉闭塞性肠系膜缺血性试验及肠梗塞患者CKMB、CKBB均有显著增高。双胺氧化酶存在于肠系膜中，是组织胺降解代谢酶，在动脉实验性肠系膜缺血中显著升高。血清磷测定：肠缺血时细胞内ATP释放有机磷并以无机磷形式进入肠腔，再进入门静脉至血清磷水平升高。

7. 张力计检测法　是连接在硅胶管端的半透明小囊，可经肠切开或在内镜帮助下经鼻、口腔或直肠进入检测肠内pH。在肠缺氧状态下肠内pH会出现急剧下降。

8. 放射性核素检查　是放射性核素铟或锝标记血小板单克隆抗体，注射后能显示急性肠系膜闭塞的缺血区。

六、诊断

本病的诊断依据主要靠病史和临床表现。临床症状主要包括餐后不能用其他疾病解释的腹痛，体重减轻，具有动脉粥样硬化症应考虑本病的可能。对急性动脉栓塞的患者若突然发生剧烈腹部绞痛、腹泻或频繁呕吐，腹部平坦、柔软，有轻度压痛等严重的症状与轻微的体征不相符等要想到本病。症状进行性加重，腹腔穿刺抽出血性液体，选择性动脉造影对诊断有重要意义，B 超及 CT 检查可进一步排除腹腔或腹膜后占位性病变。

七、鉴别诊断

本病主要与急性胰腺炎、胃或十二指肠溃疡穿孔、急性胃肠炎、急性阑尾炎、急性细菌性痢疾等鉴别。

八、治疗

应及早诊断、及早治疗，包括非手术治疗和手术治疗。对症状较轻的患者可试用非手术治疗；如为血栓形成，可用肝素治疗以防血栓蔓延，术前剂量 0.4mL，每日 1 次或 12 小时一次；还可用尿激酶 50U ～ 100U/d 溶栓，微量泵持续静脉给药，一般用药 5 ～ 7 天，局部导管溶栓可提高疗效；如为血管痉挛引起，应用血管扩张药物，如前列地尔注射液 10μg 静脉注射，每日 1 次，连续用药 5 ～ 7 天，或罂粟碱 30mg 每 4 小时一次，使用 24 ～ 48 小时。静脉滴注低分子右旋糖酐等。如经腹主动脉造影发现肠系膜血管痉挛可经导管注射解痉药物治疗，罂粟碱 30 ～ 60mg/h，至少持续 24 小时，再行动脉造影观察结果，若效果不佳，再用上述药物灌注 24 小时，多数患者有效。还可经动脉灌注硝酸甘油、妥拉唑啉、前列腺素等。如果经非手术治疗无效，肠系膜上动脉栓塞应行取栓术，血栓形成可行动脉内膜剥脱术，或肠系膜上动脉—腹主动脉搭桥术，或动脉再植术等。

1. 动脉内膜剥脱术　肠系膜动脉（包括腹腔干、肠系膜上动脉、肠系膜下动脉）。阻塞性病变多位于动脉开口部位，多数患者伴有邻近部位主动脉粥样硬化病变。可以经腹主动脉行动脉内膜剥脱术，以直接恢复动脉血流。

2. 内脏动脉搭桥术　搭桥的材料可选用自体大隐静脉、聚四氯乙烯人工血管等，术式有腹腔干动脉搭桥术、肠系膜上动脉搭桥术。若腹腔干和肠系膜上动脉均有阻塞，可同时行腹主动脉—腹腔干、肠系膜上动脉搭桥术。

3. 肠切除术　如已有肠坏死，应做肠切除术。肠系膜上静脉血栓形成需施行肠切除术，切除范围应包括全部有静脉血栓形成的肠系膜，否则术后静脉血栓有继续发展的可能。术后患者应积极进行抗凝治疗。

九、预后

本病早期诊断、早期治疗是改善预后的关键，但由于此病早期缺乏特异性表现或被原发疾病的表现所掩盖以至延误病情，死亡率甚高。

（王　秀）

第四节　急性出血性坏死性肠炎

急性出血性坏死性肠炎是一种好发于小肠的局限性急性出血坏死性炎症。病变主要累及空肠或回肠，或整段小肠，也可见累及结肠但不多见。本病病因未明，夏秋季多发。多见于少年儿童。本病不一定发生肠坏死，临床上血便常为主要的症状之一，也称为急性出血性肠炎、节段性出血坏死性肠炎、急性坏死性肠炎，国外多称为坏死性肠炎。

一、病因

病因未明，可能与胰蛋白酶水平降低和细菌毒素作用有关。长期进低蛋白饮食可使肠内胰蛋白酶处于低水平。如果以白薯为主食，白薯中含有胰蛋白酶抑制物。肠道内蛔虫还会分泌一种胰蛋白酶抑制物，使胰蛋白酶水平降低，此时再进肉食，C 型产气荚膜杆菌（Welchii 杆菌）大量繁殖并产生 β 毒素，而肠道内缺乏足够破坏 β 毒素的胰蛋白酶，便导致急性出血性坏死性肠炎。有的国家给儿童注射 Welchii 杆菌 β 毒素来预防本病。

二、病理

病变肠管呈阶段性肠壁充血、水肿，炎性细胞浸润常呈节段性分布，病变处肠壁增厚，质地变硬，黏膜肿胀，浆膜面充血及少量出血，常被覆纤维素性渗出物，病变黏膜与正常黏膜分界清楚，常继发溃疡形成。镜下肠黏膜呈深浅程度不同的组织坏死，坏死组织周围有淋巴细胞、中性粒细胞和嗜酸性粒细胞浸润，肌层、浆膜层出血轻微，浆肌层平滑肌纤维肿胀、断裂并可发生广泛出血、坏死溃疡形成甚至穿孔，肠管扩张，肠腔内充满血性液和坏死物质，腹腔内有浑浊渗液或血性渗液。

三、分类

1. 血便型　以血便为主要症状。
2. 腹膜炎型　以腹痛、恶心、呕吐、发热为主，同时伴有腹膜炎体征。
3. 中毒型　以休克为主要表现。
4. 肠梗阻型　以阵发性腹痛，绞痛为主，伴有频繁呕吐，常无腹泻。

四、临床表现

分型不同临床表现也不尽相同。本病多发于夏秋季，可有不洁饮食史，儿童和青少年多见。

1. 血便型　80％患者以便血为主，呈血水样或果酱样，有时为紫黑色血便，有些患者也有发热、腹痛、腹泻等症状，但查体多无腹膜刺激征。
2. 腹膜炎型　以腹痛、呕吐、发热为主，偶有腹泻及便血，查体腹肌紧张，有明显压痛及反跳痛。腹腔多有积液，肠鸣音减弱，重症者可出现休克。
3. 中毒型　约25％的患者就诊时以休克为主要表现，患者有右侧腹痛、腹泻、高热、谵妄、昏迷等症状，与中毒性菌痢颇相似，小儿容易误诊为中毒性消化不良。
4. 肠梗阻型　此类型较少见。患者为阵发性腹部绞痛，伴频繁呕吐，常无腹泻。查体腹部膨隆，可见肠型，有压痛，肠鸣音一般减弱。肠坏死时腹胀、腹膜刺激征加重，有时可触及伴有压痛的包块，多为充血、水肿、增厚的肠祥。叩诊时有移动性浊音，腹腔穿刺可抽出血性液体。

五、辅助检查

1. B 超　可显示肠管扩张、积气、腹腔积液等，并可引导腹腔穿刺。
2. 立位腹部平片　可见小肠充血扩张，有大小不等的液平。有时肠黏膜破坏而浆膜尚完整，肠内高压气体进入肠壁间隙，X 线平片可显示肠气囊肿。
3. 空气灌肠造影　排除肠套叠和肿瘤。
4. 腹腔穿刺　肠坏死时有移动性浊音，可刺抽出血性液体。
5. 实验室检查　血常规显示不同程度贫血，白细胞升高，中性粒细胞增高，明显核左移，部分呈现中毒颗粒；大便检查肉眼为血性，潜血试验阳性，少数肉眼不见血性但潜血试验往往也是阳性。部分患者大便培养有大肠杆菌生长，厌氧菌培养可见到产气荚膜杆菌生长。

六、诊断

本病好发于夏秋季，以儿童和青少年多见，男女发病比例为 2 ∶ 1 ～ 3 ∶ 1，患者主要表现为腹痛、发热、腹泻、便血、呕吐等，应重点考虑为本病。

七、鉴别诊断

1. 血便型需与肠套叠、过敏性紫癜、绞窄性肠梗阻鉴别　肠套叠行空气灌肠造影可见"杯口"状改变，可以鉴别。过敏性紫癜患者凝血时间延长，可看见皮下瘀血斑等。绞窄性肠梗阻绞痛发作急骤，病情发展迅速，早期可出现休克且抗休克治疗后症状改善不显著，有明显腹膜刺激征，体温上升，腹胀不对称，腹部有局部隆起或触及有压痛的肿块，呕吐物、胃肠减压抽出液及肛门排出物均为血性，或腹腔穿刺抽出血性液体，腹部 X 线检查可见孤立、突出胀大的肠袢，不因时间而改变位置。

2. 腹膜炎型需与急性腹膜炎鉴别　后者一般可查见原发病，如胃、十二指肠溃疡穿孔，阑尾炎穿孔，肠伤寒穿孔等。

3. 中毒型需与中毒性菌痢鉴别　后者可有里急后重，大便常规化验可见脓球。

4. 肠梗阻型需与机械性肠梗阻鉴别。

八、治疗

1. 本病以非手术治疗为主

（1）禁食，胃肠减压。

（2）补液，维持水、电解质平衡。

（3）抗感染，应用广谱抗生素治疗。

2. 如出现下列情况应立即手术

（1）有明显的腹膜刺激征，或腹腔穿刺抽出血性液体，多提示有肠坏死、穿孔的可能。

（2）经非手术治疗未见好转并有休克倾向且局部体征明显加重。

（3）有肠梗阻表现而非手术治疗未见好转。

3. 手术方式

手术方式应根据肠管病变严重程度和患者全身情况而定。

（1）肠管主要表现为充血和浆膜下出血、坏死或穿孔，也无大量消化道出血，可不做任何处理，或给予普鲁卡因肠系膜封闭，术后继续内科治疗、观察。

（2）有明显的肠坏死或穿孔或有不可控制的消化道大出血、病变局限可行肠切除吻合术。

（3）如病变广泛，远端肠管有炎症、坏死，可将坏死肠段切除，行双腔造瘘，待恢复后再行二期吻合术。也有行一期吻合，近端作导管造瘘，待肠功能恢复，病情稳定后再拔除导管。

（4）对于病情严重的小儿患者多主张作肠切除造瘘，后作二期吻合术。

九、预后

内科治疗死亡率为 5%～10%，经外科手术治疗者大多病情严重，死亡率可达 12%～30%。本病与克罗恩病不同，一经治愈，复发率不高，极少有患者转为慢性。

（王　秀）

第七章

肝脏疾病

第一节 肝脓肿

肝脓肿包括细菌性肝脓肿和阿米巴肝脓肿。近年来，由于抗生素的应用使细菌性肝脓肿临床表现变得极不典型，给诊断带来了困难，新的诊疗技术的发展和改进、足量广谱抗生素的使用，使细菌性肝脓肿的预后有明显改善。阿米巴肝脓肿仍然广泛流行于世界各国，有效的药物治疗使其有较好的预后。

一、细菌性肝脓肿

细菌性肝脓肿是指化脓性细菌引起的肝内化脓性感染，也称化脓性肝脓肿。感染主要来自门静脉、胆管、肝动脉、肝脏穿透性外伤或从附近组织感染灶直接蔓延而来。

（一）病因及发病机制

正常人肝脏及门静脉是无菌的，且肝脏有库普弗细胞可将进入肝内的少量细菌吞噬。只有大量细菌进入肝内，且毒力较强，才可导致细菌性肝脓肿。

1. 病因 病原菌常为多种细菌混合感染，值得注意的是厌氧菌感染占50%左右。最常见的菌种首先为金黄色葡萄球菌、大肠杆菌和克雷伯杆菌，其次为白色葡萄球菌、副大肠杆菌、变形杆菌、铜绿假单胞菌和产气杆菌等。厌氧菌中以微需氧链球菌及脆弱杆菌较多见。

2. 发病机制

（1）胆管系统疾病：是引起细菌性肝脓肿的最主要途径，约占25%。如胆石症、胆管蛔虫症、胆囊炎、胆管狭窄、胆管癌、胰头癌等疾病导致胆汁引流不畅并发化脓性胆管炎，病菌沿胆管逆行进入肝脏形成肝脓肿。

（2）门静脉系统引流器官的细菌感染：如腹腔感染、化脓性阑尾炎、憩室炎、盆腔炎等可引起门静脉属支的化脓性门静脉炎，脱落的脓毒性栓子进入肝脏导致肝脏感染，脓肿形成。

（3）全身其他器官的化脓性感染：如皮肤疖肿、化脓性骨髓炎、细菌性心内膜炎等疾病引起败血症、菌血症，致病菌都可以经肝动脉进入肝脏，并最终形成肝脓肿。

（4）其他：如邻近器官或组织感染多可直接播散到肝或致病菌经淋巴管进入肝，还有外伤、肝脏手术等。此外，尚有一些原因不明的肝脓肿，这些患者大多存在隐匿病变，机体抵抗力下降时，致病菌在肝内繁殖，形成肝脓肿。

（二）临床表现

临床上常先有原发病的表现，如起源于胆管病变者可先有胆管结石、狭窄、蛔虫钻入等先驱病变。起源于血行者可有疖肿、软组织化脓、痔感染、阑尾炎、门静脉炎和败血症等先驱病变。

细菌性肝脓肿常急性起病，也可隐匿起病。一旦发生化脓性感染，大量毒素进入血液循环引起全身毒性反应，出现寒战、高热，上腹部疼痛。热型多为弛张热，发热时多伴有大汗，右上腹或肝区疼痛，近膈肌的脓肿或并发膈下脓肿时疼痛可放射到右肩及右腰背部。并发脓胸或支气管胸膜瘘者则可咳嗽，咳大量脓痰。近年来，由于抗生素的广泛应用，部分肝脓肿临床表现不典型。隐匿性者缓慢起病，先有疲乏无力、全身酸痛、头痛、食欲减退，而后出现低热、肝区钝痛等。少数患者可有黄疸，除非继发于胆管感染，否则一般出现较迟，且较轻微。体格检查发现肝大、压痛，肝区叩痛；肝脓肿近体表者则可见到皮肤红肿，且有凹陷性水肿。并发胸膜炎可闻及胸膜摩擦音，胸腔积液多时可有呼吸困难，并发肺部脓肿者肺部叩诊呈实音，呼吸音低，可闻及湿啰音等。

肝脓肿得不到及时、有效的治疗时，脓肿增大，可以向邻近器官破溃而引起严重并发症。右肝脓肿向膈下间隙破溃形成膈下脓肿，穿破膈肌引起脓胸，甚至形成肝、支气管胸膜瘘；向下破溃引起腹膜炎；左肝脓肿向心包破溃引起心包炎甚至心包填塞等；其他也可向胆囊破溃，而向胃、十二指肠、结肠破溃者少见。细菌性肝脓肿一旦发生并发症，病死率明显增高。

（三）辅助检查

1. 血液检查

（1）血常规：外周血白细胞计数明显增高，常大于 $15 \times 10^9/L$，核左移或有中毒颗粒，可有贫血。ESR 增快。

（2）血生化：血清碱性磷酸酶（ALP）、γ - 谷氨酰转肽酶（GGT）多增高，少数患者可有转氨酶、胆红素增高。

（3）细菌学检查：血培养约 50% 阳性，应在抗感染治疗前进行。脓液培养 90% 阳性。

2. 影像学检查

（1）X 线：可有膈肌抬高、活动度减少、肋膈角变钝或消失。少数病例肝内脓肿可见液平，为产气菌所致。

（2）B 超：可发现肝内单个或多个圆形、椭圆形无回声或低回声的占位病变。内部回声常不均匀，边界不规则。B 超分辨率高，准确性约 83%，无损伤，价廉，可重复检查以判断疗效，目前还用于脓肿定位和引导穿刺引流。因此，超声检查是肝脓肿诊断的主要手段。

（3）CT：肝脓肿的 CT 检查可以发现肝内较正常肝组织密度低的占位病变，但其影像学特点为可发现 <0.5cm 病灶，呈低密度，边缘不规则。增强时呈脓肿的特异性改变。目前尚有 CT 定位引导肝脓肿的脓液穿刺引流。

（四）诊断

典型的肝脓肿有寒战、高热、肝区疼痛、肝脏肿大、肝区叩痛等肝脏炎症表现，进一步检查发现白细胞计数明显增高，以中性粒细胞为主，核左移或中毒颗粒，其诊断并不困难。部分细菌性肝脓肿表现并不典型，可仅有发热而无明显肝区疼痛等症状，常被误诊为败血症；有些慢性肝脓肿起病缓慢，症状不典型，乏力、食欲减退、长时间低热、消瘦等，而肝区症状不明显或被其他症状所掩盖，因此常被误诊或漏诊，有慢性肝脓肿被误诊长达 2 年，有的甚至在尸检时才被发现。

（五）治疗

1. 治疗原则　有效的脓液穿刺及引流；足量、足程且有效的抗生素应用；积极的支持治疗。

2. 一般治疗　多数患者中毒症状明显，因此，应重视支持疗法，包括加强营养、输血补液、给予多种维生素、维持体液和电解质平衡。

3. 脓液引流　肝脓肿形成液化后，可在 CT 或 B 型超声的定位或引导下进行穿刺引流，以其定位准确、损伤及危险性小为首选方法。经皮肝穿刺引流是行之有效的方法。

4. 抗菌治疗　在未证实病原菌前，可参考原发病，选择针对大肠杆菌和金黄色葡萄球菌等常见病原菌给药。尽早应用大剂量有效抗生素是治疗本病的关键，即使对于那些必须穿刺抽脓、置管引流或手术治疗者，足量、全程而有效的抗生素应用也是重要的治疗措施。一般宜两种抗生素联合应用以延缓耐药性，获得协同杀菌作用。待药敏试验报告出结果后再调整抗菌药物。脓肿穿刺抽脓和涂片可为选择抗生素提供线索。细菌培养和药敏试验可为选择对感染细菌敏感的抗生素提供依据。

首先用广谱抗生素，建议用如亚胺培南、替卡西林/克拉维酸、氨苄西林/舒巴坦、美洛西林、哌拉西林/三唑巴坦等。对治疗后高热不退、中毒表现明显者，可选用第三代头孢类抗生素，头孢他啶（头孢噻甲羧肟）对葡萄球菌、链球菌、大肠杆菌以及铜绿假单胞菌感染均有效，每次 0.5 ～ 2.0g，每天 2 ～3 次肌内注射或静脉滴注；头孢哌酮为第三代半合成头孢菌素，对革兰阴性菌尤其是铜绿假单胞菌作用较强，对革兰阳性球菌有一般杀菌作用。常用量为 2 ～ 4g/d，静脉滴注。头孢曲松为第三代头孢菌素，对革兰阴性菌作用强，对革兰阳性菌有中等抗菌作用，对耐青霉素金黄色葡萄球菌、耐氨苄西林、耐第一代头孢菌素和庆大霉素的革兰阴性菌均有作用，常用剂量为每天 2 ～ 4g。对青霉素过敏者可选用如氨基糖苷类或喹诺酮类等其他抗生素。厌氧菌感染所致肝脓肿宜加用甲硝唑、氧氟沙星。

（六）预后

随着抗生素的广泛应用，引流方法的改进，肝脓肿的病死率明显下降 5% ～ 10%。引起死亡的主要原因有肝脓肿误诊时间长，患者一般情况较差；有严重并发症；引流不畅；多种细菌混合感染；多发性脓肿。

二、阿米巴肝脓肿

阿米巴肝脓肿是肠阿米巴病的并发症。阿米巴肠病并发肝脓肿占 1.8% ～ 40%，多数报道在 10% 左右。

（一）病因及发病机制

1. 病因　阿米巴肝脓肿的病原体为来自肠内的溶组织阿米巴滋养体。

2. 发病机制　污染有阿米巴包囊的食物或饮用水进入体内，经胃进入小肠，到小肠下段受到碱性消化液作用，囊壁变薄出现小孔后虫体脱囊而出，分裂为 4 个较小的滋养体，小滋养体可以在肠腔内形成包囊，随粪便排出再污染食物或饮用水而传播。当机体抵抗力下降或肠壁损伤时小滋养体则可侵入肠壁，寄生在黏膜或黏膜下层，小滋养体可吸收营养形成大滋养体，不断增殖，同时可以分泌溶组织酶，使黏膜破溃或形成典型的烧瓶样深溃疡。阿米巴在肠道最常寄生的部位是回盲部，其次是乙状结肠和直肠。阿米巴滋养体经破损肠壁的静脉、直接透过肠壁侵入肝脏或可以经淋巴管进入肝脏。进入肝脏后的大滋养体和部分小滋养体在肝脏被破坏。少部分小滋养体在肝内存活并进行繁殖，使肝脏发生炎症、充血、小静脉及周围组织炎症，造成肝组织缺血坏死，加之滋养体不断分泌溶组织酶以破坏静脉壁及溶解肝组织，形成点状坏死，此即为阿米巴肝炎或肝脓肿前期。此时，如果得不到及时治疗，肝组织则坏死液化形成脓肿，小脓肿可以形成大脓肿。

阿米巴肝脓肿一般分为 3 层，外层为炎性肝细胞，晚期可有纤维组织增生形成纤维壁；中层为间质；内为脓液，脓液是由坏死、液化的肝组织碎片和白细胞组成。典型的阿米巴肝脓肿脓液为巧克力样，无臭味，当并发细菌感染时为黄白色或黄绿色，有恶臭。一般在脓液内很难找到阿米巴滋养体，阿米巴滋养体主要存在于脓腔的壁上。

阿米巴肝脓肿常为单个，有时可为多个，大小不等，大者可达 15cm。80% ～ 90% 位于肝右叶，尤以右肝顶叶最为常见。这与右半结肠的血液回流经过门静脉进入肝右叶有关。肝脓肿的病理特点可能与此有关，但具体机制仍然不清楚。

（二）临床表现

阿米巴肝脓肿主要见于热带和亚热带。好发生于成年男性，年龄以 28 ～ 50 岁最多，男女发病比为 4 : 1 左右，20% ～ 30% 的患者有肠阿米巴病史或腹泻病史。

阿米巴肝脓肿一般发生在阿米巴痢疾后 30 ～ 40 天，最早者可与阿米巴痢疾同时发病，慢者可在 30 年后发病。

阿米巴肝脓肿起病相对较缓慢，表现为发热，体温通常在 38 ～ 39℃，呈弛张热或间歇热，午后、夜间出汗后体温稍有下降。如高热体温达 40℃ 以上、伴寒战，则需考虑并发细菌感染，为脓毒血症的表现。

几乎均有右上腹或肝区疼痛，呈持续性，可因咳嗽、深呼吸及右侧卧位而加剧，可放射至右肩背部。脓肿若位于肝左叶时，可上腹痛，向左肩背部放射。30% 的患者可有干咳、食欲缺乏、腹胀、恶心、呕吐；少数患者可有黄疸，但一般较轻。病程较长者可有体重减轻、衰弱无力、消瘦、贫血等。

体格检查发现肝脏肿大，肝上界上移，肝区压痛及肝区叩痛；位于左叶者剑突下可触及肿块。

（三）辅助检查

1. 血液检查

（1）常规检查：急性期白细胞总数增高，可 $>15 \times 10^9/L$，病程较长者则白细胞总数接近正常或正常，可有贫血；ESR 常增快；白细胞明显增高如 $>20 \times 10^9/L$，核左移或有中毒颗粒者一般提示有继发细菌感染的可能。粪便中约15%的患者可找到阿米巴滋养体或包囊。但留置大便标本要求较严格，一般取流质、半流质或带有脓血的新鲜标本，容器不加消毒药，立即或至少30分钟内送检。引流的脓液一般找不到阿米巴滋养体。一般在抽脓的最后部分近脓腔壁的脓液中找到阿米巴的可能性较大。

（2）血生化：80%的患者碱性磷酸酶、γ-谷氨酰转肽酶可增高。少数患者可有转氨酶及胆红素的异常。偶见白蛋白低于 30g/L。

（3）血清学检查：血清抗阿米巴抗体检测是诊断的重要依据。目前使用的主要方法有间接血凝试验（IHA）、酶联免疫吸附试验（ELISA）等准确率都在90%以上。阿米巴抗体一般在阿米巴感染后1周产生，2～3个月达到高峰，阿米巴病治愈后抗体还可以在体内持续数年，应注意鉴别。

2. 影像学检查

（1）X 线：可以看到右膈肌抬高，活动受限；如有并发胸膜炎、胸腔积液则肋膈角消失；并发肺脓肿、肝支气管胸膜瘘则可以看到肺部阴影，脓肿内可以有液平。

（2）CT：可发现肝内有较正常肝组织密度低的占位性病变。CT 检查有利于发现肝内多发性小肝脓肿，同时可用于鉴别膈下脓肿等肝外占位性病变。

（3）B 超：显示单个或多个圆形、椭圆形病灶，无回声或呈低同声。B 超检查准确率大于90%。可同时用于脓肿定位和引导脓肿穿刺引流，是目前肝脓肿诊治中的重要手段和首选方法。

（四）诊断

1. 流行区旅居史。

2. 过去或现在有痢疾史。

3. 发热、肝区疼痛、肝大、肝区叩痛等。

4. 大便查到阿米巴滋养体。

5. 影像学检查发现肝内占位性病变。

6. 血清免疫学检查抗阿米巴抗体阳性。

7. 抗阿米巴治疗有效。根据上述诊断标准，阿米巴肝脓肿诊断不难。

（五）并发症

1. 继发性细菌感染　阿米巴肝脓肿约有20%患者并发细菌感染。一般常见的病原菌有葡萄球菌、大肠杆菌、链球菌、枸橼酸杆菌等，其他如铜绿假单胞菌等则少见。继发细菌感染时症状明显加重，毒血症较明显，高热，热型呈弛张热，体温高达40℃以上，白细胞计数明显增高，核左移，脓液呈黄白色、有恶臭，血培养或脓液培养可以呈现阳性。

2. 脓肿　向其他器官或组织破溃引起周围器官脓肿或瘘管形成较常见有脓肿向膈肌破溃引起脓胸，向肺组织破溃形成肝支气管胸膜瘘。如同时向胆囊破溃则可形成胆管支气管胸膜瘘；肝左叶的脓肿也向腹腔破溃引起腹膜炎，此外还有向胃、十二指肠或结肠等破溃形成瘘管。

（六）治疗

1. 药物治疗　阿米巴肝脓肿除非存在并发症或可能引起并发症外，一般主张非手术治疗。目前常用的抗阿米巴肝脓肿的药物有甲硝唑、替硝唑、磷酸氯喹、依米丁、去氢依米丁、卡巴肿等。治疗阿米巴肝脓肿的同时彻底消灭肠道阿米巴，以防止由肠道再感染。

（1）甲硝唑：首选，对肠阿米巴及肠外阿米巴都有良效，口服吸收快，血中有效浓度持续12小时。常规用法：成人每天3次，每次0.4～0.8g，疗程5～10天；对疑有并发症者可静脉滴注每天

1.5～2.0g，大多在治疗后48小时临床症状好转，体温于1周左右恢复正常。少数疗效不佳，可能由于药物剂量过低；脓液过多未及时穿刺排脓；延误诊治引起了脓肿穿破至邻近器官或继发细菌感染未及时控制等。如排除上述因素疗效仍不佳者，可能由于原虫耐药（临床上往往难以证实），可换用氯喹或依米丁。用药期间偶有食欲减退、恶心、呕吐、上腹不适、头昏等。少数有因不良反应而终止治疗者。哺乳期妇女、妊娠3个月内孕妇及中枢神经系统疾病者禁用。

（2）替硝唑：对肠道及阿米巴病、厌氧菌感染等也有良效，口服吸收好，药物能进入各种体液。抗阿米巴可用0.5g，每天4次，疗程一般10天，重者可用0.4～0.8g/d，静脉滴注。治疗剂量内少有不良反应，偶有一时性白细胞减少和头昏、眩晕、共济失调等神经系统障碍。妊娠期（尤其初3个月）、哺乳期以及有血液病史和神经系统疾病者禁用。

（3）氯喹：口服后几乎全部在小肠吸收，血中浓度较高，在肝、肺、肾等组织内浓度高于血液200～700倍，适用于肝脓肿等肠外阿米巴病，而对大肠内阿米巴无效。用法：成人第1、2天1g/d，第3天以后0.5g/d，疗程2～3周。氯喹的常见不良反应有食欲缺乏、恶心、呕吐、腹泻、皮肤瘙痒等，偶有心肌损害。使用氯喹治疗阿米巴肝脓肿时应加用卡巴胂等药物来杀灭肠内阿米巴，以防止复发。

（4）依米丁：依米丁能直接杀死阿米巴滋养体，用于治疗肠外阿米巴病及控制痢疾，对阿米巴肝脓肿疗效肯定、迅速。对包囊无效。用法：剂量为每天1mg/kg，最大剂量60mg/d，分2次肌内注射，疗程6天；重症者再以30mg/d，连续6天，共12天。药物有蓄积作用，其剂量和中毒剂量相近，易引起心肌损害、血压下降；周围神经炎；严重恶心、呕吐、腹痛、腹泻等不良反应。使用前后2小时需卧床观察，注意观察血压、脉搏，经常检查心电图。如有明显改变，应减量或停药。由于依米丁毒性太大，只有在其他药物治疗均无效时才考虑使用。孕妇及心、肾疾病患者忌用。手术一般在停药后6周方可进行。

（5）去氢依米丁：是合成依米丁衍生物，其生物半衰期较依米丁短，剂量为每日1～1.5mg/kg，疗程3～10天，总量不超过90mg/kg。其用药指征及注意事项同依米丁。

2. 穿刺引流　近年来由于影像学发展，在B超、CT或X线引导下进行经皮穿刺定位准确，危险性小，有利于明确诊断，清除脓液，促进愈合，预防肝脓肿向邻近器官破溃。但并非所有阿米巴肝脓肿的治疗都需要引流。一般认为下列情况需要引流：①抗阿米巴治疗2～3天临床症状未改善者。②高热及右上腹疼痛剧烈者。③脓肿直径＞10cm者。④血清抗阿米巴抗体阴性者。⑤右膈明显抬高者。⑥位于肝左叶的肝脓肿。⑦怀疑有继发细菌感染者。

3. 手术切开引流　由于抗阿米巴药物治疗效果较好，加之经皮肝穿刺引流损伤小、效果好、病死率低，而外科切开引流损伤大、容易并发细菌感染。因此，目前多不主张使用外科手术切开引流。但部分学者主张下列情况应列为外科手术切开引流的适应证：①即将破溃的肝脓肿，经皮肝穿刺不能达到引流减压目的者。②经皮肝穿刺引流时有脓液外漏者。③有脓肿破溃或其他并发症者。

（七）预后

阿米巴肝脓肿如诊断及时，治疗适当，疗效较好，病死率低。文献总结阿米巴肝脓肿3 081例，病死率为4%。

（余　洁）

第二节　肝囊肿

肝囊肿是一种比较常见的肝脏良性疾病，可分为寄生虫性和非寄生虫性肝囊肿。前者以肝包虫病为多见；后者又可分为先天性、创伤性、炎症性和肿瘤性肝囊肿，其中以先天性肝囊肿最常见，通常指的肝囊肿就是先天性肝囊肿。由于近年来影像诊断技术的发展和普及，肝囊肿在临床上并不少见。

有人将先天性肝囊肿称为真性囊肿，创伤性、炎症性和肿瘤性肝囊肿称为假性囊肿。由于肿瘤性囊肿在临床上罕见，所以在这里主要讨论先天性肝囊肿。

一、病因

先天性肝囊肿的病因尚不清楚。一般认为起源于肝内胆管，或因肝内胆管和淋巴管在胚胎期的发育障碍所致。也有人认为可能为胎儿患胆管炎、肝内小胆管闭塞，近端小胆管逐渐呈囊性扩大；或因肝内胆管变性后，局部增生阻塞而引发。

二、病理

肝囊肿一般是多发性的，单发性少见。小的直径有数毫米，大的可占据整个肝叶，有的囊肿囊液可达10 000mL以上。囊肿呈圆形或卵圆形，多数为单房性，也有呈多房性，有时还有蒂。囊肿有完整的包膜，表面呈乳白色，也有呈灰蓝色，囊壁厚薄不一，厚者可达0.5～5cm，内层为柱状上皮细胞，外层为纤维组织，被覆有较大胆管血管束。囊液清亮透明，或染有胆汁，如囊内出血时，可呈咖啡色。囊液呈中性或碱性，含有少量蛋白、黏液蛋白、胆固醇、红细胞、胆红素、酪氨酸和胆汁等。多发性肝囊肿很少引起门静脉高压和食管静脉曲张，但可并发胆管狭窄、胆管炎和肝炎。

三、临床表现

先天性肝囊肿生长缓慢，小的囊肿可无任何症状，临床上多数是在意外体检做B超时发现，当囊肿增大到一定程度时，可因压迫邻近脏器而出现症状，常见有食后饱胀、恶心、呕吐、右上腹不适和隐痛等。少数可因囊肿破裂或囊内出血而出现急腹症。若带蒂囊肿扭转时，可出现突然右上腹绞痛。如囊内发生感染，则患者往往有畏寒、发热，白细胞增高等。体检时右上腹可触及肿块和肝大，肿块随呼吸上下移动，表现光滑，有囊性感，无明显压痛。

四、诊断

肝囊肿的诊断并不困难，除上述临床表现外，B超是首选的检查方法，对诊断肝囊肿是经济可靠而非介入性的简单方法。放射性核素肝扫描能显示肝区占位性病变，边界光整，对囊肿定位诊断有价值。CT检查可发现1～2cm的肝囊肿，可帮助临床医师准确病变定位，尤其多发性囊肿的分布状态定位，有利于治疗。在发现多发性肝囊肿的同时，还要注意肾、肺以及其他脏器有无囊肿或先天性畸形，如多囊肾。

在诊断巨大孤立性肝囊肿过程中，应注意与卵巢囊肿、肠系膜囊肿、肝包虫囊肿、胆囊积水、胰腺囊肿和肾囊肿相鉴别。只要考虑到了，一般容易鉴别。同时还要注意与肝海绵状血管瘤、肝癌等相鉴别。临床上误诊的并不罕见。

五、治疗

对于小的肝囊肿而又无任何症状者，可不需特殊治疗，但对大的而又出现压迫症状者，应给予适当治疗。肝囊肿的治疗方法包括囊肿穿刺抽液术、囊肿开窗术、囊肿内引流术或囊肿切除术等。

1. 囊肿穿刺抽液术　在B超定位下进行经皮穿刺，进入肝囊肿内，尽量抽出囊液，此法只适用于表浅肝囊肿。抽液后常易复发。临床上并不常采用，仅对一些巨大肝囊肿又不能耐受手术者采用。反复多次穿刺抽液应严格无菌操作，以免发生感染。

2. 囊肿开窗术　即在剖腹术下将囊肿部分切除，吸尽囊液，切缘仔细止血后，囊腔开放。华中科技大学同济医学院附属同济医院近年来应用腹腔镜进行囊肿开窗术取得较好的效果，大大减轻了患者的痛苦。开窗术适用于单纯性囊肿，疗效满意，但也有少数病例开窗小，一定时间后周围组织粘连封堵而复发。对囊腔与较大的胆管相通，囊液有多量胆汁者必须缝合胆管。对并发感染或囊内出血或染有胆汁时，术后需放置通畅引流，待囊腔缩小或塌陷萎瘪后，可拔出引流管。

3. 囊肿内引流术　对囊壁坚厚的囊肿可考虑做内引流术，如囊肿空肠Y型吻合术，吻合口必须够大，Y臂不少于60cm，以免发生逆行感染。目前选择此法治疗逐渐减少，因开窗或摘除方法不仅效果好，手术也不困难。

4. 囊肿切除术 带蒂的囊肿可行囊肿切除术。即使非带蒂的巨大肝囊肿，也并非一定要做肝叶切除。当吸尽排空囊内液体后，囊肿立即缩小，手术操作空间大，且囊肿壁与肝组织间有明确界线易于剥除，并不多见大的胆管和血管穿入囊内。囊肿切除手术一般并不困难，预后良好。多发性肝囊肿仅限于处理引起症状的大囊肿，可按单纯囊肿处理。

（余 洁）

第三节 肝脏良性肿瘤及瘤样病变

肝脏良性肿瘤在肝脏肿瘤中较为少见，其发病率占肝脏肿瘤的 5% ～ 10%。近年来，随着超声、CT 等影像学诊断技术的发展，肝脏良性肿瘤的检出率已明显提高。大部分肝脏良性肿瘤不引起明显临床症状及肝脏化验指标异常，其诊断往往有赖于超声、CT、MRI 等影像学方法。肝组织穿刺活检、针吸细胞学作为确诊的金标准，应注意其应用的适应证和禁忌证。肝脏良性肿瘤的治疗包括保守观察、病灶切除及肝叶（段）切除等。因此，应根据不同类型肝脏良性肿瘤的自然病程及患者自身特点制订恰当的临床治疗方案。

肝脏良性肿瘤可来自肝脏本身的各种细胞以及胚胎发育过程中异位于肝内的肌肉、骨髓和软骨等。根据良性肿瘤的来源将其分类，见表 7 - 1。

表 7 - 1　肝脏良性肿瘤分类

组织来源	肿瘤名称
上皮性	肝细胞腺瘤、胆管腺瘤、混合腺瘤、局灶性结节性增生
间质性	海绵状血管瘤、肝脂肪瘤、髓质脂肪瘤、血管肌脂瘤、平滑肌瘤、纤维瘤、婴幼儿血管内皮细胞瘤、毛细血管瘤、良性间皮瘤
上皮/间质性	间质错构瘤、良性畸胎瘤
其他	肾上腺残余瘤（Grawits 瘤）、炎性假瘤

一、肝血管瘤

肝脏良性肿瘤中，以肝血管瘤最为常见，约占总数的 85%，尸检或 B 超的检出率为 0.4% ～ 20%。本病可发生于任何年龄，但成人中以 30 ～ 70 岁多见，平均年龄 47 岁，男女发病比例为 1∶3。有文献报道肝血管瘤在青年女性更易发生，且妊娠或口服避孕药可以促使血管瘤短期内迅速增大，但相关机制尚未阐明，血管瘤是否为激素依赖也尚未确定。

肝血管瘤可分为较小的毛细血管瘤和较大的海绵状血管瘤等，以前者更为常见，但临床意义不大。有文献报道海绵状血管瘤可与肝局灶结节性增生并存，同时部分患者特别是儿童可并发皮肤或其他内脏器官血管瘤。

大多数病例瘤体生长缓慢，症状轻微，迄今尚无肝血管瘤恶变的报道。

（一）病因

肝海绵状血管瘤的确切发病原因尚未明确，有以下几种学说。

1. 发育异常学说 该学说认为血管瘤的形成是由于在胚胎发育过程中血管发育异常，引起瘤样增生所致，而这种异常往往在出生或出生不久即可发现。

2. 其他学说 肝组织局部坏死后血管扩张形成空泡状，其周围血管充血、扩张；肝内区域性血循环停滞，致使血管形成海绵状扩张；肝内出血后，血肿机化、血管再通形成血管扩张。毛细血管组织感染后变形，导致毛细血管扩张。

（二）病理改变

肝海绵状血管瘤通常表现为边界清楚的局灶性包块，多数单发，以肝右叶居多，也有少数为多发，可占据整个肝脏，称为肝血管瘤病。瘤体小者直径仅为数毫米，大者可达 20cm 以上。肉眼观察可见海绵状肝血管瘤呈紫红色或蓝紫色，境界清楚，表面光滑或呈不规则分叶状，切面呈蜂窝状，内充满血液，可压缩，状如海绵。显微镜下可见大小不等的囊状血窦，内衬单层内皮细胞，血窦内满布红细胞，有时有血栓形成。血窦之间为纤维组织所分隔，偶见有被压缩细胞索，大的纤维隔内有血管和小胆管，纤维隔和管腔可有钙化或静脉石。

毛细血管瘤特点为血管腔狭窄、毛细血管增生、间隔纤维组织丰富。

（三）临床表现

血管瘤较小时（直径 <4cm）患者常无症状，多因其他原因行影像学检查或手术时发现。直径大于 4cm 者 40% 有症状，超过 10cm 者 90% 以上有症状。上腹不适及胀痛最为常见，肿瘤压迫邻近脏器还可导致腹胀、厌食、恶心、呕吐、黄疸等。偶有巨大血管瘤因外伤、活检或自发破裂导致瘤内、腹腔出血，出现急性腹痛、休克等表现。血栓形成或肝包膜有炎症反应时，腹痛剧烈，可伴有发热和肝功能异常。个别病例尚可并发血小板减少症或低纤维蛋白原血症，即 Kasabach-Merritt 综合征。此与巨大血管瘤血管内凝血或纤溶亢进消耗了大量的凝血因子有关，为肝血管瘤的罕见并发症，多见于儿童。体检时，较大血管瘤可触及随呼吸运动的腹部肿块，与肝脏关系密切，肿瘤表面光滑，除有纤维化、钙化或血栓形成者外，肝血管瘤从质地和硬度上难以与正常肝脏组织区分，仅在瘤体增大到一定程度才有囊性感和可压缩性。可有轻压痛，偶尔能听到血管杂音。

（四）辅助检查

1. 实验室检查　多数患者实验室检查结果正常，少数巨大海绵状血管瘤患者可出现贫血、白细胞和血小板计数以及纤维蛋白原减少。绝大多数患者相关肿瘤标志物（AFP）无异常升高。

2. 影像学检查

（1）超声：超声作为一种无创、便捷的检查方法，能够检出直径大于 2cm 的肝血管瘤。多数小血管瘤由于血窦腔小壁厚，反射界面多，故呈高回声，边界清晰，内部回声较均匀。呈低回声者多有网状结构，以类圆形多见，也可有不规则形，边界清晰。病灶对周围肝实质及血管无明显压迫表现，多普勒彩超通常无血流信号。大血管瘤切面可呈分叶状，内部回声仍以增强为主，也可呈管网状，或出现不规则的结节状或条块状的低回声区，有时还可出现钙化高回声及后方声影，是血管腔内血栓形成、机化或钙化所致。

（2）CT：肝血管瘤的 CT 表现有一定特征性，平扫时为低密度占位，界限清晰，可呈分叶状，约 10% 的患者可见到继发于纤维化或血栓形成后的钙化影。增强后早期即在病变周围出现环形或斑片状高密度区，延迟期造影剂呈向心性弥散。但对于较小的病变有时仍难以与多血供的肝转移癌相区分。

（3）MRI：有文献报道 MRI 诊断肝血管瘤的敏感性和特异性分别为 73%～100%、83%～97%。检查时 T_1 加权像呈低信号，稍大的血管瘤信号可略有不均，T_2 加权像呈高信号，且强度均匀，边缘清晰，与周围肝脏反差明显，即所谓"灯泡征"。这是血管瘤在 MRI 的特异性表现，极具诊断价值，小至 1cm 的病灶，仍能准确检出。MRI 动态扫描的增强模式同 CT。血管瘤内血栓、机化灶在 T_1 加权像和 T_2 加权像时均为更低信号。

（4）选择性血管造影：血管造影曾被公认为诊断肝血管瘤最敏感、可靠的方法。其典型表现为造影剂进入瘤体较快，显影早而弥散慢，清除时间长，即所谓"快进慢出"；根据瘤体大小，可表现为棉团状、雪片状。但由于检查本身为有创性，仅在必要时用于术前了解血管瘤与肝脏血管的解剖关系，不应列为常规检查项目。

（5）发射型计算机断层扫描（ECT）：放射性核素标记红细胞肝扫描对诊断血管瘤也有高度特异性，典型表现为早期有充盈缺损，延迟 30～50 分钟后呈向心性充填。但该项检查难以检出直径 <2cm 的肿瘤。

（五）诊断

肝血管瘤缺乏特异性临床表现，大多数情况下实验室检查也无明显异常，故其诊断有赖于影像学检查。在上述几种影像学检查方法中，应将 B 超列为首选，为避免误诊、漏诊，对于初诊患者还应行 CT 或 MRI 检查，必要时可加做 ECT 检查。如两项或两项以上检查均符合血管瘤特征，方可确诊。由于穿刺活检或针吸细胞学检查可引起大出血，故应视为禁忌。

（六）鉴别诊断

肝血管瘤主要与肝癌及其他肝脏占位性病变鉴别。特别是原发性肝癌，在我国发病率很高，故对于肝脏占位性病变，应综合考虑患者病史、体检及辅助检查结果，以尽量明确病变性质，及时选择合适的治疗。

1. 原发性肝癌及转移性肝癌　前者多有慢性乙肝、肝硬化病史，早期症状可不明显，疾病进展可有厌食、恶心、肝区疼痛、肿块、消瘦、黄疸等表现。化验可有肝功能异常，AFP 持续增高等。CT 平扫为低密度灶，边界不清，增强扫描病灶不均匀强化，可有出血、坏死，造影剂排除较快。后者多为多发，以原发灶表现为主。

2. 非寄生虫性肝囊肿　B 超表现为边界光滑的低回声区，CT 平扫为低密度灶，增强扫描不强化。应注意少数多囊肝有时可与海绵状血管瘤混淆。多囊肝半数以上并发有多囊肾，病变大多满布肝脏，可有家族病史。

3. 细菌性肝脓肿　通常继发于某种感染性疾病，起病较急，主要表现为寒战、高热、肝区疼痛和肝大。严重时可并发胆管梗阻、腹膜炎等，B 超有助确诊。

4. 肝棘球蚴病　有牧区生活史及羊、犬接触史，肝棘球蚴内皮试验阳性，血嗜酸性粒细胞增高。

（七）治疗

大多数肝血管瘤为良性，较少引起临床症状，自身发展缓慢，目前尚未有恶变病例报道。其主要并发症包括破裂出血（外伤性、自发性）及由于瘤体压迫导致布加综合征，均少见。故目前大多数学者均主张应慎重选择对肝血管瘤进行外科治疗。有学者提出肝血管瘤的手术切除原则：①直径≤6cm 者不处理，定期随访。② 6cm＜直径＜10cm，伴有明显症状者或患者精神负担重，或并发其他上腹部良性疾病（如胆囊结石等）需手术者选择手术切除。③直径≥10cm 主张手术切除。④随访中发现瘤体进行性增大者。⑤与 AFP 阴性的肝癌不易鉴别者应手术探查、切除。⑥并发 Kasabach-Merritt 综合征可短期采用血制品（如血小板、纤维蛋白原、新鲜血浆）纠正凝血功能后手术切除。

1. 手术切除　手术切除是目前公认的治疗肝血管瘤最有效、最彻底的治疗方法。其基本原则为：①完整去除病灶，避免血管瘤组织残留。②最大限度保留正常肝组织。③避免损伤重要血管、胆管。手术切除方法包括摘除术和切除术。Gedaly 等比较摘除术与切除术两种方法，发现前者腹腔内并发症少，因此结合瘤体位置、大小及自身医疗条件，应尽量选择摘除术。

摘除术的方法是沿血管瘤假包膜与正常肝组织之间的间隙进行剥离，或沿瘤体周边 0.5～1cm 切除正常肝组织，可达到出血少、彻底切除瘤体的目的，通常用于浅表部位的肿瘤。若瘤体巨大且与肝内血管关系密切，则最好选择规则性肝切除术，以减少手术出血和术后并发症。对于多发性血管瘤可根据肿瘤大小、部位采用摘除术或肝叶（段）切除联合摘除术，尽量保留较多正常肝组织。如肿瘤部位较深，可利用术中 B 超行血管瘤摘除术。

无论选择何种手术方式，手术的要点均在于如何有效地控制术中出血。因此，在手术过程中，应注意以下几点：①充分显露，切口一般选择以病侧为主的肋缘下"人"字形切口，应用上腹悬吊式拉钩充分显露肝脏。②充分游离，根据需要离断肝周韧带，同时注意探查时手法轻柔。③对于占据半肝或超过半肝的肿瘤应逐一解剖肝门结构，控制与阻断病侧肝动脉、肝门静脉，以及其他可能存在的侧支血管。④充分有效地压缩瘤体和排出瘤体内的血液可使切除困难的肿瘤得以有效显露并成功切除。

近年来因腹腔镜技术发展迅速，国际、国内已有较多腹腔镜肝血管瘤切除的报道。腹腔镜手术具有创伤小、术中易于观察各器官解剖关系、患者术后恢复快等优点，但应用于肝血管瘤切除时，除费用因素外，由于无法直接压迫止血，增加了手术难度及风险，同时其术后复发率有待进一步观察。

2. 血管瘤捆扎术　血管瘤捆扎术操作简便，手术创伤小，术后近期瘤体多有明显缩小，但远期复发率高。有文献报道其 3 年复发率可达 40%。随着外科技术的提高，绝大多数血管瘤已可以完整切除，故此方法目前已很少单独应用，而主要用于多发血管瘤在主瘤切除后，处理其他残留小血管瘤。

3. 肝动脉结扎术　肝动脉结扎术同样具有创伤小、操作简便等优点，治疗后短期内瘤体可变软、缩小，但由于侧支循环的存在，多数病例疗效难以维持。目前多用于配合巨大血管瘤切除、缩小瘤体以增加显露空间，而很少单独用于血管瘤的治疗。

4. 微波固化术或射频治疗　微波固化术可使瘤体缩小，20 世纪 90 年代应用较多。但对于较大的肝血管瘤，微波治疗难以将瘤体完全固化，术后复发率较高，目前临床上已很少单独应用。射频治疗对于较小的瘤体有一定效果，但对较大肿瘤则疗效差，临床上开展不多。B 超引导下穿刺微波固化或射频治疗血管瘤应非常慎重。有学者认为对于纤维组织少、瘤壁菲薄的病灶，穿刺易引发不可控制的出血，应视为微波固化或射频治疗的禁忌。

5. 肝动脉栓塞　近年来相关报道较多，目前通过组织病理学研究认为肝血管瘤是肝内的先天血管畸形，血供完全来自肝动脉，一般无动静脉分流。这为肝动脉栓塞治疗肝海绵状血管瘤提供了理论依据。栓塞药停留并填充在这些血窦及扩张的末梢血管中，使瘤体发生机化、纤维化，进而逐渐缩小，不再发生破裂出血，临床症状缓解消失。相当一部分肝血管瘤患者的瘤体有较明显的缩小，但对大肝海绵状血管瘤的疗效尚需要进一步观察，尚无法替代手术治疗。

另外，有学者认为，血管栓塞药可使伴行肝动脉的胆管营养血管形成血栓，引起胆管慢性缺血而纤维化。反复单纯肝动脉栓塞可诱发硬化性胆管炎、肝门部胆管狭窄、门静脉高压、肝脓肿等严重并发症，治疗难度大，周期长，预后不良。广泛的肝动脉栓塞对胆管的损伤远大于有双重血供的肝细胞，而且肝动脉栓塞术后肿瘤周围水肿粘连，增加手术风险。目前外科手术切除技术已比较成熟，绝大多数病例的瘤体可完整、安全地切除，因此选择肝动脉栓塞治疗肝海绵状血管瘤应非常慎重。

对于多发肝血管瘤及巨大肝血管瘤手术无法切除者，如临床症状明显，肝功能受损严重，可行原位肝移植手术。

肝血管瘤的治疗方法还包括电化学治疗、超声引导下经皮穿刺瘤内硬化剂注射术、放射治疗等，文献也有相关报道，但疗效大多不甚理想，临床较少开展。

（八）预后

本病为良性疾病，无恶变倾向，发展缓慢，一般预后良好。但由于某种原因（如妊娠、剧烈运动等）可促使瘤体迅速增大，或因外伤、查体、分娩等导致肿瘤破裂，病情凶险，威胁生命。部分带蒂肿瘤可因底部较长发生蒂扭转，从而引起肿瘤坏死、疼痛等。

临床上倾向于对已确诊的较大儿童肝血管瘤尽早治疗，其目的在于消除潜在致死性并发症的发生。但 Kristidis 等提出某些小的肝毛细血管瘤在患儿 5 岁后可自行消失。

二、肝腺瘤

肝腺瘤是少见的肝脏良性肿瘤，病理上可分为肝细胞腺瘤、胆管细胞腺瘤（包括胆管腺瘤、囊腺瘤）和混合腺瘤。约占肝脏所有肿瘤的 0.6%，占肝脏良性肿瘤的 10%。多见于 20 ～ 40 岁女性，Nagorney 在 1995 年报道的男女发病比例为 1：11。

（一）病因

肝腺瘤的发病原因尚不清楚，有人将肝腺瘤分为先天性与后天性两类，前者多见于婴幼儿。据文献统计 20 世纪 60 年代口服避孕药出现之前，肝腺瘤很罕见。但以后有关肝腺瘤的报道逐渐增多，究其原因可能与避孕药的使用增加有关。有学者指出避孕药（羟炔诺酮、异炔诺酮）及其同类药物可促使肝细胞坏死、增生从而发展为腺瘤。Meissner（1998）报道在口服避孕药的肝细胞腺瘤患者，肿瘤更易发生迅速增长、坏死及破裂。同时也有文献报道若停用避孕药，腺瘤体积即有所缩小。可见口服避孕药与肝腺瘤的发生、发展有着密切关系。此外，也有学者提出肝腺瘤的发生与继发于肝硬化或其他损伤，如梅毒、感染、静脉充血等所致的代偿性肝细胞结节增生有关。近年还发现糖原贮积病（Ⅰ型与Ⅳ型）、

Fanconi 贫血、Hurler 病、重症联合免疫缺陷病（SCID）、糖尿病、半乳糖血症和皮质激素、达那唑、卡马西平等代谢性疾病及药物导致广泛肝损害和血管扩张引起肝细胞腺瘤的发生。

（二）病理

肝细胞腺瘤常为单个、圆球形、与周围组织分界清楚，几乎都有包膜。镜检见肿瘤主要由正常肝细胞组成，但排列紊乱，失去正常小叶结构，内可见毛细血管，通常不存在小胆管。偶见不典型肝细胞和核分裂象，此时难以与分化良好的肝细胞肝癌区分。

胆管腺瘤罕见，常为单发，直径多小于1cm，偶有大于2cm，多位于肝包膜下。镜下可见肿瘤由小胆管样的腺瘤样细胞组成，边界清楚，无包膜。瘤细胞呈立方形或柱状，大小一致，胞质丰富，核较深染，核分裂象罕见。

胆管囊腺瘤发生于肝内，呈多房性，内含澄清液体或黏液。多见于肝右叶，边界清楚。囊壁衬附柱状上皮。胞质呈细颗粒状、淡染，胞核大小、形状规整，位于细胞中央。

混合腺瘤是肝腺瘤和胆管腺瘤同时存在于一体的肿瘤。一般多见于儿童，发展较快。

（三）临床表现

本病属良性肿瘤，生长缓慢，病程长，多见于口服避孕药的育龄期妇女，疾病早期可无任何症状（5%～10%），临床表现取决于肿瘤生长速度、部位及有无并发症。

1. 腹块　25%～35%的患者可以摸到上腹包块为主要表现，多不伴其他不适症状。当肿块体积较大压迫周围脏器时，可出现上腹饱胀不适、恶心、隐痛等。查体时可触及肿块与肝脏关系密切，质地与正常肝组织相近，表面光滑。如为囊腺瘤，可有囊性感。

2. 急性腹痛　占20%～25%。瘤内出血（通常肿瘤直径>4cm）时可表现为急性右上腹痛，伴发热，偶见黄疸、寒战，右上腹压痛、肌紧张，临床上易误诊为急性胆囊炎；肿瘤破裂引起腹腔内出血时可出现右上腹剧痛、心慌、冷汗，查体可见腹膜刺激征。严重时还可发生休克，病情危急。大多数以急腹症为表现的肝腺瘤患者均有口服避孕药史。

（四）辅助检查

肝腺瘤在B超上表现为边界清楚的占位性病变，回声依周围肝组织不同而不同。CT表现为稍低或低密度，动态增强扫描见动脉期和肝门静脉期均轻度强化，并可见假包膜。部分伴有糖原贮积病患者肿瘤可表现为高密度；肝腺瘤在MRI表现为T_1WI和T_2WI上以高信号为主的混杂信号，脂肪抑制后T_1WI上的高信号无变化，绝大多数有假包膜，且在肝门静脉期或延迟期出现轻度强化。

实验室检查在疾病初期可不出现明显异常，但由于瘤体出血、坏死及压迫周围胆管影响胆汁引流可出现肝功能异常、胆红素增高等。对于未发生恶变的患者，血清甲胎蛋白水平应在正常范围之内。

（五）诊断

发现右上腹肿块，增长缓慢，平时无症状或症状轻微，全身情况较好。体检时肿块表面光滑，质韧，无压痛，随呼吸上下活动，应考虑本病可能。如出现急性腹痛症状，应警惕腺瘤破裂出血可能。对于生育年龄女性，既往有长期口服避孕药史，可作为诊断本病的重要参考。

各种影像学检查手段均有助于明确诊断，但均缺乏特异性征象。经皮细针肝穿刺活检因受术者和病理医师经验所限，其准确率不能达到100%，同时还存在腹腔出血的风险。因此，应将辅助检查结果与临床资料相结合以期做出正确的诊断。

（六）鉴别诊断

肝腺瘤易误诊为肝癌，特别是与低度恶性的肝癌，即便肉眼观察也难以鉴别。因此，对有怀疑者应做多处切片，反复仔细镜检。肝局灶结节性增生在临床上也易与肝腺瘤混淆。相比较而言，肝腺瘤引起相关临床症状及化验指标异常更为常见。在影像学上局灶结节性增生在B超可显示血流增强，从中心动脉放射向周围的血管，病理肉眼可见中心星状瘢痕。

（七）治疗

肝腺瘤可发生破裂出血等并发症，有报道其病死率可达90%。此外，更重要的是肝腺瘤有癌变风险。Foster 等于 1994 年报道了 39 例肝细胞腺瘤未切除患者，随访 30 年结果有 5 例发展为肝癌，恶变率约为 10%。另有文献指出恶变均发生在直径 >4cm 的肝腺瘤，且男性患者居多。根据以上原因，多数学者支持对于肝腺瘤，特别是瘤体较大、生长迅速难以与肝癌鉴别者，无论症状是否明显一旦拟诊即应争取尽早手术治疗。同时也有学者认为对于有口服避孕药史、肿瘤较小的患者，也可先停服口服避孕药，观察肿瘤是否缩小。对于因肝细胞腺瘤破裂所致腹腔内出血，可根据患者病情选择不同治疗方式。Croes 报道的 8 例治疗经验中，4 例经非手术治疗分别于 2～4 个月后行肝叶或肿瘤切除术。另外 4 例行急诊腹腔镜探查术，其中 3 例行纱布压迫止血获得成功，并于 3 个月后行肝部分切除术；另 1 例行急诊肝部分切除术。

肝腺瘤手术方式包括如下几种类型：

1. 肝叶切除术　肿瘤侵犯一叶肝或半肝，可行局部、肝叶或半肝切除。由于多数肿瘤有包膜，可沿包膜切除肿瘤，疗效满意。对于多发性肝腺瘤，可将大的主瘤切除，余下的小瘤逐一切除，疗效亦满意。

2. 囊内剜除术　此法适用于肝门处靠近大血管和胆管的肿瘤。但由于部分肝腺瘤即便术中肉眼观察也难以与肝癌区分，故一般仍以完整切除为宜。

3. 肝动脉结扎或栓塞术　部分肿瘤位于第一、第二、第三肝门，由于位置深在或紧邻大血管、胆管，局部切除困难，或瘤体与邻近脏器紧密粘连难以分开时，可结扎肝左、右动脉，也可在肝动脉结扎同时用吸收性海绵等行肝动脉栓塞。此法对于控制肿瘤生长及防止腺瘤破裂具有一定作用。

（八）预后

肝腺瘤在手术切除后，一般预后良好，但也有报道肝腺瘤术后复发或恶变者。故为预防此种情况发生，应争取将肿瘤完整切除，包括部分正常肝组织。此外，对于有口服避孕药者，应立即停用。

三、肝脏局灶性结节性增生

肝脏局灶性结节性增生（FNH）最早由 Edmondson 于 1958 年提出的，是一种少见的肝脏良性病变，Craig 在 1989 年报道其发病率约占全部肝脏原发肿瘤的 8%，占肝脏良性肿瘤的 25%，仅次于肝血管瘤。有学者统计该病在人群中的发病率为 0.9%～3.0%。FNH 可发生于任何年龄，但高峰期在 30～50 岁，以女性患者居多，男女发病比例约为 1∶8。

Mathieu 等曾报道 23% 的 FNH 可并发有肝血管瘤，相比之下，FNH 并发有肝腺瘤的情况则较为少见。目前关于 FNH 与肝脏纤维板层细胞瘤的关系尚存在争议，有学者坚持认为后者为 FNH 的恶性表现，但至今尚未有 FNH 恶变的报道。

（一）病因

迄今为止，FNH 的发病原因尚未阐明。多年来一直认为 FNH 的发生与激素有关，特别是口服避孕药，Reddy 等统计 216 例女性患者中，近 85% 曾服用过口服避孕药。但近来也有文献报道，FNH 不仅出现于任何年龄段和性别，也可出现于不服用避孕药的女性。Didier 分析 1989—1998 年收治的 216 例女性患者得出结论，无论 FNH 病灶大小、数量以及变化情况都与口服避孕药无关，且妊娠对 FNH 的发生、进展不存在影响。另外，FNH 的发生与炎症、创伤或先天因素引起的血管畸形有关。由于血管畸形，肝脏局部血供减少，刺激肝实质增生，发生"再生性变性"而致 FNH。Shimamatsu 通过实验发现肝脏在持续性缺血一段时间后会出现胆管增生。此外，有学者曾在 FNH 病灶处的肝实质内发现玻连蛋白，这种物质恰可反映局部血管功能障碍。

（二）病理

大体观察 FNH 为一实性孤立结节，常位于肝包膜下，偶可带蒂，无包膜，边界清晰，据统计直径 <5cm 者占 84%，>10cm 者占 3.2%。病灶切面呈黄褐色或黄棕色，在大约 50% 的病例中，病灶中央可见特征性的星状瘢痕组织，伴纤维间隔自中央向四周放射，将结节分隔成大小不等的小叶，内无坏死。组织病理学可见病灶由增生的肝细胞组成，被纤维间隔分开，排列呈条索状，其间有血窦及肝巨噬细胞。星形瘢痕及纤维间隔内可见增生的血管、胆管及大量淋巴细胞、白细胞浸润，但无中央静脉。结节内无正常肝小叶结构，动、静脉管壁增厚，可使管腔偏心或完全闭锁。电镜下可见增生的肝细胞与正常肝细胞基本相同，唯一区别在于细胞间隙增大，微绒毛不规则伸入扩大的间隙。

（三）临床表现及诊断

本病患者中约 75% 无临床症状。当结节生长较大时，可有右上腹不适、疼痛、恶心及食欲下降等症状。FNH 很少出现破裂、出血等并发症。

在影像学方面，B 超、CT、MR 及肝动脉造影等手段均可为诊断提供帮助。

B 超作为一种简便、无创性检查，通常作为首选。但 FNH 中央星状瘢痕组织在 B 超的检出率仅为20%，彩色多普勒超声具有特征性表现，即中央粗大的供养动脉并向四周呈星状放射时，对诊断有一定帮助。

CT 平扫多呈等密度或略低密度肿块，境界清楚，典型者可见中心低密度区。较为理想的 CT 扫描是动脉、肝门静脉双期螺旋 CT 扫描。动态扫描主要表现为造影剂灌注后病灶呈均质性早期填充，即一过性高密度；肝门静脉和延迟扫描时病灶密度迅速下降，表现为等密度，但有时中央瘢痕相对密度较高。在 65% 大 FNH（≥3cm）和 35% 小 FNH（≤3cm）可看到典型的中央星形瘢痕。

MRI 扫描 T_1、T_2 加权像均为等信号的团块状病灶，而中央瘢痕在 T_1WI 上表现为低信号，在 T_2WI 上为高信号，且 MRI 显示中央瘢痕的敏感度可达 49%～100%。近年来，新型造影剂的应用，可大大提高 MRI 在 FNH 诊断中的地位。

肝动脉造影的诊断价值也较高，约 1/3 的患者可见到典型图像，即动脉相血管呈辐射状走行，实质相病灶分界清楚，呈放射状排列。

（四）鉴别诊断

FNH 与肝腺瘤在临床及影像学表现均有相似之处，因后者常有破裂出血等并发症，需手术治疗，故应注意两者的鉴别见表 7－2，其中最主要的依据为病理学检查。

表 7－2 FNH 与肝细胞腺瘤鉴别

鉴别项目		FNH	肝细胞腺瘤
发病年龄		儿童至老年	中年居多
肉眼观：包膜		无，边界清楚	有，完整或部分
	中心瘢痕及纤维组织	有	无或极少
	质地	硬	韧，与肝类似
镜检：胆管增生		有	无
	肝巨噬细胞及炎细胞浸润	有	无
	纤维增生	有	无
	糖原	增多明显	大致正常
	出血坏死	无	有

（五）治疗及预后

FNH 为良性病变，生长缓慢，无恶变倾向，并发症罕见，故目前确诊病例一般不需手术治疗，对于结节较大、症状明显者，可考虑予以手术切除。另外，由于本病可能与口服避孕药有关，故有学者提出对有服药史者应停用。

四、肝脏其他良性肿瘤

（一）肝间叶性错构瘤

肝间叶性错构瘤是一种肝脏少见良性肿瘤，常单发于 2 岁以下小儿，约占儿童肝脏肿瘤的 5%。有报道此病与结节性硬化有关。

肝间叶性错构瘤多发于肝右叶，大体观察常表现为边界清楚的肿块，无包膜，切面呈囊性，其内充填浆液或黏液，并可见少量残余肝组织。镜下观察病灶处间质水肿，内含囊肿、胆管及肝细胞；但也有非囊性、实性的报道。Craig 等于 1989 年认为肝间叶性错构瘤这种典型囊性结构与胆管扩张或间质大量积液有关。

大部分患者肝功能不受影响，但瘤体较大时可因压迫肝门静脉及胆管导致相关化验异常。B 超可显示肝间叶性错构瘤特征性的囊性改变，CT、MRI 对诊断也有帮助。

本病为良性病变，无恶变倾向，当肿瘤较大、症状明显时，应行病灶切除或肝切除术。

（二）肝脏巨大再生结节

肝脏巨大再生结节为单发或多发的圆形或椭圆形结节，多发者数量很少超过 10 个，边界清楚，有致密的纤维组织包绕。镜下观察可见病灶由正常肝细胞结构组成，内可见正常汇管区结构，此点是与肝癌、肝腺瘤鉴别的重要依据。根据组织细胞有无异型性可将本病分为 I（无）、Ⅱ（有）两型。此病多发生于既往有急、慢性肝损害的患者，有报道在慢性肝病患者中，此病发病率达 14%。肝脏巨大再生结节 Ⅱ 型与肝细胞肝癌之间存在明显的相关性。Hytiroglou 等回顾 155 例成人肝硬化做肝移植的肝切除标本，发现两者间有明显的关联。另有研究发现，有些微小肝癌的背景即为肝脏巨大再生结节，说明肝癌可能发生在本病的基础之上。

本病无特异临床表现，有时可在慢性肝病患者的随访过程中偶然发现。单纯影像检查通常难以确诊，MRI 对本病的诊断有较大帮助，T_1 加权像多呈高信号，T_2 加权像则多呈低信号，但与小肝癌有重叠，确诊仍依靠组织学检查。在无癌变的病例，AFP 通常不高。

对于肝脏巨大再生结节患者应密切随访，有癌变倾向者应积极处理，酌情可行局部乙醇注射、手术切除或肝移植等方法治疗。

（三）肝脏结节性再生性增生

本病较为罕见，常因其他疾病行剖腹探查时偶然发现。尸检发现率约为 3%。肝脏结节性再生性增生病因不明，但 Wauless 曾提出其与肝门静脉阻塞有关。病变常以苍白色结节满布肝脏，偶尔可局限于某叶内，此时更易与肝脏其他良性肿瘤或肝癌相混淆。组织学表现为肝门静脉系统周围灶状增生，不伴纤维化。

本病较少引起临床症状，但有报道 50% 的患者可出现门静脉高压，故对于有门静脉高压表现并排除肝纤维化可能者，应考虑到本病可能。另有文献显示在许多慢性系统性疾病（如类风湿、Felty 综合征、亚急性心内膜炎、多发性骨髓瘤、骨髓纤维化、真性红细胞增多症、糖尿病）患者中，本病发病率较高。

B 超检查可见病变为不均质回声，在 CT 则为低密度。因肝内结节病灶可摄取硫化锝，故核医学检查有助于与其他肝脏占位性病变相鉴别。确诊则需病理。

对于大多数无症状患者，本病无须治疗。但个别病例可导致肝功能受损，甚至肝衰竭，应根据具体情况采取肝切除术乃至肝脏移植。

（四）肝脂肪瘤

肝脂肪瘤少见，通常在行影像学检查或尸检时偶然发现。Ishak 于 1995 年报道此类疾病包括单纯脂肪瘤、髓脂肪瘤（含造血组织）、血管脂肪瘤（含厚壁血管结构）及血管平滑肌脂肪瘤（含平滑肌成分）。脂肪瘤在 CT 上通常为边界清晰的低密度区，其密度在肝脏各类肿瘤中是最低的。除个别含有血管瘤或腺瘤成分的肿瘤外，大多数病灶增强扫描无明显强化。由于内含大量脂肪组织，肿瘤在 MRI T_1、T_2 加权像上均呈现高信号，其强度与皮下脂肪或腹膜后脂肪相当，此点可与肝脏其他良、恶性肿瘤相鉴别。

肝脂肪瘤需与肝假性脂肪瘤相鉴别。后者是一种脂肪瘤样病变，有完整较厚纤维包膜，位于肝脏表面，其形成可能是盲肠、阑尾系膜粘连于肝脏表面的结果，故多数患者有腹腔手术史。CT 扫描可见病灶中心钙化。

本病治疗以手术切除为主，对确诊的较小脂肪瘤可暂时观察，如有明显增大，可行手术治疗。目前尚未有肝脂肪瘤恶变的报道，预后良好。

（五）肝脏炎性假瘤

本病发病率低，多发生于肺部，肝脏少见。其病因可能与感染和免疫反应导致静脉狭窄、闭塞有关。炎性假瘤的基本病理特征是炎性增生性肿块，即由纤维基质和浆细胞为主的各种慢性炎性细胞浸润所形成的局灶性病变，体积可以从直径数厘米大至占据整个肝叶。患者可有发热、上腹部不适、白细胞增多等表现，少部分患者可有 AFP 升高。本病无论临床、影像学表现抑或肉眼观察常难以与肝脏恶性肿瘤鉴别，故诊断依赖组织病理。

肝脏炎性假瘤发展缓慢，症状较轻，预后多数良好。在病例诊断明确的前提下，多数推荐以内科治疗为主。对未行手术或难以手术的患者，有文献报道可采用激素治疗。手术切除既可获得明确病理诊断，又可避免延误病情，同时疗效满意。

（六）肝纤维性肿瘤

肝纤维性肿瘤是一种罕见的肝内巨大结节性肿瘤，包括纤维瘤、孤立性纤维间皮瘤、卵巢外纤维型卵泡膜瘤等，多发于老年人。肿瘤切面呈编织状，中央可有坏死或囊性变。镜下可呈致密的纤维组织，或呈大量梭形纤维组织束状排列，可见核分裂象。肿瘤与正常肝组织分界清楚，体积很大，CT 表现为边界清晰、密度均一的肿块。手术切除后不复发。

（七）肝其他良性肿瘤

肝脏最常见的良性肿瘤为肝血管瘤、肝脏局灶结节性增生及肝腺瘤。其他诸如肾上腺或胰腺残余瘤、黏液瘤、施万细胞瘤、淋巴管瘤、平滑肌瘤、间皮瘤及错构瘤等在临床均较为罕见。在诊断困难时，应考虑到上述疾病的可能，特别应注意与肝脏恶性肿瘤的鉴别。

五、肝脏良性肿瘤的手术治疗

上述大多数肝脏良性肿瘤仍需要以手术治疗为主，下面就肝脏良性肿瘤的手术治疗进行总结性讨论。

目前公认的世界首例肝脏切除手术是由德国外科医师 Langenbuch 于 1888 年完成的。随后，Tiffany、Luke 和 Keen 等相继于 1890 年、1891 年及 1899 年成功完成了肝脏切除手术。至此以来，肝脏外科已经历了百余年的发展历程。然而，由于肝脏解剖结构复杂、血供丰富，术中出血难以控制，术后并发症多，手术死亡率高，一直制约着肝脏外科的发展。

1951 年，瑞士的 Hjortsjo 首次建立了肝脏管道铸型腐蚀标本和胆管造影的研究方法，经过 10 例观察提出肝动脉和肝胆管呈节段性分布，并将肝脏分成内、外、后、前、尾 5 段。1957 年，Couinaud 根据肝静脉的分布，提出了具有里程碑式意义的肝脏八段解剖分段法。肝脏解剖学的研究，反过来亦促进了肝脏外科的发展。20 世纪 50 年代中期时，Goldsmith 和 Woodburne 强调肝叶切除术应严格遵循肝脏内部的解剖，因而提出规则性肝叶切除术的概念。Quattlebaum 于 1952 年对一位肝血管瘤患者成功施行了肝右叶切除手术，并于 20 世纪 50 年代末期提出广泛肝切除手术的要素，包括充分显露、入肝血管结扎、完全游离肝脏、钝性分离肝实质。这些观点至今在肝脏手术中仍然不失其重要性。与此同时，输血技术的应用、麻醉技术的改进及抗生素的问世等，都大大促进了肝脏外科的发展。1980 年，Starzl 发明了扩大的肝右叶切除术，其术式至今仍为常用方法。Hugeut 用肝血管阻断方法进行肝左叶扩大切除术，在肝血管阻断下，可以在无血的情况下沿肝右静脉向远端分离，手术结束时，可以清楚地看到肝右静脉走行在肝断面上。自 20 世纪末期以来，随着肝移植技术的发展，国内外学者对体外静脉—静脉血液转流、肝脏缺血耐受时限、肝脏低温灌注和离体肝脏体外保存等方面进行了深入研究，体外肝脏手术的概念逐渐建立起来，从而有效提高了病变肝脏切除的安全性、准确性和根治性。

相对恶性肿瘤而言，肝脏良性肿瘤由于其早期常无症状，故发现时往往瘤体已较大。近年文献报道，肝脏良性肿瘤切除术的手术死亡率为 0～3%，手术并发症发生率为 10.7%～27%。值得注意的是，如肿瘤已致相关并发症，则手术风险将大大增加，如当肝血管瘤发生破裂出血后，手术死亡率高达36.4%。因此，应加强对肝脏良性肿瘤外科治疗的重视，特别是对手术指征的把握、术式的选择、手术技巧和应急处理等问题更应做到心中有数，以提高肝脏良性肿瘤外科治疗水平。

（一）适应证及禁忌证

肝脏良性肿瘤的治疗方法多样，包括随诊观察、介入放射治疗、局部注射药物及手术切除等。其中，手术切除因其能够彻底清除病灶、获得病理组织学诊断等优势，地位不容忽视。另外，相对于恶性肿瘤，肝脏良性肿瘤是肝脏的局部病变，其余肝组织大都正常，患者肝功能也往往正常。因此，局限性的肝良性肿瘤是肝切除的最佳适应证。应该注意到，不同类型的肝脏良性肿瘤，对于手术时机的选择有所不同，应在充分理解肝脏良性肿瘤手术适应证的基础上根据具体情况灵活应用。

1. 肝脏良性肿瘤手术的适应证

（1）不能除外恶性肿瘤可能的肝占位性病变，特别是少数良性肿瘤可伴有 AFP 升高，术前鉴别诊断十分困难，对此类患者手术指征应适当从宽把握。

（2）瘤体巨大或短期内生长迅速，易并发破裂或恶变者。

（3）诊断明确，肿瘤位于肝左外叶或边缘部，伴有较明显的症状。

（4）肿瘤已发生破裂或其他并发症者。

2. 肝脏良性肿瘤手术的禁忌证

（1）无症状的肝脏良性肿瘤，且排除恶变可能。

（2）中央部或Ⅰ、Ⅷ段可明确性质的小肿瘤。

（3）患者一般状况较差，难以耐受手术，或同时并发其他肝脏疾病致肝功能受损，术后肝脏功能难以代偿。

（二）手术方式

临床上最常用的是肿瘤包膜外切除、局部不规则切除及规则性肝叶切除。目前还有微创腹腔镜肝叶切除术和仍有争议的体外肝脏手术。

1. 常规手术切口选择　肝脏切除手术常用的切口包括肋下弧形切口、上腹正中切口、上腹屋顶形切口、上腹"人"字形切口和"鱼钩"形切口。应根据肿物所在部位，同时结合肿物大小、患者体型情况、肋弓角度大小进行选择，以达到良好的暴露和充分的游离，同时适当的切口选择也是减少肝切除手术中出血的重要因素之一。

2. 非规则肝切除的方法　包括肿瘤包膜外切除术、局部不规则切除术等方法在内的切肝方法，可用指捏法、止血钳压碎法、肝钳法、缝合法、止血带法、微波固化法、超声吸引法、刮吸法、水压分离法等。无论使用哪种方法，关键是不能损伤肝门静脉、肝静脉主干。当病变紧靠主要的血管时，可用无损伤血管钳钳夹，先将病灶切除，然后才有足够的空间暴露、检查血管是否受损伤并根据具体情况做出修补或吻合，恢复血管的通畅。

3. 肝血流阻断方法　肝切除手术首要的问题是如何控制术中出血。大量研究表明，术中出血与术后并发症的发生率及病死率呈明显的正相关关系。常用的肝血流阻断方法包括如下几种。

（1）第一肝门血流阻断法（Pringle 法）：用 1 根橡胶管通过小网膜孔绕肝十二指肠韧带两圈后扎紧，以阻断肝动脉和肝门静脉血流，减少切肝时的出血。其特点是无须分离、解剖第一肝门，具有止血确切、简便、安全等优点。除第一、第二和第三肝门区肿瘤外，几乎可用于各类型的肝切除术。但该法最大的缺点是阻断了肝动脉及肝门静脉的入肝血流，为了减少肝脏热缺血损害，肝门阻断应有时间限制。肝叶切除术时暂时阻断血供的 Pringle 手法已应用 100 余年，但阻断血供时限研究绝大多数为动物实验，尤其是肝硬化时阻断时限尚缺乏临床研究。目前的经验认为，对于无肝硬化的患者，持续阻断时间在 30 分钟内是安全的；而对于伴有轻至中度肝硬化的患者，控制在 20 分钟内也是安全的。但对于重度肝硬化的患者，最好不用此方法。

（2）单侧入肝（半肝）血流阻断法：本方法又分为完全性半肝入肝血流阻断和选择性半肝入肝血

流阻断两种。两者区别在于是否分离肝动脉及肝门静脉分支后进行阻断。单侧入肝血流阻断的优点是，保留了健侧肝脏的正常血供，不造成健侧肝损害，尤其是肠系膜血流仍可通过健侧肝脏回流入体循环，不会发生因肝门阻断所造成的肠道内细菌及内毒素移位和肠黏膜损伤，术后肝功能损害轻，患者恢复快。本方法特别适用于并发有肝硬化的患者。然而，单侧入肝血流阻断法需要有熟练的肝门解剖技术，否则易误伤 Glisson 鞘内的管道，造成出血或胆漏。

（3）选择性肝门阻断法：本方法是解剖第一肝门，切肝时阻断肝门静脉主干，患侧肝动脉按需要阻断。本方法不需要解剖位置较深而又紧贴肝实质的肝门静脉分支，操作相对容易。此法阻断了75%的入肝血供，可以有效减少出血；同时又保证了肝动脉的供氧，故常温下阻断时间可明显延长，为切肝提供了足够的时间，适合于对并发有肝硬化的患者行肝段的非解剖性切除。曾有学者报道应用此法阻断长达105分钟仍未见肝损害。

（4）全肝血流阻断法：本方法主要是用来处理位于第一、第二、第三肝门的病变或中央型的肝脏肿瘤及来自肝后下腔静脉和肝静脉的大出血和空气栓塞的问题。对于一些复杂的肝切除手术，切肝前均需做好全肝血流阻断的准备，在肝上、肝下、下腔静脉和第一肝门预置血管吊带备用阻断。尽管时常是"备而不用"，但可以防止术中意外的发生，增加手术的安全性。应该注意到，肝血流阻断虽能有效地减少肝切除术中的出血，但同时也会造成肝缺血和再灌注损伤，而且会对术中机体的血流动力学造成一定影响。

4. 腹腔镜肝叶切除术　1996年，Azagra 等首次进行真正意义上的腹腔镜肝切除术。此后腹腔镜肝切除的报道不断增多。根据欧洲一项多中心87例手术资料分析，腹腔镜肝叶切除治疗肝脏良性肿瘤无手术死亡，并发症发生率为5%，术中输血率为6%，中转或术后开腹手术为10%，其中45%因出血而再次手术探查。术后平均住院时间仅为5天（2～13天）。目前认为腹腔镜下切除肝良性肿瘤是安全可靠的，但仅适用于肝左叶和右前部的肿瘤。尽管有报道称已成功完成腹腔镜下肝Ⅶ、Ⅷ段血管瘤切除术，但笔者认为由于显露困难使手术过程复杂费时、术中出血不容易控制等原因，目前该方法不推荐应用于中央部肿瘤或是巨大肿瘤的肝叶切除。

5. 体外肝脏手术　有学者曾提出对不能采用常规或非常规肝切除方法切除的巨大肝脏良性肿瘤也可考虑施行体外肝脏手术，理由是这样的肝脏储备功能良好，手术的耐受能力强。但肝脏良性肿瘤是否值得冒如此大的手术风险进行体外肝脏手术是争论的焦点。

（三）手术注意事项

考虑到肝脏良性肿瘤的生物学特点，大多数情况下在行肝切除术时通常不用考虑肿瘤复发和所谓"安全切缘"的问题，因此在切除肿瘤的同时应最大限度地保留正常肝脏组织，并尽可能地减少术中失血。在手术过程中，应注意如下问题。

1. 当肝脏占位病变与恶性肿瘤鉴别困难时，常以恶性肿瘤进行手术探查，因而主张施行规则性肝叶切除或有一定"安全切缘"的局部切除。但是，对于中央型和位于Ⅰ、Ⅷ段的5cm以下小肿瘤因位置深，操作时较为困难，手术风险高，仍应选择局部切除，以免患者因较小的良性肿瘤而损失大量肝组织或引发严重手术并发症。

2. 当肿瘤体积巨大时，应注意做好全肝血流阻断的准备。因为绝大多数此类肿瘤直接压迫下腔静脉和第一、第二肝门，由于肿瘤体积大，术中显露困难，肝内血管分布失常，术中较易损伤下腔静脉或肝静脉主干导致大出血。此外，在分离切除紧贴下腔静脉的肿瘤时，常可因肝短静脉处理不当而引发出血，常见原因是肝短静脉结扎线脱落、钳夹止血不当而使下腔静脉损伤。术中一旦出现下腔静脉或肝静脉主干出血，最好立即行全肝血流阻断并修复损伤血管，切不可在慌乱中盲目钳夹，以免造成更为严重的损伤。在注意控制出血的同时，还应注意对于巨大肝脏肿瘤，常已压迫周围胆管，在行半肝或扩大半肝切除时常易损伤肝内或肝外胆管，因此术中除仔细解剖辨认外，探查胆总管并置T形管引流是防止胆管损伤和术后胆漏的重要措施。对已明确发生严重肝胆管损伤者，应努力仔细修复后行T形管引流或改行胆肠 Roux – en – Y 内引流术并在肝下放置较长一段时间的负压引流管。

（余　洁）

第四节　原发性肝癌

　　原发性肝癌是一种常见的恶性肿瘤，为癌症致死的重要原因之一，全球每年发病人数达 120 万人。在世界范围内居男性常见恶性肿瘤第 7 位，居女性恶性肿瘤的第 9 位，在我国列为男性恶性肿瘤的第 3 位，仅次于胃癌、食管癌，女性则居第 4 位。原发性肝癌是非洲撒哈拉一带和东南亚地区最常见的恶性肿瘤之一。近年来，乙型和丙型传染性肝炎在全球的流行导致了亚洲和西方国家肝癌发病率快速升高。我国原发性肝癌的分布特点是：东南沿海高于西北和内陆；东南沿海大河口及近陆岛屿和广西扶绥地区，形成一个狭长明显的肝癌高发带。通常，男性较女性更易罹患原发性肝癌，我国普查资料表明，男女发病比约为 3 ∶ 1。原发性肝癌可发生在任何年龄，但以中壮年为多见。据我国 3 254 例的统计分析，平均患病年龄为 43.7 岁，而非洲班图族人的平均年龄为 37.6 岁，印度为 47.8 岁，新加坡为 50 岁，日本为 56.6 岁，美国为 57 岁，加拿大为 64.5 岁；而在原发性肝癌高发地区主要见于较年轻的人中，如莫桑比克 25～34 岁年龄组的男性肝癌发病率约为英、美同龄组白人的 500 倍。但在 65 岁以上年龄组中，前者发病率仅为后者的 15 倍。我国原发性肝癌的比例远较欧美为高，据卫生部统计，我国每年约 13 万人死于肝癌，占全球肝癌死亡总数的 40%。因此，研究原发性肝癌的病因、诊断和治疗是我国肿瘤工作的一项重要任务。

一、病因

　　原发性肝癌的病因迄今尚不完全清楚，根据临床观察和实验研究，可能与下列因素有关。

　　1. 乙型肝炎病毒（HBV）　一般来说，相关研究已证实肝细胞癌（HCC）的发病率与 HBsAg 携带者的流行率呈正相关关系。由于东南亚和非洲撒哈拉地区 HBsAg 流行率很高（超过 10%），所以这些地区的肝细胞癌发生率也是最高的。但在大部分欧美国家的人群中，肝细胞癌发病率低，其 HBsAg 携带者的流行率也低。用克隆纯化的 HBV - DNA 杂交试验证明，由肝细胞癌建立的肝细胞系，肝细胞癌患者的恶性肝细胞以及长期无症状的 HBsAg 携带者肝细胞的染色体组中都整合进了 HBV - DNA。在非肝细胞癌患者中这种整合现象的存在表明整合不足以发生肝细胞癌。总之，在若干（不同的）人群中 HBV 和肝细胞癌之间的强度、特异性和一致性的关系，HBV 感染先于肝细胞癌发生的明确证据，以及来自实验室研究的生物学可信性，都表明 HBV 感染和肝细胞癌发生之间呈因果关系。

　　2. 黄曲霉素　黄曲霉素是由黄曲霉菌产生的真菌毒素。主要有 4 类：黄曲霉素 B_1、黄曲霉素 B_2、黄曲霉素 G_1 和黄曲霉素 G_2。在动物实验中证明黄曲霉素有很强的致癌作用。其中，黄曲霉素 B_1 的作用最显著，但对人的致癌作用证据尚不足。不过，流行病学调查资料表明，随着饮食中黄曲霉素水平的增加，肝癌发生率也随之增高。

　　3. 肝硬化　肝硬化与肝细胞癌的关系密切，据 1981 年全国肝癌协作组收集的 500 例病理资料，肝硬化的发生率为 84.4%，而肝硬化绝大多数属于大结节型的坏死后肝硬化。大结节性肝硬化常见于非洲和东南亚地区，这些地区为肝细胞癌的高发区。而小结节性肝硬化常见于欧洲和美国的肝细胞癌低发区。大结节性肝硬化的产生多半与 HBV 有关，并趋向于亚临床，患病的第一信号通常与肝细胞癌有关。因此，有人总结肝癌的发病过程为急性肝炎—慢性肝炎—肝硬化—肝细胞癌。这进一步说明了 HBV 可通过启动致癌过程，或既充当启动因子又通过与肝硬化有关的肝细胞再生作为后期致癌剂，从而引起肝细胞癌。

　　4. 其他　遗传因素是值得进一步探讨的，江苏启东市调查 259 例肝癌患者家族，发现有 2 人以上患肝癌的有 40 个家族，占 15.4%。非洲班图族肝细胞癌多见，而居住于当地的欧洲人则肝癌少见。另外，还有较多致癌很强的化学物质——亚硝胺类化合物可以诱发原发性肝细胞癌。肝癌患者中约有 40% 有饮酒史，吸烟致癌的系列研究中某些观察结果表明，肝细胞癌有中等程度增高。有人提示血吸虫与肝癌也有联系。众所周知，口服避孕药的妇女患肝细胞腺瘤的危险性增加。综上所述，原发性肝癌的演变过程是多种多样的，因此，对其病因尚无法得出肯定性结论。

二、病理

原发性肝癌大体形态可分为 3 型：结节型、巨块型和弥漫型（见下图），其中以结节型为多见。结节型肿瘤大小不一，分布可遍及全肝，多数患者伴有较严重的肝硬化。早期癌结节以单个为多见，多发癌结节的形成可能是门静脉转移或癌组织多中心发生的结果，本型手术切除率低，预后也较差。巨块型呈单发的大块状，直径可达 10cm 以上，也可由许多密集的结节融合而成，局限于一区，肿块呈圆形，一般比较大，有时可占据整个肝叶。巨块型肝癌由于癌肿生长迅速，中心区容易发生坏死、出血，使肿块变软，容易引起破裂、出血等并发症。此型肝癌也可伴有肝硬化，但一般较轻。弥漫型肝癌较少见，有许多癌结节散布全肝，呈灰白色，有时肉眼不易与肝硬化结节区别，此型发展快，预后差。

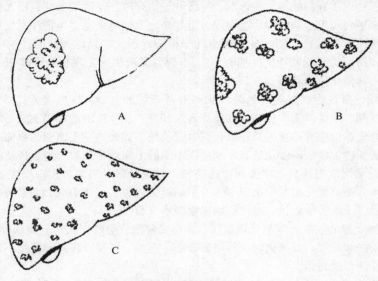

原发性肝癌的大体类型图
A. 结节型；B. 巨块型；C. 弥漫型

中国肝癌病理协作组根据 500 例尸检肝癌大体特征的研究，提出了四大型六亚型的分类法。①弥漫型：小癌结节弥漫性地散布于全肝，因而此种类型仅在肝癌尸检病例中可以见到。②块状型：癌块直径在 5～10cm，超过 10cm 为巨块型。根据癌块的数量与形态又分为单块状型、融合块状型和多块状型 3 个亚型。③结节型：癌结节直径为 3～5cm，又分为单结节型、多结节型和融合结节型 3 个亚型。④小癌型：单个或双个癌结节，直径小于或等于 3cm。血清甲胎蛋白阳性者在肿瘤切除后转为正常。

从病理组织来看，原发性肝癌也可分为 3 类：肝细胞型、胆管细胞型和二者同时出现的混合型。①肝细胞型肝癌：占绝大多数，为 85% 以上。癌细胞呈圆形或多角形，核大而核仁明显，胞质丰富呈颗粒状，癌细胞排列成索状或巢状，尤以后者为多见。②胆管细胞型肝癌：多为单个结节，极少并发肝硬化，血清 AFP 阴性。肿瘤因含有丰富的纤维间质而呈灰白色，质地实而硬。③混合型肝癌：肝细胞癌与胆管细胞癌同时存在，称为混合型肝癌。两种癌细胞成分可以在一个结节中不同区域或混合存在，通常认为源自同一细胞克隆。混合型肝癌多并发有肝硬化，在临床上更多地表现出肝细胞癌的特征。

Anthony 根据 263 例肝细胞癌的细胞形态、排列以及间质多少的不同，将肝细胞癌分为 4 型：①肝细胞型（77.7%），癌细胞的形态及其排列与正常肝细胞极为相似。②多形细胞型（11.4%），此型癌细胞多种多样，排列不规则，成窦性团块，无小梁和血窦。③腺样型（7.2%），癌细胞呈腺管状结构。④透明细胞型（1.5%），癌细胞似透明细胞，内含有糖原和脂肪。胆管细胞癌较少见，细胞多呈立方形或柱状，排列形成大小不一的腺腔。混合型最少见，癌细胞的形态部分似肝细胞，部分似胆管细胞，有时混杂，界限不清。

原发性肝癌极易侵犯门静脉和肝静脉引起血行转移，肝外血行转移至肝门淋巴结最多，次之为胰周、腹膜后、主动脉旁及锁骨上淋巴结。此外，向横膈及附近脏器直接蔓延和种植性转移也不少见。

三、临床表现

原发性肝癌的临床表现和体征多种多样，往往在患者首次就诊时多已属晚期。主要原因是除了肝癌生长迅速，在某些病例中肿瘤倍增时间可短至 10 天内。另外，肝脏体积大意味着肿瘤在被感觉到或侵犯邻近的脏器结构前必定已达到相当大的体积；肝脏大的储备量，使大部分肝脏组织被肿瘤替代前不会出现黄疸和肝功能衰竭。因此，肝细胞癌起病隐匿，并在早期处于静止阶段，难以做出早期诊断；加之缺乏特异性症状与体征，肝脏深藏于肋缘内，触诊时手难以触及，况且肝功能生化检查缺乏特异性变化等综合因素，皆延迟了肝癌的进一步诊断，导致开始治疗时已是晚期治疗，已无法改变其不良预后。由于肝细胞癌自发地表现出症状时预后已很差，近年来，人们越来越多地把注意力集中到早期诊断上，采用血清 AFP 检测、B 超检查、CT、MRI 等有助于早期发现。在高危人群的普查中，可以发现几乎无症状的小肝癌，即所谓的"亚临床期肝细胞癌"。肝癌常见的临床表现是肝区疼痛、肝大或腹胀、食欲减退、消瘦、乏力和消化道症状等。

1. 肝区疼痛　肝区疼痛是最常见的症状和最常开始的主诉。疼痛多为持续性隐痛、钝痛、胀痛，有时可散发至背部，或牵涉到右肩痛。如疼痛逐渐加重，经休息或治疗仍不见好转，应特别警惕是否患肝癌的可能。疼痛多由癌肿迅速生长使肝包膜紧张所致。如突然发生剧烈的腹痛并伴有腹膜刺激征和休克，多有肝癌破裂的可能。肝硬化患者出现原因不明的上腹部疼痛时，应当怀疑肝细胞癌的可能。

2. 腹胀　患者可因腹胀自动减食而加速消瘦，体重减轻。当患者腹围增大或全腹胀时，应考虑有中等或大量腹水。在肝硬化患者中出现原因不明的肝大或腹水（尤其是血性腹水），应警惕肝细胞癌发生的可能。门静脉或肝静脉癌栓，可出现顽固性腹水或腹胀。

3. 食欲减退、恶心、呕吐等消化道症状　典型的肝细胞癌的症状是上腹部疼痛伴不同程度的虚弱、乏力、厌食、消瘦和腹胀，其消化道症状诸如恶心、呕吐、便秘、腹泻和消化不良也可出现，但这些非特异性表现对诊断帮助甚微。

4. 发热　肝区疼痛或不明显原因的发热应怀疑肝癌的可能，因为巨块型肝癌易发生坏死，释放致热原进入血液循环引起发热。

临床上常见的肝癌患者的体征以肝肿大为主要症状占94%以上。如患者在短期内肝脏迅速肿大，肋下可触及肿块，质硬有压痛，表面光滑或有结节感，更易诊断。如肿块位于肝的下部则比较容易扪到，如肿块位于膈顶部，可见右膈肌上抬，叩诊时浊音界也抬高，有时膈肌固定或运动受限，甚至出现胸水。晚期肝癌可出现脾肿大，这是因为原有长期肝硬化病史，脾肿大是由门静脉高压所引起。脾在短期内增大应警惕门静脉癌栓阻塞的可能性。

除上述症状和体征外，有临床肝硬化背景的患者可能出现黄疸，初诊时黄疸可能为轻度，随着病程的进展，黄疸逐渐加深。黄疸多见于弥漫型或胆管细胞癌。癌肿结节压迫胆管或因肝门区淋巴结肿大压迫胆管时，均可出现黄疸。当肝硬化严重而有肝癌的患者还可出现一系列肝硬化的症状，如鼻衄、牙龈出血，以及门静脉高压所致呕血或黑便等。

由于肝癌的早期症状和体征不明显，而且部分患者无症状和体征，所以早期普查越来越受到重视。

四、诊断

（一）诊断标准

2001 年 9 月在广州召开的第八届全国肝癌学术会议上通过的肝癌诊断标准如下。

（1）AFP≥400μg/L，持续 4 周，能排除妊娠、生殖腺胚胎源性肿瘤、活动性肝病及转移性肝癌，并能触及肿大、坚硬及有大结节状肿块的肝脏或影像学检查有肝癌特征的占位性病变。

（2）AFP＜400μg/L，能排除妊娠、生殖系胚胎源性肿瘤、活动性肝病及转移性肝癌，并有两种影像学检查有肝癌特征的占位性病变或有两种肝癌标志物（DCP、GGTⅡ、AFU 及 CA19－9 等）阳性及一种影像学检查有肝癌特征的占位性病变。

（3）有肝癌的临床表现并有肯定的肝外转移病灶（包括肉眼可见的血性腹水或在其中发现癌细胞）并能排除转移性肝癌。

肝细胞癌治疗历经令人失望的漫长岁月后，在过去 20 多年迎来了诊断和治疗方面的重大进展。自从采用 AFP 检测以来，肝癌的诊断水平有了迅速提高，我国临床诊断的正确率已达 90% 以上。尤其是肿瘤影像技术的显著进步，如血管造影术、CT 和超声显像术再加上 MRI 使肝癌的早期诊断变得更容易。但由于肝癌早期症状不明显，中晚期症状多样化，AFP 检测虽然对原发性肝癌诊断有特异性，但在临床上仍有 10%～20% 的假阴性，因此，在肝癌的诊断过程中，医务人员必须根据详细的病史、体格检查和各项化验检查以及某些特殊检查结果加以认真分析，从而做出正确的诊断。

肝癌多见于 30 岁以上的男性，但在肝癌多发地区，发病年龄高峰移向更年轻人群，这与肝炎发生于年轻人群的流行病学特点相吻合。据我国统计 3 254 例，平均为 43.7 岁；非洲班图族人的平均发病年龄为 37.6 岁，在美国则为 57 岁，故在多发地区肝癌的高发率主要是发生在较年轻的患者。

（二）免疫学检查

肝癌诊断上的突破性进展是肿瘤标志物 AFP 的发现。1956 年 Abelev 利用新生小鼠血清为抗原，制备成抗血清，首先在带有移植性肝细胞癌的小鼠血清中发现此种胚胎性血清蛋白。1964 年 Tatarinov 首先证实原发性肝癌患者血清中存在 AFP。此后，血清的 AFP 检测试验便广泛用于临床上诊断原发性肝癌。

AFP 是在胚胎时期在肝实质细胞和卵黄囊中合成的，存在于胎儿血清中，在正常成人血清中一般没有这种蛋白，即使有也是极微量。但当发生肝细胞癌时，在血清中又出现这种蛋白。肝细胞癌具有合成 AFP 的能力，对诊断原发性肝癌提供了有力依据。我国率先使用 AFP 测定进行大规模的肝癌普查，在临床诊断亚临床期肝癌方面积累了大量资料，阳性率达 72.3%，于是给原发性肝癌的早期诊断及早期手术开辟了道路。

肝细胞癌的分化程度与 AFP 也有一定的关系，高度分化及低度分化的肝细胞癌或大部分肝细胞癌变性坏死时，AFP 的检测结果可呈假阴性。有人在分析临床病例的基础上，归纳几点：①AFP 在肝细胞癌患者血清中出现占 60%～90%，但在胆管细胞癌患者中不出现。②在肝转移癌的患者中不出现。③肝脏的良性肿瘤和非肿瘤造成的肝病患者中不出现 AFP。④经手术完全切除肝细胞癌后，血清中 AFP 即消失，随访过程中，AFP 又出现阳性时，说明癌肿复发。

目前常用的 AFP 检测方法是抗原抗体结合的免疫反应方法。临床上常用的琼脂扩散和对流免疫法是属于定性的诊断方法，不是很灵敏，但比较可靠，特异性高，肝癌时的阳性率大于 80%。若用比较灵敏的放射免疫法测定，可有 90% 的患者显示有不同程度的血清 AFP 升高。各种不同方法能测得的血中 AFP 含量的范围如下：

琼脂扩散法 >2 000μg/L

对流免疫法 >300μg/L

反向间接血凝法 >50μg/L

火箭电泳法 >25μg/L

放射免疫法 >10μg/L

AFP 假阳性主要见于肝炎、肝硬化，占所有"假阳性"的 80%。另外，生殖腺胚胎癌因含卵黄囊成分，故可以产生一定量的 AFP。除此之外，胃肠道肿瘤，特别是有肝转移者也可能有 AFP 假阳性出现。

血清 AFP 虽是诊断肝癌的可靠指标，但存在着较高的假阳性或假阴性。随着分子生物学的发展，已经可以采用反转录聚合酶链式反应（RT-PCR）来检测外周血 AFP mRNA，其灵敏度比放射免疫法还高，有助于肝癌早期诊断、肝癌转移或术后复发的监测。

除 AFP 诊断肝癌外，较有价值的肝癌标志物探索正方兴未艾。例如：

α－L－岩藻糖苷酶（AFU）：AFU 属溶酶体酸性水解酶类，主要生理功能是参与岩糖基的糖蛋白、糖脂等生物活性大分子的分解代谢。1980 年，法国学者 Deugnier 等研究发现，原发性肝癌患者血清 AFU 升高。AFU 超过 110nKat/L（1nKat = 0.06IU）时应考虑为肝细胞癌。在 AFP 阴性的病例中，大约有 70%～85% 出现 AFU 的阳性结果，在小肝癌病例血清 AFU 的阳性率高于 AFP，因此同时测定 AFU 与 AFP，可使肝癌的阳性检出率从 70% 提高至 90%～94%。AFP 阴性和 AFP 升高而不足以诊断肝癌患者，其血清 AFU 的阳性率达 80.8%。肝组织活检证实为肝癌患者，血清 AFU 的阳性率（67%）为 AFP 阳性率（20%）3 倍以上。因此，AFU 测定对 AFP 阴性和小细胞肝癌的诊断价值更大。

CA19－9：它是一种分子量为 5 000kD 的低聚糖类肿瘤相关糖类抗原，其结构为 Lea 血型抗原物质与唾液酸 Lexa 的结合物。CA19－9 为消化道癌相关抗原，是胰腺癌和结、直肠癌的标志物。血清 CA19－9 阳性的临界值为 37kU/L。肿瘤切除后 CA19－9 浓度会下降；如再上升，则可表示复发。结直肠癌、胆囊癌、胆管癌、肝癌和胃癌的阳性率也会很高。若同时检测 CEA 和 AFP 可进一步提高阳性检出率。

癌胚抗原（CEA）：正常 <2.5μg/L。原发性肝癌可有升高，但转移性肝癌尤多。

碱性磷酸酶（AKP）：正常 <13 金氏单位，肝癌中阳性率 73.7%，肝外梗阻 91.2%。同工酶 AKP 为肝癌特异，原发性肝癌 75% 阳性，转移肝癌 90% 阳性。

γ－谷氨酰转肽酶（γ－GTP）：正常 <40 单位，肝癌及梗阻性黄疸皆可升高。

5'核苷酸磷酸二酯酶同工酶 V（5'－NPD－V）：原发性肝癌 70% 阳性，转移性肝癌 80% 阳性。

铁蛋白：正常值 10～200μg/L，肝癌中升高占 76.3%，有报道在 AFP <400μg/L 的肝癌病例中，70% 铁蛋白 >400μg/L。从以上介绍不难看出，除 AFP 外，目前常用的肝癌肿瘤标志物大多缺乏特异性，但有助于 AFP 阴性肝癌的诊断。

（三）超声检查

自超声显像问世以来，使肝占位性病变诊断取得了很大进展。目前，超声显像在检查小病灶如小肝细胞癌方面已成为不可缺少的手段，并正在继续完善以进一步提高分辨力。超声显像根据肿瘤的形状可分为结节型、巨块型和弥漫型 3 种。①结节型：肿瘤与肝实质分界明显，因此，肿瘤能清晰识别，该型肿瘤可为单发或多发。②巨块型：肿瘤通常较大，直径在 5cm 以上，虽然一般瘤体轮廓可辨，但较模糊。③弥漫型：瘤体不清晰，边界模糊，肝实质内呈弥漫性分布，可看到不均匀、粗糙的异常回声光点。

肝癌的超声回声类型有：①低回声，病灶回声比肝实质为低，常见于无坏死或出血、内质均匀的肿瘤。此型常见于小肝细胞癌、小的转移性肝癌及大的增生结节等。②周围低回声型，肿瘤以低回声环与肝实质清晰分隔，其瘤体内部回声可较周围实质稍高或等同，或者高低混合。③高回声型，其内部回声一般比周围实质高，从组织学上可见肿瘤广泛坏死或出血，此型见于有脂肪变性的肝细胞癌。④混合回声型，瘤体内部为高低回声混合的不均匀区域，可能因在同一肿瘤中出现各种组织学改变所致，此型常见于大肝癌和大的转移性肝癌。超声可显示直径 0.3cm 的癌结节，直径 3～5cm 的小肝癌呈圆形或不规则圆形，主要见于结节型肝癌；直径 6～7cm 的肝癌呈卵圆形团块，多由数个结节融合，边缘可辨认或模糊不清，大于 8cm 的巨块其形态多不规则；弥漫型肝癌多发生于肝硬化的基础上，肝弥漫性回声增强，呈密集或较密的粗颗粒状中小光点与强回声条索，其间散在多个细小的低回声结节；卫星样结节出现在肝癌大块病灶周围，癌灶部分包膜局部连续中断，有子结节突出；较大的低回声肿瘤边缘呈蚕食状，形态不整。小肝癌的超声表现为圆形、椭圆形，直径在 3mn 以下的结节，分低回声（77.4%）、强回声（16.2%）和等回声（6.4%）。小肝癌的超声图像特征是癌周围有声晕：①低回声（或相对低、弱回声）型，显示后方回声可增强，低回声中仍有少许强光点；大的低回声结节较少见，生长慢，坏死不明显，有门静脉、小胆管中断现象。②强回声型，显示周围有声晕，边缘不规则，内部回声较肝组织增强。③等回声型，显示肿瘤周围有低回声声晕，厚 1～2mm 或有薄的完整包膜，侧方有声影，无内收表现；或后方回声稍强，内部回声不均匀。

（四）CT 影像

电子计算机断层扫描（CT）是借助电子计算机重建不同组织断面的 X 线平均衰减密度而形成影像。由于 CT 是逐层次扫描而且图像密度分辨率高，故与常规的 X 线摄影相比有很大优越性和特性。在各种影像检查中，CT 最能反映肝脏病理形态表现，如病灶大小、形态、部位、数目及有无病灶内出血、坏死等。从病灶边缘情况可了解其浸润性，从门脉血管的癌栓和受侵犯情况可了解其侵犯性，CT 被认为是补充超声显像估计病变范围的首选非侵入性诊断方法。

肝癌的 CT 表现，平扫表现：病灶几乎总是表现为低密度块影，部分病灶周围有一层更低密度的环影（晕圈征）。结节型边缘较清楚，巨块型和混合型边缘多模糊或部分清楚。有时也表现为等密度块影，极个别可呈高密度块影，衰减密度值与周围肝脏相似的肿瘤，无论肿瘤大小如何均难以为 CT 平扫所发现。因此，一般需增强扫描，其目的在于：①能更好地显示肝肿瘤。②发现等密度病灶。③有助于明确肿瘤的特定性质。增强表现：静脉注射碘造影剂后病灶和肝组织密度得到不同程度的提高，谓之增强。包括：①动态增强扫描：采用团注法动态扫描或螺旋 CT 快速扫描，早期（肝动脉期）病灶呈高密度增强，高于周围正常肝组织时间 10～30 秒，随后病灶密度迅速下降，接近正常肝组织为等密度，此期易遗漏；病灶密度继续下降肝组织呈低密度灶，此期可持续数分钟，动态扫描早期增强图像易于发现肿块直径小于 1cm 或 1～2cm 的卫星灶，也有助于小病灶的发现。②非动态扫描：普通扫描每次至少 15 秒以上，故病灶所处肝脏层面可能落在上述动态扫描的任何一期而呈不同密度，极大部分病灶落在低密度期，因此病灶较平扫时明显降低。门脉系统及其他系统受侵犯的表现：原发性肝癌门静脉系统癌栓形成率高，增强扫描显示未强化的癌栓与明显强化的血液间差异大，表现条状充盈缺损致门脉主干或分支血管不规则或不显影。少数患者有下腔静脉癌栓形成。肝门侵犯可造成肝内胆管扩张，偶见腹膜后淋巴结肿大、腹水等。肺部转移在胸部 CT 检查时呈现异常，比 X 线胸片敏感。

近年来，新的 CT 机器不断更新，CT 检查技术的不断改进，尤其是血管造影与 CT 结合技术如肝动脉内插管直接注射造影剂作 CT 增强的 CTA、于肠系膜上动脉或脾动脉注射造影剂于门静脉期行 CT 断层扫描（CTAP），以及血管造影时肝动脉内注入碘化油后间隔 2～3 周行 CT 平扫的 Lipiodol – ct（Lp – cT）等方法，对小肝癌特别是直径在 1cm 以下的微小肝癌的检出率优于 CT 动态扫描。但上述多种方法中仍以 CT 平扫加增强列为常规，可疑病灶或微小肝癌选用 CTA 和 CTAP 为确诊的最有效方法。

（五）磁共振成像（MRI）

MRI 可以准确地了解腹部正常与病理的解剖情况，由于氢质子密度及组织弛豫时间 T_1 与 T_2 的改变，可通过 MRI 成像探明肝脏的病理状态。虽然肝组织成像信号强度按所受的脉冲序列而变化，但正常肝组织一般均呈中等信号强度。由于肝的血管系统血流速度快，在未注射造影剂的情况下就能清楚地显示正常肝内血管呈现的低信号强度的结构。肝细胞癌的信号强度与正常肝组织相比按所使用的以获得成像的 MRI 序列而不同，肝细胞癌的信号强度低于正常肝组织，用 MRI 成像可以证实肝细胞癌的内部结构，准确显示病灶边缘轮廓，清晰地描绘出肿瘤与血管的关系。由于正常肝组织与肝细胞癌的组织弛豫时间 T_1 与 T_2 的差别较显著，因此，MRI 成像对单发或多发病灶肝细胞癌的诊断通常十分容易。大部分原发性肝癌在 MRI T_1 加权像上表现为低信号，病灶较大者中央可见更低信号区，是坏死液在 T_2 加权像上多数病变显示为不均匀的稍高信号，坏死液化区由于含水增多显示为更高信号，包膜相对显示为等或高信号，原因是病变内含脂增多。含脂越多在 T_1 加权像上病灶信号越高。少部分原发性肝癌在 T_2 加权像上显示为等信号，容易遗漏病变，因而要结合其他序列综合确定诊断。部分小肝癌（<3cm）出血后，病灶内铁质沉积，此种病变无论是在 T_1 加权像还是在 T_2 加权像上，均显示为低信号。原发性肝癌病变中央区常因缺血产生液化坏死，MRI T_1 加权像上坏死区信号比肿瘤病变更低，在 T_2 加权像上则比肿瘤病变更高。MRI 对原发性肝癌包膜显示较 CT 好，由于包膜含纤维成分较多，无论在 T_1 加权像或 T_2 加权像均显示为低信号。尤其是在非加权像上，原发性病变表现为稍高信号，包膜为带状低信号，对比清晰，容易观察。文献报道极少数原发性肝癌病变由于肝动脉和门脉双重供血，在 CT 双期扫描时相中均显示为等密度而不易被检出，MRI 由于其密度分辨率高，则可清楚显示病变。

（六）肝血管造影

尽管近年 CT、超声显像和磁共振显像学检查方面有许多进展，但血管造影在肝肿瘤诊断与治疗方面仍为一重要方法。唯有利用肝血管造影才能清晰显示肝动脉、门静脉和肝静脉的解剖图。对直径在2cm 以下的小肝癌，造影术往往能更精确迅速地做出诊断。目前国内外仍沿用 Seldinger 经皮穿刺股动脉插管法行肝血管造影，以扭曲型导管超选择法成功率最高，为诊断肝癌，了解肝动脉走向和解剖关系，导管插入肝总动脉或肝固有动脉即可达到目的，如怀疑血管变异可加选择性肠系膜上动脉造影。如目的在于栓塞治疗，导管应尽可能深入超选择达接近肿瘤的供血动脉，减少对非肿瘤区血供影响。肝癌的血管造影表现有：①肿瘤血管和肿瘤染色，是小肝癌的特征性表现，动脉期显示肿瘤血管增生紊乱，毛细血管期示肿瘤染色，小肝癌有时仅呈现肿瘤染色而无血管增生。治疗后肿瘤血管减少或消失和肿瘤染色变化是判断治疗反应的重要指标。②较大肿瘤可显示以下恶性特征如动脉位置拉直、扭曲和移位；肿瘤湖，动脉期造影剂积聚在肿瘤内排空延迟；肿瘤包绕动脉征，肿瘤生长浸润使被包绕的动脉受压不规则或僵直；动静脉瘘，即动脉期显示门静脉影；门静脉癌栓形成，静脉期见到门静脉内有与其平行走向的条索状"绒纹征"，提示门静脉已受肿瘤侵犯，有动静脉瘘同时存在时此征可见于动脉期。血管造影对肝癌检测效果取决于病灶新生血管多少，多血管型肝癌即使直径在 2cm 以下或更小也易显示。近年来发展的数字减影血管造影（DSA），即利用电子计算机把图像的视频信号转换成数字信号，再将相减后的数据信号放大转移成视频信号，重建模拟图像输出，显示背景清晰、对比度增强的造影图像。肝血管造影检查意义不仅在诊断、鉴别诊断，而且在术前或治疗前用于估计病变范围，特别是为了解肝内播散的子结节情况，血管解剖变异和重要血管的解剖关系以及门静脉浸润提供正确客观的信息。对判断手术切除可能性和彻底性以及决定合理的治疗方案有重要价值。血管造影检查不列入常规检查项目，仅在上述非创伤性检查不能满意时方考虑应用。此外，血管造影不仅起诊断作用，有些不宜手术的患者可在造影时立即进行化疗栓塞或导入抗癌药物或其他生物免疫制剂等。

（七）放射性核素显像

肝胆放射性核素显像是采用 γ 照像或单光子发射计算机断层仪（SPECT）进行显像，近年来为提高显像效果致力于寻找特异性高、亲和力强的放射性药物，如放射性核素标记的特异性强的抗肝癌的单克隆抗体或有关的肿瘤标志物的放射免疫显像诊断已经用于临床，可有效增加放射活性的癌/肝比。^{99m}Tc - 吡哆醛 - 5 - 甲基色氨酸（^{99m}Tc - PMT）为一理想的肝胆显像剂，肝胆通过时间短，肝癌、肝腺瘤内无胆管系统供胆汁排泄并与 PMT 有一定亲和力，故可在肝癌、肝腺瘤内浓聚停留较长时间，在延迟显像（2～5 小时）时肝癌和肝腺瘤组织中的^{99m}Tc - PMT 仍滞留，而周围肝实质细胞中已排空，使癌或腺瘤内的放射性远高于正常肝组织而出现"热区"，故临床应用于肝癌的定性定位诊断，如用于AFP 阴性肝癌的定性诊断，鉴别原发性和继发性肝癌，肝外转移灶的诊断和肝腺瘤的诊断。由于肝细胞癌阳性率仅 60% 左右，且受仪器分辨率影响，2cm 以内的病变尚难显示，故临床应用尚不够理想。

五、治疗

原发性肝癌是我国常见的恶性肿瘤，近年来诊断和治疗水平有了很大的提高。目前对肝癌的治疗和其他恶性肿瘤一样，采用综合疗法，包括手术切除、放射治疗、化学药物治疗、免疫疗法及中医中药治疗等。一般对早期肝癌采取手术治疗为主，并辅以其他疗法，对暂时不能切除的肝癌可经肝动脉插管化疗栓塞缩小后再切除，明显增加了手术切除率，减少了手术死亡。因此，如何及时、正确地选用多种有效的治疗方法，或有计划地组合应用，是目前值得十分重视的问题。

（一）手术治疗

目前全球比较一致的意见是：外科手术切除仍是治疗肝癌的首选方法和最有效的措施。现代科技的高速发展，带动了外科技术的迅速进步，也使人们对肝癌切除概念不断更新。当今的肝脏外科已不存在手术禁区。

（二）导向化学药物治疗及栓塞疗法

近年来，原发性肝癌的诊断和治疗由于基础和临床研究的不断进步，已取得了突破性进展。经过积极合理的综合治疗，使肝癌治疗水平又上了一个新台阶。确切地说，不能切除的肝癌通过导向化学药物治疗缩小后可再切除。另外，联合药物化疗研究的结果颇为乐观。

1. 经肝动脉化疗（TAI）和栓塞（TAE）治疗肝癌　　正常肝脏血供 25% ～ 30% 来自肝动脉，70%～75% 来自门静脉，而肝癌的血供 90% ～ 99% 的来自肝动脉。因此，栓塞后肝癌的血供可减少90%，致使肿瘤坏死、液化、缩小，获得良好的疗效。肝动脉化疗栓塞术被公认为是非手术治疗的首选方法，主要适用于不能切除的肝癌，特别是以肝右叶为主，或术后复发而无法手术切除者。对于不能根治切除的肝癌，经多次肝动脉化疗栓塞治疗后，如肿瘤明显缩小，应积极争取及时手术切除，使患者获得根治的机会。对于可一期根治性切除的肝癌，特别是直径小于 5cm 的单个结节肿瘤，宜积极予以及时手术切除，一般可不考虑术前应用肝动脉化疗栓塞。在切除术后辅以肝动脉化疗栓塞为主的综合治疗可清除可能残存的微小病灶并预防术后复发。鉴于肝癌存在多中心发生及高复发率，肝癌根治性切除术后采用积极的干预、治疗，预防术后复发是提高肝癌疗效的重要手段。肝癌根治性切除术后可采用多种方法的综合应用以预防复发。其中，肝动脉化疗栓塞是切实可行的手段，其主要作用是进一步清除肝内可能残存的肝癌细胞，降低复发高峰期的复发率。肝动脉化疗栓塞对播散卫星灶和门静脉癌栓的治疗有一定限度，更难控制病灶的远处转移。为了达到长期防治的目的，需与其他治疗方法特别是生物治疗联合应用，以期在肝癌切除术后充分调动机体的生物学抗肿瘤机制，消灭残存的肿瘤细胞，并进一步阻断肝癌的复发。

（1）联合化疗：常用药物为 5－氟尿嘧啶、丝裂霉素、阿霉素、顺铂等。经临床观察，联合药物化疗优于单一用药化疗，证明联合用药有增效作用。局部化疗优于全身化疗。近年来，用微型血管化疗泵植入皮下，间歇性化疗药物注射也获得了满意的疗效。

（2）TAE：是在肝动脉造影技术进步的基础上开展的，采用 Seldinger 技术，将导管超选择性地置入肝左、右动脉内进行栓塞、化疗。TAE 具有以下的优点：①同时进行肝动脉造影，以明确病灶的部位、范围，发现 B 超、CT 不能发现的病灶和病灶血供来源，因肿瘤的血供可来源于迷走动脉，如肠系膜上动脉（多数为肝右叶肿瘤）、胃十二指肠动脉（多数为肝左叶肿瘤）。②选择适应证范围较宽，对较晚期的病例或肿瘤累及全肝或门静脉内有癌栓尚可进行 TAE 治疗。③同时可以进行化疗，使用针对肿瘤细胞不同周期有效的抗癌药物且高浓度地达到肿瘤部位，较全身化疗药物的浓度可提高 2 ～ 3 倍，且不良反应明显减少，疗效更佳。较常用的是碘油类和碘化油或碘苯酯，可以选择地滞留在肿瘤血管甚至卫星结节的肿瘤血管内，保留时间在半年以上，达到长期栓塞和阻止侧支代偿形成的良好效果。

2. 门静脉化疗　　由于门静脉血供在肝癌生长中的重要作用及肝癌细胞对门静脉系统的易侵入性，经门静脉注入化疗药物可选择性进入并作用于肿瘤生长最活跃的细胞，抑制癌细胞增生，控制肿瘤生长。在肝癌伴有门静脉癌栓的情况下，门静脉化疗更有其特殊重要的价值。在肝动脉阻断的情况下，随着门静脉对肿瘤血供的代偿性增加，经门静脉注入的化疗药物能更多地进入肿瘤组织。此外，化疗药物在低压、低流速的门静脉系统中缓慢流动，增加了肿瘤细胞接触化疗药物的时间，使药物在局部停留得更久。虽然有研究证明，肝动脉化疗时，对药物摄取远高于门静脉化疗，但是在肝动脉血流阻断的情况下，经门静脉化疗能显著提高疗效。

3. 经化疗泵化疗和栓塞治疗肝癌　　化疗泵是一种植入式药物输注系统，其基本设想在于让抗癌药物有选择、高浓度、大剂量地进入肿瘤组织，从而提高抗癌效果，减少不良反应。皮下植入式输液器（化疗泵的前身）于 1970 年由 Blackshear 首先设计研制，20 世纪 70 年代后期应用于临床。我国于 20 世纪 80 年代中期研制成功，继而应用于临床，目前已广泛应用于中晚期肿瘤的治疗，获得了较好效果。化疗泵的应用范围较当初明显扩大，可用于：①肿瘤的化疗。②通过化疗泵注入栓塞剂（主要是液态或末梢性栓塞剂，如碘化油），栓塞肿瘤供血血管。③通过化疗泵注入免疫调节剂，对肿瘤进行免疫治疗。④通过化疗泵注入造影剂进行肿瘤血管造影。⑤通过化疗泵注入镇痛药物用于晚期肿瘤的镇痛。化疗泵已广泛应用于多种肿瘤的治疗，如肝癌、乳腺癌、胃癌、胰腺癌和直肠癌等。其中，最常应用于肝癌的治疗。在肝癌的治疗中，化疗泵植入途径可分为肝动脉、门静脉和肝动脉—门静脉双途径。一般在术后两周开始灌注化疗。术中也可化疗 1 次。若肝动脉与门静脉同时置泵时，注药化疗可同时进行也可交替进行。

（三）射频消融术（RFA）

RFA 引入我国只是近几年的事，但早在 20 世纪 80 年代中期，日本学者就已将其应用于临床。只不过当时是单电极，肿瘤毁损体积小，疗效也欠佳。经过改良，RFA 双电极、伞状电极、冷却电极、盐水增强电极等陆续面世，使 RFA 在临床上的应用有了质的飞跃。其治疗原理为：插入瘤体内的射频电极，其裸露的针尖发出射频电流，射频电流是一种正弦交流电磁波，属于高频电流范围。此电流通过人体时，被作用组织局部由于电场的作用，离子、分子间的运动、碰撞、摩擦产生热以及传导电流在通过组织时形成的损耗热，可使肿块内的温度上升到 70 ～ 110℃，细胞线粒体酶和溶酶体酶发生不可逆变化，肿瘤凝固性坏死。同时为了防止电极针尖部周围组织在高温下碳化影响热的传导，通过外套针持续向针尖部灌注冰水，降低其温度，以扩大治疗范围和增强疗效。对于肝癌并发肝硬化者，由于肝纤维组织多，导电性差，热量不易散发，可形成"烤箱效应"，所以 RFA 治疗原发性肝癌的疗效好于继发性肝癌。RFA 的最佳适应证为直径≤3cm 病灶，少于 5 个的肝血管瘤患者和原发性、继发性、术后复发性肝癌患者，特别是肿瘤位于肝脏中央区、邻近下腔静脉或肝门的肿瘤，肝功能不低于 II 级，患者一般情况尚可。由于 RFA 有多电极射频针，实际上对肿瘤直径在 5cm 左右的患者也可进行治疗。每周治疗 1 次，每次治疗 1 ～ 3 个病灶，每个病灶治疗 12 ～ 15 分钟。肝癌治疗方面，RFA 治疗后肿瘤的完全凝固坏死率为 60%～ 95%，肿瘤直径越小者完全坏死率越高。目前报道 RFA 治疗的最大肿瘤为 14cm × 13cm × 13cm。多数临床病例报道 RFA 治疗后 1、3、5 年生存率不亚于手术组，且术后复发率显著低于手术组。另外，较 RFA 先应用于临床的经皮激光治疗和经皮微波固化治疗，其治疗原理与 RFA 相似，都是使肿瘤组织产生高温，形成坏死区。但插入瘤体内的光纤和微波电极周围组织，在温度升高后常伴随组织碳化，阻止了能量的输出，无法达到使肿瘤全部坏死的效果。两者治疗的适应证与 RFA 相似。RFA 以其适用范围广、痛苦小、安全、疗效可靠、可反复治疗，甚至可以在门诊进行治疗而成为微创治疗的新兴生力军。而经皮激光治疗和经皮微波固化治疗在肝脏外科中的应用似趋于冷落。但 RFA 治疗费用昂贵，并且难以与手术治疗的彻底性和 PEI 的普及性相比，还有待于进一步发展和完善。

（四）冷冻治疗

1963 年，Cooper 首先报道采用液氮冷冻治疗恶性肿瘤。1972 年，Southam 发现冷冻治疗肿瘤能够使患者获得对该肿瘤细胞的特异的免疫性，从而确立了冷冻治疗后产生免疫功能的设想。随着冷冻设备和技术的进步，近十几年来，冷冻治疗外科有了很大的发展。目前的冷冻治疗已经不仅广泛应用于各种体表良性肿瘤的治疗，还广泛地应用于内脏良恶性肿瘤的治疗。如胃癌、肺癌、直肠肛管癌和肝癌等。冷冻不仅能直接杀伤肿瘤组织细胞，还可以产生免疫效应。冷冻肿瘤细胞坏死后，可产生特异性肿瘤抗原，刺激机体产生特异抗体，通过抗体肿瘤细胞的免疫反应消灭残留的癌细胞。肝癌冷冻治疗常用的制冷剂有液氮（ -196℃）、二氧化碳雾（ -78℃）、氟利昂及氧化亚氮（笑气）等。目前最常用的制冷剂是液氮。液氮无色，无味，不易燃，易操作，它的气体无毒，无刺激性。是否能达到对全部肿瘤的有效低温是能否彻底杀死肿瘤细胞的关键。一般认为 -40 ～ -60℃足以杀死肝癌细胞，而 -20℃则未能杀死肿瘤细胞，从而使肿瘤周边部位术后肿瘤复发。肝癌的冷冻治疗一般采用液氮冷冻治疗机，先选择合适的探头（根据肿瘤大小和部位），将冷冻探头刺入病灶内至适当深度，降低冷冻探头的温度至最低点，使肿瘤组织冷冻成固形冰块，达到所需的范围。如有可能，应先阻断肿瘤区的血液供应，然后冷冻，如此即可避免肿瘤的血行扩散，易于使肿瘤组织制冷，且不至于引起全身温度过于降低。能否将肿瘤细胞彻底地冷冻致死是冷冻治疗肿瘤成功的关键。因此医生应熟悉达到冷冻坏死的各种因素及其过程，才能根据肿瘤的大小、部位和组织类型等进行冷冻治疗。动物实验和临床研究表明，快速冷冻和缓慢复温的模式对组织细胞具有最大的破坏力。多次冻融比单次冻融的效果好。降温速度应为每分钟100℃左右的梯度差急速冷冻，复温速度则应以每分钟 1 ～ 10℃的温度梯度缓慢复温。在这种条件下，对组织细胞的破坏程度最大。冷冻时间应为每次 5 ～ 15 分钟。

（五）免疫治疗

1970 年，Burnet 提出肿瘤免疫监视概念以来，世界各地纷纷开展肿瘤免疫治疗的实验研究和临床观察。经过 20 多年的研究，基本上一致认为肿瘤的免疫治疗对消灭残癌，减少复发，改善机体的免疫状态有发展前途。目前，免疫治疗原发性肝癌有前途的方法还是非特异性免疫治疗。非特异性免疫治疗肿瘤的基本原则是：①提高机体免疫功能。②调节机体免疫状态，使其恢复正常。③用单克隆抗体等免疫手段结合药物或毒素进行治疗。免疫促进剂或调节剂种类繁多，如卡介苗、短小棒状杆菌等微生物制剂，或转移因子、干扰素、肿瘤坏死因子以及白细胞介素 –2（IL –2）等生物制剂。近年国内外对肝癌的免疫治疗，采用一种过继性免疫疗法，即将肿瘤患者的淋巴细胞经淋巴因子 IL –2 诱导，再经体外培养诱导为非特异性杀伤细胞，然后，将这种淋巴因子激活的杀伤（LAK）细胞回输给患者。Rosenberg 等报道 LAK 疗法对肝癌尤其有效。

从免疫治疗原发性肝癌的资料分析，归纳如下：①原发性肝癌除其他治疗手段外，辅以免疫治疗有很大的帮助。②免疫治疗中的非特异性免疫治疗有发展前途，如干扰素、肿瘤坏死因子以及 IL –2。③利用肝癌细胞的单克隆抗体结合化疗和毒素局部使用。④中草药的免疫促进及调节还应进一步地研究。

（六）酒精瘤内注射治疗（PEI）

对无法手术切除的原发性肝癌，可在 B 超引导下用无水酒精注射治疗，这是一种安全有效的方法。

1. 适应证 无水酒精适用于肿瘤直径小于 2cm 的肝癌，结节总数不超过 3 个的小肝癌患者。直径 3cm 以上的肝癌常有肿瘤包膜浸润或血管侵犯，可以获得满意疗效。

2. 术前准备

（1）应详细了解肝肿瘤的位置、大小，包膜与血管、胆管的关系，肝外血管侵犯和肝外转移情况。

（2）术前检查肝、肾功能及出凝血机制。

3. 操作方法

（1）操作设备：①超声导向设备，选用有导向穿刺装置的超声探头。②22 号穿刺细针或经皮穿刺胆道造影（PTC）细针。③99.5% 以上的纯酒精、局麻药等。

（2）操作步骤：①在 B 超引导下反复取不同方向体位比较，选择适宜穿刺部位穿刺进针点。②常规消毒铺巾。③穿刺针刺入皮内后在超声引导下向肿瘤部位穿刺，抵达肿瘤后拔出针芯，接上无水酒精注射器，注入无水酒精。较大的肿瘤可采用多方向、多点、多平面穿刺，注射操作者感到注射区内部有一定压力即停止注射，退出穿刺针。为避免无水酒精沿针道溢出刺激腹膜产生一过性疼痛，可在退针时注入局麻药 2 ～ 3mL 以减轻或防止疼痛。④酒精注入剂量：2cm 以内的小肿瘤，一般 2 ～ 5mL；直径 3cm 以上的肝癌，每次 10 ～ 20mL。每隔 4 ～ 10 天，一般 7 天一次。如体质较好可以耐受者，可每周 2 次，1 个疗程 4 ～ 6 次。无水酒精注射后不良反应少，有一过性局部灼痛，半数患者注射当天有低至中等发热。梗阻性黄疸患者穿刺易损伤胆管引起胆汁外漏，或穿刺后出血。近年来随着超声设备不断更新，技术操作水平的提高，超声介入治疗正向新的高度发展，已不仅限于瘤内酒精注射方法，改进瘤内应用药物也多样化。经皮醋酸注射（PAI）和经皮热盐水注射（PSI）都是自 PEI 衍生出来的治疗方法。前者杀灭肿瘤的原理也是使细胞蛋白质变性、凝固性坏死，但醋酸在瘤体内的均匀弥散优于无水酒精；后者的治疗原理是利用煮沸的生理盐水直接杀灭肿瘤细胞，而热盐水冷却后成为体液的一部分，相对于无水酒精和醋酸无任何不良反应。两者治疗的适应证与 PEI 相似。虽然有资料称 PAI 和 PSI 的疗效好于 PEI，但目前尚缺少大宗临床病例报道，其近、远期疗效有待进一步观察。

（七）中医中药治疗

我国已普遍开展中医中药治疗原发性肝癌。在临床上运用更多的是中医辨证施治，根据肝癌患者的主症、舌苔、脉象，运用中医学的理论进行辨证，从整体观念出发，采用扶正培本为主，着重调动机体的抗病能力，比较注意处理如局部与整体、扶正与祛邪关系的治疗原则，经探讨初步发现，中药仍以采用健脾理气药物为好。对不能切除的肝癌，采用中药和化疗相结合，使肿瘤在一定程度上受到抑制，发展缓慢。中药治疗肝癌有一定的前景，但目前仍处于探讨阶段。

（余　洁）

第五节　转移性肝癌

肝脏是恶性肿瘤转移最常见的靶器官。在欧美发达国家，由于原发性肝癌少见，转移性肝癌可多于原发性肝癌几十倍。而我国转移性肝癌与原发性肝癌的发病率相近。容易转移至肝脏的大肠癌、胰腺癌、肺癌和乳腺癌等，近年在我国均有明显上升的趋势，为此我国转移性肝癌也必将增多。

全身各种组织器官的恶性肿瘤均可通过血道、淋巴或直接浸润而转移至肝，但主要是通过门静脉或肝动脉转移。根据过去的统计，原上海医科大学 150 例转移性肝癌尸检中，来自消化道肿瘤者占30.0%，来自造血系统肿瘤者占29.3%，胸部肿瘤（肺、食管）占18.7%，其余依次为泌尿系、女性生殖系、头颈部、乳腺、软组织肿瘤等。在临床实践中，大肠癌的肝转移最常见，其预后也较好。

一、临床表现

转移性肝癌可在恶性肿瘤，特别是腹腔脏器恶性肿瘤，手术前或手术时发现，但多数在术后随访时发现。术后随访时可因癌转移至肝出现症状而被发现，也可在定期随访过程中通过肿瘤标记（如癌胚抗原 CEA、CA19 - 9 等）和（或）影像医学（超声显像、CT 等）的监测而被发现。少数以肝转移癌为首发症状就医而被发现。也有发现转移性肝癌后至死未能查清原发癌者。

转移性肝癌可出现与原发性肝癌相仿的临床表现。但转移性肝癌多无肝病背景，多不并发肝硬化，故临床表现常较轻而不易早期发现。随肝转移癌的增大，可出现肝区痛、上腹胀、乏力、消瘦、发热、食欲不振及上腹肿块等。由于多无肝病背景，故多无肝硬化相关的表现。扪诊时肝软而癌结节相对较硬，有时可扪到"脐凹"。其中，不少患者有不明原因低热。晚期可出现黄疸、腹水、恶病质。

如没有明确的原发癌史，患者可同时出现原发癌相关的临床表现。如原发癌来自大肠，患者可能同时有黑便、大便带血、腹部游走性痛伴块物、腹部扪及肿块等。如原发癌来自肺，可出现咳嗽、痰中带血等。如原发癌来自胰腺，可能出现背痛、腹块、黄疸等。

二、辅助检查

（一）实验室检查

由于多无肝病背景，故乙型和丙型肝炎病毒标记常阴性。早期肝功能检查大多正常，晚期可出现胆红素增高，γ - 谷氨酰转肽酶也常升高。甲胎蛋白（AFP）检查常阴性，但少数消化道癌（如胃癌、胰腺癌）的肝转移 AFP 可出现低浓度升高。大肠癌肝转移者，癌胚抗原（CEA）常异常升高。由于转移性肝癌来自大肠癌者最多，故一旦疑为转移性肝癌者，CEA 和 CA19 - 9 等应作为常规检查。在大肠癌手术后，CEA 的定期监测是早期发现肝转移的重要手段。

（二）影像学检查

影像学检查是转移性肝癌诊断所不能或缺者，最常用者为超声显像。通常可检出 1cm 左右的肝转移癌。转移性肝癌在超声显像中常表现为散在多发的类圆形病灶。小的转移癌多为低回声灶，大的肿瘤则多为高回声灶，有时可见中心为低回声，称"牛眼症"。彩色超声提示多数转移性肝癌的动脉血供较原发性肝癌少。电子计算机 X 线断层显像（CT）多不可缺少，它可提供更为全面的信息。转移性肝癌在 CT 上常表现为多发散在类圆形低密度灶。由于多数转移性肝癌的血管不如原发性肝癌丰富，注射造影剂后，病灶增强远不如原发性肝癌明显，有时仅见病灶周围略增强。磁共振成像（MRI）也常用。

（三）原发癌的寻找

临床上一旦怀疑为转移性肝癌，如原先无明确的原发癌史，应在治疗前设法寻找原发癌。除上述

CEA 等外，如怀疑来自大肠癌者，可查大便潜血、纤维肠镜或行钡剂灌肠。如怀疑来自胃癌者，可查胃镜或钡餐。如怀疑来自胰腺癌者，可查超声显像和（或）CT。如怀疑来自肺癌者，可查痰脱落细胞、胸片或 CT。

三、诊断

（1）有原发癌史或证据。

（2）有肝肿瘤的临床表现。

（3）CEA 升高，而 AFP、HBsAg 或抗 HCV 常阴性。

（4）影像学检查证实肝内实质性占位性病变，且常为散在分布、多发、大小相仿的类圆形病灶。细针穿刺活检证实为与原发癌病理相同的转移癌。

四、鉴别诊断

1. 原发性肝癌　多有乙型或丙型病毒性肝炎、肝硬化背景，但无原发癌史。AFP、乙肝或丙肝标志物常阳性。影像学检查常有肝硬化表现，肝内实质性占位性病灶常为单个，或主瘤旁有卫星灶，瘤内动脉血供常较丰富，有时可见门静脉癌栓。

2. 肝血管瘤　无原发癌史。女性较多，发展慢，病程长，临床表现轻。CEA、AFP 均为阴性。乙肝和丙肝标志物常阴性，多无肝硬化背景。超声显像可单个或多个，小者常为高回声光团；大者可呈低回声灶，内有网状结构。CT 静脉相常见自外向中心的水墨样增强。核素血池扫描阳性。

3. 局灶性结节样增生　无原发癌史。CT 动脉相和静脉相均明显增强，有时可见动脉支供应。

4. 炎性假瘤　无原发癌史。超声显像常呈分叶状低回声灶。CT 动脉相和静脉相均无增强。

5. 肝脓肿　无原发癌史，常有肝外（尤其胆管）感染病史。常有炎症的临床表现，如寒战、发热、肝区痛、白细胞总数及中性粒细胞增多。超声、CT 可见液平。穿刺有脓液。

五、治疗

转移性肝癌的治疗主要有手术切除、经手术的姑息性外科治疗、不经手术的局部治疗、药物治疗以及对症治疗。

（一）治疗方法的选择

转移性肝癌的治疗选择应考虑以下 3 个方面。①原发癌的情况：如原发癌已经作根治性切除，对转移性肝癌的治疗应采取较积极的态度。如原发癌未治疗，通常应首先治疗原发癌，其次考虑转移性肝癌的治疗。如原发癌已有广泛播散，通常只作对症治疗。②转移性肝癌的情况：除原发癌情况需首先考虑外，如转移性肝癌为单个病灶，应争取手术切除。如为 2～3 个病灶，仍可考虑手术切除。如为 3 个以上病灶，则考虑切除以外的经手术或不经手术的局部治疗。③全身情况：如全身情况较好，对转移性肝癌应采取积极的态度。如全身情况很差，则只宜作对症治疗。

（二）手术切除

1. 切除指征　①原发癌已作根治性切除，或个别原发癌和单个肝转移癌有可能作一期切除者。②肝转移癌为单个病灶或局限于半肝，或虽累及左右肝而结节数不超过 3 个，且转移灶的大小和所在部位估计技术上能切除者。③无其他远处转移灶。④全身情况可耐受肝转移癌的手术切除，无心、肺、肾严重功能障碍，无其他严重疾病（如糖尿病等）。⑤肝转移癌切除后较远期的单个复发性肝转移癌而无其他转移灶者。

2. 手术方式　手术切除方式与原发性肝癌者相仿。由于转移性肝癌多不伴肝硬化，故可耐受较大范围的肝切除，包括扩大半肝切除，术中肝门阻断的时间也可延长。但通常有足够切缘的局部切除已能达到要求，过分强调规则性切除常弊多利少。

3. 手术时机　如可切除的原发癌尚未切除，对可切除的转移性肝癌的手术可同期或分期进行。凡患者能耐受者，可同期切除。如估计患者不能耐受，或二者的手术均较大，或不能确定肝转移癌为单个或 3 个以内，宜分期进行，通常在原发癌切除后数周待患者基本恢复后进行。

4. 手术切除的疗效　近年来随着诊断技术（尤其是肿瘤标记和影像医学）的提高，尤其是原发癌术后随访的重视，不少转移性肝癌已能在尚无症状的亚临床期发现，使转移性肝癌的切除率明显提高，手术死亡率明显下降，切除的疗效也逐步提高。Ohisson 等（1998）对比 1971—1984 年和 1985—1995 年两个阶段结直肠癌肝转移切除术，手术死亡率由 6% 降至 0，5 年生存率由 19% 提高到 35%。Nordlinger 等（1996）报道 1 568 例结直肠癌肝转移切除术后 5 年生存率为 28%。过去转移性肝癌手术切除以来自大肠癌者的疗效较好，近年非大肠癌肝转移切除的疗效也有提高。影响转移性肝癌手术切除疗效有诸多因素，如原发癌病期的早晚、转移癌数目的多少、CEA 水平的高低、同期出现或原发癌切除后延期出现（无瘤间期的长短）肝转移等。但原发癌的生物学特性可能是十分重要的因素。

（三）切除以外的局部治疗

1. 经手术的局部治疗　通常在腹部原发癌手术时发现有转移性肝癌而不宜切除者，可酌情作肝动脉结扎、插管，术后行化疗灌注或化疗栓塞。由于转移性肝癌的血供不少来自门静脉，也可并发门静脉插管，术后作化疗灌注。如转移灶数目不多，肿瘤不太大，也可作术中液氮冷冻治疗。较小、较少的肝转移灶，也可作术中微波治疗或术中无水乙醇瘤内注射。

2. 经导管动脉内化疗栓塞（TACE）　对多发转移性肝癌或肿瘤巨大而不能切除者，或患者不能耐受手术者，目前多采用 TACE。TACE 的疗效常取决于肿瘤的动脉血供和对化疗药物的敏感度。如动脉血供较多，碘化油在瘤内的浓聚程度也较好，疗效将好于动脉血供少者。化疗药物的敏感性则取决于原发癌的种类。通常转移性肝癌用 TACE 治疗的疗效常不如原发性肝癌 TACE 治疗的效果。TACE 对转移性肝癌在部分患者可延长生存期，但远期疗效多不理想。

3. 经皮瘤内无水乙醇注射　对转移性肝癌数目较少、肿瘤较小者可选用此法，但需施行多次。个别患者疗效不错。

4. 经皮射频治疗　近年出现的射频治疗，其肿瘤坏死的程度常优于无水乙醇注射。对转移性肝癌数目不多、肿瘤不太大者可选用。

5. 放射治疗　如转移性肝癌病灶比较局限，也可选用外放射治疗。复旦大学肿瘤医院曾报道 36 例转移性肝癌的放射治疗，其 3 年生存率为 9.7%。放疗的效果也取决于肿瘤对放疗的敏感性。

（四）全身化疗、生物治疗和中医治疗

除个别原发癌对化疗敏感（如恶性淋巴瘤）者外，全身化疗对多数转移性肝癌疗效甚差。对来自消化道肿瘤的转移性肝癌，也可试用口服 5 - 氟尿嘧啶类药物，如替加氟、去氧氟尿苷等。生物治疗如 α 干扰素（IFN）也可试用，对肿瘤血管较多的肿瘤，IFN 有抑制血管生成的作用。其他如 IL - 2/LAK 细胞治疗等也可试用。近年还有用胸腺素等，有助增强免疫功能。对不能切除的转移性肝癌，有时采用中医中药的健脾理气之品，有助于提高免疫功能、改善症状，甚或延长生存期。

六、预后

原发癌已切除的转移性肝癌，除单个或 3 个以下能切除者外，大多预后较差。转移性肝癌的预后取决于原发癌的部位、原发癌切除与否、原发癌的生物学特性、转移性肝癌的数目和肝脏受侵范围的程度以及治疗的选择等。如来自消化系统肿瘤的转移性肝癌，通常来自大肠癌者预后最好，来自胃癌者较差，来自胰腺癌者更差。

（康　鑫）

第八章

胆管疾病

第一节　胆囊结石

胆囊结石是指原发于胆囊内的结石，其病变程度有轻有重，有的可无临床症状，即所谓的无症状胆囊结石或安静的胆囊结石；有的可以引起胆绞痛或胆囊内、外的各种并发症。

从发病率来看，胆囊结石的发病在 20 岁以上便逐渐增高，45 岁左右达到高峰，男女发病比例为 1：（1.9～3）。儿童少见，但近年来发病年龄有儿童化的趋势。

一、病因

胆囊结石的成因迄今未完全明确，可能为综合因素引起。①代谢因素：正常胆囊胆汁中胆盐、磷脂酰胆碱、胆固醇按一定比例共存于稳定的胶态离子团中，当胆固醇与胆盐之比低于 1：13 时，胆固醇沉淀析出，聚合成较大结石。②胆管感染：从胆结石核心中已培养出伤寒杆菌、链球菌、魏氏芽孢杆菌、放线菌等，可见细菌感染在胆结石形成中有着重要作用，细菌感染除引起胆囊炎外，其菌落、脱落上皮细胞等均可成为结石的核心，胆囊内炎性渗出物的蛋白成分也可成为结石的支架。③其他：胆囊管异常造成胆汁淤滞、胆汁 pH 过低、维生素 A 缺乏等，都可能是结石的成因之一。

二、临床表现

（一）症状

（1）有饱餐、进油腻食物等病史。

（2）右上腹阵发性绞痛，常是临床上诊断胆石症的依据，但症状可能不典型，不容易与其他原因引起的痉挛性疼痛鉴别，也不易区别症状是来自胆囊还是胆管。

（3）胃肠道症状，如恶心、呕吐、食后上腹饱胀、压迫感。

（4）发热，患者常有轻度发热，无畏寒，如出现高热，则表明已经有明显炎症。

（二）体征

右上腹有不同程度的压痛及反跳痛，Murphy 征可呈阳性。如并发有胆囊穿孔或坏死，则有急性腹膜炎症状。

三、辅助检查

1. 血常规　白细胞和中性粒细胞轻度升高或正常。

2. B 超检查　是第一线的检查手段，结果准确可靠，达 95% 以上。

四、诊断

上述症状（1）、（2）项辅以查体以及 B 超检查多能确诊。

诊断流程，见图 8 — 1。

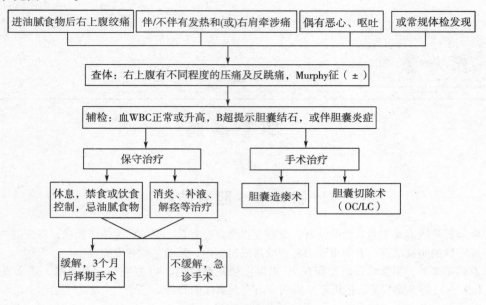

图 8 — 1　胆囊结石诊断流程

五、鉴别诊断

胆囊炎胆石症急性发作期症状与体征易与胃十二指肠溃疡穿孔、急性阑尾炎（尤其高位阑尾）、急性腹膜炎、胆管蛔虫病、右肾结石、心绞痛等相混淆，注意鉴别，辅以适当检查，多能区分。

六、治疗

1. 一般治疗　卧床休息，禁食或控制饮食，忌油腻食物。
2. 药物治疗　鹅去氧胆酸、熊去氧胆酸有一定疗效。
3. 手术治疗　胆囊切除术是胆囊结石患者的首选治疗方法。腹腔镜胆囊切除术以最小的创伤切除胆囊，而且没有违背传统的外科原则，符合现代外科发展的方向，已取代传统的开腹手术成为治疗胆囊结石的"金标准"。

七、预后

部分患者饮食控制得当可以终身不急性发作。手术切除胆囊后对患者生活质量没有明显影响，部分患者有轻度腹泻等胃肠症状。

（康　鑫）

第二节　胆道闭锁

胆道闭锁并非少见疾病，至少占有新生儿长期阻塞性黄疸的半数病例，其发病率约为 1 ∶ 8 000 ～ 1 ∶ 14 000 个存活出生婴儿，但地区和种族有较大差异，以亚洲报道的病例为多，东方民族的发病率高 4 ～ 5 倍，男女发病比为 1 ∶ 20。

以往认为胆道闭锁难以治疗，必将死于感染和肝功能衰竭，自 Kasai 首创的手术方法取得成功以来，疗效获得显著提高，7 篇报道 562 例，存活 206 例。目前主要是争取早期诊断和早期手术，可能获得更多的存活机会。在日龄 60 天以内手术者，生存率可达 75％；而 90 天以后接受外科治疗者降至

10%。因此，对于新生儿、婴儿的阻塞性黄疸疾患应行早期筛选，以期做出早期诊断。

一、病因

在病因方面有诸多学说，如先天性发育不良学说、血运障碍学说、病毒学说、炎症学说、胰胆管连接畸形学说、胆汁酸代谢异常学说、免疫学说，等等。病因是一元论，还是多元论，尚无定论。

早年认为胆道闭锁的发生类似十二指肠闭锁。胆管系的发育过程，经过充实期、空泡期和贯通期3个阶段，胚胎在第5～10周时如果发育紊乱或停顿，即可形成胆道闭锁畸形。可是，从现实观察有许多不符之处。首先，在大量流产儿和早产儿的解剖中，从未发现有胆道闭锁。其次，常见的先天发育异常，如食管闭锁、肛门闭锁等多伴有其他畸形，而胆道闭锁为一种孤立的病变，很少伴发其他畸形，罕有伴胰管闭锁是明显的对比。黄疸的延迟发病和完全性胆汁淤积的渐进性征象（大便从正常色泽变为灰白色），就此怀疑胆道闭锁不是一种先天发育畸形，而是在出生前后不久出现的一种疾病。

近年发现以下事实：①第1次排出的胎粪，常是正常色泽，提示早期的胆管是通畅的；个别病例在出现灰白色粪便之前，大便的正常颜色可以持续2个月或更长时间。肝门区域的肝内胆管也是开放的，以上现象提示管腔闭塞过程是在出生之后发生和进展的。②特发性新生儿胆汁淤积的组织学特征，具有多核巨细胞性变。有的病例曾做多次肝脏活检组织检查，先为新生儿肝炎，后发展为胆道闭锁，尤其在早期（2～3个月前）作活检者。③从肝外胆道闭锁病例所取得的残存胆管组织做病理检查，往往发现有炎性病变，或在直视或镜下可见到中心部萎陷的管道结构或腺样结构含有细小而开放的管腔。因此，认为胆道闭锁是由于传染性、血管性或化学性等因素，单一或并发影响宫内胎儿的肝胆系统。由于炎性病变大的胆管发生管腔闭塞、硬化或部分消失，病变可进展至出生之后。由于不同的病期长短和肝内病变的严重程度，肝外胆管可全部、部分或一段闭塞。

有学者认为新生儿肝炎与胆道闭锁属于同一范畴，是一种新生儿梗阻性胆管疾病，可能与遗传、环境和其他因素有关。因而，胆道闭锁与新生儿肝炎两者的鉴别非常困难，且可以同时存在，或者先为肝巨细胞性变而发展为胆道闭锁。原发病变最可能是乙型肝炎，它的抗原可在血液中持续存在数年之久。因此，母亲可为慢性携带者，可经胎盘传给胎儿，或胎儿吸入母血而传染。在病毒感染之后，肝脏发生巨细胞性变，胆管上皮损坏，导致管腔闭塞，炎症也可产生胆管周围纤维性变和进行性胆道闭锁。

Landing 将新生儿肝炎综合征和胆道闭锁统称为婴儿阻塞性胆管病，根据病变累及部位分为4型：①当病变仅累及肝脏时为新生儿肝炎。②若炎症累及肝外胆管而成狭窄但未完全阻塞者，即所谓胆管发育不良，有时这种病变可能逐渐好转，管腔增大，胆管恢复通畅。有时炎症继续发展导致胆管完全阻塞成为胆道闭锁。③若阻塞在肝管或胆囊及胆总管的远端，则为"可治型"胆道闭锁。④若肝外胆管严重受累，上皮完全损坏，全部结构发生纤维化，胆管完全消失，仅有散在残存黏膜者是"不可治型"胆道闭锁。认为这种原因造成的胆道闭锁占所有病例的80%，而纯属胆管先天性发育异常引起的胆道闭锁仅有10%。先天原因造成者常伴有其他先天性畸形。

二、病理

一般将胆道闭锁分为肝内和肝外两型。肝内型者可见到小肝管排列不整齐、狭窄或闭锁。肝外型者为任何部位肝管或胆总管狭窄、闭锁或完全缺如。胆囊纤维化呈皱缩花生状物，内有少许无色或白色黏液。胆囊可缺如，偶尔也有正常胆囊存在。

Koop 将胆管畸形分为3型：①胆管发育中断。②胆管发育不良。③胆管闭锁。这种分类对指导临床、明确手术指征和估计预后，有一定的实用意义。

1. 胆管发育中断　肝外胆管在某一部位盲闭，不与十二指肠相通。盲闭的部位在肝管上段，则肝管下段和胆总管均缺如；也有肝管、胆囊和胆总管上段均完整，盲闭部位在胆总管，仅其下段缺如。以上两种仅占5%～10%病例。由于肝外胆管为一盲袋，内含胆汁，说明与肝内胆管相通，因此可以施行肝外胆管与肠道吻合术。

2. 胆管发育不良　炎症累及肝外胆管，使胆管上皮破坏，发生纤维性变，管腔发生狭窄，但未完全闭塞。有时这种病变可能逐渐好转，管腔增大，恢复通畅。有时炎症继续发展，使整个胆管系统完全阻塞，近年主张施行肝门肠管吻合术治疗这种病变。如果仔细解剖肝十二指肠韧带，并追踪至肝门区，可在此纤维结缔组织内发现有腔隙狭小的微细胆管，直径为 1 ～ 2mm 的发育不良胆管。

3. 胆道闭锁　肝外胆管严重受累，胆管上皮完全损坏，全部结构发生纤维化，胆管完全消失。在肝十二指肠韧带及肝门区均无肉眼可见的腔隙管道，组织切片偶尔可见少量黏膜组织。这种病例是真正的胆管闭锁。

4. 肝脏病变　肝脏病损与病期成正比，在晚期病例有显著的胆汁性肝硬化，肝大、质硬，呈黯绿色，表面有结节。肝穿刺组织在镜检下主要表现为肝内胆小管增生，管内多为胆栓，门脉区积存大量纤维组织，肝细胞及毛细胆管内淤积胆汁，也可见到一些巨细胞性变，但不及新生儿肝炎多。后者胆小管增生和胆栓均相对少见。

三、并发畸形

胆道闭锁的并发畸形比其他先天性外科疾病的发生率低，各家报道相差较大，为 7% ～ 32%，主要是血管系统（下腔静脉缺如、十二指肠前门静脉、异常的肝动脉）、消化道（肠旋转不良）、腹腔内脏转位等。

胆道闭锁的典型病例，婴儿为足月产，在生后 1 ～ 2 周时往往被家长和医生视作正常婴儿，大多数并无异常，粪便色泽正常，黄疸一般在生后 2 ～ 3 周逐渐显露，有些病例的黄疸出现于生后最初几天，当时误诊为生理性黄疸。粪便变成棕黄色、淡黄色、米色，以后成为无胆汁的陶土样灰白色。但在病程较晚期时，偶可略现淡黄色，这是因胆色素在血液和其他器官内浓度增高而少量胆色素经肠黏膜进入肠腔掺入粪便所致。尿色较深，将尿布染成黄色。黄疸出现后，通常不消退，且日益加深，皮肤变成金色甚至褐色，可因搔痒而有抓痕，有时可出现脂瘤性纤维瘤，但不常见。个别病例可发生杵状指，或伴有发绀。肝脏肿大，质地坚硬。脾脏在早期很少扪及，如在最初几周内扪及肿大的脾脏，可能是肝内原因，随着疾病的发展而发生门静脉高压症。

在疾病初期，婴儿全身情况尚属良好，但有不同程度的营养不良，身长和体重不足。时常母亲叙述婴儿显得兴奋和不安，此兴奋状况可能与血清胆汁酸增加有关。疾病后期可出现各种脂溶性维生素缺乏现象，维生素 D 缺乏可伴发佝偻病串珠和阔大的骨骺。由于血流动力学状况的改变，部分动静脉短路和周围血管阻力降低，在心前区和肺野可听到高排心脏杂音。

四、辅助检查

现有的实验方法较多，但特异性均差。胆道闭锁时，血清总胆红素增高，结合胆红素的比例也相应增高。碱性磷酸酶的异常高值对诊断有参考价值。γ - 谷氨酰转氨酶高峰值高于 300IU/L，呈持续性高水平或迅速增高状态。5′- 核苷酸酶在胆管增生越显著时水平越高，测定值 >25IU/L，红细胞过氧化氢溶血试验方法较为复杂，若溶血在 80% 以上者则属阳性。甲胎蛋白高峰值低于 40μg/mL，其他常规肝功能检查的结果均无鉴别意义。

五、早期诊断

如何早期鉴别阻塞性胆管疾病，是新生儿肝炎综合征，还是胆道闭锁，是极为重要的。因为从当前的治疗来看，手术时间在日龄 60 天以内者，术后胆汁排出率可达 82% ～ 90%，黄疸消退率 55% ～ 66%；如手术时间延迟，则疗效低下，术后胆汁排出率为 50% ～ 61%。由于患儿日龄的增加，肝内病变继续发展，组织学观察可见肝细胞的自体变性和肝内胆管系的损害，日龄在 60 ～ 100 天者肝小叶间胆管数显著减少，术后黄疸消退亦明显减少，由此可见早期手术的必要性。

但要做出早期诊断是个难题，必须在小儿内外科协作的体制下，对乳儿黄疸病例进行早期筛选，在日龄 30 ～ 40 天进行检查，争取 60 天以内手术，达到诊断正确和迅速的要求。对于黄疸的发病过程、大便的色泽变化、腹部的理学检查，应做追迹观察，进行综合分析。目前认为下列检查有一定的诊断价值。

1. 血清胆红素的动态观察　每周测定血清胆红素，如胆红素量随病程趋向下降，则可能是肝炎；若持续上升，则提示为胆道闭锁。但重型肝炎并伴有肝外胆管阻塞时，也可表现为持续上升，此时鉴别困难。

2. 超声显像检查　若未见胆囊或见有小胆囊（1.5cm 以下），则疑为胆道闭锁。若见有正常胆囊存在，则支持肝炎。如能看出肝内胆管的分布形态，则更能帮助诊断。

3. ^{99m}Tc – Diethyl Iminodiacetic Acid（DIDA）排泄试验　近年已取代^{131}碘标记玫瑰红排泄试验，有较高的肝细胞提取率（48%～56%），可诊断由于结构异常所致的胆管部分性梗阻。如胆总管囊肿或肝外胆管狭窄，发生完全梗阻时，则扫描不见肠道显影，可作为重症肝内胆汁淤积的鉴别手段之一。在胆道闭锁早期时，肝功能良好，5 分钟显现肝影，但以后未见胆管显影，甚至 24 小时后亦未见肠道显影。当新生儿肝炎时，虽然肝功能较差，但肝外胆管通畅，因而肠道显影。

4. 脂蛋白 – X（Lp – X）定量测定　脂蛋白 – X 是一种低密度脂蛋白，在胆管梗阻时升高。据研究所有胆道闭锁病例均升高，且在日龄很小时已呈阳性，新生儿肝炎病例早期呈阴性，但随日龄增长也可转为阳性。若出生已超过 4 周而 Lp – X 阴性，可除外胆道闭锁；如 >50mg/dL，则胆道闭锁可能性大。也可服用考来烯胺4g/d，共2～3 周，比较用药前后的指标，如含量下降则支持新生儿肝炎综合征的诊断，若继续上升则有胆道闭锁可能。

5. 胆汁酸定量测定　胆道闭锁时血清总胆汁酸为107～294μmol/L，一般认为达100μmol/L 都属淤胆，同年龄无黄疸对照组仅为 5～33μmol/L，平均为18μmol/L，故有诊断价值。尿内胆汁酸也为早期筛选手段，胆道闭锁时尿总胆汁酸平均为19.93±7.53μmol/L，而对照组为 1.60±0.16μmol/L，较正常儿大 10 倍。

6. 胆管造影检查　经内镜逆行性胰胆管造影术（ERCP）已应用于早期鉴别诊断，造影发现胆道闭锁有以下情况：①仅胰管显影。②有时可发现胰胆管合流异常，胰管与胆管均能显影，但肝内胆管不显影，提示肝内型闭锁。新生儿肝炎综合征有下列征象：①胰胆管均显影正常。②胆总管显影，但较细。

7. 剖腹探查　对病程已接近 2 个月而诊断依然不明者，应作右上腹切口探查，通过最少的操作而获得肝组织标本和胆管造影。如发现胆囊，作穿刺得正常胆汁，提示近侧胆道系统未闭塞，术中造影确定远端胆道系统。假如肝外胆管未闭塞，则做切取活检或穿刺活检，取两个肝叶标本以利诊断。如遇小而萎陷的胆囊得白色胆汁时仍应试做胆管造影，因新生儿肝炎伴严重肝内胆汁淤积或肝内胆管缺如，均可见到瘪缩的胆囊。如造影显示肝外胆管细小和发育不良，但是通畅，则作活检后结束手术。假如胆囊闭锁或缺如，则解剖肝门区组织进行肝门肠管吻合术。

六、治疗

（一）外科治疗

1959 年 Kasai 施行肝门肠管吻合术应用于所谓"不可治型"病例，得到胆汁流出，从而获得成功，更新了治疗手段。据报道生后 60 天以内手术者，胆汁引流成功率达80%～90%，90 天以后手术者降至20%，120 天之后手术仅 10% 成功。

手术要求有充分的显露，做横切口，切断肝三角韧带，仔细解剖肝门区，切除纤维三角要紧沿肝面而不损伤肝组织，两侧要求到达门静脉分叉处。胆管重建的基本术式仍为单 Roux – en – Y 式空肠吻合术，也可采用各种改良术式。术后应用广谱抗生素、去氢胆酸和泼尼松龙利胆，静脉营养等支持疗法。

术后并发症常威胁患者生命，最常见的一种为术后胆管炎，发生率为50%，甚至高达 100%。其发病机制最可能是上行性感染，但败血症很少见。在发作时肝组织培养很少得到细菌生长。有些学者认为这是肝门吻合的结果，阻塞了肝门淋巴外流，致使容易感染而发生肝内胆管炎。不幸的是每次发作都加重肝脏损害，因而加速胆汁性肝硬化的进程。术后第 1 年较易发生，以后逐渐减少，每年发作 4～5 次至 2～3 次。应用氨基糖苷类抗生素 10～14 天，可退热，胆流恢复，常在第 1 年内预防性联用抗生素和利胆药。另一重要并发症是吻合部位的纤维组织增生，结果胆汁流通停止，再次手术恢复胆汁流通的希望是 25%。此外，肝内纤维化继续发展，结果是肝硬化，有些病例进展为门脉高压症、脾功能亢进和食管静脉曲张。

（二）术后的内科治疗

第 1 年注意营养是很重要的，一定要有足量的胆汁流通，饮食处方含有中链甘油三酸酯，使脂肪吸收障碍减少到最低限度和利用最高的热卡。需要补充脂溶性维生素 A、维生素 E 和维生素 K。为了改善骨质密度，每日给维生素 D_3，剂量 0.2mg/kg，常规给预防性抗生素，如氨苄西林、先锋霉素、甲硝唑等。利胆剂有苯巴比妥 3～5mg/(kg·d) 或考来烯胺 2～4/d。门脉高压症在最初几年无特殊处理，食管静脉曲张也许在 4～5 岁时自行消退，出血时注射硬化剂。出现腹水则预后差，经限制钠盐和利尿剂等内科处理可望改善。

七、预后

胆道闭锁不接受外科治疗，仅 1% 生存至 4 岁。但接受手术也要做出很大的决心，对婴儿和家庭都具有深远的影响，早期发育延迟，第 1 年要反复住院，以后尚有再次手术等复杂问题。

接受手术无疑能延长生存期，报道 3 年生存率为 35%～65%。长期生存的依据是：①生后 10～12 周之前手术。②肝门区有一大的胆管 (＞150μm)。③术后 3 个月血胆红素浓度＜ 150.5μmol/L (8.8mg/dL)。Kasai 报道 22 年间施行手术 221 例，尚有 92 例生存，79 例黄疸消失，10 岁以上有 26 例，最年长者 29 岁。长期生存者中，2/3 病例无临床问题，1/3 病例有门脉高压症、肝功能障碍。

多年来，认为 Kasai 手术应用于胆道闭锁可作为第一期处理步骤。待婴儿发育生长之后，再施行肝移植，以达到永久治愈。近年活体部分肝移植治疗胆道闭锁的报道增多，病例数日渐增加，手术年龄在 4 个月至 17 岁，3 年生存率在 80% 以上。

（康　鑫）

第三节　胆管肿瘤

一、胆囊良性肿瘤

（一）分类

胆囊良性肿瘤少见，B 超上可见胆囊黏膜充盈缺损，偶尔在胆囊结石行胆囊切除术时也可发现。真正的腺瘤只占 4% 左右。胆囊息肉样病变（PLG）是来源于胆囊壁并向胆囊腔内突出或隆起病变的总称，多为良性。一般分为以下两类：

1. 肿瘤性息肉样病变　包括腺瘤和腺癌。腺瘤性息肉可呈乳头状或非乳头状，为真性肿瘤，可单发或多发，有时可充满胆囊腔，并发慢性胆囊炎及胆囊结石。此外，血管瘤、脂肪瘤、平滑肌瘤、神经纤维瘤等均属罕见。

2. 非肿瘤性息肉样病变　大部分为此类，常见的如炎性息肉、胆固醇性息肉、腺瘤性增生等。胆固醇性息肉最常见，不是真正的肿瘤，直径常在 1cm 以内，并有蒂，常为多发性；炎性息肉可单发或多发，直径常＜1.0cm，常并发有慢性胆囊炎及胆囊结石。此外，腺肌增生或腺肌瘤属胆囊的增生性变，可呈弥漫性或局限性改变，其特点是过度增生的胆囊黏膜上皮向增厚的肌层陷入形成。其他如黄色肉芽肿、异位胃黏膜或胰组织等，均罕见。

（二）临床表现

胆囊良性肿瘤的主要症状与慢性胆囊炎相似，有上腹部疼痛不适、消化不良表现。胆囊颈部息肉影响胆汁排泄时，可有胆囊肿大、积液。一般无阳性体征，有时可扪及胀大的胆囊。

（三）辅助检查

1. 常规检查　B 超检查可检出胆囊息肉的位置、大小、有无蒂等情况，但对病变的性质难以确定。

2. 其他检查　CT 检查对较小的胆囊息肉诊断价值不大，但对肝脏、胰腺有较高的分辨率。

（四）诊断

胆囊息肉样病变以往临床诊断较为困难，随着 B 超检查的普及，诊断不难。

（五）治疗

1. 一般治疗　息肉直径大小 <0.5cm，无症状、多发、生长速度不快者，可随诊观察。

2. 手术治疗　一般行腹腔镜胆囊切除，除非术前已高度怀疑是胆囊癌。

对胆囊息肉是否手术有不同意见。一般认为应考虑下述因素：①息肉大小及增长快慢：直径大于 1cm 或短期内增大迅速者恶性可能性大，<0.5cm 可随诊观察。②数目：多发者常为胆固醇性息肉等非肿瘤性息肉样病变，腺瘤或癌多为单发。③形状：乳头状、蒂细长者多为良性，不规则、基底宽或局部胆囊壁增厚者，应考虑恶性。④部位：腺肌性增生好发于胆囊底部，位于胆囊体部又疑为恶性息肉样病变者，易浸润肝，应采取积极态度治疗。⑤症状：有症状者考虑手术治疗。⑥年龄大于 50 岁的患者考虑手术治疗。

二、胆囊癌

胆囊癌较少见，预后极差。胆囊癌与胆囊结石的发生有一定的关系，胆囊癌多发生于 50 岁以上的中老年患者，女性多于男性，80% 以上的患者并发有胆囊结石。

（一）分类与分期

胆囊癌多发生于胆囊体或底部，80% 为腺癌，可分为浸润型和乳头状型两类。组织学上胆囊癌可直接浸润周围脏器，也可经淋巴道、血液循环、神经、胆管等途径转移及腹腔内种植。

按病变侵犯范围，Nevin（1976）将胆囊癌分为 5 期。Ⅰ期：黏膜内原位癌；Ⅱ期：侵犯黏膜和肌层；Ⅲ期：侵犯胆囊壁全层；Ⅳ期：侵犯胆囊壁全层并有周围淋巴结转移；Ⅴ期：侵及肝和（或）转移至其他脏器。

（二）临床表现

胆囊癌缺乏特异性临床症状，早期诊断困难，有时在施行胆囊切除术时偶然发现。多数被误诊为胆囊炎、胆石症。出现右上腹痛、右上腹包块或贫血等症状时病情常已属晚期。胆囊癌的临床症状有中上腹及右上腹疼痛不适、消化不良、嗳气、食欲缺乏、黄疸和体重减轻等。常并发有胆囊结石病史 5 年以上；不并发胆囊结石的胆囊癌患者，病程多较短，常在半年左右。黄疸往往是晚期表现。胆囊癌的转移早而广泛，最常见的是引起肝外胆管梗阻、进行性肝衰竭及肝脏的广泛转移。如癌肿侵犯十二指肠，可出现幽门梗阻症状。晚期常有黄疸、右上腹部肿块、体重下降。

（三）辅助检查

1. 常规检查

（1）肿瘤标记物：胆囊癌患者常有血清 CEA 升高，但对于早期诊断无价值。

（2）B 超：诊断准确率达 75%～82%，为首选检查方法。

2. 其他检查

（1）CT：CT 扫描对胆囊癌的敏感性为 50%，对早期胆囊癌的诊断不如 B 超。如果肿瘤侵犯肝脏或有肝门、胰头淋巴结转移，多能在 CT 下显示。

（2）彩色多普勒血流显像：占位内异常的高速动脉血流信号是胆囊原发性恶性肿瘤区别于良性肿块的重要特征。

（3）细胞学检查：细胞学检查法有直接取活检或抽取胆汁查找癌细胞两种。阳性率虽不高，但结合影像学检查方法，仍可对半数以上胆囊癌患者做出诊断。

（四）诊断

胆囊癌的早期诊断常比较困难，当临床上已能在胆囊区摸到硬块时，病程多已是晚期。另一些患者只诊断为胆囊结石，对癌变未能有足够的注意，待切除胆囊后送病理检查时，才在标本上发现癌变。

（五）治疗

1. 化疗及放疗　胆囊癌对各种化疗药物均不敏感，很难观察其疗效，多用于术后辅助治疗。放疗仅作为一种辅助手段应用于手术后或已无法切除的病例。

2. 手术治疗　手术切除是胆囊癌唯一有效的治疗，但结果令人失望。

（1）胆囊切除术。若癌肿仅侵犯至黏膜层或肌层，单纯行完整胆囊切除术已达根治目的，可不必再行第二次根治性手术。但位于胆囊颈、胆囊管的隐匿性胆囊癌，无论其侵犯至胆囊壁的哪一层，均应再次行肝十二指肠韧带周围淋巴结清扫术。

（2）胆囊癌的根治手术。根治术的范围主要包括胆囊切除、肝部分切除和淋巴结清扫。应清扫肝十二指肠韧带的淋巴结，必要时还应清扫胰十二指肠上、胰头后淋巴结。

（3）胆囊癌的姑息性手术。对于无法根治的晚期胆囊癌病例，手术原则为减轻痛苦，提高生活质量。

三、胆管癌

胆管癌包括肝门部胆管、肝总管、胆总管区域内的原发性癌肿，约占尸检查的0.01%～0.85%。60岁以上多见。男女发病比约为3∶2。

（一）病因

本病病因至今尚不清楚，16%～30%的胆管癌患者伴有胆结石；先天性胆总管囊肿患者胆管癌发生率高；胆管良性乳头状瘤可转变为胆管癌，原发性硬化胆管炎并发溃疡性结肠炎者发生胆管癌的比例高；胆管血吸虫病也是病因之一。

胆管癌1/3～1/4并发有结石。根据癌肿部位常分为肝门部（上部）胆管癌（Klatskin肿瘤）、胆管中部癌及胆管下端癌。肝门部胆管癌是指左右肝管主干及其与肝总管汇合部的癌肿，占胆管癌的1/3～1/2，多发生于左肝管，癌肿常向对侧肝管及肝总管浸润。胆管中部癌多位于胆囊管、肝总管、胆总管三者交接处。胆管下端癌主要是指胆总管下端癌，多归于壶腹部肿瘤。三者在临床病理、手术治疗方法、预后上均有一定的差别。

（二）临床表现

其临床表现主要为伴有上腹部不适的进行性黄疸、食欲不振、消瘦、瘙痒等。如并发胆结石及胆管感染，可有怕冷、发热等，且有阵发性腹痛及隐痛。当肿瘤来源于一侧肝管时，早期可不出现黄疸，直至肿瘤延伸至肝总管或对侧肝管时，才出现明显的阻塞性黄疸。黄疸一般进展较快，呈进行性加重。

检查可见肝大、质硬，胆囊不肿大；如为胆总管下端癌，则可扪及肿大的胆囊；如肿瘤破溃出血，可有黑便或大便潜血试验阳性、贫血等表现。

（三）辅助检查

1. 常规检查

（1）B超：可显示肝内胆管扩张、肝门部肿块，肝外胆管不扩张，胆囊不肿大。

（2）CT检查也有相同的效果。

对于一侧肝管的肿瘤，早期尚未引起梗阻性黄疸时，B超及CT检查仅能发现一侧的肝内胆管扩张。

2. 其他检查

（1）^{99m}Tc – HIDA放射性核素扫描：可以鉴别阻塞性黄疸是来源于肝外胆管阻塞或肝内胆汁淤积。

（2）PTC：是最直接而可靠的诊断方法。患者的肝内胆管扩张，PTC的成功率高，如果穿刺后未能立即施行手术或血清总胆红素在171μmol/L以上者，应行经皮肝穿刺胆道引流（PTCD）以暂时引流胆管，改善黄疸。

（3）ERCP或磁共振胰胆管造影（MRCP）：可了解胆管情况。

（4）血管造影：选择性动脉造影可显示胆管癌本身的血管情况，经皮肝穿刺门静脉造影（PTP）可了解门静脉是否受累。

（5）腹腔镜检查：可直观了解肿瘤的位置、大小、形态，以及探查肿瘤与周围血管等组织的关系，尤其可以行病理活检，了解肿瘤的良恶性。

（四）诊断

根据进行性黄疸的病史，结合影像学表现，一般均可获得正确诊断。诊断流程见图8－2。

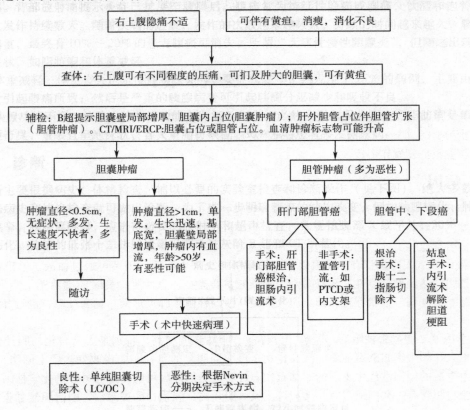

图 8 — 2　胆管癌诊断流程

（五）鉴别诊断

不应满足于阻塞性黄疸以及胆管结石或胆管炎性狭窄的诊断，应与胆囊癌鉴别。还需要与肝门部转移癌、肝门部肝细胞性肝癌、肝门淋巴结转移癌或淋巴瘤相鉴别。近端胆管癌常并发有胆囊结石、肝胆管结石，胆管癌梗阻性黄疸并发感染时可出现胆管炎的症状、体征。在 B 超检查中结石及胆囊癌容易发现。

（六）治疗

1. 一般治疗　术前准备同一般阻塞性黄疸。

2. 手术治疗　手术方法的选择如下。

（1）中、下部胆管癌切除术：中、下部胆管癌比肝门部及乳头部癌少见。目前多数学者主张其手术方式是胰十二指肠切除术。中下部癌无法切除者，可用姑息性方法。

（2）上段胆管癌的手术治疗：根据 Bimuth－Corlett 分型，上段胆管癌分 4 型。Ⅰ型：肿瘤位于肝总管，未侵犯左右肝管汇合部。Ⅱ型：肿瘤侵犯汇合部，未侵犯左或右肝管。Ⅲa 型：已侵犯右肝管；Ⅲb 型：已侵犯左肝管。Ⅳ型：同时侵犯左右肝管。其中Ⅰ、Ⅱ型可行肝外胆管、胆囊切除术的同时做区域淋巴结清扫、肝门胆管与空肠 Roux－en－Y 吻合术；Ⅲ型以上的病变，则需要在上述术式的基础上再附加左或右肝叶部分切除术；Ⅳ型者则需行扩大根治切除术，包括左或右半肝切除。

（3）肝门部胆管癌姑息性手术：胆肠内引流术是首选的姑息手术方法。原则是胆肠吻合口应尽量远离病灶，不能行内引流者常用扩张癌性狭窄后放置尽可能粗而较硬的 T 形管、U 形管或内支撑导管。非手术置管引流常用的方法为 PTCD，也可经 PTCD 窦道扩大后放置内支撑管。

（七）预后

胆管癌预后极差。手术切除组一般平均生存期为 13 个月，如单做胆管内或外引流，其平均生存期仅 6 ～ 7 个月，很少超过 1 年。下段胆管癌预后最好，胰十二指肠切除术后的 5 年生存率为 20% ～35% 。

（康　鑫）

第四节　急性胆囊炎

据国外文献报道，急性胆囊炎以中年（40 岁）以上女性，特别是身体肥胖且曾多次怀孕者多见，男女发病比为 1 ∶（3 ～4）。国内报道发病年龄较国外为低，男女发病比为 1 ∶（1 ～2）。慢性胆囊炎多由急性胆囊炎反复发作形成。

一、病因

1. 梗阻因素　由于胆囊结石、胆管结石，胆囊管过长、扭曲、狭窄、纤维化、螺旋瓣的部分梗阻，胆囊颈旁淋巴结肿大等因素造成胆囊管梗阻，使存留在胆囊内的胆汁滞留、浓缩，高浓度的胆盐可损伤胆囊黏膜，引起急性炎症，当胆囊内已有细菌感染存在时，胆囊黏膜的病理损害过程加重。

2. 感染因素　无论胆管有无梗阻因素，细菌都可能进入胆管。细菌可通过血液、淋巴或胆管而达胆囊。通过胆管达胆囊是急性胆囊炎时细菌感染的主要途径。急性胆囊炎时的细菌感染多为肠道菌属，如大肠杆菌、链球菌、梭状芽孢杆菌、产气杆菌、沙门杆菌、肺炎球菌、葡萄球菌，也常并发有厌氧菌的感染。

3. 化学因素　胆囊管梗阻后，胆囊胆汁停滞，胆盐浓度增高，特别是去结合化的胆汁酸盐对组织的刺激性更大，如牛磺胆酸有显著的致炎作用，可引起明显的急性胆囊炎改变。严重创伤、烧伤休克、其他部位手术后的创伤性或手术后的非结石性急性胆囊炎的原因可能为此。另外的化学性因素是胰液反流。当胰管与胆管有一共同通道时，胰液可反流入胆囊内，胰蛋白酶被激活，引起胆囊黏膜损害，甚至坏死、穿破。

4. 血管因素　严重创伤、大量出血、休克后，由于血管痉挛，血管内血流淤滞、血栓形成，可导致胆囊壁坏死，甚至穿破。

二、病理

急性胆囊炎的病理改变视炎症的轻重程度而有较大的差别。

1. 急性单纯性胆囊炎　由于存在胆囊管梗阻，胆囊内压力升高，胆囊黏膜充血、水肿，胆囊内渗出增加，胆囊外观肿大，张力高，胆囊壁充血，稍增厚，有白细胞浸润。胆囊胆汁肉眼仍正常或稍浑浊，细菌培养多为阴性。

2. 化脓性胆囊炎　胆囊管梗阻不能解除，胆囊内压力持续升高，胆囊显著增大，表面有脓性纤维素性渗出、沉积，胆囊黏膜形成小溃疡，胆囊内为脓性胆汁，或充满脓液形成胆囊蓄脓。

3. 坏疽性胆囊炎　胆囊胀大过甚，促使胆囊壁发生血运障碍，引起胆囊壁缺血、坏疽；或胆囊内结石嵌顿在胆囊颈部，引起囊壁压迫坏死，最终导致胆囊穿孔。如果炎症发展迅速，穿孔前胆囊周围尚未形成粘连，胆囊穿孔引起弥漫性胆汁性腹膜炎。若穿孔前周围有紧密粘连，胆囊穿孔后可发生胆囊与十二指肠、胆总管或结肠之间的内瘘。

胆囊梗阻一旦解除，胆囊内容物得以排出，胆囊内压力降低，胆囊的急性炎症便迅速好转，部分黏膜修复，溃疡愈合，形成纤维瘢痕组织，呈现慢性胆囊炎的病理改变。反复多次的急性胆囊炎发作，胆囊壁纤维瘢痕化，肌纤维萎缩，胆囊黏膜脱落，胆囊萎缩，完全丧失生理功能。

三、临床表现

（一）症状

急性胆囊炎的主要症状为右上腹疼痛，常在进油腻食物之后发生，开始可为剧烈绞痛，伴有恶心、呕吐、寒战、发热，过去多有类似的发病史。疼痛呈持续性，可放射至右肩或右腰背部。

急性结石性胆囊炎常表现为胆绞痛，疼痛剧烈，呈持续性，常伴阵发性加剧。若发展至急性化脓性胆囊炎，可出现寒战、高热，以至全身严重感染的症状。

（二）体征

右上腹胆囊区有明显的压痛和腹肌紧张，胆囊区深吸气时有触痛反应，即 Murphy 征阳性，部分患者可扪及肿大、紧张而有触痛的胆囊。由于反复发作，胆囊被大网膜包裹，在右上腹区可触及边界不清楚、活动不明显而有触痛的炎性团块。急性胆囊炎一般不发生黄疸，但有 10.6% ～ 20% 的患者由于胆囊急性炎症、水肿，波及肝外胆管而发生轻度黄疸。

四、辅助检查

1. 常规检查　血常规检查，白细胞计数及中性粒细胞明显增多。白细胞计数一般在（10 ～ 15）× 10^9/L，但在急性化脓性或坏疽性胆囊炎时，白细胞计数可达 20×10^9/L 以上。

白细胞的多少通常与病变的程度平行，其计数在 20×10^9/L 以上者，很可能胆囊已有化脓或坏死穿孔。

如前所述，10% ～ 20% 的急性胆囊炎患者可能出现轻度黄疸，血清胆红素一般在 51.3μmol/L 以下；若血清胆红素超过 85.5μmol/L （5mg/dL） 时，常提示胆总管结石或胆管炎并肝功能损害。如伴有 ALT 和 AST 升高，肝实质的损害无疑。血清碱性磷酸酶也可升高。

2. 超声检查　对急性胆囊炎的诊断具有很高的价值，可见胆囊肿大、胆囊壁增厚，胆囊内有一个或多个结石光团，伴有声影。由于超声检查操作简便、无创伤痛苦，又能及时得到结果，是较好的辅助诊断技术。

3. X 线检查　肝胆区平片在少数患者可显示不透光的结石阴影。由于胆囊管梗阻，静脉法胆管造影可以显示胆总管，但胆囊不显影。

五、诊断

根据上述病史、查体、辅助检查即可诊断。

诊断流程，见图 8 － 3。

六、鉴别诊断

急性胆囊炎患者大多有右上腹突发性疼痛，典型病例伴有右肩部放射痛，右上腹触痛和腹肌紧张，白细胞计数增加，诊断一般不困难。超声显像对胆囊结石诊断的准确率可高达 90% ～ 100%，是诊断急性胆囊炎最重要的手段。本病需与下列疾病鉴别。

1. 急性消化性溃疡穿孔　消化性溃疡穿孔所产生的腹痛较急性胆囊炎剧烈，为持续的刀割样痛，触痛范围不常局限于上腹，往往累及全腹，腹壁肌紧张常呈板样强直。X 线检查多可发现膈下有游离气体，更可确定诊断。仅有少数病例无典型的溃疡病史，穿孔小，症状不典型，有时仍可造成诊断困难。

2. 急性胰腺炎　腹痛较急性胆囊炎剧烈，偶伴有休克，腹痛部位在上腹部偏左侧，右上腹肌紧张不如胆囊炎明显，Murphy 征阴性。血清淀粉酶测定在诊断上有肯定的价值，但有时急性胆囊炎患者可以并发急性胰腺炎，两种情况同时存在时可使确诊发生困难，需加注意。

3. 急性阑尾炎　高位阑尾炎常误诊为急性胆囊炎，因两者的疼痛和腹壁压痛、腹肌紧张均可局限在右上腹。按压左下腹引起阑尾部位疼痛的 Rovsing 征有助于鉴别。而且急性胆囊炎多见于中年以上，过去有反复发作史，疼痛多为阵发性绞痛，向右肩背放射，偶可发生轻度黄疸，一般不难做出诊断。

此外，对传染性肝炎、右侧肺炎、右肾绞痛、右胸带状疱疹早期等，也需注意鉴别。

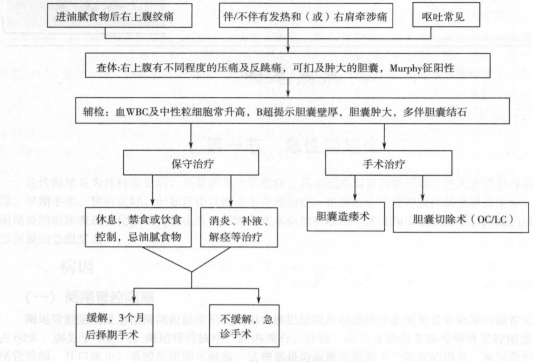

图 8 — 3　急性胆囊炎诊断流程

七、治疗措施

急性胆囊炎的治疗包括非手术治疗和手术治疗。非手术治疗主要是禁食、使用广谱抗生素、解痉止痛、补液纠正体液及电解质平衡失调。

结石性急性胆囊炎，虽经非手术治疗病情可以好转，但胆囊内结石很难排出，下列情况可作为手术治疗的指征。

（一）反复发作的急性胆囊炎

患者在过去的发作中，曾经用非手术治疗得以治愈，由于反复发作，胆囊已呈慢性炎症改变，胆囊壁增厚，周围有粘连，胆囊功能可能已经丧失，虽再次采取保守治疗并可能奏效，但仍会再次发作。应视为早期手术的适应证。

（二）初次发作的急性胆囊炎

在非手术治疗 24 ～ 48 小时后，如情况尚无好转，胆囊逐渐肿大，局部触痛和腹肌紧张加重，且伴有寒战、发热，白细胞计数在 $20 \times 10^9/L$ 以上，应考虑及时手术治疗，以免发生胆囊坏死或穿孔等严重并发症。

（三）病情严重

患者来诊时已发病多日，局部体征严重，可触及肿大胆囊，伴压痛明显，或腹壁肌紧张明显，伴有高热、黄疸，有胆囊积脓或胆管感染现象，或并发急性胰腺炎者也应考虑手术治疗，以免延误治疗时机，造成不良后果。

急性胆囊炎的手术治疗以胆囊切除为有效的根治疗法。急性胆囊炎时早期手术操作并不困难，即使发病时间超过 72 小时，也不能视为手术治疗的禁忌证。发病在 72 小时以上，但腹部体征明显，全身毒血症表现极为严重，在适当的术前准备后手术仍可取得满意疗效。

（阳　星）

第五节　慢性胆囊炎

一、病因

慢性胆囊炎可以伴有或不伴有胆囊结石，临床上以前者居多，约为 70%。由于结石刺激及阻塞于胆囊颈及胆囊管，使胆囊中胆汁淤积而形成慢性炎症。非结石性慢性胆囊炎可为急性胆囊炎的迁延所致，也可因胆囊发育异常，如胆囊过长悬垂，部分可能因慢性胰腺炎、胆管口括约肌张力过高、胆囊管狭窄等使胆囊不易排空所致。

二、临床表现

（一）症状

慢性胆囊炎的临床症状常不典型，许多患者无明显症状，于 B 超检查时发现胆囊萎缩而壁厚，被诊断为慢性胆囊炎。

多数慢性胆囊炎患者无急性发作史，仅有不规则的上腹隐痛，进食油腻饮食后间歇性右上腹痛，患者有时可感到在肩胛骨角下、右季肋部或右腰部等处有隐痛，在长时间站立、运动或冷水浴后更加明显。有时出现恶心、上腹饱胀不适、食欲缺乏、消化不良等消化道症状，而长期误诊为胃炎，服胃炎药物无效。

（二）体征

胆囊部位常有轻度压痛，偶尔还可触及肿大的胆囊；少数病例在第 8、第 10 胸椎右旁也有压痛。

三、辅助检查

1. B 超检查　B 超检查是慢性胆囊炎的首选辅助检查方法。B 型超声可以显示胆囊的大小，囊壁的厚度，黏膜是否粗糙不平和胆囊内有无结石或胆固醇沉积，胆囊是否能活动，与周围脏器有无粘连。对慢性胆囊炎的诊断有肯定价值。B 超检查既方便，对患者又无痛苦，其诊断正确率一般可达 95% 以上。其主要声像特征如下所述：

（1）胆囊的长径和宽径明显缩小，可仅为 2cm×1cm，甚至显示不清，难以探测。

（2）胆囊壁毛糙不平，可明显增厚，大于 5mm。

（3）胆囊内容物透声性差，可与胆囊壁混同呈椭圆形聚集光团，类似实体样回声。

（4）胆囊较大者，有时在胆汁下部出现半圆形回声光点增多的区域，并随体位的改变而移动。

（5）胆囊周围有炎症时，其周围条索状或斑块状回声增多，呼吸运动使胆囊有活动"受限"现象。

（6）脂餐试验胆囊收缩功能差或丧失。

2. CT 检查　对少数 B 超检查发现胆囊壁有粗糙不平而不能肯定的诊断者，特别是疑有胆囊癌者应进一步做 CT 检查以明确诊断。但一般诊断慢性胆囊炎无须做 CT 摄片，只有 B 超或 X 线片发现胆囊壁有高低不平或增生现象，不能肯定为胆囊息肉、腺瘤、胆固醇沉积或胆囊癌者，方有做 CT 摄片的指征。部分含钙少者，X 线检查结石可为阴性。

3. 胆囊造影　胆囊造影目前已较少使用，但该方法除可了解胆囊的大小、形态外，尚可了解胆囊的收缩功能，对某些慢性胆囊炎的诊断仍有一定价值。

四、鉴别诊断

由于慢性胆囊炎的临床症状常不典型，临床常易误诊，以下疾病常被误诊为慢性胆囊炎，故应注意鉴别。

1. 消化性溃疡　症状不典型的消化性溃疡与慢性胆囊炎常易混淆，且此类疾病常与慢性胆囊炎并存。除仔细询问病史外，上消化道钡餐检查及 B 超检查有助于鉴别。

2. 慢性胃炎　各种慢性胃炎的症状与慢性胆囊炎有相似之处，纤维胃镜检查是诊断慢性胃炎的重要方法，诊断明确后行药物治疗，如症状好转，则可与慢性胆囊炎相鉴别。

3. 食管裂孔疝　食管裂孔疝常见的症状是上腹或两季肋部不适，典型者表现为胸骨后疼痛，多在饱餐后 0.5～1 小时发生，饭后平卧加重，站立或半卧位时减轻，可有嗳气及反胃；而慢性胆囊炎腹痛多在右季肋部，饭后加重而与体位无关。因食管裂孔疝约有 20% 的患者并发慢性胆囊炎，故二者临床症状常同时并存。钡餐检查可以鉴别。

4. 原发性肝癌　在无 B 超的时代，临床上有些原发性肝癌被诊为慢性胆囊炎。因为原发性肝癌早期，即小肝癌及亚临床肝癌多无自觉症状，一旦出现右上腹不适或隐痛，多已是晚期，B 超及 CT 检查可以鉴别。

5. 胆囊癌　本病早期症状颇似慢性胆囊炎，此时行 B 超检查可与慢性胆囊炎鉴别，并可有较好的治疗效果。如病情发展，出现黄疸及右上腹肿块，多为晚期。

五、治疗

非结石性慢性胆囊炎可能通过节制饮食和内科治疗而维持不发病，但疗效并不可靠。

伴有结石的慢性胆囊炎急性发作的机会更多，且可以有一系列严重并发症，可诱发胆囊癌。故本病最好的治疗是胆囊切除，只有切除胆囊才能除去感染病灶，防止发生并发症。须强调指出，所谓慢性胆囊炎的诊断，必须以上述辅助检查结果为依据，不能单靠临床表现来推断。凡临床表现明显，过去或现在有胆绞痛发作，有急性胆囊炎的明显体征，伴有黄疸，且辅助检查也支持诊断者，则胆囊切除后的疗效较好；反之，若症状较轻或长期未曾发作，辅助检查结果又似是而非、难以绝对肯定者，就不宜贸然做胆囊切除，否则术后症状可能改进不多，反而给患者带来手术负担和痛苦。

（阳　星）

第九章

胰腺疾病

第一节　急性胰腺炎

　　急性胰腺炎（AP）是外科临床常见的急腹症之一，从轻型急性胰腺炎到重型急性胰腺炎，由于两者严重度不一，所以预后相差甚远。在急性胰腺炎中，约80%为轻型胰腺炎，经非手术治疗可以治愈。而另外20%的重型胰腺炎由于起病骤然、病情发展迅速，患者很快进入危重状态，往往在数小时至数十小时之内发生全身代谢紊乱、多脏器功能衰竭并继发腹腔及全身严重感染等，即使给予及时治疗（包括外科的干预），仍有30%左右的死亡率。因此，虽然目前对急性胰腺炎的病情发展和病程转归有了一定的认识，治疗手段也有显著进步，但对于重症急性胰腺炎的发病机制、病情变化规律及治疗方法仍存在较多的难题有待解决。

一、病因与发病机制

　　急性胰腺炎是指胰腺消化酶被异常激活后对胰腺本身及其周围脏器和组织产生消化作用而引起的炎症性疾病。到目前为止关于急性胰腺炎的发病机制仍不完全清楚，基本原因与 Vater 壶腹部阻塞引起胆汁反流入胰管和各种因素造成胰管内压力过高、胰管破裂、胰液外溢等有关。急性胰腺炎发病因素众多，胆管疾病、酗酒、高脂血症和医源性创伤都可以诱发胰腺炎，其中，最常见的病因是胆管疾病，然后是酗酒及医源性创伤包括手术损伤、内镜操作等。近年来，高脂血症诱发的急性胰腺炎逐渐增多。其他的病因还有外伤、十二指肠病变如十二指肠憩室、高钙血症、药物因素（如他莫昔芬、雌激素等）的诱发，以及妊娠等。另外，有少数急性胰腺炎找不到原因，称特发性胰腺炎。

　　急性胰腺炎是因胰腺分泌的各种消化酶被各种因素异常激活，导致对胰腺组织本身及其周围脏器和组织产生消化，即"自我消化"作用。正常情况下，胰腺腺泡分泌的消化酶并不能引起自身消化，主要是有一系列的保护机制运作：①胰腺导管上皮有黏多糖保护。②胰酶在胰腺内主要以胰酶原的形式存在，胰酶原是没有活性的。③各种胰酶原以酶原颗粒的形式存在于胰腺腺上皮细胞内，酶原颗粒呈弱酸性，可以保持胰蛋白酶原的稳定形式。④在胰腺实质和胰管之间、胰管和十二指肠之间的胰液分泌压和胆管中的胆汁分泌压之间均存在着正常的压力梯度，维持胰管内胰液的单向流动，使胰液不会发生反流，Oddi 括约肌和胰管括约肌也是保证压力梯度存在、防止反流的重要因素。总之，保持胰酶在胰腺内的非活化形式存在是维持胰腺正常运转的关键，任何原因诱发了酶原在胰腺内不适时地激活都会启动急性胰腺炎的病程。

　　急性胰腺炎的发病机制复杂，在病情发展过程中，还有新的因素参与，促使病情进一步变化。至今，确切的发病机制尚不完全清楚，目前已了解的发病机制归纳如下。

（一）急性胰腺炎的启动因素

　　1. 胰酶被异常激活的机制　胆胰管内压力升高和胆汁反流因素、胆管和胰管在解剖学上的特异性造成胆胰管的压力联动。通常，近80%的正常人群存在胆胰管的共同通道，当共同通道受阻时，可造成胆汁反流进入胰管；胰管出口的梗阻也会导致胰管内压力的升高。胆管内的结石梗阻在共同通道的末端，以及胆管癌、胰头癌、十二指肠乳头的病变，十二指肠镜逆行性胰胆管造影（ERCP）都可以导致胆胰管开口的梗阻和胰管内压力的升高。反流进入胰管胆汁中的游离脂肪酸可以直接损伤胰腺组织，也可以激活胰酶中的磷脂酶原 A，产生激活的磷脂酶 A。它使胆汁中的卵磷脂成为有细胞毒性的溶血卵磷脂，引起胰腺组织的坏死。磷脂酶 A 除作用于胰腺局部外，还作用于全身，引起呼吸和循环功能障碍。弱碱性的胆汁也可以激活胰管内胰酶颗粒中的各种酶原，提前启动胰酶活性。胰管内压力的上升还可以破坏胰管上皮，使胰液逆向流入胰腺间质内，被激活的各种胰酶对胰腺组织产生自身消化，导致胰腺坏死。急慢性的胆管系统炎症也会诱发十二指肠乳头的炎症性水肿、痉挛和狭窄，胆胰管内的压力升高，导致急性胰腺炎。

此外，十二指肠乳头周围的病变（如十二指肠憩室）、十二指肠穿透性溃疡、胃次全切除术后输入袢淤滞症等都可以造成十二指肠腔内压力的升高，导致十二指肠内容物反流入胰管。因十二指肠内容物中含有肠激酶以及被激活的各种胰酶、胆汁酸和乳化的脂肪，一旦这些内容物进入胰管后，再激活胰管内胰液中的各种胰酶原，造成胰腺组织自身消化，发生急性胰腺炎。

2. 酒精中毒的因素　在西方国家，酒精中毒引起的急性胰腺炎约占总数的 25%。酒精中毒导致胰腺炎的机制尚未完全明确，大致归纳为以下几个方面：①酒精的刺激作用，大量饮酒刺激胰腺分泌增加，同时酒精可以引起 Oddi 括约肌痉挛，这样使胰管内压升高，导致细小胰管破裂，胰液进入胰腺实质，胰蛋白酶原被胶原酶激活，胰蛋白酶再激活磷脂酶、弹性蛋白酶、糜蛋白酶等，导致胰腺自身消化。②酒精对胰腺的直接损伤作用，血液中的酒精可直接损伤胰腺组织，使胰腺腺泡细胞变性坏死，蛋白合成能力减弱。

3. 高脂血症的因素　目前，国内外较为公认的高脂血症导致胰腺炎的机制有以下几点：①三酰甘油的分解产物对腺泡的直接损伤。高脂血症的患者游离脂肪酸产生过多，超出了白蛋白的结合能力，胰腺内高浓度聚集的游离脂肪酸就会产生细胞毒性，损伤胰腺腺泡细胞和小血管，导致胰腺炎的发生。此外，游离脂肪酸还可以诱发胰蛋白酶原激活加速，加重胰腺腺泡细胞的自身消化和胰腺炎的病理损害。②当血清内血脂 > 2.15mmol/L 时，患者的血液黏滞度增高，Ⅶ因子活性、纤溶酶原激活抑制物活性均增高，干扰纤溶，易于形成血栓。高脂血症也会激活血小板，产生缩血管物质血栓素 A_2，导致胰腺血液微循环障碍。而高脂血症中大分子的乳糜微粒可直接栓塞毛细血管，使胰腺缺血、坏死。

4. 其他因素　急性胰腺炎的起病因素众多，发病机制也很复杂，目前尚未完全明晰。在不同的国家和地区，主要的发病因素也不相同。除以上较为常见的因素外，还有暴饮暴食的饮食因素，外伤和医源性损伤的创伤因素，以及妊娠、高钙血症等有关的代谢因素，以及一些药物相关的药物因素、败血症相关的感染因素和精神因素等。

（二）导致急性胰腺炎病变加重的因素

80% 的急性胰腺炎患者属于轻型急性胰腺炎，这些患者保守治疗有效，经自限性的胰腺炎过程，很快能够恢复。但另外 20% 的患者，开始就呈现危及生命的临床表现，随着胰腺组织的出血、坏死及后腹膜大量炎性毒素液的渗出，病情急剧加重，全身代谢功能紊乱，出现肺、肾、心、脑多脏器功能障碍并继发局部及全身感染，最终导致患者死亡。是什么原因导致这部分患者病变加重，近年来研究揭示，尽管不同的始动因素诱发了急性胰腺炎，但在启动后的急性胰腺炎进程上，它的病理生理过程是一致的，导致病变加重的因素也是相同的，而且这些因素又相互交叉、互相作用，使急性胰腺炎的病变严重化，病程复杂化。

1. 白细胞的过度激活和全身炎症反应　胰腺炎是一种炎症性疾病，炎症介质和细胞因子过度释放是重症急性胰腺炎病情加重的重要因素。1988 年 Rindernecht 提出急性胰腺炎的白细胞过度激活学说。近年来的实验研究显示，巨噬细胞、中性粒细胞、内皮细胞和免疫系统均参与急性胰腺炎的病变过程，并诱发了多种细胞因子的级联反应。其中，单核巨噬细胞在损伤因子的刺激下，能够合成和释放多种细胞因子，如 TNF-α、IL-1 等，也释放活性自由基及蛋白酶和水解酶，引起前列环素类物质、白三烯等炎症介质分泌，引起和增强全身炎症反应。细胞因子在炎症反应中，能刺激粒细胞的活化，大量释放损伤性炎性介质，其中 PMN-弹性蛋白酶含量增高，它能够降解细胞外基质中的各种成分，水解多种血浆蛋白，破坏功能完好的细胞，加重胰腺的出血、坏死和胰外脏器的损伤，并导致全身代谢功能的严重不平衡。临床上出现急性反应期症状，即形成了全身炎症反应综合征（SIRS），最终可导致多脏器功能衰竭（MOF），此时是重症急性胰腺炎病程第 1 阶段，也是重症急性胰腺炎的第 1 个死亡高峰。

2. 感染　患者度过急性胰腺炎急性反应期的全身代谢功能紊乱和多脏器功能不全后，接着要面临的是胰腺坏死灶及胰外脂肪组织坏死灶的感染和全身的脓毒血症，它是急性坏死性胰腺炎第 2 阶段的主要病变，也是急性胰腺炎患者的第 2 个死亡高峰时期。急性胰腺炎患者并发的局部和全身感染多为混合性感染，主要的致病菌是来源于肠道的革兰阴性杆菌和厌氧菌。肠道菌群移位到胰腺和身体其他部位，是因为肠道黏膜屏障在急性胰腺炎的早期就受到破坏。急性胰腺炎发病早期血流动力学改变，使肠道供血减少，肠黏膜缺氧，黏膜屏障被损伤。早期的禁食治疗，也使肠黏膜绒毛的营养状态下降，加剧了肠道黏膜屏障的破坏，使得肠黏膜的通透性异常增加，细菌和内毒素移位到胰腺和胰外侵犯的坏死组织内，导致胰腺坏死灶继发感染、胰腺和胰周脓肿及全身脓毒血症。

3. 胰腺血液循环障碍　有实验研究表明，胰腺的供血不足和胰腺的微循环障碍可以诱发和加重胰腺炎的发生和发展。在解剖上，胰腺小叶内中央动脉是唯一的胰腺腺叶的供血动脉，相互间缺少交通支。一旦中央动脉因各种原因导致供血障碍，容易发生胰腺小叶坏死，小叶内腺泡细胞的坏死会产生胰酶颗粒的释放和激活。在急性胰腺炎的病程中，胰腺血液循环障碍进一步加剧了胰腺坏死的发展，使病变加重。

4. 急性胰腺炎全身代谢功能的改变和对重要脏器的影响　轻型急性胰腺炎病变仅局限在胰腺局部，而重症急性胰腺炎的病变则以胰腺病变和胰外侵犯共同存在为特点。重症急性胰腺炎影响全身多脏器功能的途径是多因素的，大量胰酶释放入血、失控的炎症反应、微循环的障碍、再灌注的损伤、感染等都可以诱导多脏器功能不全。其中，全身炎症反应综合征（SIRS）是多脏器功能不全的共同途径。在重症急性胰腺炎的早期，主要表现为循环系统、呼吸系统和肾功能受到影响。而到了感染期则全身多脏器和代谢功能均受到伤害。

（1）对循环系统的影响：重症急性胰腺炎患者胰腺、胰周组织、腹膜后的大量液体渗出导致全身循环血容量的急剧丧失，造成低血容量性休克。同时，过度释放的损伤性炎性介质带来全身炎症反应综合征，炎症介质对心血管系统的作用和血液分布不均是休克的主要原因。因此，临床上单纯的液体补充并不能有效地中止重症胰腺炎患者的休克病程。

（2）对呼吸功能的影响：胰腺炎症激活的弹性蛋白酶促使全身免疫细胞释放大量的炎症介质，具有细胞毒性的细胞因子和炎症介质导致血管内皮和肺泡上皮的损伤。肺毛细血管内皮损伤后大量血浆成分渗透到肺间质和肺泡内。磷脂酶 A_2 的异常释放和激活，使卵磷脂转变成溶血卵磷脂，破坏了肺泡表面的活性成分，肺泡表面张力增加。以上原因造成肺的顺应性降低，患者可表现为进行性缺氧和呼吸困难。急性胰腺炎并发的急性肺损伤（ALI）或急性呼吸窘迫综合征（ARDS）是短时间内导致患者死亡的主要原因，约占死亡总数的近 60%。此外，重症胰腺炎患者腹腔内的大量渗出和肠壁水肿、肠蠕动障碍产生腹腔内的高压（IAH），也迫使横膈抬高，影响了呼吸功能，造成呼吸困难和缺氧，这与ARDS 有所不同。

（3）对肾功能的影响：在重症急性胰腺炎早期，肾前因素是导致肾功能损伤的主要原因。急性炎症反应期的有效循环血量相对或绝对不足引起严重的肾缺血，使肾小球滤过下降，肾组织缺氧。长时间的肾供血不足，以及全身炎症反应和感染的情况下，炎症介质也可以直接或间接导致肾功能损害，出现急性肾小管坏死。

（4）其他：对肝功能的影响是因为胰酶和血管活性物质及炎症介质通过门静脉回流入肝，破坏肝细胞，此外，血容量的不足也导致回肝血量的减少而损伤肝细胞。胰头水肿可压迫胆总管导致梗阻性黄疸。脑细胞缺血、缺氧以及磷脂酶的作用使中枢神经系统发生病变。在严重的感染期，真菌感染也可带来烦躁不安、神志模糊、谵妄等精神、神经症状。

（5）代谢改变：重症急性胰腺炎的代谢改变主要表现在低钙血症和高血糖。血钙低于 1.87mmol/L（7.5mg/L）预示胰腺炎病变严重，预后不良。低钙血症往往发生在发病后的第 3 天。低钙血症的发生主要是因为胰周和腹膜后脂肪坏死区域发生钙盐皂化作用。由于血钙约半数与白蛋白结合，在低蛋白血症时也会导致总钙值降低。此外，发生胰腺炎时胰高血糖素的分泌增加，通过降钙素的释放和直接抑制钙的吸收可引起低钙血症。血钙严重降低代表脂肪坏死范围的增大，胰腺炎的胰周病变严重。

胰腺炎全程均可出现高血糖。胰腺炎早期高血糖多是因为机体的应激反应，胰高糖素的代偿性分泌所致；后期则是因为胰腺坏死，胰岛细胞广泛受到破坏，胰岛素分泌不足。

二、病理

急性胰腺炎的基本病理改变包括水肿、出血和坏死。任何类型的急性胰腺炎都具有上述 3 种改变，只是程度有所不同。一般急性胰腺炎在病理上分为急性水肿性胰腺炎（又称急性间质性胰腺炎）和急性出血坏死性胰腺炎。

1. 急性水肿性胰腺炎　肉眼可见胰腺呈弥漫性和局限性水肿、肿胀、变硬，外观似玻璃样发亮。镜下可见腺泡和间质水肿、炎性细胞浸润，偶有轻度的出血和局灶性坏死，但腺泡和导管基本正常。此型胰腺炎占急性胰腺炎的绝大多数，其预后良好。

2. 急性出血坏死性胰腺炎　大体上胰腺肿大，胰腺组织因广泛出血坏死而变软，出血区呈黯红色或蓝黑色，坏死灶呈灰黄色或灰白色。腹腔伴有血性渗液，内含大量淀粉酶，网膜及肠系膜上有小片状皂化斑。镜检：胰腺组织呈大片出血坏死，腺泡和小叶结构模糊不清。胰导管呈不同程度扩张，动脉有血栓形成。坏死灶外有炎性区域围绕。当胰腺坏死灶继发感染时，被称为感染性胰腺坏死。肉眼可见胰腺腺体增大、肥厚，呈黯紫色。坏死灶呈散在或片状分布，后期坏疽时为黑色，全胰坏死较少发生。

三、分类

急性胰腺炎因发病原因众多，病程进展复杂，预后差别极大。因此，分类侧重的方面不同，分类的方法也就有所不同。

（一）病因学分类

1. 胆源性胰腺炎　由于胆管结石梗阻或胆管炎、胆囊炎诱发的急性胰腺炎。患者首发症状多起自中上腹或右上腹，临床上 50% 以上的急性胰腺炎都是胆管疾病引起。

2. 酒精性胰腺炎　因酗酒引起的急性胰腺炎，国外报道较多，西方国家约占急性胰腺炎的 25%。

3. 高脂血症性胰腺炎　高脂血症诱发的急性胰腺炎。近年来逐渐增多，正常人群如血脂高于 11mmoL/L，易诱发急性胰腺炎。

4. 外伤或手术后胰腺炎　胆管或胃的手术、Oddi 括约肌切开成形术，ERCP 后诱发的急性胰腺炎。

5. 特发性胰腺炎　病因不明的急性胰腺炎，多数是微小胆石引起。

6. 其他　还有药物性急性胰腺炎、妊娠性急性胰腺炎等。

（二）病理学分类

1. 急性水肿性胰腺炎　又称急性间质水肿性胰腺炎。

2. 急性坏死性胰腺炎　又称急性出血坏死性胰腺炎。

（一）病程和严重程度分类

1. 轻型急性胰腺炎　仅为胰腺无菌性炎症反应及间质水肿，或有胰周少量炎性渗出。

2. 重型急性胰腺炎　是指胰腺炎症及伴有胰周坏死、脓肿或假性囊肿等局部并发症出现，造成全身代谢紊乱，水、电解质、酸碱平衡失调，出现低血容量性休克等。

3. 暴发性急性胰腺炎　是指在起病 72 小时内经充分的液体复苏及积极的脏器支持治疗后仍出现多脏器功能障碍的重症急性胰腺炎患者，病情极为凶险。

四、临床表现

急性胰腺炎起病急骤，临床表现的严重程度和胰腺病变的轻重程度相关，轻型胰腺炎或胆源性胰腺炎的初发症状较轻，甚至被胆管疾病的症状所掩盖。而重症胰腺炎在剧烈腹痛的临床表现基础上症状逐渐加重，出现多脏器功能障碍，甚至多脏器功能衰竭。

1. 腹痛、腹胀 突然出现上腹部剧烈疼痛是急性胰腺炎的主要症状。腹痛前，多有饮食方面的诱因，如暴饮暴食、酗酒和摄入油腻食物。腹痛常为突然起病，剧烈的上腹部胀痛，持续性，位于中上腹偏左，也可以位于中上腹、剑突下。胆源性胰腺炎患者的腹痛常起于右上腹，后转至正中偏左。可有左肩、腰背部放射痛。病情严重的患者，腹痛表现为全上腹痛。腹痛时，患者常不能平卧，呈弯腰屈腿位。

2. 腹痛和腹胀的演变 随病情的进展，腹痛呈一种持续性胀痛，随后转为进行性腹胀加重。部分患者腹胀的困扰超过腹痛，少数老年患者可主要表现为腹胀。胰腺炎患者腹痛、腹胀的强度与胰腺病变的程度相一致，症状的加重往往预示着病变严重程度的加重。

3. 恶心、呕吐 伴随腹痛而来，恶心、呕吐频繁，呕吐物大多为胃内容物，呕吐后腹痛、腹胀症状并不能缓解为其特点。

4. 发热 多数情况下轻型急性胰腺炎及重型急性胰腺炎的早期体温常在38℃左右，但在胆源性胰腺炎伴有胆管梗阻、化脓性胆管炎时，可出现寒战、高热。此外，在重症急性胰腺炎时由于胰腺坏死伴感染，高热也是主要症状之一，体温可高达39℃以上。

5. 休克 在重症急性胰腺炎早期，由于大量的液体渗透到后腹膜间隙、腹腔内、肠腔内或全身的组织间质中，患者出现面色苍白、脉搏细速、血压下降等低血容量性休克症状，并有尿量减少。此外，在重症急性胰腺炎的感染期，如果胰腺及胰周坏死感染，组织及化脓性积液不及时引流时，可出现感染性休克。有少数患者以突然的上腹痛及休克、伴呼吸等多脏器功能障碍和全身代谢功能紊乱为表现的发病特点，称为暴发性急性胰腺炎。

6. 呼吸困难 在重症急性胰腺炎早期，一方面由于腹胀加剧使横膈抬高影响呼吸，另一方面由于胰源性毒素的作用，使肺间质水肿，影响肺的气体交换，最终导致呼吸困难。患者呼吸急促，呼吸频率常在 30 次/分以上，$PaO_2 < 60mmHg$。少数患者可出现心、肺、肾、脑等多脏器功能衰竭及 DIC。

7. 其他 约有25%的患者会出现不同程度的黄疸，主要是因为结石梗阻和胰头水肿压迫胆总管所致，也可因胰腺坏死感染或胰腺脓肿未能及时引流而引起肝功能不良而产生。此外，随着病情的进展，患者会出现少尿、消化道出血、手足抽搐等症状，严重者可有 DIC 的表现。

五、体格检查

（一）一般情况检查

患者就诊时呈急腹症的痛苦面容，精神烦躁不安或神态迟钝，口唇干燥，心率、呼吸频率较快，心率大多在 90 次/分以上，呼吸频率在 25 次/分以上，一部分患者巩膜可黄染，血压低于正常。

（二）腹部检查

轻型水肿性胰腺炎，仅有中上腹或左上腹压痛，轻度腹胀，无肌紧张，无反跳痛。重症坏死性病例，全腹痛以中上腹为主，上腹部压痛，伴中重度腹胀，上腹部有肌紧张、反跳痛等腹膜炎体征。根据胰腺坏死的程度和胰外侵犯的范围，以及感染的程度，腹膜炎可从上腹部向全腹播散。左侧腰背部也会有饱满感和触痛。有明显的肠胀气，肠鸣音减弱或消失。重症患者可出现腹腔积液，腹腔穿刺常可抽出血性液体，查腹水淀粉酶常超过 1 500U。坏死性胰腺炎进展到感染期时，部分患者有腰部水肿。

一些患者左侧腰背部皮肤呈青紫色斑块，称为 Grey - Turner 征。如果青紫色皮肤改变出现在脐周，被称为 Cullen 征。这些皮肤改变是胰液外渗至皮下脂肪组织间隙，溶解皮下脂肪，使毛细血管破裂出血所致，出现这两种体征往往预示病情严重。

（三）全身检查

胆源性胰腺炎患者如果有结石嵌顿在壶腹部，会出现黄疸。也有少数患者会因为炎症肿大的胰头压迫胆总管产生黄疸，但这种类型的黄疸程度较浅，总胆红素指数很少超过 100mmol/L。

早期或轻型胰腺炎体温无升高或仅有低于 38℃ 的体温。坏死性胰腺炎患者病程中体温超过 38.5℃，预示坏死继发感染。

患者左侧胸腔常有反应性渗出液，患者可出现呼吸困难。少数严重者可出现精神症状，包括意识障碍、神志恍惚甚至昏迷。

重症坏死性胰腺炎在早期的急性反应期最易出现循环功能衰竭、呼吸功能衰竭和肾衰竭，此时会出现低血压和休克，以及多脏器功能衰竭的相关表现和体征，如呼吸急促、发绀、心动过速等。

六、辅助检查

1. 淀粉酶　血、尿淀粉酶的测定是胰腺炎诊断最常用和最重要的手段。血清淀粉酶在急性胰腺炎发病的 2 小时后升高，24 小时后达高峰，4～5 天恢复正常。尿淀粉酶在发病的 24 小时后开始上升，下降缓慢，持续 1～2 周。血、尿淀粉酶在发病后保持高位不能回落，表明胰腺病变持续存在。很多急腹症都会有血清淀粉酶的升高，如上消化道穿孔、胆管炎症、绞窄性肠梗阻等，故只有血、尿淀粉酶升高较明显时才有临床诊断的意义。使用 Somogyi 法，血淀粉酶正常值在 40～110U，超过 500U，有诊断急性胰腺炎的价值。测试值越高，诊断的意义越大。

淀粉酶/肌酐清除率比值：淀粉酶清除率/肌酐清除率（%）=（尿淀粉酶/血淀粉酶）/（尿肌酐/血肌酐）×100%，正常人该比值是 1%～5%，一般小于 4%，大于 6% 有诊断意义。在急性胰腺炎时，肾脏对淀粉酶的清除能力增加，而对肌酐不变，因此，淀粉酶/肌酐清除率比值的测定可以协助鉴别诊断。

2. 血清脂肪酶　因血液中脂肪酶的唯一来源是胰腺，所以具有较高的特异性。发现血中淀粉酶和脂肪酶平行升高，可以增加诊断的准确性。

3. C 反应蛋白，PMN－弹力蛋白酶　C 反应蛋白是急性炎症反应的血清标志物，PMN－弹力蛋白酶为被激活的白细胞释放，也反映了全身炎症反应的程度，因此，这两个指标表明急性胰腺炎的严重程度。48 小时 C 反应蛋白达到 150mg/L，预示为重症急性胰腺炎。

4. 血钙　由于急性坏死性胰腺炎周围组织、脂肪坏死和脂肪内钙皂形成消耗了钙，所以，血钙水平的降低也侧面代表了胰腺坏死的程度。血钙降低往往发生在发病后的 2～3 天，如果血钙水平持续低于 1.87mmol/L，预后不良。

5. 血糖　急性胰腺炎早期，血糖会轻度升高，是与机体应激反应有关。后期血糖维持在高位不降，超过 11.0mmol/L（200mg/dL），则是因为胰腺受到广泛破坏，预后不佳。

6. 血红蛋白和血细胞比容　急性胰腺炎患者血红蛋白和血细胞比容的改变常常反映循环血量的变化。病程早期发现血细胞比容增加 >40%，说明血液浓缩，大量液体渗入人体组织间隙，表明胰腺炎病情危重。

7. B 超　B 超由于无创、费用低廉、简便易行而成为目前急腹症的一种普查手段。在急性胆囊炎、胆管炎、胆管结石梗阻等肝胆疾病领域，诊断的准确性甚至达到和超过 CT。但是，B 超检查结果受到操作者的水平、腹腔内脏器气体的干扰等影响。B 超也是急性胰腺炎的首选普查手段，可以鉴别是否有胆管结石或炎症，是否是胆源性胰腺炎。胰腺水肿改变时，B 超显示胰腺外形弥漫肿大，轮廓线膨出，胰腺实质为均匀的低回声分布，有出血坏死病灶时，可出现粗大的强回声。因坏死性胰腺炎时常有肠道充气，干扰了 B 超的诊断，因此 B 超对胰腺是否坏死诊断价值有限。

8. CT　平扫和增强 CT 检查是大多数胰腺疾病的首选影像学检查手段，尤其是对于胰腺炎。虽然诊断胰腺炎并不困难，但对于坏死性胰腺炎病变的程度、胰外侵犯的范围及对病变的动态观察，则需要依靠增强 CT 的影像学来判断。单纯水肿型胰腺炎，CT 表现为：胰腺弥漫性增大，腺体轮廓不规则，边缘模糊不清。出血坏死型胰腺炎，CT 表现：肿大的胰腺内出现皂泡状的密度减低区，增强后密度减低区与周围胰腺实质的对比更为明显。同时，在胰周小网膜囊内、脾胰肾间隙、肾前后间隙等部位可见胰外侵犯。目前，CT 的平扫和增强扫描已是胰腺炎诊疗过程中最重要的检查手段，临床已接受 CT 影像学改变作为病情严重程度分级和预后判别的标准之一（见下表）。

Balthazar CT 分级评分系统表

A 组：胰腺显示正常，为 0 级

B 级：胰腺局限性或弥漫性肿大（包括轮廓不规则、密度不均、胰管扩张、局限性积液），为 1 分

C 级：除 B 级病变外，还有胰周的炎性改变，为 2 分

D 级：除胰腺病变外，胰腺有单发性积液区，为 3 分

E 级：胰腺或胰周有 2 个或多个积液积气区，为 4 分

　　　胰腺坏死范围≤30%，加 2 分

　　　胰腺坏死范围≤50%，加 4 分

　　　胰腺坏死范围>50%，加 6 分

严重度分为三级：Ⅰ级，0~3 分；Ⅱ级，4~6 分；Ⅲ级，7~9 分

9. 腹腔穿刺　　是一种安全、简便和可靠的检查方法，对有移动性浊音者，在左下腹和右下腹的麦氏点作为穿刺点，穿刺抽出淡黄色或咖啡色腹水，腹水淀粉酶测定升高对诊断有帮助。

10. 胰腺穿刺　　适用于怀疑坏死性胰腺炎继发感染者。一般在 CT 或 B 超定位引导下进行，将吸出液或坏死组织进行细胞学涂片和细菌或真菌培养，对确定是否需要手术引流有一定帮助。

七、诊断

病史、体格检查和实验室检查均可以明确诊断。急性水肿型胰腺炎，或继发于胆管疾病的水肿型胰腺炎，常不具有典型的胰腺炎临床症状。血、尿淀粉酶的显著升高，结合影像学检查结果也可以确立诊断。通常，急性胰腺炎患者血、尿淀粉酶大于正常值的 5 倍以上，B 超或 CT 检查胰腺呈现上述改变，可以诊断急性水肿型胰腺炎。

急性出血坏死性胰腺炎，又称重症急性胰腺炎，以及在此基础上出现的暴发性急性胰腺炎的概念，在 2006 年西宁第十一届全国胰腺外科会议上，中华医学会外科分会胰腺外科学组制定了《重症急性胰腺炎诊治指南》，可供临床指导：重症急性胰腺炎无脏器功能障碍者为Ⅰ级；伴有脏器功能障碍者为Ⅱ级；其中 72 小时内经充分的液体复苏，仍出现脏器功能障碍的Ⅱ级重症急性胰腺炎患者属于暴发性急性胰腺炎。全病程大体可以分为 3 期，但不是所有患者都有 3 期病程，有的只有第一期，有的有两期，有的有 3 期。

1. 急性反应期　　自发病至两周左右，常可有休克、呼吸衰竭、肾衰竭、脑病等主要并发症。

2. 全身感染期　　发病 2 周~2 个月，以全身细菌感染、深部真菌感染（后期）或双重感染为其主要临床表现。

3. 残余感染期　　时间为发病 2 ~ 3 个月以后，主要临床表现为全身营养不良，存在后腹膜或腹腔内残腔，常常引流不畅，窦道经久不愈，伴有消化道瘘。

八、局部并发症

1. 急性液体积聚　　发生于胰腺炎病程的早期，位于胰腺内或胰周，无囊壁包裹的液体积聚。通常靠影像学检查发现。影像学上为无明显囊壁包裹的急性液体积聚。急性液体积聚多会自行吸收，少数可发展为急性假性囊肿或胰腺脓肿。

2. 胰腺及胰周组织坏死　　是指胰腺实质的弥漫性或局灶性坏死，伴有胰周脂肪坏死。胰腺坏死根据感染与否又分为感染性胰腺坏死和无菌性胰腺坏死。增强 CT 是目前诊断胰腺坏死的最佳方法。在静脉注射增强剂后，坏死区的增强密度不超过 50Hu（正常区的增强为 50 ~ 150Hu）。

包裹性坏死感染，主要表现为不同程度的发热、虚弱、胃肠功能障碍、分解代谢和脏器功能受累，多无腹膜刺激征，有时可以触及上腹部或腰胁部包块，部分病例症状和体征较隐匿，CT 扫描主要表现为胰腺或胰周包裹性低密度病灶。

3. 急性胰腺假性囊肿　　是指急性胰腺炎后形成的有纤维组织或肉芽囊壁包裹的胰液积聚。急性胰腺炎患者的假性囊肿少数可通过触诊发现，多数通过影像学检查确定诊断。常呈圆形或椭圆形，囊壁

清晰。

4. 胰腺脓肿　发生于急性胰腺炎胰腺周围的包裹性积脓，含少量或不含胰腺坏死组织。感染征象是其最常见的临床表现。它发生于重症胰腺炎的后期，常见于发病后4周或4周以后。有脓液存在，细菌或真菌培养阳性，含极少或不含胰腺坏死组织，这是区别感染性坏死的特点。胰腺脓肿多数情况下是由局灶性坏死液化继发感染而形成的。

九、治疗

近年来，对急性胰腺炎的病理生理认识逐步加深，针对不同病程分期和病因的治疗手段不断更新，使急性胰腺炎的治愈率稳步提高。由于急性胰腺炎的病因、病程复杂，病情的严重程度相差极大，单一模式的治疗方案不能解决所有的急性胰腺炎病例。因此，结合手术和非手术治疗为一体的综合治疗才能收到预期的效果。总体来说，在非手术治疗的基础上，有选择的手术治疗才能达到最好的治疗效果。总的治疗原则为：在非手术治疗的基础上，根据不同的病因、不同的病程分期选择有针对性的治疗方案。

（一）非手术治疗

非手术治疗原则：减少胰腺分泌，防止感染，防止病情进一步发展。单纯水肿型胰腺炎，经非手术治疗可基本痊愈。

1. 禁食、胃肠减压　主要是防止食糜进入十二指肠，阻止促胰酶素的分泌，减少胰腺分泌胰酶，打断可能加重疾病发展的机制。禁食、胃肠减压也可减轻患者的恶心、呕吐和腹胀症状。

2. 抑制胰液分泌　使用药物对抗胰酶的分泌，包括间接抑制和直接抑制药物。间接抑制药物有 H_2-受体阻滞剂和质子泵抑制剂如西咪替丁和奥美拉唑，通过抑制胃酸分泌从而减少胰液的分泌。直接抑制药物主要是生长抑素，它可直接抑制胰酶的分泌，有人工合成的生长抑素八肽和生物提取物生长抑素十四肽。

3. 镇痛和解痉治疗　明确诊断后，可使用止痛剂，缓解患者痛苦。要注意的是哌替啶可产生 Oddi 括约肌痉挛，故联合解痉药物如山莨菪碱等同时使用。

4. 营养支持治疗　无论是急性水肿性胰腺炎还是急性坏死性胰腺炎，起病后，为了使胰腺休息，都需要禁食较长的一段时间，因此营养支持尤为重要。起病早期，患者有腹胀、胃肠道功能障碍，故全胃肠道外的静脉营养支持为主（TPN）。对不同病因的急性胰腺炎，静脉营养液的配制要有不同。高脂血症型急性胰腺炎，要减少脂源性热量的供给。一旦恢复肠道运动，就可以给予肠道营养。目前的观点认为，尽早采用肠道营养，尽量减少静脉营养，可以选择空肠营养和经口的肠道营养。肠道营养的优点在于保护和维持小肠黏膜屏障，阻止细菌的肠道移位。在静脉营养、空肠营养和经口饮食3种方法中，鼻肠管（远端在屈氏韧带远端20cm以下）和空肠造瘘营养最适合早期使用。无论是静脉营养还是肠道营养，都要注意热卡的供给、水电解质的平衡，避免低蛋白血症和贫血。

5. 预防和治疗感染　抗生素的早期预防性使用目前尚有争议。在没有感染出现时使用预防性抗生素，有临床研究证实并未减少胰腺感染的发生和提高急性胰腺炎的治愈率，反而长期大剂量的抗生素使用加大了真菌感染的机会。笔者认为，在急性水肿性胰腺炎，没有感染的迹象，不建议使用抗生素。而急性坏死性胰腺炎，可以预防性使用抗生素。首选广谱、能透过血胰屏障的抗生素如喹诺酮类、头孢他啶、亚胺培南等。

6. 中医中药治疗　中药的生大黄内服和皮硝的外敷，可以促进肠功能早期恢复和使内毒素外排。50mL 水煮沸后灭火，加入生大黄 15～20g 浸泡2～3分钟，过滤冷却后给药。可以胃管内注入，也可以直肠内灌注。皮硝500g，布袋包好外敷于上腹部，每天2次，可以促进腹腔液体吸收，减轻腹胀和水肿，控制炎症的发展。

（二）手术治疗

部分重症急性胰腺炎，非手术治疗不能逆转病情的恶化时，就需要手术介入。手术治疗的选择要慎重，何时手术，做何种手术，都要严格掌握指征。

1. 手术适应证

（1）胆源性急性胰腺炎：分梗阻型和非梗阻型，对有梗阻症状的病例，要早期手术解除梗阻。非梗阻的病例，可在胰腺炎缓解后再手术治疗。

（2）重症急性胰腺炎病程中出现坏死感染：有前述坏死感染的临床表现及辅助检查证实感染的病例，应及时手术清创引流。

（3）暴发性急性胰腺炎和腹腔间隔室综合征：对诊断为暴发性急性胰腺炎患者和腹腔间隔室综合征患者，如果病情迅速恶化，非手术治疗方法不能缓解，应考虑手术介入。尤其是对暴发性急性胰腺炎并发腹腔间隔室综合征的患者。但在外科手术介入前应正规非手术方法治疗 24～48 小时，包括血液滤过和置管腹腔灌洗治疗。手术的目的是引流高胰酶含量的毒性腹腔渗液和进行腹腔灌洗引流。

（4）残余感染期，有明确的包裹性脓腔，或由胰瘘、肠瘘等非手术治疗不能治愈。

2. 手术方法

（1）坏死病灶清除引流术：是重症急性胰腺炎最常用的手术方式。该手术主要是清除胰腺坏死病灶和胰外侵犯的坏死脂肪组织以及含有毒素的积液，去除坏死感染和炎性毒素产生的基础，并对坏死感染清除区域放置灌洗引流管，保持术后有效地持续不断地灌洗引流。

术前必须进行增强 CT 扫描，明确坏死感染病灶的部位和坏死感染的范围。患者术前有明确的坏死感染的征象，体温大于 38.5℃，腹膜刺激征范围超过 2 个象限以上，白细胞计数超过 $20 \times 10^9/L$，经积极的抗感染支持治疗病情持续恶化。

通常选用左侧肋缘下切口，必要时可行剑突下人字形切口。进腹后，切开胃结肠韧带，进入小网膜囊，将胃向上牵起，显露胰腺颈、体、尾各段，探查胰腺及胰周各区域。术前判断胰头有坏死病灶，需切开横结肠系膜在胰头部的附着区。对于胰头后有侵犯的患者，还要切开十二指肠侧腹膜（Kocher 切口）探查胰头后区域。胰外侵犯的常见区域主要有胰头后、小网膜囊、胰尾脾肾间隙、左半结肠后和升结肠后间隙、两侧肾周脂肪间隙，胰外侵犯严重的患者，还可以沿左右结肠后向髂窝延伸。对于以上部位的探查，要以小网膜囊为中心，分步进行。必要时可切断脾结肠韧带、肝结肠韧带和左右结肠侧腹膜，尽可能保持横结肠以下区域不被污染。胰腺和胰周坏死病灶常难以区分明显界限，坏死区常呈黑色，坏死病灶的清除以手指或卵圆钳轻轻松动后提出。因胰腺坏死组织内的血管没有完全闭塞，为避免难以控制的出血，术中必须操作轻柔，不能拉动的组织不可硬性拉扯。坏死病灶要尽可能地清除干净。清除后，以对半稀释的过氧化氢溶液冲洗病灶，在坏死病灶清除处放置三腔冲洗引流管，并分别于小网膜囊内、胰尾脾肾间隙、肝肾隐窝处放置三腔管。引流管以油纱布保护隔开腹腔内脏器，可以从手术切口引出，胰尾脾肾间隙引流管也可以从左肋缘下另行戳孔引出。术中常规完成"三造瘘"手术，即胆总管引流、胃造瘘、空肠造瘘。胆总管引流可以减轻 Oddi 括约肌压力，空肠造瘘使术后尽早进行空肠营养成为可能。术后保持通畅的持续灌洗引流。灌洗引流可持续 3～4 周甚至更长时间。

规则全胰切除和规则部分胰腺切除现已不常规使用。坏死组织清除引流术后患者的全身炎症反应症状会迅速改善。但部分患者在病情好转一段时间后再次出现全身炎症反应综合征的情况，增强 CT 判断有新发感染坏死病灶，需再次行清创引流术。

再次清创引流术前，通过 CT 要对病灶进行准确定位，设计好手术入路，避免进入腹腔内未受污染和侵犯的区域。再次清创引流的手术入路可以从原切口沿引流管进入，也可以选肾切除切口和左右侧大麦氏切口，经腹膜外途径进入感染区域。

（2）胰腺残余脓肿清创引流手术：对于已度过全身感染期，进入残余感染期，感染残腔无法自行吸收，反而有全身炎症反应综合征者，可行残余脓肿清创引流术。操作方法同坏死病灶清除引流术，只要把冲洗引流管放在脓腔内即可，不需要再行"三造瘘"手术。

（3）急性坏死性胰腺炎出血：出血可以发生在急性坏死性胰腺炎的各个时期。胰腺坏死时一方面胰腺自身消化，胰腺实质坏死，胰腺内血管被消化出血；另一方面大量含有胰蛋白酶、弹性蛋白酶和脂肪酶的胰液外渗，腐蚀胰腺周围组织和血管，造成继发出血。当进行胰腺坏死组织清创术时和清创术后，出血的概率更高，有活性的胰腺组织被清除时引起创面出血，但主要是已坏死的组织被清除后，新鲜没有坏死栓塞的血管暴露于高腐蚀性的胰液中，导致血管壁被破坏出血。此外，在重症胰腺炎时，30%的患者会发生脾静脉的栓塞，导致左上腹部门脉高压，左上腹部静脉屈曲扩张，一旦扩张血管被破坏常常导致致命性的出血。急性坏死性胰腺炎造成的出血常常来势凶猛，一旦出现常危及生命。治疗坏死性胰腺炎出血，可分别或联合采用动脉介入栓塞治疗和常规手术治疗。常规手术治疗在药物治疗和介入治疗无效的情况下进行。手术主要是开腹缝扎止血手术，同时也要及时清除胰腺和周围的坏死组织，建立充分的腹腔和胰床引流。

（阳　星）

第二节　慢性胰腺炎

慢性胰腺炎（CP）以胰腺实质发生慢性持续性炎性损害为主，可导致胰腺实质纤维化、胰管扩张、胰管结石或钙化等不可逆性形态改变，并可引起顽固性疼痛和永久性内、外分泌功能损失。迄今，对其发病机制、病理生理和发病过程仍不十分清楚，各种治疗方法包括手术治疗也仅限于针对慢性胰腺炎的并发症及改善症状，是至今难治的疾病之一。

一、病因

长期酗酒是引起慢性胰腺炎的主要原因。在西方国家70%～80%的病例与长期酗酒和营养不良有关。经研究证明，在经常酗酒的人中，慢性胰腺炎的发病率比不酗酒的人高50倍。长期酗酒能使胰液分泌减少，蛋白质在胰液中的含量升高，重碳酸盐降低，以致胰液中的蛋白质沉淀于细小的胰管中引起堵塞、慢性炎症和钙化。在我国胆石性因素占了相当的比例。

4%的甲状旁腺功能亢进症并发慢性胰腺炎，可能与高钙血症有关，因此慢性胰腺炎患者必须检测血钙浓度，特别在胰腺有钙化时。

慢性胰腺炎常与高脂血症、胰腺先天性异常、胰腺外伤或手术有关。

另外，慢性胰腺炎类型还发生于严重营养不良的儿童中，患者有腹痛和胰腺钙化，很少并发糖尿病，但逐渐发生胰腺功能不全，补充营养后胰腺病变能完全复原。有些慢性胰腺炎属于常染色体显性遗传，在一个家庭内可见于2个或2个以上的患者，其临床和放射学表现与酒精性胰腺炎相似。

二、病理

近代观点（Singh SM，1990）将慢性胰腺炎按其病理分为两类，即酒精性慢性胰腺炎和梗阻性慢性胰腺炎。

1. 酒精性慢性胰腺炎　这在西方国家是一种常见类型。在早期可见胰腺小导管内有蛋白类物质沉积，后来碳酸钙加入，形成钙化。蛋白类物质堵塞小导管，使近端管腔扩张，周围实质有炎性浸润，最后腺泡组织消失，代之以纤维组织，胰腺出现萎缩和缩小。偶见导管的交替扩张和狭窄，呈串珠状表现。胰岛或可较长时间存在，但由于其周围纤维组织中的小静脉已栓塞，内分泌不能进入血液循环，故仍发生糖尿病。在疾病的后期，由于炎症反复发作纤维化使腺体实质变得坚硬，胰腺表面呈灰白色。在纤维化严重受累区域，胰腺小叶消失，切面呈白色，很少出血。主胰管分段或全程扩张，胰腺的超微结构提示腺泡细胞分泌亢进，成熟的酶原颗粒数减少，但前酶原数以及粗面内质网、高尔基复合体、细胞核和核仁均增大，线粒体变大，导管和中心腺泡细胞数也增多。

2. 梗阻性慢性胰腺炎　胰腺导管梗阻可因乏特壶腹纤维化、乳头炎症、主胰管狭窄、肿瘤压迫等因素所致。Uscanga发现纤维化组织由半衰期较短的胶原组成，故胰腺炎的梗阻性病变有时是可逆的，多数导管内无蛋白类物质堵塞。胰腺的外观同酒精性胰腺炎，但其镜检所见截然不同，病变弥散，无小叶解剖外貌，外分泌组织广泛受累，导管口径仍规则，无狭窄，大导管中度扩张而小导管仍正常大小，导管上皮完整，腔内空虚，很少有蛋白堵塞物或钙化。

三、临床表现

1. 腹痛　腹痛是慢性胰腺炎最主要的症状，90%的病例诉腹痛，通常位于中上腹或左上腹并放射至背部。进餐后腹痛加剧。

腹痛的部位与胰腺病变的位置有关，胰头病变引起右上腹痛，当胰体尾部病变时腹痛位于中上腹和左上腹部。背部放射痛提示炎症已扩展至腹膜后。腹痛常为持续性隐痛或剧痛，饮酒和饱餐可引起发作，每次发作持续数天。随着疾病的进展，发作的次数越来越频繁，持续的时间越来越久，腹痛的程度也越来越重，最终有10%～20%的患者腹痛可消失，所谓"无痛性慢性胰腺炎"，但随之出现胰腺功能不全的症状，如脂肪痢和体重减轻。

2. 体重减轻　体重丧失也是慢性胰腺炎的重要症状之一，约发生于75%的病例，主要由于畏食和惧怕进食引起腹痛所致；然后是严重的胰腺病变可引起胰酶分泌减少和吸收不良。

3. 胰腺功能不全　胰腺内外分泌功能丧失90%以上，必然会引起吸收不良。脂肪痢是最常见的症状，粪便奇臭，量多且呈泡沫状，含大量脂肪颗粒。30%左右患者并发糖尿病。

四、诊断

诊断主要根据病史、体格检查，辅以必要的实验室检查和诊断操作（见下图）。绝大多数的慢性胰腺炎根据病史和体格检查就可做出诊断，为了进一步明确胰腺的结构改变，例如胰腺钙化、肿块，胰管扩张或狭窄，胰腺囊肿等，应进行必要的放射学和超声检查，常规拍腹部X线平片，30%～50%可发现胰腺钙化。传统的低张十二指肠造影目前已被灰阶B超和CT所替代。

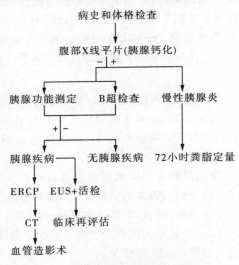

怀疑慢性胰腺炎时检查顺序图

灰阶B超和CT对于明确胰腺的病变程度极有帮助，特别是灰阶B超具有较高的敏感性和特异性而无放射性的危害，故深受医师和患者的欢迎。若有腹水和胃肠胀气等干扰B超的检查时可改行CT。

逆行胰胆管造影（ERCP）可直接发现胰管的扩张和狭窄，并能获得组织做活检，对于鉴别恶性肿瘤特别有裨益，且对选择手术方式帮助很大。但此种检查属于损伤性，在慢性胰腺炎时可引起较多并发症。

五、治疗

治疗原则：①控制症状，改善生活质量。②去除病因和纠正存在的胰管梗阻因素，保护胰腺功能。③预防和治疗并发症及寻找胰腺内、外分泌功能的替代治疗方法。

（一）手术适应证

1. 保守治疗难于控制的顽固腹痛者　CP 引起疼痛的机制尚未完全明了，主要的假说有黏稠的胰液和胰管结构的改变引起胰管内压力增高，支配胰腺的神经周围炎症以及胰腺炎性肿块内局部疼痛介质的释放等。有学者基于对 CP 自然病程的研究认为随着病程的进展，患者的胰腺会"燃尽"，大多数患者最终将不再腹痛，因此建议使用保守治疗，但最近通过对大样本的病例较长期的随访后，发现仅 50% 的患者腹痛可自然缓解，故应先以止痛药物治疗，按世界卫生组织推荐三阶梯治疗方案进行。其主要内容是："按需服药"和"按时服药"。第 1 阶梯表示疼痛程度很轻，给非麻醉性镇痛药如阿司匹林、吲哚美辛、萘普生、布洛芬和甲氯芬那酸（抗炎酸钠）等。第 2 阶梯表示中等程度疼痛，可以给非麻醉性镇痛药和弱作用的麻醉性镇痛药如可待因等。第 3 阶梯表示疼痛剧烈，所以要给强作用的麻醉性镇痛药（如吗啡、哌替啶、美沙酮、氢化吗啡酮、羟吗啡酮和二氢埃托啡等）和非麻醉性镇痛药。注意麻醉性镇痛药有成瘾性、药物依赖性和耐药性而不能滥用。联合用药效果较好，如氯丙嗪＋曲马朵；吗啡＋酚妥拉明等用 Baxter 管给药 5mL/h。疼痛顽固、不能控制且影响生活和工作者可考虑手术治疗。避免酗酒仍是关键。

2. 胰腺邻近器官受累引起并发症者　10%～30% 的 CP 患者中胰头发生炎性肿块并累及邻近器官可能导致胆总管、十二指肠甚至横结肠的狭窄、阻塞，而门静脉、脾静脉受压则可引起狭窄、栓塞并导致门静脉高压症，并可继发食管胃底静脉曲张出血。

3. 胰腺假性囊肿　是指应用内镜不能持久控制的伴有胰管病变的假性囊肿。

4. 胰管结石，胰管狭窄伴胰管梗阻。

5. 无法排除胰腺恶性疾病者　有时部分 CP 患者即使经过全面详尽的检查，仍无法排除胰腺癌的可能，须接受手术治疗。最近，欧洲与美国 7 个胰腺中心最初诊断为 CP 的 2015 例患者经 2 年以上的随访后，发现 16.5% 的患者最终确诊为胰腺癌，证实有部分病例继发于腺体的慢性炎症基础。因此，手术时应注意警惕胰腺癌的存在，术中快速冷冻切片和穿刺涂片对诊断有一定的帮助。

（二）手术方法的选择

1. 引流手术　适用于 CP 分类中没有邻近器官并发症的大胰管性胰腺炎或胰石性胰腺炎和慢性阻塞性胰腺炎。单纯引流手术的方法主要有 Puestow 术式（胰管纵行切开与空肠做侧侧型 Roux – en – Y 吻合）或 Duval 术式（横断胰尾，与空肠作端端型 Roux – en – Y 吻合）。只要病例选择得当，尤其是主胰管扩张明显者，实践经验提示效果较好。

2. 去神经治疗　内脏神经切除或神经节切除术对部分患者有效。凡无胰管扩张、囊肿及结石者，病变位于胰头部可行胰头切除术；病变位于胰体尾部可行左内脏神经及腹腔神经节切除。神经节切除可致内脏神经失调，且并发症多。单纯切除神经后 2 年复发率高。近年有人用胸腔镜行内脏神经切除术，钳夹和电凝 $T_{5\sim9}$ 较大内脏神经和 $T_{10\sim11}$，较小内脏神经，并发症少。从理论上讲，去神经治疗有其理论依据，但远期效果不理想。因此，目前此法应用较少。

3. 胰十二指肠切除术　主要适用于胰头肿块及胰头多发性分支胰管结石和不能校正的 Oddi 括约肌狭窄等病例。手术方法主要为 Whipple 手术或保留幽门的胰十二指肠切除术（PPPD）手术。优点是能有效控制腹痛症状，缓解率可达到 80%～90%，能够解决周围器官的并发症，并能发现和根治胰腺癌。其缺点是手术创伤大，术后并发症发生率较高（5%～15%），远期死亡率高（5 年死亡率为 20%～40%），其原因可能与重建的消化道破坏了正常的肠 - 胰岛轴引起胰岛素分泌水平降低，从而导致糖尿病发生或恶化以及胰腺外分泌功能的丧失有关。

4. 保留十二指肠的胰头切除术（DPRHP）　是目前所提倡应用于治疗 CP 右胰头肿块或周围器官并发症的一类手术方法。1972 年保留胰周器官（胃、胆总管和十二指肠）的 DPRHP 术式开始应用于临床，Beger 和 Frey 分别于 1980 年和 1987 年正式应用于治疗有胰头肿块或周围器官并发症的 CP。Beger 术式和 Frey 术式的相同点都是作胰头次全切除术（注意保留十二指肠降段的肠系膜血管）并保留胰周器官，不同点在于重建方式：前者在门静脉前方横断胰腺，并作胰体与空肠端端吻合，胰头残余部分与空肠侧侧吻合；后者不切断胰腺而作纵向切开胰管联合胰头残余部分与空肠的侧侧吻合。DPRHP 治疗 CP 的 5 年腹痛缓解率达到 85%～95%，并能持久控制邻近器官的并发症。手术死亡率在 1.8% 以下，远期死亡率仅 3.6%。其最大的优点是保留了十二指肠，因为十二指肠不但是钙、铁等离子的吸收点，又是胃、胆及小肠正常运动和分泌的起搏点，就此保留了正常的生理性消化，术后 80% 左右患者的体重有所增加，70% 患者能恢复正常工作。可惜很多患者的病理改变不适合上述手术指征，慢性胰腺炎的治疗仍然是一个棘手问题，以病因治疗为主，在随访过程中还要与癌变相鉴别。

5. 全胰切除自体胰岛移植　对全胰腺广泛炎症改变和多发分支胰管结石，不能通过局部切除或胰管切开等方式达到治疗目的者，可考虑全胰切除，自体胰岛移植，但此手术方法需慎重。

（阳　星）

第十章

阑尾疾病

第一节　急性阑尾炎

急性阑尾炎为外科常见病，是最多见的急腹症。其表现典型者诊断不难，绝大多数患者能够早期确诊、早期手术，预后良好。但如延误诊断或不合理治疗，也会发生严重并发症甚至威及生命。由于急性阑尾炎的临床表现变化多端，临床医生仍时常在本病的诊断或手术处理中遇到麻烦，因此仍然是临床不容忽视的急腹症之一。

一、病因

（一）阑尾管腔阻塞

阑尾管腔阻塞是急性阑尾炎最常见的病因。淋巴滤泡的明显增生是阑尾管腔阻塞的最常见原因，约占60%，多见于年轻人。阑尾管腔狭窄、腔内粪石、异物、蛔虫及肿瘤等亦可导致管腔阻塞。由于阑尾管腔细，开口狭小，系膜短使阑尾蜷曲，这些都是造成阑尾管腔易于阻塞的因素。阑尾管腔阻塞后阑尾黏膜仍继续分泌黏液，腔内压力上升，血运发生障碍，阑尾壁缺血、组织破坏，有利于细菌入侵，发生感染。

（二）细菌入侵

由于阑尾管腔阻塞，细菌繁殖，分泌内毒素和外毒素，损伤黏膜上皮并使黏膜形成溃疡，细菌穿过溃疡的黏膜进入阑尾肌层。阑尾壁间质压力升高，妨碍动脉血流，造成阑尾缺血，最终造成梗死和坏疽。致病菌多为肠道内的各种革兰阴性杆菌和厌氧菌。其途径有：①直接入侵，当阑尾黏膜受损破坏时，腔内存在的细菌即可侵入。②血液入侵，细菌经血液循环侵入阑尾，可引起急性阑尾炎。

（三）胃肠炎性疾病蔓延

如急性肠炎、节段性肠炎、急性坏死性肠炎等，都可直接蔓延至阑尾，导致其功能及血运障碍，引起阑尾炎。

二、病理

根据急性阑尾炎的临床过程和病理学变化，可分为以下四种类型：

（一）急性单纯性阑尾炎

病变多只限于黏膜和黏膜下层。阑尾外观轻度肿胀，浆膜充血并失去正常光泽，表面有少量纤维素性渗出物。属轻型阑尾炎或病变早期。镜下，阑尾各层均有水肿和中性粒细胞浸润，黏膜表面有小溃疡和出血点。临床症状和体征均较轻。

（二）急性化脓性阑尾炎

亦称急性蜂窝织炎性阑尾炎，常由单纯性阑尾炎发展而来。阑尾肿胀明显，浆膜高度充血，表面覆以纤维素性（脓性）渗出物。镜下，阑尾黏膜的溃疡面加大并深达肌层和浆膜层，管壁各层有小脓肿形成，腔内亦有积脓。阑尾周围的腹腔内有稀薄脓液，形成局限性腹膜炎。临床症状和体征较重。

（三）坏疽性与穿孔性阑尾炎

坏疽性与穿孔性阑尾炎是一种重型的阑尾炎。阑尾管壁坏死或部分坏死，呈暗紫色或黑色。阑尾壁血液循环障碍，阑尾腔内积脓，压力升高，易并发穿孔。穿孔部位多在阑尾根部和尖端。穿孔如未被包裹，则可引起急性弥漫性腹膜炎。

（四）阑尾周围脓肿

急性阑尾炎化脓、坏疽或穿孔，大网膜可移至右下腹部，将阑尾包裹并粘连，形成炎性肿块，使腹膜炎局限在右下腹，形成阑尾周围脓肿。

急性阑尾炎的转归取决于机体抵抗力和治疗情况，有以下几种情况：

1. 炎症消退　一部分单纯性阑尾炎，及时药物治疗，可获痊愈，即阑尾不残留病理改变。大部分将转为慢性阑尾炎，易复发。

2. 炎症局限化　化脓、坏疽或穿孔性阑尾炎被大网膜及邻近肠袢包裹粘连，形成炎性肿块，局限于右下腹，形成阑尾周围脓肿。

3. 炎症扩散　化脓或坏死型阑尾炎未予及时手术切除，又未能被大网膜包裹局限，可发展为弥漫性腹膜炎，如累及门静脉系统，可引起门静脉炎、细菌性肝脓肿或全身感染等。

三、临床表现

临床诊断主要依靠病史、临床症状、体格检查和实验室检查。临床上通常以转移性右下腹痛并伴消化道症状、右侧麦氏点压痛及局限性腹膜刺激征，以及白细胞计数升高作为诊断急性阑尾炎的三大典型依据。

（一）症状

1. 腹痛　约70%～80%的患者具有典型的转移性右下腹痛，为临床诊断的重要依据之一。腹痛发作始于上腹部或脐周围，疼痛为阵发性而且不甚严重，数小时（6～8小时）后转移并局限在右下腹。此过程的时间长短取决于病变发展的程度和阑尾位置。早期阶段阑尾炎症局限于其黏膜和黏膜下层，刺激内脏神经，疼痛为反射性，范围弥散，程度不重，定位不明确，待炎症扩展至浆膜层或腹层腹膜疼痛固定于右下腹，定位确切，是由体神经刺激的结果。20%～30%患者没有转移性腹痛特征，如阑尾黏膜层内脏神经感受器已损害（见于慢性阑尾炎急性发作病例）或阑尾壁感染迅速蔓延至全层（见于小儿的血循性细菌感染）而未能反映内脏神经传导腹痛的情况时，此时并不能否定阑尾炎的诊断。

不同位置的阑尾，疼痛部位可有差异。如盆位阑尾炎腹痛在耻骨上区，盲肠后位阑尾炎疼痛在右侧腰部，肝下区阑尾炎可引起右上腹痛，极少数左下腹部阑尾炎呈左下腹痛。不同病理类型的阑尾炎，其疼痛表现亦并不一致。如单纯性阑尾炎表现为轻度隐痛，化脓性阑尾炎呈阵发性胀痛和剧痛，坏疽性阑尾炎呈持续性剧烈腹痛，穿孔性阑尾炎因穿孔后阑尾腔压力骤减，腹痛虽有短暂减轻，但并不是病情好转，应高度警觉是否有弥漫性腹膜炎的发生。

2. 胃肠道症状　发病早期可能有恶心、呕吐，不思饮食，但多不严重。有的病例可能发生腹泻。如后期出现排便次数增多，里急后重感或尿痛等症状，提示为盆腔位阑尾炎或坏疽性阑尾炎已并发穿孔，为炎症或脓液直接刺激直肠与膀胱所致。如并发弥漫性腹膜炎，可引起麻痹性肠梗阻，腹胀、排气排便减少。

3. 全身症状　除乏力外，全身症状极少，主要为不同程度的发热。在发生坏疽、穿孔之前，体温一般不超过38℃，且多出现在腹痛之后。如发热为首发症状，要首先考虑内科疾病。如出现寒战、高热伴黄疸，提示有化脓性门静脉炎发生。

（二）体征

1. 右下腹压痛　是急性阑尾炎最常见的重要体征。压痛点通常位于麦氏点，可随阑尾位置的变异而改变，但压痛点始终在一个固定的位置上。发病早期腹痛尚未转移至右下腹时，右下腹便可出现固定压痛。压痛的程度与病变的程度相关。当炎症加重，压痛的范围也随之扩大。当阑尾穿孔时，疼痛和压痛的范围可波及全腹。但此时，仍以阑尾所在位置的压痛最明显。可用叩诊来检查，更为准确。

2. 腹膜刺激征象　　反跳痛（Blumberg 征）、腹肌紧张、肠鸣音减弱或消失等是壁层腹膜受炎症刺激出现的防卫性反应，提示阑尾炎症加重，出现化脓、坏疽或穿孔。腹膜炎范围扩大，说明局部腹腔内有渗出或阑尾穿孔。但是，在小儿、老人、孕妇、肥胖、虚弱者或存在盲肠后位阑尾炎时，腹膜刺激征象可不明显。

3. 右下腹包块　　如体检发现右下腹饱满，扪及压痛性包块，固定，边界不清，应考虑阑尾周围脓肿的形成。

4. 结肠充气试验（Rovsing 征）　　患者仰卧位，用右手压迫左下腹，再用左手挤压近侧结肠，结肠内气体可传至盲肠和阑尾，引起右下腹疼痛者为阳性。

5. 睾丸回缩试验（La Rogue 征）　　压迫麦氏点压痛区，可见右睾丸回缩，移去压迫，睾丸回原状。坏疽性阑尾炎常为阳性。

6. 皮肤感觉过敏征　　右髂前上棘、脐与右耻骨脊之间的三角区皮肤由胸$_{10\sim12}$神经分布。因内脏体壁神经反射，在急性阑尾炎早期，尤其是阑尾有梗阻者，此三角区皮肤痛觉过敏。针刺或捏提该三角区皮肤，患者感疼痛为阳性。但如阑尾已坏死穿孔，此过敏现象将消失。

此外，以下体征对于阑尾位置判断也具有一定意义：

（1）腰大肌试验（Psoas 征）患者左侧卧位，右大腿后伸，出现右下腹疼痛症状者为阳性。此试验说明阑尾位于腰大肌前方，为盲肠后位或腹膜后位。

（2）闭孔内肌试验（Obturator 征）患者仰卧位，右髋和右大腿屈曲，然后被动向内旋转，出现右下腹疼痛症状者为阳性。此实验提示阑尾靠近闭孔内肌。

（3）抬腿试验患者仰卧位，用手轻压于右下腹部，嘱患者将伸直的右下肢逐渐抬高，至一定高度时感右下腹疼痛加剧为阳性。因阑尾被挤压在收缩的腰大肌与手之间，见于盲肠后位阑尾炎。

（4）股动脉试验于右腹股沟韧带下方压迫股动脉，若腹痛加重，说明阑尾靠近髂动脉。

（5）直肠指检若直肠右前方有触痛，提示阑尾位于盆腔或阑尾炎症已波及盆腔。若阑尾周围脓肿波及盆腔，则可触及痛性肿块，或可有波动感。

四、辅助检查

（一）实验室检查

急性阑尾炎患者血常规检查中，白细胞计数和中性粒细胞比例增高。白细胞计数升高到（10～20）×10^9/L，可发生核左移。部分单纯性阑尾炎或老年患者白细胞可无明显升高。尿常规检查一般无阳性发现，盲肠后位阑尾炎累及输尿管或膀胱时，尿内可见少许红细胞、白细胞。血尿明显说明存在泌尿系统的原发病变。

（二）影像学检查

1. 腹部平片　　作为不典型急性阑尾炎的辅助性检查，可见右下腹盲肠和回肠末端反射性肠腔积气或液气平面；偶见阑尾结石影；若阑尾腔外气体影，提示阑尾穿孔。临床 X 线的主要目的还在于鉴别其他急腹症，如消化道穿孔、肠梗阻，以及胸部疾病如肺炎等。

2. B 超检查　　有时可发现肿大的阑尾或脓肿。其用于急性阑尾炎的诊断，方便、安全、可靠、可重复观察，尤适用于小儿阑尾炎或其他可疑阑尾炎患者。

3. 螺旋 CT 扫描　　作为诊断急性阑尾炎的检查手段，国外报道较多。国内作为急性阑尾炎的诊断方法尚少。可获得与 B 超相似的效果，尤其有助于阑尾周围脓肿的诊断。当诊断不肯定时可选择应用，以发现与急性阑尾炎相混淆的其他腹部病变。

4. 核素扫描　　近年国外文献虽有报道应用核素标记白细胞扫描，直接显示阑尾及周围软组织的炎症，作为急性阑尾炎的诊断。因其设备条件、患者经费等原因，目前临床单纯用于诊断急性阑尾炎者甚少。

5. 腹腔镜检查　对于高度怀疑急性阑尾炎又尚不能确诊的患者，采用腹腔镜检查既可明确诊断，同时又能施行阑尾手术，不失为一举两得的诊治方法。

五、鉴别诊断

有许多急腹症的症状和体征与急性阑尾炎很相似，需与其鉴别。尤其当阑尾穿孔发生弥漫性腹膜炎时鉴别诊断则更难。有时需在剖腹探查术中才能鉴别清楚。需要与急性阑尾炎鉴别的包括其他脏器病变引起的急性腹痛，以及一些非外科急腹症，常见的有：

（一）胃、十二指肠溃疡穿孔

为常见急腹症，发病突然，临床表现与急性阑尾炎相似。穿孔溢出的胃内容物可沿升结肠旁沟流至右下腹部，容易误认为是急性阑尾炎的转移性腹痛。患者多有溃疡病史，临床表现与全身情况均较阑尾炎重。体征除右下腹压痛外，上腹仍具疼痛和压痛，腹壁板状强直等腹膜刺激症状也较明显。胸腹部 X 线检查如发现膈下有游离气体，则有助于鉴别诊断。

（二）急性胆囊炎

总体上急性胆囊炎的症状和体征均以右上腹为主，但当胆囊肿胀下垂至右下腹时，其腹痛与反跳痛可出现于右下腹，易与阑尾炎相混淆。B 超检查可以鉴别。

（三）右侧输尿管结石

有时表现与阑尾炎相似，但输尿管结石以腰部酸痛或绞痛为主，疼痛向会阴部、外生殖器放射。右下腹无明显压痛，或仅有沿右侧输尿管径路的轻度深压痛。尿常规检查可见大量红细胞，B 超检查或 X 线片在输尿管走行部位可呈现结石阴影。

（四）急性肠系膜淋巴结炎

多见于儿童。往往先有上呼吸道感染史，高热出现早，无转移性腹痛表现，腹部压痛部位偏内侧，范围不太固定且较广，无反跳痛和肌紧张。

（五）妇产科疾病

右侧宫外孕破裂是在育龄妇女中最易与急性阑尾炎混淆的疾病。宫外孕破裂表现为突然下腹痛，常有急性失血症状和腹腔内出血的体征，有停经史及阴道不规则出血史；检查时宫颈举痛、附件肿块、阴道后穹隆穿刺有血等。急性输卵管炎和急性盆腔炎，下腹痛逐渐发生，可伴有腰痛；腹部压痛点较低，直肠指诊示盆腔有对称性压痛；伴发热及白细胞计数升高，常有脓性白带，阴道后穹隆穿刺可获脓液，涂片检查细菌阳性。卵巢囊肿蒂扭转有明显而剧烈腹痛，腹部或盆腔检查中可扪及有压痛性的肿块。妇科双合诊及 B 超检查、后穹隆穿刺均有助于诊断和鉴别诊断。

（六）其他内科疾病

发生急性胃肠炎时，恶心、呕吐和腹泻等消化道症状较重，无右下腹固定压痛和腹膜刺激体征。胆道系统感染性疾病，易与高位阑尾炎相混淆，但有明显绞痛、高热，甚至出现黄疸，常有反复右上腹痛史。右侧肺炎、胸膜炎时可出现反射性右侧腹痛，但以呼吸系统的症状和体征为主。此外，回盲部肿瘤、Crohn 病、Meckel 憩室炎或穿孔、小儿肠套叠等，亦需进行临床鉴别。

上述疾病有其各自特点，应仔细鉴别。如患者有持续性右下腹痛，不能用其他诊断解释以排除急性阑尾炎时，应密切观察或根据病情及时手术探查。

六、治疗

（一）手术治疗

急性阑尾炎经保守治疗被控制仍有复发的可能，同时延误治疗有发生坏疽、穿孔、门静脉炎及腹膜炎的危险。为此，急性阑尾炎一经确诊，若无手术禁忌证，应早期施行阑尾切除术。早期手术者阑尾炎还处于管腔阻塞或仅有充血水肿时就手术切除，此时手术操作较简易，术后并发症少。如化脓坏疽或穿孔后再手术，不但操作困难且术后并发症会明显增加。

1. 不同临床类型急性阑尾炎的手术方法选择不相同

（1）急性单纯性阑尾炎：行阑尾切除术，切口一期缝合。条件允许情况下，也可采用经腹腔镜阑尾切除术。

（2）急性化脓性或坏疽性阑尾炎：行阑尾切除术。腹腔如有脓液，应仔细清除，用湿纱布蘸净脓液后关腹。注意保护切口，一期缝合。

（3）穿孔性阑尾炎：宜采用右下腹经腹直肌切口，利于术中探查和确诊。切除阑尾，清除腹腔脓液并冲洗腹腔，根据情况放置腹腔引流。术中注意保护切口，冲洗切口，一期缝合。术后注意观察切口，如有感染时应及时引流。

（4）阑尾周围脓肿：阑尾脓肿尚未破溃穿孔时应按急性化脓性阑尾炎处理。如阑尾穿孔已被包裹形成阑尾周围脓肿，病情较稳定，宜应用抗生素治疗或同时联合中药治疗，促进脓肿吸收消退，也可在超声引导下穿刺抽脓或置管引流。如脓肿扩大，无局限趋势，行 B 超检查确定切口部位后手术切开引流。切开引流以引流为主，如阑尾显露方便，也应切除阑尾，阑尾根部完整者施单纯结扎。如阑尾根部坏疽穿孔，可行 U 字形缝合关闭阑尾开口的盲肠壁。术后加强支持治疗，合理使用抗生素。

2. 术前准备　急性阑尾炎一般状态较好者不需特殊准备；对不能进食或呕吐严重者，应根据情况适当补液；急性阑尾炎并发腹膜炎者需进行抗生素治疗；妊娠期阑尾炎应肌肉注射黄体酮，以便减少子宫收缩，以防发生流产或早产。

3. 阑尾切除术的操作要点

（1）麻醉：局麻，硬膜外麻醉或腰麻。后者多用于阑尾位置较高或估计阑尾与周围组织有粘连时。小儿用全身麻醉。

（2）切口选择：诊断明确的采用右下腹麦氏切口，该切口符合解剖学要求，肌肉、筋膜损伤少；切口距离阑尾近；瘢痕愈合良好，不易发生切口疝。如诊断不明确或腹膜炎较广泛应采用右下腹经腹直肌探查切口，以便术中进一步探查和清除脓液。切口应加以保护，防止被污染。

（3）寻找阑尾：阑尾部恒定位于盲肠 3 条结肠带的会合处，沿结肠带向盲肠顶端追踪，即能找到阑尾。尽量不用手接触阑尾，更不可用手指挖出阑尾。如充分的显露仍不能找到，需考虑盲肠后位阑尾的可能，将盲肠向左侧推开，使盲肠的外下方清楚暴露。切开盲肠外侧的后腹膜，游离盲肠并将其向内上方翻起，即可找到阑尾。

（4）处理阑尾系膜：用阑尾钳钳夹阑尾系膜向外提出，但不能直接钳夹阑尾本身。如系膜菲薄，可用血管钳贴阑尾根部戳孔带线一次集束结扎阑尾系膜，包括阑尾血管在内，再剪断系膜；如阑尾系膜肥厚或较宽，一般应分次钳夹、切断结扎或缝扎系膜。阑尾系膜结扎要牢固。

（5）处理阑尾根部：在距盲肠 0.5cm 处用钳轻轻钳夹阑尾后用丝线或肠线结扎阑尾，在距阑尾根部 0.5cm 的盲肠壁上，用 4 号丝线做一荷包缝合，缝线仅穿过浆肌层，暂不打结；再于结扎线远侧 0.5cm 处切断阑尾，残端用碘酒、酒精涂擦处理；于盲肠壁上缝荷包线将阑尾残端埋入；荷包缝合不宜过大，防止肠壁内翻过多，形成死腔。也可做 8 字缝合，将阑尾残端埋入同时结扎；最后，在无张力下再将系膜绑扎在盲肠端缝线下覆盖加固。近年来，也有主张阑尾根部单纯结扎，不作荷包埋入缝合。因幼儿肠壁较薄，荷包缝合时易穿破肠壁，因此不宜应用于小儿阑尾切除术中。

4. 腹腔镜阑尾切除术　腹腔镜阑尾切除术优势在于切口小，疼痛轻，分离精确和直观，能够暴露腹腔其余部分，粘连发生率更低。在年轻女性患者中粘连导致不育症的发生率是 20% ～ 30%，因此，不少医生不提倡简单的开腹阑尾切除手术，而选择复杂和昂贵的腹腔镜手术。其手术方法同开腹手术，但要求有熟练的腹腔镜操作技术，血管多用钛夹结扎。

（二）急性阑尾炎的非手术治疗

仅适用于单纯性阑尾炎及急性阑尾炎的早期阶段，患者不接受手术治疗或客观条件不允许，或伴有其他严重器质性疾病有手术禁忌证者。主要措施包括选择有效的抗生素和补液治疗，也可经肛门直肠内给予抗生素栓剂。

七、并发症

（一）急性阑尾炎的并发症

1. 腹腔脓肿 是阑尾炎诊治不及时的结果。阑尾周围脓肿最常见，也可在腹腔其他部位形成脓肿，常见部位有盆腔、肠间隙等处。临床表现有麻痹性肠梗阻的腹胀症状、压痛性包块和全身感染中毒症状等。B超和CT扫描可协助定位。一经诊断即应在超声引导下穿刺抽脓冲洗或置管引流，或必要时手术切开引流。阑尾脓肿非手术疗法治愈后复发率很高。因此，应在治愈后3个月左右择期手术切除阑尾，其效果比急诊手术好。

2. 内、外瘘形成 阑尾周围脓肿如未及时引流，少数病例可形成各种内瘘或外瘘，脓肿可向小肠或大肠内穿破，亦可向膀胱、阴道或腹壁穿破，此时脓液可经瘘管排出。X线－钡剂检查或者经外瘘置管造影可协助了解瘘管走行，有助于选择相应的治疗方法。

3. 化脓性门静脉炎 发生急性阑尾炎时阑尾静脉中的感染性血栓，可沿肠系膜上静脉至门静脉，导致化脓性门静脉炎症。临床表现为寒战、高热、肝大、剑突下压痛及轻度黄疸等。虽属少见但病情严重，会产生感染性休克和脓毒症，治疗延误可发展为细菌性肝脓肿。行阑尾切除并大剂量使用抗生素治疗有效。

（二）阑尾切除术后并发症

1. 出血 主要是阑尾系膜的结扎不牢，引起系膜血管出血。表现为腹痛、腹胀和失血性休克等症状，或因内翻残端出血呈下消化道出血。处理的关键在于预防，阑尾系膜结扎要确切，系膜肥厚者应分束结扎或缝扎止血，结扎线距切断的系膜缘要有一定距离。一旦发生出血表现，应立即输血补液，必要时再次手术止血。

2. 切口感染 是最常见的术后并发症，是造成切口不愈合的最主要原因。在化脓或穿孔性急性阑尾炎中多见。术中加强切口保护，切口冲洗，彻底止血，消灭死腔等措施可预防切口感染。一旦感染，可先行试穿抽出脓液，或于波动处拆除缝线，排出脓液并放置引流，同时加抗生素治疗。

3. 粘连性肠梗阻 也是阑尾切除术后的较常见并发症，与局部炎症重、手术损伤、切口异物及术后卧床等多种原因有关。术后早期离床活动可适当预防此并发症。粘连性肠梗阻病情较重者须手术治疗。

4. 阑尾残株炎 阑尾残端保留过长超过1cm或者粪石残留，术后残株可出现炎症复发，仍表现为阑尾炎的症状。也有报道由双阑尾畸形遗留一条阑尾所致。应行B超、钡剂灌肠透视检查等帮助诊断。症状较重时应再次手术切除阑尾残株。

5. 粪瘘 少见。产生术后粪瘘的重要因素是阑尾基部及盲肠壁肿胀脆弱、包埋不妥。常见有阑尾残端单纯结扎，其结扎线脱落；盲肠组织水肿脆弱，术中缝合时裂伤。粪瘘发生时如已局限化，不至于发生弥漫性腹膜炎，类似阑尾周围脓肿的临床表现。一般经非手术治疗，多在4～8周内粪瘘可闭合自愈。若超过3个月未愈，可进行内口修补和瘘管切除。

（刘 兵）

第二节 慢性阑尾炎

慢性阑尾炎多由急性阑尾炎转变而来，少数也可开始即呈慢性过程。

一、病理

主要病变为阑尾壁慢性炎性细胞浸润及不同程度的纤维化。多数慢性阑尾炎患者的阑尾腔内有粪石，或者阑尾粘连，淋巴滤泡过度增生，使管腔变窄。也可因纤维组织增生，管壁增厚，导致管腔狭窄不规则，甚至闭塞。这些病变妨碍了阑尾的排空，压迫阑尾壁内神经而产生疼痛症状。

二、临床表现

患者既往常有急性阑尾炎发作病史，也可能症状不重亦不典型。经常有右下腹疼痛，有的患者仅有隐痛或不适，剧烈活动或饮食不节可诱发急性发作。有的患者有反复急性发作的病史。主要的体征是阑尾部位的局限性压痛，位置较固定。左侧卧位体检时，部分患者在右下腹可扪及阑尾条索。

三、诊断

慢性阑尾炎诊断的重要原则是除外回盲部的肿瘤，如盲肠癌、阑尾类癌、良性腺瘤、息肉、憩室等；以及除外特殊性感染，如结核、嗜酸性肉芽肿、阿米巴、克罗恩病等。钡剂灌肠及纤维结肠镜均为有效的诊断方法。X线钡剂灌肠透视检查，可见阑尾不充盈或充盈不全，阑尾腔不规则，72小时后透视复查阑尾腔内仍有钡剂残留，即可诊断为慢性阑尾炎。

四、治疗

诊断明确后需手术切除阑尾，并行病理检查证实诊断。慢性阑尾炎常粘连较重，手术操作尤应细致。术中应特别注意回肠和结肠探查。

临床医生应注意：虽然术前的临床表现、影像学检查及术后病理诊断都能诊断为慢性阑尾炎，但手术切除阑尾后，右下腹慢性疼痛仍会存在的患者为数并不少，故在术前谈话时应充分说明这一可能出现的情况。

（刘　兵）

第三节　特殊类型阑尾炎

一般成年人急性阑尾炎诊断多无困难，早期治疗的效果非常好。如遇到婴幼儿、老年人及妊娠妇女患急性阑尾炎时，诊断和治疗均较困难，容易贻误病机，应特别加以重视。

一、小儿急性阑尾炎

婴儿和幼儿的阑尾腔多呈漏斗状，基底部较宽大，不易发生由淋巴滤泡增生或者粪石所致阑尾管腔阻塞。因此，新生儿急性阑尾炎很少见。年龄较大的儿童，阑尾腔渐变细，与成人的阑尾几乎无区别。

（一）临床表现

小儿盲肠较游离，异位阑尾炎的发病率较高，约占同龄阑尾炎的10%，年龄越小比例越高。小儿阑尾壁薄，大网膜发育不良，因而阑尾容易穿孔，且穿孔后炎症不易局限。小儿腹腔表面积相对较大，因而腹膜炎的全身中毒症状严重。压痛和肌紧张，仍系小儿急性阑尾炎的重要体征。由于小儿的盲肠位置较高较游离，其压痛范围较大，且位置较高和偏内侧。小儿对水、电解质代谢和酸、碱平衡的调节功能较差，急腹症易引起水电质和酸碱平衡紊乱。由于较小儿童不能准确描述病史，难于早期确诊，穿孔率较高，并发症和死亡率也较高。因此，凡小儿有腹痛，甚至婴儿有呕吐、腹泻和原因不明的发热时，应考虑急性阑尾炎的可能，设法进一步检查以确诊或排除这一可能性。

（二）治疗

早期手术，并配合输液、纠正脱水，应用广谱抗生素等。由于小儿急性阑尾炎病情发展较快，易穿孔而发生腹膜炎，死亡率也很高，故一旦诊断明确，应及早作手术治疗。手术操作基本上同成人型急性阑尾炎，常规作麦氏切口，而位置略较成人典型切口高。至于残端的处理，因幼儿肠壁较薄，荷包缝合时易穿破肠壁，因此不宜勉强作荷包埋入残端。婴儿有时阑尾根部粗而盲肠小，残端翻入后有成为肠套叠起点的可能，因此可以不予翻入，而取周围系膜组织覆盖缝严，以免残端暴露而发生粘连。围术期注意纠正失水、酸中毒和低钾。婴幼儿肾功能发育尚未完备，注意避免使用有损肾功能的药物。

二、老年急性阑尾炎

老年急性阑尾炎是指 60 岁以上的急性阑尾炎患者，占该病患者总数的 1%～4%，随着社会老龄人口增多，老年人急性阑尾炎的发病率也相应升高。其发病原因、病理、临床表现和诊断原则与成人型基本相似。

（一）临床表现

老龄的病理生理变化是影响老年急性阑尾炎的关键因素。老年人对疼痛反应迟钝，腹痛一般不剧烈，转移性腹痛出现较晚或不明显；老年人腹肌萎缩，腹肌紧张常不明显；免疫功能下降，防御机能减退，全身反应如体温、脉搏和白细胞数变化不如青年人明显并且炎症较易扩散而不能局限；老年人动脉大多硬化，一旦阑尾发炎而致动脉栓塞，容易发生坏疽、穿孔及腹膜炎。因其腹痛及腹膜刺激表现均较中青年患者轻，容易与内科疾病相混淆，延误诊断及手术时机，增加了疾病的危险性。加之老年人常伴有糖尿病、心血管和肺部疾病，导致麻醉和手术意外可能性大，使病情更趋复杂严重。

（二）治疗

仍以早期急症手术为主。为了顺利度过手术和减少术后并发症，宜加强手术前准备和围手术期护理。老年人术后易发生肺炎等感染性并发症，手术前后均应给予广谱抗生素。

三、妊娠期急性阑尾炎

妊娠期急性阑尾炎发病率约为 0.1%，妊娠中期发病率有所提高，可能与胎儿生长较快有关。妊娠期急性阑尾炎的诊断是比较困难的，常因症状、体征不典型而被忽略以致延误治疗。一旦发生穿孔和腹膜炎，威及母子生命，应慎重对待。

（一）临床表现

妊娠期子宫增大，盲肠和阑尾被推挤至向右上腹，妊娠 5 个月阑尾位于髂嵴水平，8 个月在髂嵴上二横指，压痛部位也随之上移。同时腹壁被抬高，炎症阑尾刺激不到壁层腹膜，所以使压痛、反跳痛和肌紧张均不明显。大网膜和小肠被推移，难以包裹炎症阑尾，穿孔后炎症不易局限。一旦发生流产或早产后子宫缩小，脓液易扩散引起弥漫性腹膜炎，使病情复杂化。这些因素致使妊娠期急性阑尾炎难于诊断，炎症发展易致流产或早产，威及母子生命安全。同时，还增大的子宫影响手术操作，增加意外损伤因素。

（二）治疗

妊娠不是阑尾切除手术的禁忌证，威及胎儿存活的因素不是阑尾切除术本身，而是耽误手术时机。因此，不论妊娠早、中和后期，及时施行阑尾切除术均是明智之举。特别是妊娠后期的腹腔感染难以控制，更应及早手术。围手术期应加用黄体酮，以减少子宫收缩，防止发生流产或早产。妊娠中、后期由于盲肠及阑尾向上、外、后方移位，手术切口宜偏高。妊娠后期一般可作腹直肌旁切口，便于同时进行剖宫产。手术操作要轻柔，以减少对子宫的刺激。尽量不用腹腔引流。术后使用广谱抗生素，应同时顾及药物对胎儿的毒副作用。加强术后护理。临产期的急性阑尾炎如并发阑尾穿孔或全身感染症状严重时，可考虑经腹剖宫产术，同时切除病变阑尾。

（刘　兵）

第四节　阑尾肿瘤

阑尾类似于一根管型的小储袋样结构，位于盲肠。其长度平均为 8～10cm，被认为是胃肠道的一部分。虽然通常认为阑尾对人体来说是一个无明显功能的器官，但其可能为淋巴系统、内分泌及外分泌系统的一员。当阑尾细胞出现不正常的或者是不可控的增殖生长时，就会发生阑尾肿瘤。阑尾肿瘤可分为良性及恶性，而后者也就是通常所说的阑尾癌。

一、阑尾良性肿瘤

（一）阑尾黏液囊肿

阑尾黏液囊肿为一种良性肿瘤，临床罕见，发病率约为 0.14%。在阑尾切除术中的发现率为 0.07%～0.3%，男女比例为 1：3。临床上往往缺乏典型症状及体征，多数患者是在术中或术后病理确诊的。

1. 病因　阑尾黏液囊肿是阑尾根部因慢性炎性反应而发生梗阻，阑尾腔内黏液细胞不断分泌黏液积存于阑尾腔内形成。阑尾黏液囊肿到一定程度时黏液细胞则失去功能，不再分泌黏液而黏液物不能正常排出，阑尾逐渐扩张形成膜性黏液性囊肿。有时黏液可以穿透阑尾脏层直至浆膜外，形成壁内黏液湖或阑尾周围黏液性肿块，甚至引起腹膜种植形成腹膜假性黏液瘤。

2. 病理　病理学可见充满黏液的阑尾腔，黏膜扁平，无肿瘤性上皮的证据。后期由于腔内压力增加，可形成憩室，上皮也可移位至黏膜下（假侵犯），当黏液囊肿破裂，黏液分泌上皮也可随之进入腹腔。腹膜假性黏液瘤的形成，被认为一方面是由于黏液自破裂囊肿溢出所致，另一方面认为溢出黏液中含有黏液分泌功能的细胞，其附着于腹膜表面并继续分泌，从而形成腹膜假性黏液瘤。

3. 临床表现　在阑尾黏液囊肿体积小时，常无任何特异性症状，多为其他手术时偶然发现，临床仅表现为右下腹隐痛，但在囊肿膨胀生长过程中可能会诱发阑尾炎表现。偶尔体积较大者右下腹可触及包块，仍需手术探查病理明确。囊肿可与肠道粘连形成肠梗阻，或形成肠套叠、肠扭转、囊内出血、感染破裂及恶变等多种并发症。

4. 诊断　因阑尾黏液囊肿缺乏特异性临床表现，术前诊断困难，往往需要术后病理明确诊断。术前的辅助检查对该病的诊断可以提供一些帮助。

阑尾黏液囊肿的主要辅助检查有 X 线平片、钡灌肠、B 超和 CT 检查。

（1）X 线平片可见囊肿边缘钙化影。

（2）钡灌肠最典型表现为阑尾腔不显影，盲肠与回肠之间有占位性病变，回肠被推向内上方，盲肠被推向外上方，盲肠壁可有外来压迹，但黏膜正常。

（3）B 超检查是本病的主要诊断方法，较为简便快捷。B 超检查可见回盲部囊实性肿物，包膜完整，内部回声呈网格状，透声差，有密集点状回声，后方回声稍增强。

（4）CT 检查既能对囊肿定位又能定性。扫描可见右下腹不规则低密度灶，边界较清楚，内部密度欠均匀，可有钙化；增强扫描见囊壁呈环形均一强化，强化程度同肠壁，囊内无强化，周围组织有炎症浸润时可与囊肿壁粘连，后腹膜可增厚，若见到囊性肿物与盲肠壁相连则更支持诊断。CT 检查中应与阑尾周围脓肿相鉴别，后者一般为圆形，边缘不规则，欠清楚，密度不均，囊壁较厚，增强扫描强化不均，周围组织炎症表现较显著。

5. 鉴别诊断　如果手术前考虑阑尾黏液囊肿诊断，则需进一步与阑尾周围脓肿及结肠癌相鉴别。

6. 治疗　手术是治疗阑尾黏液囊肿的唯一方法。阑尾远端 2/3 的囊肿，较小、与周围无粘连且阑尾根部完整者行阑尾切除术，即使术后病理证实为囊腺癌，也不必 2 次手术扩大切除范围，因为此处病灶并不侵及周围淋巴结。当囊肿侵犯阑尾近 1/3 或与邻近盲肠回肠有粘连时，则宜行右半结肠切除术。也有学者提出根据病变部位选择手术方式，位于阑尾远端囊肿，选择囊肿在内单纯阑尾切除术；囊肿受累阑尾根部和盲肠发生粘连者，应作阑尾和盲肠切除；若囊肿较大，怀疑有恶变可能，应行盲肠切除或右半结肠切除。如果囊肿已与其他小肠肠袢粘连，或已经引起肠扭转、肠套叠等并发症，往往需将受累的肠袢一并切除。此外，阑尾腔内黏液较多，腔内压高，且囊壁薄时易引起阑尾破溃，黏液球经破口溢出导致腹腔内广泛转移。故术时应先保护腹腔，术中应遵循无瘤观念，轻柔操作，用敷料将囊肿与周围组织隔开，尽量不使囊肿破裂，避免穿刺和切开探查操作，谨防黏液外溢造成医源性种植引起腹膜假性黏液瘤发生。手术中一旦发现囊肿破裂，应尽量清除溢出的黏液，须用氟尿嘧啶局部冲洗，术毕以生理盐水和氟尿嘧啶反复冲洗腹腔，术后也可用氟尿嘧啶少量多次注入腹腔。术中也可用 5% 的甲醛溶液局部固定或用 2.5% 的碘酊灼烧，再用氟尿嘧啶冲洗腹腔，预防腹腔黏液瘤的发生。

对于已经形成腹膜假性黏液瘤的患者，大多数学者同意行严格的病灶切除，包括彻底清除腹腔内胶样腹水；甚至为确保足够的切除范围行大网膜切除术和双侧卵巢切除术。术中应行腹腔灌洗或腹腔温热疗法，术后辅以化疗或放疗。本病极易复发，对于复发病灶仍需再次手术切除病灶。有学者指出，术中行肿瘤细胞减瘤手术联合腹腔内热灌注化疗及联合术后周期化疗可以提高腹膜假性黏液瘤患者的生存率。

（二）阑尾黏液性囊腺瘤

阑尾黏液性囊腺瘤也是一种少见的阑尾良性肿瘤，仅占阑尾切除手术标本的 0.3%。另据相关文献报道其发病年龄为 11～90 岁，发病高峰年龄为 61～70 岁，发病男女比例为 1：4，平均发病年龄为 55 岁。

1. 病因、病理　阑尾黏液性囊腺瘤的腺上皮呈不典型增生或腺瘤性息肉，腺瘤阻塞阑尾，使黏液潴留阑尾腔内导致压力增高，黏液可穿透浆膜层，表现为阑尾周围和腹膜后黏液性肿块，可伴卵巢黏液性囊腺瘤。黏液性囊腺瘤的特点是阑尾壁有不典型腺体浸润，并穿越黏膜肌层，或有腹膜种植形成腹膜假黏液瘤，不发生血性和淋巴转移。

2. 临床表现　临床表现与阑尾黏液囊肿相似，阑尾黏液性囊腺瘤临床表现不一，可无临床症状，常于体检超声检查中发现，或表现为急性阑尾炎的症状和体征，或由于患者触及腹部包块而就诊。阑尾黏液性囊腺瘤可并发急性阑尾炎，也可并发肠扭转及肠坏死、肠套叠、肠梗阻、囊肿继发感染及出血，从而引起相对应的临床表现。

3. 诊断与鉴别诊断　本病术前确诊较为困难，误诊率高，仅靠术后病理证实。临床上遇下述情况应考虑本病的可能：①有阑尾炎、阑尾脓肿病史。②右下腹肿块，生长缓慢、表面光滑、囊实性，经抗炎等治疗无明显消退。③B 超及 CT 提示右下腹囊实性肿块，囊壁厚薄均匀，呈长条状或椭圆形，与盲肠关系密切，可有钙化。④标本剖开有淡黄色或白色黏液胶冻状液体。

临床上阑尾黏液性囊腺瘤与黏液囊肿难以区分，因本病罕见，因此其各种辅助检查，如超声检查、CT 等方法及鉴别诊断可参照阑尾黏液囊肿。

4. 治疗　手术也是治疗阑尾黏液性囊腺瘤的唯一方法。手术方式的选择及注意事项与阑尾黏液囊肿相同。

二、阑尾腺癌

阑尾腺癌的发病率约占阑尾切除术后标本的 0.1%，每年约 0.2/10 万患者发病。阑尾腺癌占胃肠道肿瘤的 0.2%～0.5%，占阑尾原发恶性肿瘤的 5%～8%。发病的平均年龄为 60～65 岁，男性发病率高于女性。

阑尾腺癌又主要可分为三类：黏液腺癌，结肠型腺癌和印戒细胞癌。其中，约 60% 是黏液腺癌，然后是结肠型腺癌，印戒细胞癌则极其罕见。

此病发病原因尚不清楚，可能与免疫功能低下、炎性反应反复发作和上皮再生等有关。有研究指出，患有慢性溃疡性结肠炎的患者，容易造成病变肠上皮细胞发育不良及细胞恶变，从而一半左右的患者造成阑尾炎性受累，诱发恶变。阑尾腺癌多发生于阑尾的根部，呈浸润性生长，恶性程度高。

（一）阑尾黏液腺癌

阑尾黏液腺癌是阑尾恶性肿瘤的一种，临床罕见，占阑尾腺癌的 60% 以上。发病原因尚不明确，以 60 岁以上老年人多见，男女均可发病，男女之比为 3：1。

1. 病理　阑尾黏液腺癌肉眼观：阑尾腔不同程度囊性扩张，囊内充满黏液，黏膜面有时见结节状、绒毛状肿物，但无明确肿块形成。镜下观：肿瘤细胞呈高柱状，胞浆透亮，充满黏液，核位于基底部，细胞呈现不同程度异型性，大多分化良好。细胞呈乳突状或腺管状排列弥漫性生长。若肿瘤穿破阑尾壁进入腹腔内形成腹膜假性黏液瘤。依据细胞异型及阑尾壁有无恶性腺体侵犯，将黏液性肿瘤分为黏液囊肿、黏液性囊腺瘤和黏液性囊腺癌。

2. 临床表现　阑尾黏液腺癌临床症状不典型，右下腹痛或右下腹包块是该病的主要表现。肿瘤多位于阑尾基底部，临床表现隐匿，当并发感染，临床上出现右下腹痛、发热等症状，因此常常被误诊为阑尾炎或阑尾周围脓肿。肿瘤长大或与周围组织粘连后常形成肿物。当黏液腺癌进一步发展甚至穿孔突破浆膜层，向腹腔、盆腔内播散转移，广泛种植在腹盆腔脏器及大小网膜表面，粘连形成肿块，或形成大量黏液性腹水，此临床病变称腹膜假性黏液瘤，此时的临床表现有腹痛、腹胀、腹部肿物及腹水征等。

3. 转移途径

（1）淋巴转移：阑尾的淋巴组织很丰富，主要在黏膜下层，呈纵行分布，回流入回盲部及右半结肠系膜淋巴结。所以，一旦癌侵犯黏膜下层易致淋巴转移，提示需行根治性右半结肠切除，尤其注意清扫右半结肠系膜淋巴结。

（2）直接浸润和种植：可出现大网膜、邻近肠系膜、盆腔腹膜转移，故手术时应妥善保护切口及术野，切勿分破肿瘤，应连同包裹的大网膜一并切除，以防局部种植复发。

4. 诊断　本病与阑尾黏液囊肿及阑尾黏液性囊腺瘤一样，术前诊断较为困难，误诊率高，往往需靠术后病理证实。

（1）超声可探查到右中下腹实性或囊实性肿块及腹水，但因没有明确的诊断标准，术前很难明确诊断，当并发感染时，阑尾炎表现更使超声检查获益有限。

（2）CT可表现为：①肿块往往较大，一般呈分叶状，囊壁及囊内分隔厚薄不均，局部可有壁结节向腔内突入，增强后实质部分呈不均匀中、高密度结节，花环样强化，囊性部分不强化。②病灶周围脂肪间隙因肿瘤浸润而密度增高，与周围肠道、系膜血管粘连，并可向腹腔脏器的实质内浸润，可推压或侵犯盲肠，致肠壁偏侧性增厚、僵硬。③CT可提示腹膜假性黏液瘤形成。

（3）纤维结肠镜无特征性表现，主要作用是排除结肠肿瘤、肠结核等病变，同时有助于判断肿瘤有无肠腔内浸润。

（4）肿瘤标志物 CEA、CA19 - 9 等对阑尾黏液腺癌有一定辅助诊断价值。

5. 鉴别诊断

（1）阑尾黏液囊肿：单纯性黏液囊肿是由于非肿瘤性病变如炎性狭窄，黏液积聚而引起阑尾腔扩张，形成薄壁，单房性（偶为多房性）囊肿，腔内充满稠性黏液，囊肿直径通常小于1cm，光镜下可见充满黏液的腔，黏膜扁平，无肿瘤性上皮的证据，由于腔内压力增加，可形成憩室，上皮也可移位至黏膜下（假侵犯），当黏液囊肿破裂，黏液分泌上皮也可随之进入腹腔。

（2）阑尾黏液腺瘤：该瘤为良性肿瘤，在生长中囊性变，上皮排列呈波浪状或绒毛状，形成黏液囊肿，无细胞性黏液在整个管腔中四散，就像黏液腺癌浸润一样，但黏膜肌层是完整的，病变可通过完整切除而治愈。

（3）卵巢交界性黏液性囊腺瘤：当阑尾黏液腺癌晚期侵及卵巢时，其形态与卵巢黏液性囊腺瘤相似，引起腹膜假黏液瘤，腹腔内肿物为大量多结节或葡萄状结构，大部分表面光滑，富于光泽，切面结节内充满胶冻状黏液物质，镜下见大量黏液上皮呈不同程度分化，大部分分化良好，免疫组化阑尾黏液腺癌时 CK_{20}^{2+}、$Villin^{2+}$、CD_{X2}^{2+}，而来源于卵巢时 CK_{20}^- 及 CK_7^+。

6. 治疗

（1）手术治疗

1）首选右半结肠切除术。当一期以"阑尾炎"行阑尾切除术，而病理显示为阑尾黏液腺癌时，应在阑尾切除术后2周内施行二期右半结肠切除术。因为单纯阑尾切除和姑息性手术易导致肿瘤复发和转移。多数学者认为，此术式与单纯阑尾切除相比可减少复发，明显提高远期生存率，主张一旦确诊应行右半结肠切除。Pruvanov 还建议对于绝经期妇女，在行右半结肠切除术时连同卵巢一起切除，可防止转移，提高生存率。因为 Ronnett 等通过病理和免疫组化分析，许多卵巢肿瘤患者是通过阑尾肿瘤转移的。多方研究报道，右半结肠切除术后5年生存率可达70%以上，而仅行阑尾切除者仅为20%～30%。

由于阑尾黏液腺癌多呈浸润性生长，肉眼诊断困难，术中若发现有肿块，阑尾管壁增厚、变硬，尤其是阑尾炎症不明显而并发有腹腔积液时，应即刻行术中冷冻切片检查，以便及时发现该病，避免或减少二次手术问题，降低术后复发率和延长生存期。

2）但目前也有国内外学者认为，如果阑尾病变比较局限，无外侵和淋巴结转移者，也可单纯切除阑尾；认为右半结肠切除的适应证为：肿瘤累及肠壁肌层；肿瘤位于阑尾根部；证实有淋巴结转移。还有学者认为，对于已有腹膜种植的阑尾黏液腺癌，行右半结肠切除术并无必要。

3）对已经形成腹膜假性黏液瘤的患者，目前的术式仍存在争议。最常采用的是减瘤手术，尽可能完整切除肿瘤，消除腹腔内肉眼可见的转移灶。此手术难度较大，病变广泛时需要切除小肠、结肠或脾、子宫等，且术后复发率高。对于复发病例仍应积极手术治疗，可延长生存时间及改善生存质量。

（2）辅助化疗：目前针对阑尾黏液性肿瘤，同时有腹膜转移的病例，推荐术后静脉全身化疗，但目前尚无公认的化疗方案。NCCN 结肠癌指南 2011 年第 1 版中新增脚注，表明阑尾的腺癌，也可以按照 NCCN 结直肠癌指南进行术后全身辅助化疗。而对于并发腹腔假性黏液瘤的患者，术中用 0.5% 5 - Fu 溶液反复冲洗术野，术后早期行腹腔灌注化疗及热疗，能提高药物对肿瘤的作用，对肿瘤细胞更具有细胞毒性，使肿瘤局限、包裹，已得到多数国内外学者的认可。有学者提出腹腔灌注化疗等局部治疗十分重要，考虑大部分病例在确诊时已有腹腔内广泛转移，治疗应采用肿瘤细胞减灭外科治疗，并尽可能完整切除肿瘤，消除腹腔内转移灶，同时术后应早期行腹腔灌注化疗（氟尿嘧啶＋丝裂霉素或加铂类）及热疗，目前已成为大部分转移性病灶的首选治疗。

（二）阑尾结肠型腺癌

阑尾结肠型腺癌约占阑尾腺癌的 30%～35%。结肠型腺癌病变与结肠癌相似，可浸润周围组织并发淋巴结转移，病理早期为结节状或息肉状突向阑尾腔内，临床上所见腺癌大多已经浸润阑尾壁，使阑尾变粗形成一实性包块，沿阑尾根部浸润到盲肠壁。晚期则可出现淋巴结和血运转移。

临床表现与阑尾黏液腺癌一致，缺乏特异性，右下腹痛及右下腹肿物为主要表现。后病情发展，可出现结肠癌相关表现，如营养不良、肠套叠、肠梗阻等。诊断方法及鉴别诊断可参考阑尾黏液腺癌及结肠癌诊治标准。

结肠型腺癌的病变通常位于阑尾根部，为高度恶性，局部多呈浸润性生长，易沿血行和淋巴途径转移，具有结肠癌的特点，应行根治性右半结肠切除术为妥，并尽可能争取早期手术，术后静脉全身化疗。

（三）阑尾腺癌预后

一些临床及病理因素影响阑尾腺癌的预后，这些因素包括腹膜征象和最初的临床表现，术前疾病的范围，腹膜播散的程度，组织学亚型或分级和肿瘤细胞灭减术的完全性。有研究结果显示，术前 CEA 水平、分化程度和临床分期是影响患者预后的独立因素。

1. 并发症　急性阑尾炎、阑尾穿孔、腹水、右下腹包块等主要并发症，是本病的主要临床特点，也是临床诊断困难的重要原因。并发症的多少与其死亡率成正比相关，有并发症死亡率是无并发症者 2～3 倍。有腹水与穿孔者预后差，有学者注意到阑尾腺癌伴穿孔易引起肿瘤远处转移和广泛种植。

2. 临床分期　临床分期是影响阑尾腺癌预后的重要因素，据 Walter 等报道，0 期、Ⅰ期、Ⅱ期、Ⅲ期和Ⅳ期患者的 5 年生存率分别为 95.7%、88%、75.2%、37.1% 和 25.6%。Nitecki 等研究表明Ⅳ期的 5 年生存率仅为 6%。

3. 病理因素　Yoon 等通过临床病理的多因素分析表明，高组织学分级和高病理分期与低生存率呈线性关系。Ito 等报道，高分化和中低分化患者的 5 年生存率分别为 100% 和 46%。有学者研究发现阑尾腺癌的 5 年生存率为 42%～57%，其中黏液腺癌、结肠型腺癌和印戒细胞癌的 5 年生存率分别为 46%、42% 和 18%，黏液腺癌患者的预后优于结肠型腺癌，印戒细胞癌患者的预后最差。

4. 手术方式　尽管不同术式对预后的影响尚没有定论，但有学者认为，右半结肠切除术与单纯阑尾切除术相比，能获得更好的预后。进行肿瘤细胞减灭术及术中腹膜化疗术，能够改善伴有腹膜假性黏液瘤的黏液型腺癌患者的临床预后。

5. 化疗 目前用全身化疗作为替代方案治疗转移性阑尾腺癌的数据非常有限，近年来临床上主要采取术中 5 - FU 及热蒸馏水充分浸泡腹腔，术后给予腹腔温热化疗，常用药为 5 - FU、顺铂及丝裂霉素，明显提高了 5 年生存率，特别对复发患者能延长再次复发时间。而根据术后病理分型及分期，术后全身静脉化疗也应有选择性进行。

三、阑尾类癌

阑尾类癌占阑尾肿瘤的 50% ~ 70%，胃肠道类癌 38% ~ 40% 发生于阑尾。阑尾类癌是一种生长缓慢的肿瘤，从儿童到老年人均可发生，青年人多见，女性发病率高于男性。平均年龄为 38 岁，发病高峰段为 15 ~ 29 岁。据美国一项全国性、多中心统计发现，在过去的 25 年中，虽然类癌的发病率在显著升高，但阑尾类癌所占比例却呈下降趋势。

阑尾类癌是一种神经内分泌肿瘤，起源于腺上皮内的嗜银细胞（又称 Kultschitsky 细胞），所以也有称类癌为嗜银细胞癌。生物学特性介于良、恶性之间的肿瘤，它们虽然具有浸润、转移倾向，但与其他腺癌相比，其临床特征更倾向于良性，故将其命名为"类癌"。

（一）病理

阑尾类癌多数为单发结节，其肿瘤主要位于阑尾黏膜下层或肌层，少数患者可出现浆膜浸润或淋巴结转移，直径一般小于 1cm，大于 2cm 者罕见。肿瘤于阑尾各部位所占的比率分别是：尖部 70%；体部 20%；根部 10%。肿块为黄色结节，质地硬，界限尚清晰，无包膜，切面呈灰黄或灰白色。癌细胞大小、形状较一致，染色质均匀，胞质呈颗粒状，红染，可有细小空泡，细胞核小，呈圆、椭圆或月牙形，位于细胞底部，细胞异型不明显，核分裂象少见。癌细胞排列成实性巢团状、栅栏状或腺管状，癌组织在阑尾壁内呈弥漫性浸润性生长。

阑尾类癌有三种病理亚型：①管状类癌又称腺类癌或伴有腺体分化的类癌。②杯状细胞类癌又称作杯状细胞型腺类癌、黏液性类癌、微腺体和隐窝细胞癌。③混合性类癌 - 腺癌。

（二）临床表现

阑尾类癌通常无症状，缺乏特异性的临床症状和体征，故早期极易被忽视，术前诊断困难，患者多以右下腹痛或转移性右下腹痛等类似阑尾炎的症状就诊，在阑尾切除术或其他腹部手术时偶然发现且少转移。极少患者可出现类癌综合征的临床表现（面部潮红、发热、心动过速、严重腹泻和低血压），而一旦出现类癌综合征，往往意味着病程已进入晚期，多数患者为肝脏转移所致。

（三）诊断

术前诊断非常困难，常用的 X 线气钡灌肠、B 超和 CT 等检查对阑尾类癌的早期诊断价值不大。因此，术前误诊率高达 96% 以上。临床往往为阑尾切除术后病理发现且明确诊断。体积较大的阑尾类癌可引起相应的影像学征象，但临床罕见。有报道实验室检查对阑尾类癌诊断有一定帮助，如尿 5 - 羟吲哚乙酸尿组织胺及血清 5 - 羟色胺的测定。

（四）鉴别诊断

鉴别诊断方面主要是基于病理检查方面，有利于术后评估及治疗：

1. 高分化腺癌 管状型腺类癌细胞分化好，大小较一致，肿瘤表面的黏膜正常，无异型增生或腺瘤等癌前病变。

2. 印戒细胞癌 印戒细胞癌异型明显，可见大片状或单个散在的癌细胞广泛浸润肌层，其间找不到内分泌细胞。类癌则较少累及黏膜层，主要位于黏膜下及肌层，且细胞较一致，无明显异型。

3. 转移性腺癌 管状型腺类癌常常有腺体形成而没有实性巢，通常存在黏液，缺少核分裂象，排列有序。

（五）治疗

1. 手术治疗 阑尾类癌首选治疗为手术治疗。手术关键在切除范围即术式的选择。术式选择的先决条件是术中行快速冷冻切片检查得到确诊，然后是看类癌肿块的位置及类癌侵及阑尾组织情况，以及是否有淋巴、血行转移。浸润程度来决定。对于肿瘤 <1cm，位于阑尾尾段或中段者，手术方式趋于一致：单纯阑尾切除，包括阑尾系膜全部切除，其术后 5 年生存率在 99% 以上。但对于肿瘤位于阑尾根部，直径 <1cm，特别是年轻患者，应选择回盲部切除或右半结肠切除为妥。肿瘤 >2cm 者，不论肿瘤位置均应行右半结肠切除。而 1～2cm 的阑尾类癌，目前认为需根据患者年龄、手术耐受情况、有无阑尾系膜侵蚀及转移等综合判断，决定切除范围。

也有学者提出如下阑尾类癌手术切除术式选择：单纯阑尾切除适于，①肿瘤位于尖端或基底部，且切缘无癌细胞残留。②肿瘤直径在 1cm 之内，或瘤体直径在 1～2cm 之内，肉眼未见肿瘤转移。③无局部淋巴结肿大，无阑尾系膜侵犯，肿瘤为单纯癌。而右半结肠切除适于，①直径 >2cm 的病变。②有阑尾系膜浸润或局部淋巴结肿大。③肿瘤位于阑尾根部且切缘阳性或累及盲肠。④高度恶性类癌。⑤除小的单个局限性病变之外的杯状细胞类癌。

2. 药物治疗 总的来说，类癌对放、化疗不敏感，多数学者不主张术后化疗。以往可采用链脲霉素、5-FU、多柔比星及 β-干扰素等药物联合应用。对已发生肝脏或腹腔广泛转移者，特别是生长抑素受体闪烁扫描呈阳性者，可应用生长抑素治疗。生长抑素类似物进行核素标记后应用于小范围转移性类癌患者，有缩小肿瘤的疗效，联合应用干扰素，效果更好，其作用机理是阻止肿瘤增生。

（六）预后

阑尾类癌虽然属于一种交界性恶性肿瘤，但其恶性程度和远处转移率较低，生长缓慢，自然病程较长，生物学表现较为良性，绝大多数患者预后良好，总体 5 年生存率为 98%。影响预后的主要因素有肿瘤大小、部位、有无浸润转移，是否伴有类癌综合征以及手术方法。有的学者提出预后，类癌局限于阑尾 5 年生存率为 94%，有邻近的侵犯患者 5 年生存率为 85%，有远处转移占类癌患者的 4%，5 年生存率为 34%，总体预后良好。

（刘　兵）

第五节　阑尾憩室病

阑尾憩室是 Kelynack 于 1893 年首先报道的。但有关阑尾憩室或阑尾憩室炎的报道仍然罕见。据报道阑尾憩室病在阑尾切除标本的发现率仅为 0.004%～0.020%，常规尸检中的发现率也仅为 0.20%～0.66%。阑尾憩室可见于任何年龄，大多数为单发，也可多发，大小不一，最大直径可达 2cm 以上。

（一）病因病理

阑尾憩室分为先天性和后天性两类，并有真性和假性之分。真性憩室罕见，其具备阑尾壁一样完整的肌层组织。阑尾憩室大多为假性憩室，其发病原因主要是由于增高的阑尾腔内压力和阑尾壁的薄弱。流行病学研究证明，由于食物纤维素的摄入不足，粪便量减少，可导致胃肠运动时间改变，致使结肠和阑尾分节段运动亢进，在肠壁薄弱处（血管穿越肠壁处），产生黏膜的疝出，所以憩室倾向于系膜和侧方阑尾之间成囊状排列。

（二）临床表现

临床表现可根据以下 4 种不同情况而不同：①非炎症性的阑尾憩室。②急性阑尾炎并发憩室。③急性憩室炎并发急性阑尾炎。④急性憩室炎。阑尾憩室炎往往是在阑尾和阑尾憩室都出现炎症时才会被确诊。但单纯的急性阑尾憩室炎与单纯急性阑尾炎临床表现仍有些不同，一般急性阑尾憩室炎患者的年龄较长，症状起始于右下腹，疼痛趋向平缓而持续时间较长。阑尾憩室炎往往存在阑尾周围炎、阑尾周围炎性包块和阑尾穿孔。

（三）诊断

术前仅以临床症状诊断阑尾憩室很困难，原因在于临床表现及体征无明显特异性。多为诊断急性阑尾炎而实施手术时才获确诊。超声检查可发现阑尾呈不同程度的增粗，沿增粗的阑尾边缘有一个或数个囊性突起，囊性突起内有或无细小强回声光点漂浮。此种声像图对本病有特殊的诊断价值。CT 检查可出现右下腹阑尾区可见多囊状的 CT 值在 8 ～ 31Hu 的异常囊性团块，同时还可能看到肿胀的阑尾异常回声，则考虑存在阑尾憩室炎的可能。

（四）治疗

手术行阑尾切除是首选治疗方法。阑尾憩室的并发症最重要的是穿孔，较结肠憩室更易发生穿孔。其治疗原则为手术切除。对偶然发现者，即使无症状也应手术切除。

（任泽恩）

第十一章

腹外疝

第一节　腹股沟区疝

随着肌耻骨孔概念被大家所接受，以及腹膜前补片修补术的应用，股疝作为一特殊类型的腹股沟疝，与腹股沟斜疝和直疝可通称为腹股沟区疝。

一、解剖

我们在解剖学习和开放手术时接触最多的是由浅入深的腹股沟区解剖，近年来由于腹腔镜技术在疝修补中的应用，腹股沟区后壁的解剖即由内向外的解剖认识就显得更为更要，而对解剖的熟悉和掌握是疝修补手术成功的关键。下面，我们从两个角度，来复习一下腹股沟区的解剖。

（一）由浅入深的顺序

1. **腹外斜肌及腱膜**　在腹股沟区腹外斜肌腱膜纤维自外上向内下行走并覆盖整个腹股沟管，在耻骨结节外上方形成三角形裂隙，称为外环或皮下环，精索（或子宫圆韧带）从中穿出。此腱膜下缘在髂前上棘到耻骨结节之间增厚并略向内翻转形成腹股沟韧带，该韧带的部分内侧纤维于耻骨结节处继续向上向后扇形展开形成陷窝韧带。陷窝韧带形成腹肌沟管最内侧部分，但不直接构成股管的内界。

2. **髂腹下、髂腹股沟神经及生殖股神经生殖支**　起自腰神经，髂腹下神经在髂前上棘前方约2cm处自腹内斜肌穿出，向下走行于腹外斜肌的深面，又于外环的上方的穿出腹外斜肌腱膜，离开腹股沟管。髂腹股沟神经在其外下方，几乎与之平行，在腹股沟管中与精索伴行，出外环，分布于阴囊和大阴唇。生殖股神经的生殖支出内环在精索静脉旁伴行于精索。这三根神经在前路疝修补术中容易受损，应注意保护。如果缝合有妨碍，有作者建议将其离断，以免发生术后慢性疼痛，但绝不能作为常规。

3. **腹内斜肌和腹横肌**　两肌在腹直肌外侧缘呈腱性融合，脐水平以下腹内斜肌和腹横肌腱膜构成了腹直肌前鞘，而在腹直肌后面腱膜组织逐渐消失，形成弓状线（Douglas 线），此线下方腹直肌后面是腹横筋膜。腹横肌内侧腱膜止于耻骨梳的内侧和耻骨结节处，形成腹股沟镰，较少情况下部分腹内斜肌腱膜加入腹横肌的内侧腱膜纤维，形成真正的联合腱。腱膜纤维止点所形成的弓状体称腹横腱膜弓，腹横肌的收缩使腱膜弓移向腹股沟韧带，该收缩构成了一关闭机制以加强此薄弱区域。

4. **腹横筋膜**　位于腹横肌的内侧，为半透明的结缔组织膜，弓状缘与腹股沟韧带之间由于肌纤维的缺如形成的裂隙，使得该处腹横筋膜成为唯一承受腹内压的组织，也是腹股沟区易发疝的主要原因（图11－1，图11－2）。目前有观点认为存在两层腹横筋膜，这在腹腔镜修补中显得格外重要。下面会有重点介绍。

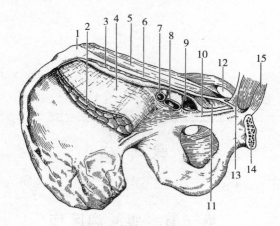

图 11－1　骨盆内观面

1. 髂前上棘；2. 髂腰肌；3. 腹横筋膜；4. 髂耻筋膜；5. 腹外斜肌腱膜；6. 腹股沟韧带；7. 股动脉；8. 股静脉；9. 股管；10. 耻骨梳韧带；11. 陷窝韧带；12. 腹股沟管皮下环；13. 腹股沟镰；14. 耻骨联合面；15. 腹直肌

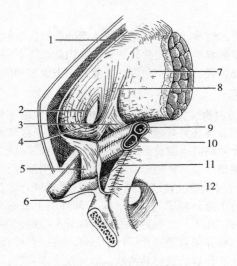

图 11－2　骨盆右内斜观面

1. 腹横筋膜；2. 内环；3. 髂耻弓；4. 凹间韧带；5. 股鞘；6. 腹股沟韧带；7. 髂耻筋膜；8. 髂耻束；9. 股动脉；10. 股静脉；11. 髂耻束；12. 耻骨梳韧带

　　5. 腹股沟管　为精索或子宫圆韧带穿过腹壁各层组织一潜在的通道（图11－3），起始于腹横筋膜形成的内环，沿弓状缘与腹股沟韧带之间的裂隙向内下斜行，于外环处穿出。腹股沟管有四个壁和内外两个环，前壁为腹外斜肌腱膜，后壁为腹横筋膜，上壁为腹内斜肌和腹横肌的弓状缘，下壁为腹股沟韧带和陷窝韧带。精索在穿过内环时被腹横筋膜包绕形成精索内筋膜，其外再由来源于腹内斜肌的肌纤维形成提睾肌，穿过外环时被腹外斜肌筋膜（无名筋膜）覆盖形成精索外筋膜。在女性，子宫圆韧带位于腹股沟管内，与睾丸引带同源，圆韧带和卵巢韧带都位于子宫的侧方，在输卵管下方相连，圆韧带止于大阴唇的皮下组织。

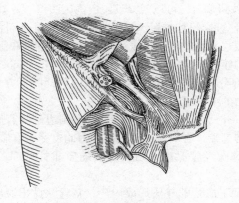

图 11 — 3　腹股沟管解剖

图中腹外斜肌已切除，腹股沟韧带及精索已切断，显示股鞘、腹股沟管的内
口、后壁和上界

6. 股管　股管位于股静脉的内侧，长约 1.25～2cm，呈锥状，股管的入口是一坚固的环，称为股环。股管内含淋巴结和脂肪组织，股管的下端以盲端终止于腹股沟韧带的下方的卵圆窝。

（二）由内向外的解剖顺序

1. 腹膜皱襞　下腹部的腹膜皱襞分成脐正中韧带、左右两侧脐内侧韧带和脐外侧韧带。脐正中韧带是由胚胎时脐尿管的遗迹所形成，从脐到膀胱；内侧韧带是由腹膜覆盖脐动脉末梢形成的皱襞；外侧韧带为腹膜皱襞包绕腹壁下血管和部分脂肪组织形成。这三条腹膜皱襞间又形成三个浅窝，外侧窝位于脐外侧韧带外侧，是腹股沟管内环的部位；内侧窝为外侧和内侧韧带之间的区域，与腹股沟直疝形成相关；膀胱上窝则位于脐内侧韧带和脐正中韧带之间。

2. 腹膜前间隙　Retzius 间隙（又名耻骨后间隙），为耻骨联合与膀胱之间的腹膜前间隙，腹腔镜下全腹膜外腹股沟疝修补时往往需要先分离进入此间隙，找到耻骨结节这一解剖标志。Bogros 间隙（又名腹膜前间隙），与 Retzius 间隙相通，为腹股沟管后壁腹横筋膜和腹膜之间的空间，该间隙内腹股沟区重要的解剖结构如精索血管、输精管以及支配该区域的神经血管都走行于此空间。腹腔镜下腹股沟疝修补时需要从 Retzius 间隙在腹壁下血管下方向患侧分离进入该间隙。

在腹膜前间隙中，腹横筋膜的准确描述可以帮助理解腹膜前间隙的特征。文献中不同的人所指的腹横筋膜是不一样的。Cooper 报道腹横筋膜是由外（前）层和内（后）层组成。腹横筋膜前层在腹横肌后方，但不是腹横肌纤维的直接延续，这是一层独立的结构，看上去是一层半透明的筋膜，因此抗张强度没有腱膜大。其下方止于 Cooper 韧带，内侧止于腹直肌外侧缘，在精索穿出的地方形成内环，这层是传统意义上的腹横筋膜，即在行 Bassini 手术时切开的那层腹横筋膜。在内环口下缘该层腹横筋膜增厚形成髂耻束，并向后上方和腰大肌髂腰肌表面的筋膜相延续，向下方和股血管表面及大腿的深筋膜相延续。腹横筋膜后层同样也是一层半透明的筋膜，位于前层和腹膜之间，可以被描述成在腹膜外包绕整个腹腔囊的筋膜，其与腹膜之间由腹膜外脂肪填充，有时被称为腹膜前筋膜。在 Douglas 半环线以下腹外斜肌、腹内斜肌和腹横肌的腱膜都经过腹直肌前方，仅由腹横筋膜后层形成腹直肌后方的筋膜层，但转换并不一定完全，有时该线清楚，如果逐渐改变则界限不清，该部分被称为脐膀胱前筋膜，向下延续到膀胱前。在直疝手术时，可以直接沿着两层腹横筋膜之间将直疝疝囊及其外的腹膜外脂肪从腹横筋膜前层缺损处分离。在腹壁下血管外侧腹横筋膜后层包绕精索结构通过内环口（腹横筋膜前层）进入腹股沟管延续成精索内筋膜，这层菲薄的结构在经福尔马林固定的尸体上较难被观察到，而在新鲜尸体或TEP 术中可以看得很清楚，在斜疝手术时必须进入此锥形的筋膜找出疝囊。腹壁下血管在两层腹横筋膜之间走行。腹直肌可以在鞘内存在轻微的活动，腹直肌与后鞘的连接非常松散，它提供了一个位于肌后的间隙，TEP 手术时沿着腹直肌后鞘的前表面一直向下即进入了所谓的腹膜前间隙，因此 TEP 所使用的"腹膜前间隙"是在两层腹横筋膜之间。

3. 肌耻骨孔　进入腹膜外间隙后，可以观察到腹股沟区腹壁有一缺乏肌纤维覆盖的区域，Fruchaud 称其为肌耻骨孔。其下界为骨盆的骨性边缘，由耻骨梳韧带和耻骨肌构成，上界为腹前外侧壁的扁阔肌，这些组织为双层排布，浅层由腹外斜肌组成，深层由腹内斜肌和腹横肌组成。在外侧，由髂腰肌、其增厚的腱膜和覆盖股神经的髂筋膜构成，而内侧界由腹直肌和 Henle 韧带一起组成。肌耻骨孔由髂耻束（和腹股沟韧带）分为两部分，上方为腹股沟三角和内环，而下方为股环，在深部，肌耻骨孔由腹横筋膜覆盖，是承受腹内压力的主要组织。

4. 腹股沟三角（Hesselbach 三角）　腹股沟三角的内侧边是腹直肌的外侧缘和腹股沟镰，外侧边是腹壁下血管，底边是腹股沟韧带，直疝从这里脱出，因此也称为直疝三角。女性的弓状缘与腹股沟韧带间的裂隙比男性狭窄，并且女性腹股沟三角的腹横筋膜非常坚固，对防止直疝的发生起着重要的作用。

5. 内环　腹横筋膜在腹壁下血管的外侧形成内环，精索从此出腹腔。内环的下缘增厚部分称为凹间韧带，因它具有悬吊精索的作用故又名横筋膜悬韧带，具有限制内环扩大的作用。

6. 股环　为股管开口，呈一坚固的环。其前界由髂耻束和腹股沟韧带构成，后方为耻骨上支、耻骨肌和筋膜及 Cooper 韧带，外侧界是股静脉，内侧界是髂耻束与耻骨结节扇形连接的内侧部分。股环较小，坚硬而没有弹性，因此易发生疝的嵌顿和绞窄。股环开口通常有腹横筋膜覆盖，内含淋巴结和脂肪组织。

7. 耻骨梳韧带（Cooper 韧带）　为非常结实有光泽的纤维结构，覆盖于耻骨上支，实质上它不是韧带组织，而是增厚的纤维性骨膜，腹横筋膜、髂耻束及陷窝韧带的弯曲纤维也参与或附着于耻骨梳韧带。

8. 髂耻束　髂耻束为连于髂前上棘与耻骨结节之间的结缔组织带，为腹横筋膜增厚形成，与腹股沟韧带平行，位于腹股沟韧带的深面，构成内环的下界，白色、厚而致密，其弓形下份纤维与腹股沟韧带后缘毗邻、相贴，向上续为股鞘前壁，向外上续于髂筋膜，内侧与腹横肌下缘筋膜相会合。在腹膜前疝修补中起着重要的作用。

9. 死亡三角　最早是由 Spaw 医师提出，又称 Spaw 三角，是指内侧为输精管，外侧为精索血管的三角形区域。它的重要性在于髂血管位于其底部，通常由腹膜和腹横筋膜将其覆盖，术中应避免在此处钉合固定，以避免发生严重的并发症。

10. 疼痛三角　髂耻束的下方及精索血管外侧所构成的三角区域通常有生殖股神经及股外侧皮神经穿过，手术中该区域过度的分离、电灼或补片固定均可能导致神经的损伤或卡压，从而引起术后局部区域感觉异常或顽固性疼痛。建议在腹腔镜手术中补片固定时应在髂耻束以上区域进行。

11. 生殖股神经及股外侧皮神经　生殖股神经在第 3 或第 4 腰椎水平发出于腰大肌纤维内，越过输尿管后方，在髂耻束下方，分为生殖支和股支，生殖支走向内侧到达腹股沟管内环，与精索一起走行于腹股沟管内，支配提睾肌的运动和阴茎、阴囊和大阴唇的皮肤感觉。股支通常位于腰大肌的外侧缘，走行于髂耻束的下方、股动脉的外侧，支配大腿的前内上部皮肤的感觉。股外侧皮神经发出自腰大肌的外侧缘，于髂前上棘内侧穿出髂耻束下方并分为两支。前支支配大腿前外表面的上部至膝部感觉，后支支配自大转子到大腿的中部的皮肤感觉。

12. 腹股沟区的血管　腹壁下动脉构成腹股沟三角的外侧界，在手术中可作为鉴别腹股沟斜疝和直疝的标志。此动脉均在腹股沟韧带中、内 1/3 交界处起于髂外动脉，其起始段与腹股沟韧带内侧 1/3 之间的夹角为 80°（0°～90°），部分腹壁下动脉行程弯曲或高位弯曲呈 S 形，有些为低位弯曲呈 L 形。腹壁下动脉发出两分支为提睾肌动脉和耻骨吻合支，耻骨吻合支向下走行与髂内动脉发出的闭孔支常吻合形成一动脉环，由于耻骨吻合支在跨过耻骨上支处有时向上发出不固定的小分支，而在耻骨梳韧带上钉合或缝合固定补片时又极易造成损伤，一旦受损将导致严重后果，因此这一吻合环及其相应的静脉又称为"死亡冠"。

二、分类

腹内脏器或组织经内环或腹股沟三角薄弱的腹横筋膜区域或股环突出即为腹股沟区疝，分别为腹股沟斜疝、腹股沟直疝和股疝，如同时存在则为复合疝，是常见的腹外疝。股疝较为单一，腹股沟区疝近40年来发展了很多较复杂的分类法，以达到较精确的界定腹股沟疝。在美国和欧洲广泛使用的有 Nyhus 分类法。

1. 腹股沟疝国内分类法　中华医学会外科学分会疝和腹壁外科学组在《成人腹股沟疝、股疝和腹部手术切口疝手术治疗方案（2003年修订稿）》中拟订了国内的分类方法。将腹股沟疝分成Ⅰ、Ⅱ、Ⅲ、Ⅳ型。

（1）Ⅰ型：疝环缺损≤1.5cm（约1个指尖），疝环周围腹横筋膜有张力，腹股沟管后壁完整。

（2）Ⅱ型：疝环缺损最大直径1.5～3.0cm（约2个指尖），疝环周围腹横筋膜存在但薄且张力降低，腹股沟管后壁不完整。

（3）Ⅲ型：疝环缺损≥3.0cm（大于两指），疝环周围腹横筋膜或薄而无张力或已萎缩，腹股沟管后壁缺损。

（4）Ⅳ型：复发疝。

2. 腹股沟区各种疝　Nyhus 分类法。

（1）Ⅰ型：斜疝，小的。

（2）Ⅱ型：斜疝，中等。

（3）Ⅲ型：A. 直疝；B. 斜疝，大；C. 股疝。

（4）Ⅳ型：复发疝。A. 直疝；B. 斜疝；C. 股疝；D. A、B 和 C 复合型。

三、病因

鞘膜突未闭、腹股沟区因血管、神经及精索等出腹腔而形成的生理薄弱是腹股沟斜疝发生的解剖学基础，腹股沟管生理掩闭机制的缺陷及腹内压升高、胶原代谢的异常使腹横筋膜薄弱等，综合导致了腹股沟疝的发生。

四、临床表现

腹股沟区出现可复性肿物是诊断腹股沟疝的重要依据，直疝及早期的斜疝疝囊均不进入阴囊。早期一些患者的疼痛、不适症状表现明显，长时间站立或行走后出现局部疼痛、下坠感或酸胀感，平卧回纳后症状消失。难以回纳后常有便秘、阵发性腹痛等症状。如发生嵌顿，症状加剧，并出现腹痛、高热等症状，严重者可出现感染性休克。也有少数患者仅以肠梗阻为主要表现的。

体检时，站位腹股沟区可见一肿物，用手可回纳，回纳困难时，患者取平卧位，患侧髋部屈曲，松弛腹股沟部，顺腹股沟管向外上方轻按肿物即可回纳，鉴别直疝和早期斜疝，可在腹股沟韧带中点上方2cm处按压内环，并嘱患者站立咳嗽，如肿物不再突出，则为斜疝。股疝在腹股沟韧带下方有一圆形肿块，较难回纳。因位置隐蔽，且发生嵌顿和绞窄的概率较高，很多患者以腹痛、腹胀等肠梗阻症状为首要的临床表现就诊。因此，对外科急腹症的患者不应遗漏腹股沟区和股部的检查。难复性疝肿物较难或只能部分被回纳。如肿物突出后不能回纳而发生嵌顿，突出的疝块有剧烈疼痛，张力高，并有压痛。如嵌顿未解除，局部出现红、肿、疼痛等症状，甚至出现发热、腹部压痛等腹膜炎体征，表明肠管缺血坏死，疝发生绞窄。

五、诊断与鉴别诊断

结合患者的病史、症状和体征，腹股沟疝的诊断并不困难。但必须与以下疾病作鉴别。

1. 睾丸鞘膜积液　肿块透光试验阳性是其特异性的临床表现。另外，肿块边界清楚，上极与外环不相连，睾丸不易扪及，肿块不能回纳，无可复性病史。如腹膜鞘状突未完全闭合，形成交通性睾丸鞘膜积液时，虽肿物亦有可复性，但发生肿物和回纳较慢，透光试验可作鉴别。

2. 子宫圆韧带囊肿　肿物位于腹股沟管，无可复性，呈圆形或椭圆形，有囊性感，边界清楚，张力高，其上端不进入腹腔。

3. 精索囊肿或睾丸下降不全　　肿物位于腹股沟管或精索睾丸行径，边界清晰。精索囊肿有囊性感，张力高，阴囊内可打到同侧睾丸。睾丸下降不全则为实质感，阴囊内同侧睾丸缺如。实际上，鉴别诊断并不困难。

4. 慢性淋巴结炎　　于股三角区可扪及数个肿大的淋巴结，易推动。B超检查发现一实质性肿块可作鉴别。

5. 腰大肌冷脓肿　　腰椎结核形成的冷脓肿常沿髂腰肌向下扩展出现于大腿根部内侧，具有波动感。它实际不在股疝出现的位置，仔细确定解剖标记不难作出鉴别。上述疾病共有的基本特点是：非可复性肿块，肿块上界不进入外环或内环，无"疝柄"，亦无咳嗽冲击感。

6. 机械性肠梗阻　　肠梗阻的患者务必明确是否有腹股沟区疝嵌顿导致的肠梗阻。

六、治疗

除了少数婴幼儿通过发育可以自愈外，绝大多数腹股沟区疝是不可自愈的，且有逐渐增大的趋势和嵌顿的危险，一般均需手术治疗。存在手术禁忌证的患者可用疝托保守治疗。

（一）手术原则

1. 高位游离及回纳疝囊或高位结扎疝囊　　对于较小的疝囊可将疝囊完全游离回纳，较大的疝囊应予横断，近端结扎，远端旷置。高位游离疝囊是指游离达疝环水平，腹膜前补片修补需切开疝环口腹横筋膜到达腹膜外脂肪层。组织修补或因疝嵌顿绞窄等情况而不准备做疝修补术者，需要高位结扎疝囊。

2. 薄弱区域加强修补　　根据腹股沟疝的解剖学特点，原发性腹股沟疝修补的基本原则有两点，一是有效的关闭腹股沟区的薄弱裂隙，即改变只有薄弱腹横筋膜承受腹内压的状况；二是在关闭裂隙的同时建立一个可供精索或子宫圆韧带通过的不再扩大的内环通道。以上两点可利用自身的肌肉腱膜组织或人工材料得以实现。

（二）组织修补

不使用人工材料、利用自体组织进行缝合加强的修补方式称为组织修补。

1. Bassini - Shouldice 修补术　　目前被公认为经典而有效的腹股沟疝组织修补仍是 Bassini 和 Shouldice 术式。经典 Bassini 术式的关键步骤是从耻骨结节到内环口沿腹股沟管后壁切开腹横筋膜，然后将腹横筋膜、腹横肌、腹内斜肌、腹直肌的外缘于精索后方均匀的与腹股沟韧带（或是髂耻束）间断缝合，而内环由最外侧一针的固定被掩闭重建。其后有许多 Bassini 的演变术式，包括高位游离并回纳疝囊而不是高位结扎，不切除提睾肌，不切开腹横筋膜而直接缝合，以及 Shoudice 术式将间断缝合变成 4 层叠瓦式连续缝合等。我们认为，如腹横筋膜较强，可不切开，进行内环口的缩小缝合后，再将腹横肌及腹内斜肌形成的联合腱一起缝合到腹股沟韧带上，较为合理。当然，所有演变术式的最终效果并没有明显优于 Bassini 术式。

2. Ferguson 修补术　　在精索前方将腹内斜肌下缘、腹横腱膜弓和联合腱缝合到腹股沟韧带，可减少对精索的影响。该修补术虽然关闭了腹股沟裂隙，但在耻骨结节处仍需留有一精索出口，空隙的大小及后期的愈合情况将影响复发。此法适用于较小和腹股沟后壁健全的斜疝。

3. Mcvay 修补术　　自内环到耻骨结节将腹横筋膜切开，暴露耻骨梳韧带，腹横腱膜弓和联合腱在精索后方与耻骨梳韧带缝合，适用于巨大斜疝和直疝，也是股疝的修补方法。必须注意此术式不兼有掩闭内环的作用。内环明显扩大者，仍应修补内环，缩小内环以仅能通过精索为度。由于内侧为股静脉，如内侧的缝合过紧，将导致静脉回流受阻，发生静脉栓塞。

（三）补片修补

传统术式一直强调无张力缝合，但由于局部解剖的因素很难达到这一理想的境界。近年来的研究表明，结缔组织的病理变化对疝的发生有一定的影响，而将这些本身已经薄弱的组织在有张力的情况下缝合是很难达到组织加强作用的。因此，主张使用人工合成材料进行修补。人工材料的应用降低了复发率，Lichtenstein 在 1989 年提出"无张力疝修补"概念。人工材料修补与传统组织修补相比具有无缝合张力、创伤小、不适感少、恢复快、复发率低等优点，现已成为广泛使用的术式。

1. Lichtenstein 修补术　是最常被应用的无张力疝修补术式，手术的入路与传统术式一样，但对提睾肌是纵行切开而非切除，疝囊高位游离后反转入腹腔但不结扎，使用单纤维的聚丙烯网片，约8cm×16cm 大小，强调将补片与耻骨重叠 1～1.5cm 缝合，将补片下缘与腹股沟韧带连续缝合达内环外侧，如果同时存在股疝，那么应该将补片缝至 Cooper 韧带以关闭股环。补片上缘缝至腹直肌鞘和腹内斜肌腱膜上，补片外侧方的末端分成两尾，上叶宽（2/3），下叶窄（1/3），精索从之间穿过，两叶交叉，并将两叶的下缘缝至腹股沟韧带上，形成精索的出口，控制其大小仅供精索通过。修剪外侧过多的补片，超过内环至少 5cm，并铺平在腹外斜肌腱膜下面。在局部麻醉下做该手术是安全的。

2. Rutkow 疝环充填式修补术　使用一个热成形的、锥形的填充物（plug）填补疝环，上置网片待组织长入后加强修补。基本方法是疝囊高位游离并回纳，将填充物置于缺损处，四周与疝环缝合固定。对股疝的修补有着明显的优势。同时存在斜疝和直疝时，可以切开两者之间的筋膜，然后用单个大的填充物修补复合缺损，如果是两个明显分离的缺损，也可以用两个填充物分别修补。由于该修补术式未将上置网片进行 Lichtenstein 式的缝合，因此，其对腹股沟后壁的加强是不完全的，近年来的临床研究表明填充物收缩现象较平片明显，因此不能完全防止疝囊从填充物旁再次疝出的可能，另外，填充物出现围假体硬化的现象较严重。因此，有应用减少的趋势，但其在复发疝及股疝的应用上仍有一定的优势。

3. Stoppa 修补术　为开放式后入路腹膜外补片修补术。基于肌耻骨孔概念，从下腹正中切口进入腹膜外间隙，向外侧到达腹股沟后区，于腹横筋膜后方用一较大的人工材料广泛覆盖肌耻骨孔以对肌耻骨孔提供全面的保护，可以同时修补股疝、直疝和斜疝，或同时修补双侧疝。腹腔内压对此处放置的网片起到较好地固定作用，不用缝合补片。手术切口较大、创伤较大是其缺点。腹腔镜手术开展后，其应用有所减少。适用于前入路手术后较复杂的复发疝患者或通过下腹部切口同时行其他手术的腹股沟疝患者。

4. Kugel 修补术　也是开放式后入路腹膜外腹股沟区疝修补术。切口选在内环口上方 2～3cm，逐层切开腹外斜肌腱膜、腹内斜肌、腹横机和腹横筋膜进入腹膜外间隙，将疝囊回纳，并与精索分离，较大的疝囊于内环口处横断，缝合腹膜缺损。用手指在腹膜外间隙内钝性分离，内侧达耻骨结节腹直肌后方，下方过耻骨梳韧带，外侧到髂腰肌表面。腹膜前间隙足够容纳一 8cm×12cm 大小（或依缺损大小选择更大尺寸的补片）含记忆环的双层聚丙烯网片，以覆盖肌耻骨孔。补片的长径大致平行于腹股沟韧带，并且约 3/5 位于腹股沟韧带之上，2/5 位于之下。补片内侧缘应达到耻骨联合，补片下缘要盖住髂血管，并位于腹膜和精索之间。与 Stoppa 术式相比，该术式被认为是微创的、免缝合的、腹膜外无张力的疝修补术。其后又发展了直径 10cm 的圆形及 9.5cm×13cm 圆形 Modified Kugel 补片，与 Kugel 修补术类似。该方法是通过我们熟悉的腹股沟区前入路方式进入腹膜外间隙放置补片的修补方式。

5. 腹腔镜腹股沟疝修补术　修补原理和 Stoppa 术式一样，腹腔镜疝修补术是从后入路来加强肌耻骨孔。目前主要有三种术式：一是腹腔内补片置入术（IPOM），经腹腔放入补片覆盖疝缺损，并用钉合器将其固定。其操作简单，但修补材料因直接放入腹腔内，必须是防粘连材料，费用较贵。目前该术式已不再是腹腔镜疝修补的主流术式。二是经腹腔腹膜前疝修补术（TAPP），先经腹于内环口上方切开腹股沟区腹膜并作分离，显露整个肌耻骨孔的腹膜前间隙，然后在此间隙置入聚丙烯网片，将补片固定，最后将腹膜关闭。三是完全腹膜外疝修补术（TEP），此修补术整个手术过程不进入腹腔而是在腹膜前间隙内进行分离。游离腹膜前间隙方法是在脐下做一 1.2cm 切口，切开腹直肌前鞘，向外拉开腹直肌，暴露后鞘，沿后鞘置入球囊扩张器达耻骨结节后充气扩张，建立该间隙；或进入腹腔镜直视下分离。在脐与耻骨结节中点处及耻骨结节上方各置入两个 5mm 穿刺套管，游离出的腹膜前间隙，内侧过中线，下方进入耻骨后间隙暴露耻骨结节和耻骨梳韧带，将疝囊回纳后暴露髂血管，外侧接近髂前上棘，腹壁下血管应留在视野的上方，放入至少 10cm×15cm 的聚丙烯补片，覆盖整个肌耻骨孔区域。由于腹膜和腹内压的作用使补片固定于原位，多不需要固定。腹腔镜腹股沟疝修补术除了腹腔镜手术创伤小的优势外，还能同时处理两侧疝，对斜疝、直疝及股疝可一并修补，适合处理复发疝，可探查和发现隐匿性疝。其缺点为技术要求高，学习曲线长，费用较高，需在全身麻醉和气腹下进行。

Stoppa、Kugel 修补术和腹腔镜疝修补术等术式均属于腹膜前修补方法，近年来应用有逐渐增多的趋势。根据肌耻骨孔概念，腹股沟疝、股疝均是通过肌耻骨孔疝出，肌耻骨孔是真正的"疝环"，此时以足够大的补片覆盖整个肌耻骨孔来替代或加强薄弱的腹横筋膜是最为完全的。而将补片置于肌耻骨孔后方符合压力学原理，能更好地对肌耻骨孔提供保护，且有固定补片的作用。补片的位置与 Lichtenstein 术式不同，该部位并非呈平面结构，而是一个凸面向前外下方的立体结构，特别是在内环口处，腹壁与髂腰肌形成约 60° 的交角，补片应顺势而放，使其适合该处的三维结构。补片覆盖了肌耻骨孔以后输精管和精索血管位于补片的后下方。因此也不需要剪开补片来围绕精索。腹膜前腹股沟疝修补有其优势，但在腹膜前间隙的操作和放置补片对泌尿生殖系统是否有潜在的影响，以及腹膜前间隙再次手术的难度等问题应予以重视。

另外，股疝的手术入路有腹股沟韧带下入径和腹股沟韧带上入径。腹股沟韧带下入径：在腹股沟韧带下方卵圆窝处做一直切口，游离疝囊，打开疝囊并回纳疝内容物，疝囊结扎或回纳后将腹股沟韧带、髂耻束、陷窝韧带与耻骨梳韧带、耻骨筋膜缝合以关闭股环，或用网塞法填补修补股环。此方法较简单，但无法处理绞窄的疝内容物，也无法探查是否并发有腹股沟疝，因此实际使用较少，适合于小的股疝。腹股沟韧带上入径：与常规腹股沟疝手术切口一样，切开腹股沟管，从内环口到耻骨结节打开腹横筋膜，进入 Bogros 间隙，从股环处将疝囊和疝内容物回纳，回纳困难时可切开髂耻束、腹股沟韧带以松开股环，回纳疝囊，可行 Mcvay 法修补。还有开放的 Stoppa 术式、Kugel 术式和腹腔镜术式均可用于股疝的修补，其修补方法如前所述。但须注意，由于腹股沟韧带的切断，其对该处补片的支撑作用降低，因此，应将补片缝合至耻骨梳韧带上，并选择较大的补片修补是该手术成功的要点。

腹股沟疝手术方式有多种，但到目前为止尚没有一种理想的手术方式。尽管无张力疝修补术已被广泛的应用，组织修补依然是不可完全替代的修补方法，对一些病例还是十分有效的，也是进行补片修补术的基础。当前对疝修补手术的评价已不能单单局限于复发率的高低，我们需要更多地考虑患者术后的舒适度、对生活工作的影响以及经济学的评估。另外，术者的经验也很重要，除了掌握腹股沟区的解剖特点以外，选择自己熟悉的术式进行修补是手术成功的关键。

（任泽恩）

第二节 腹壁切口疝

腹壁切口疝是腹内脏器和（或）组织经腹壁原手术切口形成的薄弱区向外突出的肿物。

一、病因

腹壁切口疝的病因可分为全身因素和局部因素。

（一）全身因素

包括高龄、消耗性疾病或恶性肿瘤导致的低蛋白血症、贫血和腹腔积液等，以及长期应用类固醇激素和免疫抑制剂治疗等。这些因素最终都可影响切口的正常愈合，从而导致了腹壁切口疝的发生。另外，肥胖和长期吸烟也和切口疝的发生密切相关。肥胖者腹壁脂肪层厚，肌层和筋膜较薄弱，术后又易发生切口感染、脂肪液化和切口裂开等情况，这些都增加了切口疝发生的可能。吸烟使得肺组织中抗蛋白酶活性下降，血清中出现游离的、有活性的蛋白酶和弹力酶复合物，这些复合物可破坏腹直肌鞘和腹横筋膜，致使切口疝发生率上升。另外，胶原代谢的异常也导致了瘢痕组织强度的下降，影响了腹壁的强度。

（二）局部因素

腹部手术伤口的愈合遵循组织愈合的共有机制，愈合过程分为 3 个阶段，首先是炎症阶段，约为 4～6 天，此时伤口的完整性完全依靠缝线的强度和缝合力来保持。其次是纤维增生阶段，伤口通过胶原纤维的桥接其抗张强度快速增强。最后是塑型期。一般而言，腱膜在缝合后的 3 周左右其抗张强度约是原组织的20%，4周后是50%，半年后可达80%，但很难恢复到原有的强度。

1. 切口感染　是人们发生切口疝的主要原因，其炎症反应破坏了弹性蛋白、胶原纤维和其他支持组织，使组织不愈合或延迟愈合，愈合后的瘢痕组织抗张强度下降，导致疝的发生。

2. 切口裂开　对伤口裂开再缝合患者随访1年的结果显示，发生切口疝的概率高达43%。伤口裂开多发生在术后一周左右，此时伤口的完整性主要靠缝线的拉合，当腹内压力突然增加，或缝合技术及缝线选择不当时，都有可能发生切口裂开。如若切口哆开没有及时处理，那么切口疝的发生是在所难免。因此，伤口裂开和哆开是切口疝发生的另一主要原因。

3. 缝合技术　不良的缝合技术可导致伤口脂肪液化、感染或裂开，从而引发切口疝。缝合时要对合腹壁各层次，切口中不应留有空腔、血块和异物，缝线长度与切口长度比例为4∶1时，切口感染和切口疝发生率最低，这样的缝线长度既可使缝合的切口保持一定的抗张力，又不会因缝合太紧造成切口组织缺血、坏死、引起感染或裂开而增加发生切口疝的危险。至于是用连续缝合还是间断缝合可减少切口疝发生，目前尚无定论。

4. 缝线的选择　不恰当的缝合材料可以导致切口感染及切口裂开等情况的发生，从而增加切口疝发生的危险。多股编制的缝线相对于单股的缝线，易导致细菌存留，引起切口感染的机会增大，因此缝线应尽量选择单股线。由于缝线在切口愈合期间要承受对伤口的支持，因此缝线在一定时间保持其牢固度是很重要的，不可吸收线显然可以做到，降解时间超过半年的可吸收线能够达到同样效果，短时间降解的可吸收线增加了切口疝发生的危险。

5. 切口的类型　切口疝多见于直切口，腹直肌是纵行走向，其他腹部肌肉纤维、筋膜均横行或接近横行走向。纵行切口无疑切断了这些肌肉纤维和筋膜以及支配这些肌肉的神经，切口缝合后缝线的受力方向与组织纤维方向相同，当腹壁肌肉收缩时，缝线有可能切割纤维组织而造成伤口裂开。横向切口缝合后缝线方向与肌肉组织纤维走向垂直，肌肉收缩时缝线的受力较小，对伤口的影响较小，因而产生切口疝的风险也大大降低。

二、临床表现

主要表现为在原手术切口处出现突出的肿物，直立或咳嗽时肿物突出更明显，平卧后肿块常能消失或明显缩小。如果疝囊较大并有较多肠管或网膜进入其中，则会有坠胀不适及腹部疼痛感，有些患者还因此出现排便不畅。由于切口疝的疝环一般较大，因此较少发生疝嵌顿。体检时要求患者平卧，回纳疝内容物后，一般可清晰扪及疝环的边缘。

三、辅助检查

根据临床表现即能明确诊断切口疝，对于少数早期缺损小同时又较肥胖的患者，此时仅有症状，却无腹部体征，辅助检查对明确诊断就较为必要。但更多时候切口疝的辅助检查，在于了解缺损部位、大小、范围、疝内容物的性质及粘连的程度。

1. CT检查　是目前较理想的一种辅助检查方式，通过CT检查不仅可明确诊断，还可判断疝环的部位、大小、疝内容物的性质及是否有隐匿性缺损及粘连情况。患者通常取平卧位，检查时嘱其行Valsalva动作，以提高CT诊断率。可口服2%的泛影葡胺造影剂，不仅能明确疝内容物是否为肠管，还有助于判断肠管与疝囊是否有粘连以及粘连的部位和疏密程度，对术中粘连分离有指导作用。相对于其他检查手段，CT具有对患者影响小、操作方便、诊断价值大的优点，可作为常规术前检查。

2. B超检查　其影像学表现主要是肌层的中断，并可找到与腹腔相通的疝内容物，在体位变动或咳嗽时内容物可进出腹腔。B超检查对辨别内容物是否为肠管有一定帮助。也是一种简单、无损伤的检查。

3. X线检查　相对于CT和超声检查不具优势，目前较少应用，其诊断疝的存在主要依赖于在成像时疝囊内有肠管，且肠管内最好有对比物，如钡剂等，否则诊断就比较困难。

四、诊断

通过临床表现及辅助检查，切口疝的诊断是不难的，最为重要的是需了解切口疝的部位、疝环的大小及疝内容物与疝囊壁是否有粘连等，以指导手术修补。

五、治疗

目前手术治疗是切口疝唯一能够治愈的方法，对不能耐受麻醉或手术者，可使用弹性腹带包扎以减轻疝的突出，并可改善患者症状及延缓病情的发展。对施行手术者，术前应进行详细评估，尤其是心肺功能的评估，因为术后疝内容物的回纳，尤其是较大疝囊内容物的回纳，会造成腹腔内压力增高，致使膈肌抬高，加重心肺负担，引起心肺功能的下降，甚至衰竭。因此，术前的戒烟、吸氧、腹带加压包扎，以及适当的肺功能锻炼对肺功能较差、疝囊较大的患者非常必要。也有人建议，术前定期行腹腔穿刺注入气体，逐次增加注气量，使患者先行适应腹压增加的状态，减轻疝内容物与周围组织的粘连，但有损伤肠管的危险。可进行一定的减重治疗。另外，清洁肠道准备是必需的，并建议预防性应用抗生素。修补方法有：

（一）组织修补术

通常选择原手术切口为手术入路，也有人选择疝囊旁新切口，注意避免损伤疝囊内的肠管，分离粘连，完全回纳疝内容物，明确疝环边界，分层缝合腹壁组织，如有可能可将筋膜重叠缝合以加固腹壁。这种术式是补片应用前较为常用的术式，但是由于缝合处张力较高，可导致25% ～ 50%的复发率，术后伤口疼痛明显。如缝合张力较高，可采用腹壁组织分离技术，达到减张缝合。另外，对缺损较大的切口疝，往往无法直接缝合修补。现逐渐被补片修补所替代。

（二）补片修补术

目前临床使用的补片多为不可吸收材料，大体可分为聚酯补片、聚丙烯补片、聚丙烯－膨体聚四氟乙烯复合补片等，聚丙烯补片和聚酯网片因会引起严重粘连，故不能直接放入腹腔内使用。根据补片植入腹壁层次的不同，补片修补术可分为以下几种类型。

1. 肌筋膜前放置补片修补术　在打开疝囊，回纳疝内容物后，在疝环四周的肌层或肌筋膜前做皮下组织游离，超出疝环3 ～ 5cm范围，缝合腹膜后，将聚丙烯补片置于肌筋膜前，选择的补片大小超出疝环3 ～ 5cm，将补片与肌筋膜在补片边缘与疝环边缘缝合固定两圈。其优点是手术操作简单，手术时间短，较大的切口疝也可修补，缺点是手术创伤大，疼痛明显，由于补片位置表浅，对于脂肪层较薄的患者术后有修补区域僵硬感。由于补片外缺乏肌层、筋膜的帮助，仅由缝合点来抵抗腹腔内的压力，术后复发率虽较单纯缝合有所下降，但复发率略高。

2. 肌层后放置补片修补术　回纳疝内容物后，在疝环四周的肌层后或腹膜前做组织游离，超出疝环3 ～ 5cm距离，缝合腹膜后，于肌后置入超出疝环3 ～ 5cm的聚丙烯补片，分别将补片边缘及疝环边缘与肌层缝合固定两圈，补片前方可放置负压引流，减轻浆液肿的发生。其优点是不仅有缝合点抵抗张力，而且补片前方有肌筋膜层协助抵抗腹内压力，术后复发率低，术区僵硬感减轻。缺点是手术创伤大，疼痛明显，腹膜前游离难度增大，手术时间长，有时分离层次较难。

3. 疝环间补片植入修补术　将疝囊回纳腹腔后，选择补片与疝环大小相当，其边缘与疝环缝合固定。由于复发率较高，目前该方法已不主张应用。

4. 腹腔内放置补片修补术　根据放置补片的方法不同又可分为开放的腹腔内补片修补术和腹腔镜下的补片修补术。开放式腹腔内补片修补术：是在回纳疝内容物后，明确疝环的位置，将复合补片置入腹腔，补片防粘连面面向腹腔内组织，补片边缘要大于疝环边缘3 ～ 5cm，在补片边缘和疝环边缘处将补片与疝环周围坚韧组织缝合固定。其优点是补片位置符合力学原理，修补效果理想，复发率较低。缺点是手术需自原切口开放进入，创伤仍较大，补片的缝合固定较困难，由于是近乎全层的缝合，因此疼痛也较明显。腹腔镜下的补片修补术：是目前较理想的切口疝修补方式，在远离疝的区域做3个0.5 ～

1cm 的小切口，置入腹腔镜及操作器械，分离粘连并回纳疝内容物，测量疝环大小后，选择大于疝环 3 ～5cm 的复合补片并置入腹腔，覆盖疝环，注意将防粘连面对向腹腔，用螺旋钉或多点全层缝合加螺旋钉固定补片，疝环边缘及补片边缘各一圈。其优点是固定补片较开放手术简单、可靠，由于不需做较大切口及疝环周围组织游离，手术创伤明显减轻，疝环周围组织强度得以保留及补片位置符合力学原理，因此术后复发率最低，螺旋钉固定补片使得术后疼痛的程度减轻，恢复快，住院时间短，术后并发症率较低。缺点是手术技术要求较高，医疗费用较高。

（三）手术方式的选择

对于较小的切口疝（小于 5cm）一些作者主张组织修补，但由于目前对切口疝发生机制的研究认为胶原代谢的异常在切口疝的发生中起着一定的作用，因此，组织修补复发率较高，建议补片修补作为切口疝的首选修补方式，而腹腔镜补片修补术又是较理想的手术方法，除非患者有心肺系统或其他疾病不能耐受全身麻醉和气腹的患者。

切口疝患者多有腹腔内的粘连，多数的粘连可在腹腔镜下安全的分离，但如出现广泛而致密的粘连致使不能安全的置入穿刺套管及建立气腹，或不能安全的分离，应及时中转行开放补片修补术。

腹腔镜补片修补过程中如发生肠管损伤，可选择在腹腔镜下修补肠管，待 3 ～ 6 个月后再行切口疝修补术；或转为开放手术，修补肠管，并视污染程度决定是否同时行切口疝补片修补术。但不主张使用膨体聚四氟乙烯补片修补。

（四）切口疝嵌顿的处理

传统的观点主张：急诊手术解除嵌顿和梗阻即可，因担心感染的发生，不主张对缺损进行一期修补，更是反对使用补片进行修补。然而，手术技术的进步、材料学研究的深入及补片修补手术的广泛应用，营养支持和抗感染水平的提高，以及综合考虑再次手术的创伤及费用，目前认为：对于熟练开展这一手术的医师及手术条件较好的医院，在未发生肠管坏死的前提下，解除嵌顿后可行缺损的一期修补，可使用聚丙烯网片修补，并在补片与疝囊之间置放负压引流管，待引流量减少后再拔出，并加强支持和抗感染治疗，患者可得到较好的治疗结果。

（五）术后并发症及处理

常见的并发症有以下几种。

1. 血清肿（又称浆液肿） 是补片修补术后常见的并发症，以腹腔镜修补手术后多见。国外文献报道发生率为43%，一般于术后 2 ～ 3 天就可能出现，疝囊大小、分离的层面不同，血清肿的程度及持续时间亦不同，积极的处理可以减轻其程度和缩短持续时间。开放补片修补主张常规于补片表面放置引流管，并待引流量少于 10 ～ 20mL 后拔出，血清肿的发生可明显减少。腹腔镜手术由于较难在补片和疝囊之间置放引流管，可在严格消毒皮肤后，穿刺抽去积液并加压包扎，平均经 2 ～ 5 次处理后即可治愈。也可不必处理，待其自行吸收。也有主张对较厚的疝囊可电灼或缝合缩小疝囊，术后疝囊外加压包扎，较少有浆液肿的发生。

2. 疼痛 术后修补区域腹壁疼痛较常见，多表现为锐痛，而且在体位变动时明显，疼痛主要与补片的固定有关，全层缝合固定点较仅用螺旋钉固定引起的疼痛更明显，少数患者疼痛持续时间较长，国外文献报道可超过 8 周，腹腔镜下单用螺旋钉固定补片的患者其疼痛一般 1 周后多可缓解。短期内口服镇痛药或非甾体消炎药对缓解疼痛均有帮助，术后 3 个月内使用腹带加压包扎也可缓解一定程度的疼痛。

3. 呼吸功能障碍 呼吸功能障碍多发生在切口疝较大的患者，术后腹腔容积缩小，腹压明显增高影响呼吸运动。再有潜在的呼吸系统疾患，加之手术与麻醉创伤、术后腹壁疼痛等共同作用所引发。术前肺功能检查和评估、并对较大切口疝患者行腹带加压包扎锻炼、吸氧就显得非常必要。术后严密观察，及时发现，早期干预，可给予无创呼吸机辅助呼吸治疗，多能顺利缓解。

4. 血肿或出血 开放修补术与腹腔镜修补术发生的部位及原因有所不同，开放修补因分离面广、创面大导致腹壁间血肿或出血的情况多见。如果血肿较大，则应积极手术清除血肿以防感染。预防方法是创面仔细止血并置放较粗引流管。而腹腔镜修补术多为分离粘连后腹腔内创面出血，国外文献中曾报道发生率达1.74%。我们感觉辨别粘连的界面非常重要，在正确的界面中分离，血管较少，不易出血。另外，粘连分离后创面应充分止血，恰当地使用超声刀也是避免术后出血的有效办法。

5. 肠管损伤　多为分离粘连及回纳疝内容物时所致，主张分离粘连应仔细辨清粘连界面、轻柔使用抓钳、少使用超声刀及电刀，开放手术时发现肠管损伤，应立即修补肠管，减少污染，行腹膜外或肌筋膜外补片修补。对于腹腔镜修补术，发现肠管损伤可在腔镜下修补肠管，待3～6个月后再行切口疝修补；或中转开放手术，修补破损肠管并视污染程度决定是否行缺损修补。最为危险的是隐性的肠管损伤，导致急性腹膜炎，最终不得不再次手术取出补片。故遇到粘连广泛、致密，分离应更加耐心、细致，分离过程少用电刀，分离结束仔细检查分离的肠段。如果分离粘连非常困难，应及时中转开腹手术。另外，肠道准备是作为切口疝手术的常规术前准备，可减少因肠损伤引起的污染。

6. 补片感染　发生率较低但却非常棘手，多为手术区消毒、操作不当或距离上次手术时间较短所致，如果为聚丙烯补片感染，暂可以不取出补片，可以加强抗感染治疗，同时注意引流通畅。有些出现聚丙烯补片外露，可将外露的补片予以修剪，待创面愈合。但是如为膨体聚四氟乙烯材质补片，常需再手术将补片取出，感染才能得到控制。

7. 复发　术后复发是切口疝修补术后最重要的预后指标，补片修补术后复发率较组织修补明显降低，而腹腔镜下补片修补术复发率最低。腹腔镜修补术文献报道随访23个月复发率是3.4%，复发多发生在选择补片过小、固定不牢的较大切口疝。另外，疝环边缘是肋骨或髂骨等特殊部位的切口疝也易复发，原因是在骨骼上固定补片较为困难，一旦钉合点脱落，而组织尚未长入，复发在所难免。此外，术中遗漏隐匿性缺损，也将导致复发。因此，选择大于疝环3～5cm的补片、恰当的固定、避免遗漏是非常重要的，对于较大的缺损（大于10cm）腹壁全层缝合加螺旋钉固定是比较合适的；特殊部位的切口疝更应妥善固定；必须充分暴露所有隐匿性缺损并加以修补。

腹腔镜手术还有套管部位疝等一些极少见的并发症，但同开腹切口疝修补术相比，腹腔镜切口疝修补术优势是明显的，而且并发症低，是一项安全的技术。手术费用高及学习曲线长是限制其开展的主要原因。

（任泽恩）

第三节　白线疝

经腹白线突出的疝称为白线疝，又名腹上疝。白线疝较少见，脐上白线疝占腹外疝的1%，脐下白线疝更罕见。

一、解剖与病因

白线由两侧腹直肌鞘于腹正中线相互交织而成，脐部以上白线较宽，脐部以下较窄，而白线疝好发于脐部以上，多因腹白线发育欠佳或有孔隙所致。当然胶原代谢的异常及腹内压力的增加对白线疝的发生也起到一定的作用。

二、临床表现

在腹部脐上中线位置出现可复性肿块，直立或咳嗽时较明显，平卧后肿块可完全消失，在腹中线处可扪及缺损区及边界。也有的需要抬头试验才能观察有肿物突出。偶尔有隐痛和牵拉感，较少发生嵌顿。

三、辅助检查

CT是明确白线缺损的较好辅助检查方法，可明确缺损的位置、范围和疝囊内容物的性质等。

四、诊断

绝大多数白线疝有明显的缺损（疝环）和疝囊，疝块具有明显的可复性，根据体征较易诊断。有少数白线疝有缺损，但无明显的疝囊，突出肿块为腹膜外脂肪，因此无明显的可复性。白线疝有两种检查方法，一是用拇指和示指夹住肿块并向外牵拉常诱发疼痛，认为这是白线疝的一种具有特征的临床表现。二是用手指按在疝块处的腹壁上，嘱患者咳嗽，此时手指可感到一种捻发的感觉（Litten 征），这是由于含有液体的肠袢突入疝囊所致。

五、治疗

通常认为小且无症状的白线疝不需特别治疗，但如果症状明显者则需采取手术治疗。手术方式有以下几种。

1. 单纯横行对合缝合　将疝环两边的腹白线直接对合缝合，这种方法适用于疝环两边腹直肌相距较近，缝合后张力较小，手术操作简单，是较常用的非补片修补方法。

2. 横行重叠修补法　一般要像正中切口进腹一样切开剑突至脐的腹白线全长，用类似修补腹壁疝的方法横行重叠缝合腹白线。这种方法适用于腹直肌分离相当宽，伴有腹白线伸长变薄，用单纯对合缝合方法修补效果较差者。

3. Berman 手术修补法　适用于白线有多处缺损者，先缝合腹横筋膜，然后在两侧腹直肌前鞘各做一等长的垂直切口，将两侧前鞘的内叶重叠缝合以修补薄弱或有缺损的白线。

4. 开放的腹膜前补片修补术　纵行切开皮肤，暴露疝囊，回纳疝囊及其内容物进入腹腔，于疝环四周腹直肌后鞘下分离腹膜前间隙，分离范围超出疝环 3～5cm，缝合腹膜后，于腹膜前置入聚丙烯补片并与后鞘缝合固定。此方法适用于缺损较大，难以直接缝合者。手术创伤较大，手术效果较直接缝合好。

5. 腹腔镜下补片修补术　在腹壁侧方做 3 个 0.5～1cm 的切口，回纳疝内容物后，测量疝环大小，体表标记缺损边缘的位置，将防粘连补片置入腹腔，补片边缘超出缺损 3cm 以上，用螺旋钉、全层缝合固定法将补片固定于腹壁。此手术的特点是创伤小，修补处张力小，修补效果好。

六、术式的选择

由于白线疝不同于一般切口疝（除非较大白线疝），由于腹直肌是纵行肌肉，其缺损处横行缝合后张力一般不大，可选择直接缝合。对于缺损较大的白线疝仍建议采用补片修补术，以腹腔镜下修补为优。

（任泽恩）

第四节　脐疝

自脐部突出的可复性肿物，称为脐疝。临床上分为婴儿脐疝和成人脐疝两种。

一、婴儿脐疝

（一）病因

脐疝的发生是由于胚胎期的脐环未闭合所致，脐环则是由体腔囊闭塞后脐带脱落形成。当腹腔内压力升高，肠管、网膜组织经脐部薄弱区突出形成脐疝。

（二）临床表现

脐部突出的可复性肿物是典型的症状，在婴儿啼哭时尤为明显，婴儿脐疝发生嵌顿极其罕见，原因是婴儿腹壁较柔软，疝环弹性较大。

（三）治疗

较小的脐疝，随着生长发育，多数婴儿在 2 岁内可随腹壁肌增强而自愈，不必手术治疗。如果患儿已过 2 岁，脐疝仍未自愈，则应手术治疗。

二、成人脐疝

（一）病因

成人脐疝被认为不是儿时就存在的，而是成年后重新发生的。多见于腹壁薄弱的肥胖者，中老年和经产妇，亦多见于有腹内压力增高如咳嗽、便秘等的慢性病患者。

（二）临床表现

主要临床表现是站立、咳嗽和用力时脐部有圆形疝物突出，平卧后消失。肿物回纳后可扪及腹壁一缺损，如有较多的网膜和肠管突出，可有隐痛及腹部不适。一般较小的脐疝可无症状。成人脐疝的疝环边缘较坚韧，弹性小，不可扩张，发生嵌顿和绞窄的机会多于婴儿脐疝，临床表现为突发剧烈疼痛，内容物为肠管时可发生机械性肠梗阻。

（三）诊断

根据体征，通过视诊和触诊，脐疝的诊断并不困难，但是在较肥胖的患者而疝囊较小时，诊断是比较困难的，此时，CT 扫描和超声检查有助于明确诊断。

（四）治疗

成人脐疝一旦发生不会自愈，手术是治愈脐疝的首选，手术方法有以下几种：

1. 单纯缝合修补术　可采取局部麻醉，在脐下做弧形切口，分离皮肤与疝囊，尽量保持脐部完整，将整个疝囊游离，并分离到筋膜层，完全将疝囊回纳入腹腔，用非吸收线横行或垂直边对边缝合筋膜缺损。

2. 补片修补术　鉴于单纯缝合修补后复发率较高，因此现在多主张使用补片进行修补，大体分为腹膜前补片修补术、腹腔内补片修补术，后者又有开放修补和腹腔镜修补两种术式。

（1）腹膜前补片修补术：完全高位游离出疝囊，将疝囊及内容物一并回纳入腹腔，于疝环周围腹膜前游离出空间，将大于缺损 3cm 以上的聚丙烯补片置于腹膜前、筋膜后，缝合固定。

（2）腹腔内补片修补术：与切口疝修补方法类似，需要置入复合补片并与腹壁固定。

（五）术式的选择

单纯缝合修补术多用于较小的脐疝，但复发率较高。目前较推崇补片修补术，有些患者在脐部较难完整建立腹膜前间隙，因此，并非所有的患者都可行这一手术。而此时，可用网塞充填补片进行修补，网塞置入缺损口，并与疝环缝合固定。对于缺损较大的脐疝，腹腔镜下补片修补术是较好的选择，但手术需要全身麻醉。

（六）并发症

与切口疝相似，但发生率较少。主要有以下几点：

1. 浆液肿　如果缝合关闭伤口不佳，皮下与补片间会出现积液，由于脐疝疝囊一般较小，因此积液较少，通常皮肤消毒后穿刺抽液数次即可治愈。也可在术后于修补处加压包扎，可减少浆液肿的发生和程度。

2. 肠管损伤　由于脐疝内容物多为网膜组织，因此肠管损伤少，而损伤多由于游离疝囊时操作粗暴、钳夹或电切疝囊导致。最为危险的是迟发性肠坏死、肠穿孔，一旦发生将产生严重的腹膜炎，需立即行剖腹探查手术，修补也可能因此失败。

3. 复发　复发多发生在组织缝合修补后，主要是缝合的张力及胶原代谢障碍等原因，可选择补片修补以使得复发率减低。

其他并发症及处理类似于切口疝的治疗。

（赵　敏）

第五节 半月线疝

经腹直肌外缘半月线处突出的疝称半月线疝，又名 Spigelian 疝。

一、解剖

在半环线以下腹直肌无后鞘，因此，半月线疝多见于半月线和半环线交接处。疝环为腹横筋膜、腹横肌和腹内斜肌中的裂隙，故疝囊位于腹外斜肌深面。

二、临床表现

半月线疝是一种罕见的腹外疝，大多见于中老年患者。肿物常位于左、右下腹部，呈扁平状隆起，可复性，有时肿物较小，且疝内容物位于肌层裂隙内，仅有腹膜外脂肪突出，不易被察觉，常伴有隐痛和不适。

三、治疗

半月线疝均应手术治疗。在疝块处作横形或斜形切口，按肌纤维走向切开腹外斜肌，显露并切开疝囊，回纳疝内容物后高位缝扎。分层缝合腹横筋膜、腹横肌和腹内、外斜肌。也可在腹膜前置入一聚丙烯补片进行修补，另外，腹腔镜下的腹膜前补片修补术也是一较为理想的修补方法，类似于腹腔镜下腹股沟疝修补术的 TAPP 术式，可同时进行诊断探查和治疗。半月线疝手术简单，效果良好，很少复发。

（赵　敏）

第六节 获得性腰疝

腰部外伤或手术后，腹腔内脏器或网膜组织自腰部薄弱区疝出而形成的肿物，称为获得性腰疝，是腹壁切口疝的一种特殊类型。

一、解剖与病因

获得性腰疝其原因主要有腰部外伤，切口在腰部的手术，如肾脏手术、髂骨取骨术等，由于腰部切口使得横向、斜向的三层肌肉及筋膜被切断，同时也切断了这些肌肉组织的支配神经，使得这些组织缝合后强度减弱，如若出现缝合不当、伤口感染等因素，将导致该处更加薄弱，疝的发生就在所难免。

二、临床表现

术后腰部切口处出现可复性的肿物，大小不一，质地柔软，站立时突出明显，平卧后或压迫时肿块可缩小或消失，常伴有局部坠胀感，部分患者可出现腹胀，排便不畅的症状。检查多可清晰扪及缺损的边缘。出现疝嵌顿的机会较少。

三、诊断

根据其病史及临床特点，诊断并不困难，有时可能需要与腰部软组织肿瘤鉴别，CT 检查是个不错的选择。

四、治疗

（一）手术方式

手术修补是目前治疗获得性腰疝的较好方法。腰疝的手术方式同切口疝类似，分以下几种：

1. 单纯缝合修补术　一般原切口进入，切除瘢痕组织，暴露疝囊，回纳疝内容物，明确疝环缺损边缘，将相对应的肌筋膜组织对层缝合。对于缺损较小的腰疝，且腹壁结构层次清晰者，手术相对简单。如果缺损较大或者疝环边缘为骨组织，直接缝合较困难，甚至无法缝合，且复发率较高，可改为补片修补。

2. 补片修补术　根据补片放置于腹壁的层次不同可分为肌筋膜前补片修补术，肌层后方补片修补术和腹腔内的补片修补术（包括开放的腹腔内补片修补术和腹腔镜下补片修补术）。手术方法同切口疝，但获得性腰疝是一特殊类型的切口疝，对于较大的获得性腰疝，其难点是疝环的上界为肋弓，下界为髂骨，而且周围组织多较为薄弱，这对于补片的固定是较为困难的，尤其是腹腔镜下修补，故应选择较大的补片进行修补。

（二）术式的选择

鉴于腰疝的缺损常常难以直接缝合修补，且直接缝合后，张力较大，复发率较高，因此目前应首选补片修补的方式。需要指出的是对于因神经切断，导致筋肉萎缩形成的薄弱，这种情况往往无肌筋膜损，无明确的缺损边缘，有文献称之为"假疝"，手术治疗效果欠佳。从力学原理和修补效果上来说，补片在腹壁中放置的位置如位于缺损的内侧，则修补较为牢固，因此肌层后方补片修补术和补片置入腹腔内的修补术应是较理想的选择。但总的来说相对一般切口疝，腰疝手术效果欠佳，获得性腰疝有不同于一般切口疝的特点，原手术在切开皮肤、肌肉筋膜的同时也切断了这些肌肉组织的神经支配，使得腰疝疝环组织不够强健，缺少固定补片需要的坚韧组织。另外，有些获得性腰疝的缺损边缘即为肋骨或髂骨组织，特别是腹腔镜下修补，固定补片比较困难，不够牢靠。常需要通过一些特殊的方式将补片固定于骨组织上，更需要选择比常规更大的补片进行修补。

（赵　敏）

第七节　造口旁疝

造口旁疝是指患者接受造口手术后，由于各种因素导致腹腔内组织和器官在结肠、空肠或尿道等造口周围的人造通道中突出所形成的肿物，是各种造口手术中最常见的晚期并发症之一，发生率约为造口手术的 10%～25%，在 Miles 手术和 Hartmann 手术中发病率更是高达 30%～50%。

一、解剖与病因

腹壁的造口使得腹壁的完整性受到破坏，造口的部位、大小及与周围的缝合、愈合情况，术后的营养、放化疗的影响以及结肠的蠕动和排便时的集团运动的冲击、腹压增加等，均可导致造口旁疝的发生，且使得疝囊及其内容物将不断增大。

二、临床表现

在造口旁可见肿物突出，站立或用力时突起，平卧后消失，时间久后肿物多不能回纳，可影响到造口装置的密封性，同时绝大部分患者会出现皮肤刺激、糜烂、局部胀痛以及排便不畅等不全梗阻症状，甚至发生急性肠梗阻而不得不急诊手术治疗。

三、治疗

多年来，造口旁疝的治疗对外科急诊医师来讲极具挑战性，10%～15% 患者因梗阻不得不手术治疗，而常用的手术修补方法又存在较高的复发率，因此，造口旁疝的治疗一直是较为棘手的问题。对于多数造口旁疝的患者，多主张保守治疗，但如果出现：反复腹痛、排便不畅；疝的嵌顿、发生肠梗阻；疝囊较大影响造口袋的密封；疝囊较大影响外观要求手术，则应该予以手术治疗。而对于心肺功能较差不能耐受全身麻醉和手术的，肿瘤复发的，以及预期生存期较短的患者，则是手术的禁忌证，皮肤溃烂和感染是手术的相对禁忌证。

（一）造口缺损区域的直接缝合修补

沿造口肠管开口行圆形切口，游离出造口肠管，回纳疝内容物后，留出恰当的造口肠管拉出通道后将疝环缝合关闭，缝合皮下组织，去除多余造口肠管，重新造口。另外，在疝环一侧的疝囊边缘行弧形切口，切开进入疝囊，回纳疝内容物，留出恰当大小的造口肠管通道，将疝环缝合关闭，此方法不必重新造口。这类手术创伤小、操作简单，但却有高达 46%～76% 的复发率，复发后以此方法再次修补复发率更是高达 100%。

（二）造口移位加缺损区域缝合修补

原手术切口进腹，回纳疝内容物、游离造口肠管后，末端离断造口肠管，修补关闭原造口处的缺损和伤口，在其上方或脐部等处，重新造口。这类手术创伤较大、操作较难，不仅导致手术部位的切口疝以及造口关闭部位切口疝的发生率增高，而且存在新造口旁疝发生的可能，部分患者还因造口移位而产生的不便和不适。

（三）开放补片修补术

通常选择原手术切口进腹，完全回纳疝内容物，如使用聚丙烯材质的补片，因不能置入腹腔内，需在腹膜外向造口侧分离，分离范围需超出缺损边缘 3～5cm，选择包括造口肠管在内的大于缺损 3～5cm 的补片，在补片相应的位置剪出造口肠管通过的孔隙，将补片与疝环较结实的组织缝合固定。这类手术分离腹壁的难度和创伤均较大，固定也较难。如使用防粘连的补片，虽可减少腹壁分离，却有因污染而导致手术失败的可能。但总的来讲，补片修补手术使得复发率明显降低。

（四）腹腔镜下造口旁疝补片修补术

目前主要有两大类方法，一类是不需重做造口的全腹腔镜下造口旁疝补片修补的方法，包括 Keyhole 法、Sugarbaker 法及 Sandwich 法；另一类是需原位重做造口的 Lap－re－Do 修补的方法。

1. 共同步骤　①采用分步骤消毒法进行消毒准备，常规留置导尿。②术者站位，主刀医生与持镜助手站在造口对侧，另一助手立于造口侧。③穿刺孔的选择，第一个 12mm 穿刺套管应采用开放入路或可视穿刺套管置于造口对侧肋缘下 3cm 腋前线交汇处，另外两个穿刺套管 5mm 分别于其两侧，在造口对侧直视下置入。④探查腹腔，探查置入套管时有无损伤肠管及血管、腹腔内的粘连情况，是否伴有切口疝或腹股沟疝，是否有肿瘤的复发。⑤分离粘连、回纳疝内容物，运用电凝剪刀锐性分离粘连，超声刀仅限于分离网膜与腹壁间的粘连。⑥测量疝环缺损大小。⑦补片的选择与固定，与腹腔镜下切口疝补片修补术相似，主要运用螺旋钉枪在疝环边缘及补片的边缘双圈固定（双皇冠技术），固定间距约为 1～1.5cm，并根据需要进行全层悬吊固定。

2. 特殊步骤

（1）Keyhole 法：使用特制的中央带孔的造口旁疝专用补片，或将补片一侧剪开中央剪孔。将补片围套在造口肠管周围，补片的开口方向置放在疝环的造口肠管侧，先钉合固定开口的一边，再根据围套肠管的松紧（可让助手将示指插入造口以协助控制），钉合固定补片的其他部分及开口的另外一边，补片开口的两边应有一定的重合。

（2）Sugarbaker 法：用补片将一段 10～15cm 长度的造口肠管及其旁疝即腹壁缺损一起覆盖，使造口肠管紧贴腹壁，留出造口肠管通过的大小合适的空间，将其两侧钉合固定，再于疝环及补片周围钉合固定。

（3）Sandwich 法：先用一张略小的 15cm×15cm 补片进行 Keyhole 法修补，再使用一张较大的 30cm×20cm 防粘连补片进行 Sugarbaker 法修补覆盖，修补更加牢靠。

（4）Lap－re－Do 技术：完全游离造口肠管直至腹壁，游离过程中如有肠壁破损应予以及时缝合修补，以防肠内容物污染。彻底游离造口肠管后，于原造口处沿造口肠管黏膜与皮肤交界处环形切开进入，用无菌手套封闭造口肠管。将 Dynamesh－IPST 补片套入造口肠管并置入腹腔，展平并注意补片方向，将聚偏氟乙烯（PVDF）面朝向腹腔，聚丙烯（PP）面朝向腹壁。用不可吸收性缝线全层间断缝合关闭疝环，使其仅可通过造口肠管。将造口肠管与腹壁坚韧组织（疝环）进行间断的八针缝合固定。运用螺旋钉枪在疝环边缘及补片的边缘进行双圈固定，固定的间距约为 1～1.5cm。采用可吸收缝线尽可能缝合关闭疝囊，并切除冗长的结肠造口肠管，于原造口处重做结肠造口，套上人工肛门袋。是否放置引流管视术中创面分离的大小及渗出而定。

四、并发症

术后疼痛、腹胀、血清肿、出血、血肿、肠管损伤基本同切口疝修补后的状态，不同的是：

1. 肠梗阻　造口肠管穿出补片的孔隙大小以及与补片的角度、是否造成卡压都与术后肠梗阻的发生有关，因此术中钉合固定时务必仔细，另外，造口肠管内置入的肛管可以起到顺畅造口肠管和早期排气的作用，可减少肠梗阻的发生。

2. 感染　防粘连补片的使用对于无菌的要求较高，而造口旁疝由于存在造口，且造口在术中又需要助手敞开并插入手指，有导致术野污染的可能，一旦感染发生，手术将失败，并需要再次手术将补片取出。因此，分步骤地消毒及将造口区域和手术操作区域分开是非常重要的预防措施。治疗皮肤的感染及预防性使用抗生素也同样重要。

3. 复发　这是治疗的关键。复发与造口的位置、大小、疝环的强度、补片大小的选择、固定的方式和强度以及术者的经验均有关系。术者应具有一定的腹腔镜下切口疝补片修补经验后再进行造口旁疝修补手术，这样可减少因术者技术上的因素造成的复发。

4. 造口旁疝　是造口手术最常见的后期并发症之一。引起造口旁疝的根本原因是造口导致的腹壁的缺损、胶原代谢的异常、腹壁横向肌肉的收缩作用使造口旁组织向四周收缩，加上造口肠管集团运动的冲击力，造口的口径逐渐扩大，进而造成拉出的部分造口肠管与造口通道侧面不能完全愈合。多数造口旁疝患者系肿瘤根治术后还需进行放疗、化疗等综合治疗，恶性肿瘤患者又多有营养不良或伴有糖尿病等情况。当然患者的年龄也是一个很重要的因素，随着年龄的增大，腹壁肌肉往往会萎缩，肌张力也会随之降低，这些因素都会妨碍组织的愈合。结肠和回肠造口发生造口旁疝的概率是不同的，其他一些会引起腹内压升高的病理性因素，如慢性咳嗽、排尿困难、排便困难等也容易造成造口旁疝。此外，造口手术的技术原因，如造口位置选择不当、造口的口径过大、缝合技术问题，以及术后早期阶段瘢痕形成减少等也都会增加造口旁疝的发生率，也有观点认为：造口术后的时间是引起造口旁疝的主要原因，即时间越长，发生率越高。

疝一旦发生就不可逆转，会随着时间的推移越来越大，目前公认的观点是：手术修补是治愈的唯一方法，而且较早采取手术治疗，手术创伤以及手术的难度都将大大降低。但对于造口旁疝，由于开放手术治疗效果的不理想，多数外科医师主张先保守治疗，不得已才选择手术治疗。这就使得这类患者手术难度加大，术后的外观不理想，尤其是腹腔镜下的修补，补片修补后残留在原疝囊内的造口肠管较多，无法回纳入腹腔，其外观就更加难以达到较为理想的状态。因此，我们感觉随着腔镜修补技术的进一步成熟造口旁疝修补的手术指征应该扩大，可对有症状的早期疝、甚至无症状的早期疝进行修补，这样不仅可取得较好的修补效果，而且可节约手术成本。当然，其远期效果尚待进一步随访。而对于肿瘤术后的造口旁疝，早期手术治疗需要向患者告知两种情况：①手术是在无肿瘤复发的前提下进行的。②手术修补后有肿瘤复发的可能。

当然腹腔镜造口旁疝修补手术也同样存在一些手术并发症，如血清肿、肠粘连、肠梗阻以及胃肠道瘘等；固定钉、缝合线以及其他原因导致的局部疼痛，不适感等；此外，由于 Veress 气腹针或腹腔镜操作套管穿刺针插入时可引起腹壁肠管或血管损伤，术中牵拉分离疝内容物时损伤肠管等也有报道；CO_2 气腹导致高碳酸血症以及术中心肺功能突发异常等并发症的可能性比较小。经过 McGreevy，Goodney 等人的研究调查显示经腹腔镜下腹壁疝修补的患者术后各种并发症的总发病率约为 5%～8%，仍远低于经传统开腹疝修补术患者的 15%～21%。

因此，腹腔镜造口旁疝修补手术作为一项新的手术技术，还需要不断完善以及总结和改进，但是只要能充分体现腹腔镜技术的微创优势，不断克服其他不足之处，同时随着修补材料的不断研发和价格的降低，该手术的应用前景非常广阔，相信能够给受造口旁疝困扰的患者带来福音。

（赵　敏）

第十二章

血管损伤

第一节 概论

血管损伤不仅战时常见，在和平时期由于工农业和交通事业迅速发展以及医源性血管插管、造影等检查的增多，它的发生并不少见。在身体各部位血管损伤中，首先以四肢血管损伤较多，其次为颈部、骨盆部、胸部和腹部血管。动脉损伤多于静脉。对血管损伤的处理优劣直接影响是否致残以及未来生活质量，因此熟练掌握血管损伤的病因、病理及诊疗原则，具有特别重要的意义。

一、病因及分类

任何外来直接或间接暴力侵袭血管，均可能发生开放性或闭合性血管损伤。血管损伤的病因复杂，因而分类也不一致。按作用力情况而言，可分为直接损伤和间接损伤；按致伤因素可分为锐性损伤和钝性损伤；按损伤血管的连续性可分为完全断裂、部分断裂和血管挫伤；按血管损伤的程度可分为轻、中、重型损伤。

综合起来，可概括为表 12—1。

表 12—1 动脉损伤的原因和分类

一、直接损伤	二、间接损伤
1. 锐性损伤（开放性损伤）	1. 动脉痉挛（节段性、弥漫性）
（1）切伤、刺伤、子弹伤	2. 过度伸展性撕裂伤
（2）医源性：注射、插管造影、介入治疗、手术	3. 疾驰减速伤（降主动脉）
2. 钝性损伤（闭合性损伤）	三、损伤后遗病变
（1）挫伤（血栓）	1. 动脉血栓形成
（2）挤压伤（骨折、关节脱位）	2. 损伤性动脉瘤
（3）缩窄伤（绷带、止血带、石膏）	3. 损伤性动静脉瘘

二、病理类型及病理生理

在血管损伤中，作用力不同，其血管损伤情况也各异。血管损伤不同程度的病理改变致使其临床表现和预后也不尽相同。一般说来，锐性损伤可造成血管的完全断裂或部分断裂，以出血为主。钝性损伤可造成血管内膜、中膜不同程度的损伤，形成血栓，以阻塞性改变为主。

1. **血管痉挛** 多数由钝性暴力或高速子弹（600m/s）冲击引起，导致交感神经网受到刺激，造成血管平滑肌收缩，发生节段、长时间的动脉痉挛，如果侧支循环不充分，也可造成肢体的缺血、坏死。

2. **血管内膜挫伤或断裂** 根据钝性暴力大小程度，可出现不同程度的血管壁层挫伤。轻度者可出现局限性内膜挫伤，逐步伴发血栓形成；中度或重度者可出现内膜撕裂、壁层血肿以及中层弹力层断裂，以致发生内膜翻转及血栓形成，使远端组织严重缺血。

3. 血管部分断裂　多为锐器由血管外壁刺入或医源性插管造成血管部分断裂。其病理改变与完全断裂不同，部分断裂的动脉不能完全回缩入周围组织，且动脉的回缩扩大了裂口，其主要特征是血管伤口发生持续性或反复性出血（图12－1）。如果有通向体外或体腔的直接通路，可发生严重大出血，可在短时间内危及生命。出血自动停止的可能性小或短时间停止后发生再出血。有时卷曲的内膜片可导致局部血栓形成，覆盖裂口处；又由于其他动脉壁保持完整性，故有20%左右远端脉搏可持续存在。因此，可掩盖动脉损伤的本质。

4. 血管完全断裂　因完全断裂的血管自身回缩或回缩入周围组织，且断裂的内膜向内卷曲致血栓形成（图12－1），通常出血量较少，但可因血运中断发生四肢、内脏缺血，引起四肢和脏器坏死。

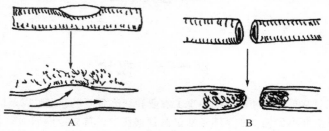

图12－1　动脉部分或完全断裂
A. 动脉部分断裂；B. 动脉完全断裂

5. 外伤性假性动脉瘤形成　动脉部分断裂后，裂口周围形成血肿，血肿机化后通过中央裂孔，血管腔仍与血肿腔相沟通，血液反复冲击导致血肿腔瘤样扩张。动脉瘤的外层为机化的纤维组织，内层为机化血栓，瘤壁不含正常3层结构，既可造成随时破裂，血栓又可不断脱落，造成远端栓塞、缺血性改变。

6. 动静脉瘘形成　静脉和动脉同时伴有损伤，通过血肿腔，动脉血流即向低压的静脉流去，形成外伤性动静脉瘘。如不及时处理可造成远端组织缺血或肿胀，严重者由于回心血量过大，可导致心力衰竭。

三、临床表现

出血、休克、伤口血肿或远端肢体缺血为血管损伤的早期临床表现，病情危重。病变后期主要为外伤性动脉瘤和动静脉瘘。如并发其他脏器或组织损伤，还将出现相应的症状。

1. 出血　锐性血管损伤一般在受伤当时均有明显的伤口出血。急速的搏动性鲜红色出血是动脉出血，而持续的黯红色出血是静脉出血。应该注意，血栓阻塞断裂的血管可暂时停止出血，但血栓被动脉压力冲掉或被外界力量擦掉便可再次大出血。另外，胸腹部血管损伤出血是游离性的，出血量大，且体表看不到出血，易致急性血容量锐减。

2. 休克　由于出血、创伤及疼痛，一般患者均可发生不同程度的创伤性或出血性休克。开放性损伤可粗略估计出血量，闭合性损伤则很难估计其出血量。大血管的完全断裂或部分断裂常死于现场，少数因凝血块的堵塞才有机会到医院救治。

3. 血肿　血管损伤出血的途径除流向体表或体腔外，还可以流向组织间隙形成血肿。血肿的特点为张力高、坚实而边缘不清。血肿和血管裂孔相沟通形成交通性血肿，该血肿具有膨胀性和波动性，这是诊断钝性血管损伤的局部重要体征。如误诊为脓肿而贸然切开，可引起灾难性的后果。

4. 组织缺血表现　肢体动脉断裂或内膜损伤所致的血栓可使肢体远端发生明显的缺血现象：①动脉搏动减弱或消失。②远端肢体缺血疼痛。③皮肤血流减少发生苍白，皮温降低。④肢体感觉神经缺血而出现感觉麻木。⑤肢体运动神经失去功能而出现肌肉麻痹。应该注意，约有20%的动脉损伤患者仍可以摸到脉搏，这是因为损伤血块堵塞裂口可保持血流的连续性，再者是因为脉搏波是一种压力波，其波速可达10m/s，故可越过血管内膜、局限的新鲜血块或经侧支循环传向远端。

5. 震颤和杂音　当受伤部位出现交通性血肿以及动脉损伤部位有狭窄者，听诊可闻及收缩期杂音，触诊时感到震颤。在外伤性动静脉瘘时可闻及血流来回性连续性杂音。

6. 并发脏器或神经组织损伤的症状　当血管损伤并发其他脏器（如肺、肝、脑、肾等）或神经组织损伤，出现的症状是多种多样的。应该指出，肢体神经的损伤和缺血所引起的感觉障碍有所不同，前者是按神经所支配的区域分布，后者神经麻木感觉范围则呈袜套式分布。

四、诊断

单纯性急性血管损伤根据致伤暴力，伤及部位，伤口急性出血及肢体远端缺血性改变，远端动脉搏动消失或肢体肿胀、发绀等临床表现，诊断并不困难。但在伴有并发伤或钝性伤造成动脉内膜挫伤，肢体缺血症状不明显时，诊断有时会被并发伤的症状所遮盖，而未能及时进行血管探查。所以，在处理复杂性损伤时，要警惕血管损伤存在的可能性和熟悉血管损伤的临床特点，一般出现下列情况，应疑有血管损伤并会做血管探查：①喷射状或搏动性和反复出血者。②巨大或进行性增大的血肿，如搏动性血肿等。③不明原因的休克。④钝性损伤后有远端的血供障碍，疑有动脉内膜挫伤继发血栓者。⑤沿血管行径及其邻近部位的骨折和大关节损伤，并有远端血供障碍者。

血管造影由于其高度的敏感性和特异性被认为是诊断血管损伤的金标准。它不仅能对血管损伤做出定性和定位的诊断，而且能作为有潜在性血管损伤的筛选检查，尤其对于胸主动脉减速伤的病例，一旦误诊，将导致灾难性的后果。术前动脉造影对诊断动脉损伤固然有重要意义，但对于急性血管损伤的患者，大多伴有休克，需紧急手术，不应过于强调术前动脉造影而延误诊治时机。近年来，对于创伤部位靠近四肢主要血管为适应证常规使用用动脉造影术的做法提出了疑问，因为这类患者中血管损伤的发生率低（4.4%），动脉造影术阴性率高（89.4%），这样做无疑对患者造成不必要的损伤和经济负担。因此，必须建立选择性动脉造影术的概念，选择的依据主要是体格检查和超声、X线等简便易行的辅助检查结果。

多普勒超声检查用于血管损伤，显示了无创、安全、价廉、可反复进行的优越性，除可检出动脉损伤外，还可检出静脉损伤。在必要时，超声检查仪还可推至急诊室、重症监护病房、手术室去检查患者，这是其他影像学诊断仪器难以做到的。超声诊断血管损伤的敏感性、特异性和准确性分别为83%～95%、99%～100%、96%～99%。与动脉造影术相比，超声可能漏诊动脉内膜微小损伤、小动脉阻塞和直径较小（<1mm）的假性动脉瘤。尽管如此，超声多普勒技术实时显示受检部位的血流速度和特征性波形，帮助血管外科医师判断损伤部位血流动力学的改变，从而决定是否需行其他检查和手术治疗。目前多普勒超声检查在血管损伤方面主要用于四肢血管损伤和颈部血管损伤的筛选以及骨筋膜室间综合征的诊断。进一步提高多普勒超声检查的诊断价值有待于技术人员或外科医生诊断技术的提高和经验的积累。

五、治疗

急性血管损伤的治疗原则首先是止血、补充血容量、抗休克以挽救生命，其次是正确修复血管损伤，以保证组织恢复正常的灌注来挽救肢体。总的来说，与血管损伤有关的治疗因素包括：①伤后距手术时间：急性血管损伤应尽量在6小时内进行血管修复重建术，超过2小时后修复者，截肢率达80%。②血管修复方法的选择：根据损伤情况、损伤部位以及患者的全身情况选择合适的血管修复方法是手术成功的关键。③受损血管及软组织的彻底清创：血管重建成功的另一关键在于彻底清创，一般血管断裂的两端各切除0.5～1cm，才能达到血管的彻底清创，否则术后易形成血栓，在血管修复之后应将健康的肌肉组织或腹膜及大网膜覆盖于修复的血管上予以保护。④并发伤的合理处理：对于并发伤与血管损伤的先后处理问题，以首先处理危及生命或影响重要器官功能的损伤为原则，争取早期修复神经损伤。总体而言，在血管损伤的治疗上应把握急救措施、手术治疗和术后处理这三个方面环节。

（一）急救措施

（1）首先应保证气道通畅，为了保证有足够的气体交换，应采用机械通气。

（2）迅速建立安全可靠的输液通路，当胸廓入口受到锐性损伤，应避免同侧的输液通路；而并发腹部损伤、髂血管或腔静脉损伤的情况，应建立上肢的输液通路。

（3）伤口止血应根据外伤情况而定，首先应考虑血管裂口直接压迫，其次为间接近端动脉压迫止血。如能暴露损伤血管，采用无损伤血管钳钳夹血管止血最为理想。用气囊导管充气扩张，血管腔内近心端阻断止血的办法较先进，应争取逐渐推广。

（4）近年来对术前积极输液、抗休克的做法提出了疑问，有研究表明，对开放性损伤患者术前大量输液并没有使其生存率提高，反而可导致稀释性凝血功能障碍、ARDS 等并发症的发生，而且积极抗休克的治疗延误了手术时机，使出血和死亡率增高。因此，强调手术是抗休克的重要组成部分；低血压只是一种保护性机制，血压指标并不是复苏过程中监测的理想指标，尿量和脑部活动状态可能更为重要。

（二）手术治疗

1. 血管结扎术　主要用于静脉或非主要动脉，结扎后不产生远端组织坏死者；当患者情况不稳定无法行血管重建术时，也可用血管结扎术。

2. 血管修复重建术　一般常用的方法有 6 种，需根据损伤情况、血管口径大小、损伤部位而定（图 12 - 2）。

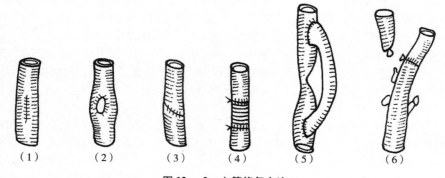

图 12 - 2　血管修复方法

（1）侧壁缝合；（2）补片修补；（3）端端吻合；（4）人造血管间置移植；（5）旁路移植；（6）移动移植

3. 球囊导管暂时阻断动脉腔内血流与血管重建相结合的方法　邻近躯干部位（锁骨下、颈、腋、骨盆与股部近端）大血管损伤，尤其是假性动脉瘤破裂大出血的患者，因局部组织水肿、质脆，直接解剖病变近端、远端动、静脉控制血流。施行血管重建难度较大。对于此类患者，可运用球囊导管暂时阻断动脉腔内血流，然后再行手术切除与血管重建术。其中，球囊导管阻断动脉腔内血流时间为 30 ~ 90 分钟，平均 45 分钟，球囊内压力为 0.6 ~ 1 个大气压。此方法既控制了大出血，又为后续治疗争取了时间。实践证明，该方法使复杂的手术简单化，大大提高了大血管损伤救治的成功率，同时还减少了术中失血量。

4. 腔内血管技术　随着腔内技术的发展，血管外科进入了一个飞速发展的阶段，标准的开放修复手术已逐渐被腔内介入手术等微创手段所取代。在某些情况下，血管损伤部位不便于手术直接暴露，或巨大的血肿和假性动脉瘤使解剖结构不清，以及动静脉瘘产生静脉高压时，血管修补术变得十分困难。而腔内技术可从远端部位进入损伤处进行治疗，无须对损伤部位直接暴露，从而降低死亡率，这些优点使腔内技术越来越为人们所关注。目前腔内技术对血管损伤的治疗包括栓塞性螺旋线圈的应用、腔内支架和腔内血管支架复合物的应用，其中腔内血管支架复合物几乎可用于身体各部位各种类型的损伤，具有广阔的前景。

（三）术后处理

（1）首先应注意患者全身情况，重危患者应在监护病房进行监护、治疗，严密监测患者的呼吸、循环系统，肝、肾和胃肠道功能，特别应该注意防治 ARDS、MODS、应激性溃疡等并发症。

（2）术后应用抗生素，如果创口污染严重，应使用足量有效抗生素。

（3）术后每天用低分子右旋糖酐 500mL，连续 7 天左右，以减低血液黏滞性，改善微循环。抗凝和溶栓药物应用与否应根据术中情况而定。

（4）肢体动脉外伤，无论做任何手术都应十分注意肢体的血运、皮温、色泽、感觉及运动恢复情况，必要时监测踝肱指数和超声显像监测血栓形成或栓塞。必要时可再行手术，或用气囊取栓。

（5）如肢体发生严重肿胀，原因是肢体软组织广泛的挫伤及静脉、淋巴回流不畅，应及时做肢体两侧深筋膜纵行切开减压术，以保证患肢血液循环。

（陈海生）

第二节　四肢血管损伤

四肢血管损伤是常见的严重创伤之一，约占整个血管损伤的 70%，下肢损伤多于上肢。四肢血管损伤如不及时处理，致残率极高，尤其是腘动脉的损伤。近年来对血管修复重建术的改良和提高，可使致残率降低 10%～15%，但是对于并发骨损伤和神经损伤的患者，有 20%～50% 的病例仍无法恢复其长期功能。

一、肢体动脉损伤

（一）病因及病理生理

由于损伤因素和损伤机制直接影响到患者的预后，因此，掌握损伤机制对外科医生合理诊断和治疗血管损伤性疾病显得尤其重要。穿透性损伤包括枪弹伤和刀刺伤，火器伤常并发有骨骼和肌肉组织的广泛损伤，有研究表明，枪口的子弹速度和血管壁在显微镜下的损伤程度、长度呈正相关。钝性损伤主要由交通事故和坠落伤引起，且常因并发骨折、脱位和神经肌肉的挤压而使其预后严重。

（二）诊断

对于有典型病史和明确临床体征的患者，诊断并不困难，但是大多数四肢血管损伤患者的临床体征不明确，需确诊还得依靠进一步的辅助检查。由于血管造影的高度敏感性和特异性，使其作为四肢血管损伤的常规筛选检查和确诊的必备手段被广泛使用。随着人们微创、无创观念的进一步加深以及无创性检查技术日益受到重视，人们对四肢血管损伤的诊断观点正处在转变之中。目前大多数观点认为其诊断程序基本如下。

1. 少数有明确临床表现患者　如搏动性外出血、进行性扩大性血肿、远端肢体搏动消失以及肢体存在缺血表现，诊断明确，可直接手术探查，必要时行术中造影以明确损伤部位及程度。这种情况下行诊断性造影检查可能会因延时治疗而造成不可逆的组织缺血坏死。

2. 大多数无阳性体征而存在潜在性四肢血管损伤可能的患者　可进一步行下列辅助检查以明确诊断。

（1）动脉血管造影：大量临床资料表明，对锐器伤和钝性伤的患者，如果其肢体搏动正常且踝肱指数（ABI）≥1.00，则无须行动脉血管造影；对于远端搏动减弱或消失或 ABI 小于 1.00 的患者，诊断性血管造影检查则有重要价值。在一项对 373 名锐器伤患者进行的研究中，有脉搏缺如、神经损害及枪弹伤中一项或多项的高危患者有 104 人，动脉造影证实有血管损伤的患者有 40 人（占 38%），其中 15 人需动脉修补；中度危险组有 165 人，包括 ABI 小于 1.00 或表现为骨折、血肿、擦伤、毛细血管充盈迟缓，有出血、低血压和软组织损伤病史的患者，其中 20% 血管造影证实有血管损伤，5 人需修补；其余 104 人为低危险组，其中 9% 被证实有血管损伤，无一人需手术治疗。其余的临床研究也证实这种选择性的血管造影检查可检出大于 95% 以上的血管损伤患者，其余漏诊的患者包括小分支血管的阻塞或大血管的微小非阻塞性损伤，通常临床意义不大，无须外科治疗。

（2）彩色血流多普勒超声（CFD）：CFD 用于四肢血管损伤的诊断日益受到人们重视，Bynoe 等报道其敏感性为95%，特异性为99%，具有98%的准确性，可作为血管造影的替代或辅助检查。Gayne在对43例病例的研究中报道，动脉造影诊断出3例股浅动脉、股深动脉和胫后动脉损伤而CFD未能诊断的病例，CFD则诊断出1例股浅动脉内膜扑动而造影漏诊的病例。虽然CFD不能检出所有病例，但可发现所有需要外科治疗的大损伤，且节省了患者的费用。

综上所述，四肢血管损伤的诊断基本程序可概括如图12-3所示。

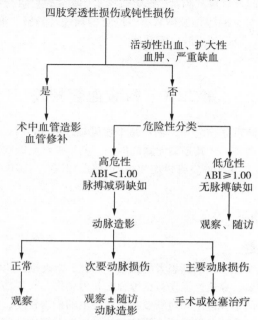

图12-3　四肢血管损伤的诊断程序

（三）治疗

1. 非手术处理　对于一些次要的非阻塞性的动脉损伤是否需要手术治疗，还存在一些争议，一般认为以下情况可采取非手术疗法：①低速性损伤。②动脉壁的小破口（<5mm）。③黏附性或顺流性内膜片的存在。④远端循环保持完整。⑤非活动性出血。对于这些损伤，可进行观察和随访，Knudson则主张用CFD取代动脉造影进行随访。

2. 彩超定位下经皮穿刺注射凝血酶　随着血管腔内介入技术的不断发展，与之相关的医源性血管损伤的发生率也在逐年提高。国外报道在所有导管穿刺操作中，医源性股动脉假性动脉瘤的发生率为1%～7%。对于这些浅表的假性动脉瘤或者动静脉瘘，传统的治疗方法是彩超定位下压迫或外科手术修复。与之相比，经皮穿刺，局部注射凝血酶不失为一种简单、安全、有效并且廉价的新方法。具体实施步骤是：①彩色多普勒超声精确定位瘤腔位置。②将凝血酶制剂配比成1 000U/mL浓度常温保存，经皮穿刺针选21～22号。③实践证明，首次注射剂量0.8mL，其成功率83.8%。24小时后复查彩超如仍有血流，可再次重复同样操作。

3. 血管腔内治疗　具有创伤小、操作简便、并发症较少的优点，主要包括以下方法。

（1）栓塞性螺旋钢圈：主要用于低血流性动静脉瘘、假性动脉瘤、非主要动脉或是肢体远端解剖部位的活动性出血。螺旋钢圈由不锈钢外被绒毛制成，通过5～7F的导管导入到损伤血管，经气囊扩张后固定于需栓塞部位，绒毛促使血管内血栓形成，如果5分钟后仍有持续血流，可再次放置第2个螺旋钢圈。对于动静脉瘘，钢圈应通过瘘管固定于静脉端，促使瘘管闭塞而动脉保持开放，如不成功可再次阻塞动脉端。需注意钢圈管径应与需栓塞部位动脉管径保持一致。

（2）腔内人工血管支架复合物（EVGF）：EVGF用于血管损伤的治疗有着巨大的潜力，它可用在血管腔内治疗较小穿通伤、部分断裂、巨大的动静脉瘘、假性动脉瘤（图12-4）以及栓塞钢圈所不能治疗的血管损伤。但值得一提的是，由于解剖位置特殊，目前，EVGF 在腋－锁骨下段动脉损伤中的运用仍受到一定制约。根据笔者的实践经验，对于此类患者，EVGF 的治疗指征是：解剖位置理想的假性动脉瘤、动静脉瘘；第 1 段分支血管损伤和动脉内膜瓣片翻转等。相对禁忌证是：腋动脉第 3 段；完全性的静脉横断伤；并发严重的休克和有神经症状的上肢压迫综合征。绝对禁忌证是：长段损伤；损伤部位近远端没有足够长的锚定区以及次全/完全性动脉横断伤。就国外报道的资料而言，能运用此法治疗的腋－锁骨下段动脉损伤的病例不足 50%。相信随着腔内技术的不断完善，这种方法用于治疗周围性血管损伤将有突破性的进展。

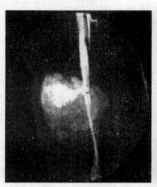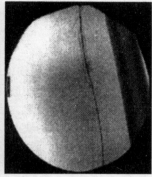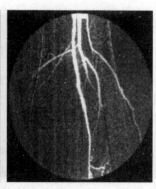

图 12 — 4　下肢股动脉假性动脉瘤的腔内治疗术

4. **手术治疗**　四肢血管损伤的手术治疗应把握以下环节。

（1）切口选择与显露：切口应与肢体长轴平行，并由损伤部位向远近端延伸。根据损伤部位不同和便于远、近端血管的暴露和控制，可采取不同的手术径路。髂外动脉近端的暴露，采取腹膜外径路较为理想，术者可延伸腹部切口经过腹股沟韧带或另做一腹股沟韧带以上 2cm 且平行于腹直肌鞘外侧缘的切口。膝上动脉的损伤可采取大腿中部切口，膝下部切口则可取小腿部切口，而直接位于膝后的穿透伤可采取膝后切口。

（2）远、近端动脉控制：应先于损伤部位动脉血管的暴露。当近端血管由于损伤暴露有困难时，可从远端动脉腔内放置扩张球囊以阻塞近端动脉。

（3）损伤血管及其远、近端血管的处理：为了便于血管修复，应尽量清除坏死组织，并保证远、近端血流的通畅。当用 Forgaty 导管取除远、近端血栓时，注意防止气囊过度扩张致使血管内膜损害或诱发痉挛。对于并发骨折、复合性软组织损伤或并发有生命威胁的损伤而使肢体严重缺血或血管重建延迟时，应采用暂时的腔内转流术。

（4）手术方法。

1）血管结扎术：前臂单一的血管损伤可采用血管结扎术，但当桡动脉或尺动脉中的一支曾经受损或已被结扎致使掌部血管弓血流不完全时，应采用血管修补术。对于腘动脉以下血管的单一阻塞性损伤不会导致肢体缺血，也可采用血管结扎术。

2）血管修补术：其方法包括侧壁修补、补片缝合、端端缝合、血管间置术以及血管旁路术。其中，血管间置术可采用自体静脉或膨胀聚四氟乙烯（ePTFE）泡沫，对膝上部血管吻合，采用自体静脉或 ePTFE 区别不大，其远期通畅率均较满意；而膝部以下的血管吻合，采用 ePTFE 则常导致失败。钝性损伤的移植失败率较锐性损伤高，前者为 35%，后者为 1.2%。因此一般情况下应采用自体静脉，当患者情况不稳定需加快完成对血管的修补或自体静脉与受损动脉的管径相差较大时，可采用 ePTFE 人造血管。

（5）当完成对血管的重建后，应于术中完成动脉造影或多普勒扫描以检查血流通畅程度。术后适当的抗凝或祛聚治疗是必需的，同时采用血管扩张剂如妥拉唑林将有助于解除血管痉挛。

（6）缺血再灌注损伤是决定预后的重要因素，应引起重视。有研究表明，在缺血再灌注前用肝素预处理有较好的效果，其作用机制包括防止同侧血管血栓形成。此外，应用甘露醇及糖皮质激素对改善缺血再灌注损伤症状也有帮助。

二、肢体静脉损伤

最常见的肢体静脉损伤首先是股浅静脉损伤（42%），其次是腘静脉（23%）和股总静脉（14%）。对肢体静脉损伤的治疗，一般认为，对全身情况稳定患者的大静脉损伤，采用血管修补术是合理的选择，术后可采用多普勒扫描监测血管的通畅性；如果静脉修补较困难或患者的血流动力学不稳定，则采用简单结扎术较为合适，术后水肿的处理包括肢体抬高、穿弹力袜以及应用减轻肢体水肿的药物如强力脉痔灵等。

三、骨、软组织和神经损伤

1. 骨损伤　并发血管和骨损伤的患者的治疗是处理损伤的难题之一。由于缺血的持续时间是决定预后的关键，因此通常情况下认为应该首先行血管重建术使肢体循环恢复，其次再处理骨骼的稳定性。但在某些情况下，由于广泛的骨和肌肉损伤使肢体极不稳定，使得外固定必须在血管重建之前进行。在这种情况下，可行腔内转流术和迅速的外固定减少肢体的缺血。

2. 软组织损伤　当患者并发较严重的软组织损伤，清除所有不存活的组织是必需的。术后出现不明原因的发热和白细胞升高提示有深部组织的感染存在，这时对伤口的重新探查以及清除坏死组织和血肿显得极为重要，可减少败血症的发生。

3. 神经损伤　约50%的上肢损伤和25%的下肢血管损伤的患者并发有神经的损伤。神经损伤治疗的好坏直接决定了患肢的长期功能状态。如果主要神经被锐器横断，可在血管修补的同时行一期吻合；但大多数的锐器伤和所有的钝器伤，一期修复的可能性不大，通常可在神经两断端系上非吸收性缝线以便于再次手术的辨认。

四、骨筋膜室间综合征

骨筋膜室间综合征是指骨筋膜室间容积骤减或室内容物体积骤增所引起的病理性组织压增高所表现出的一系列病征。骨筋膜室间综合征基本的病理生理改变是软组织尤其是室间骨骼肌肿胀所引起。最近研究认为，骨筋膜室间综合征的发生和发展的病理生理基础是缺血再灌注损伤所导致的细胞损害。由于缺血导致了细胞内能量贮存的消耗，再灌注后产生的氧自由基的作用可导致一系列病理生理改变，包括：①白细胞和血小板的激活和黏附。②细胞钙内流。③细胞膜离子泵的失活。④细胞内液的渗漏。以上改变结果导致了细胞的肿胀以及组织水肿的形成。这种损害可致室间隔内压力的持续增高和静脉回流受阻，进一步使静脉压和毛细血管压持续增高。毛细血管压的增高又可使液体渗漏及细胞肿胀，反过来又进一步加重室间隔的压力，形成恶性循环。最终室间隔内压等于毛细血管压，使组织营养灌注血流减为零。

骨筋膜室间综合征的主要临床特征为：①室间隔高度张力感。②室间隔内高压所致的剧烈持续性疼痛。③被动牵拉受累肌肉造成剧烈疼痛。④在罹患间隔内经过的神经所支配区域的运动和感觉障碍。创伤或血管修复术后患者如有上述症状，临床诊断即可确立。客观性的辅助检查有助于骨筋膜室间综合征的诊断和进一步治疗，主要针对3个方面进行评估：①组织压的增高：用简单的穿刺导管即可测出筋膜间隔的压力，通常认为压力超过 40 ～ 50mmHg 或超过 30mmHg 持续时间大于 3 小时，即应立即行手术减压。但最近研究表明，这种绝对阈值实际上不够敏感和特异，因为与临床最密切的指标为动脉灌注压，它取决于平均动脉压和组织间隙压，即随着系统动脉压力的变化而变化，因此建议室间隔内压的阈值应为低于系统收缩压 20mmHg 或低于平均动脉压 30mmHg。②筋膜间隔内神经和组织的坏死：Present 等曾报道用躯体感觉促发电位监测器监测上下肢神经的坏死来诊断急性或潜在性的骨筋膜室间综合征，准确性较高。③室间隔区内静脉回流的阻塞：Jones 等指出胫静脉的多普勒扫描可以间接地诊断有无室间隔综合征；Ombrelaro 等进一步研究认为静脉回流动力学的异常尤其是正常静脉呼吸相位的消失与组织压的增高密切相关。虽然静脉多普勒扫描不能直接确定病理性组织压的增高，但如果发现胫静脉回流正常波形，则可排除室间隔组织压的增高。

当出现明显的骨筋膜室间综合征时，应立即行深筋膜切开减压术。深筋膜切开减压术应达到以下技术要求：①筋膜间隔区域上皮肤的完全切开。②包绕每个室间隔区域的整块筋膜纵轴的切开。③及时完全的伤口闭合及积极的局部伤口护理。

五、预后

各部位的血管损伤中，以腘动脉损伤的预后较差，近年来，血管外科技术的发展使得其钝性损伤截肢率从23%下降到6%，锐性损伤则从21%下降到0。能提高患肢存活率的有利因素包括：①系统（肝素化）抗凝。②及时的动脉侧壁修补或端端吻合术。③术后第一个24小时明显的足背动脉搏动。相反，严重的软组织损伤、深部组织感染、术前缺血则是影响患肢存活的不利因素。Melton等曾报道用肢体挤压严重度评分（MESS）作为判断预后的指标，认为MESS大于8分则须行截肢术，但其可靠性不高。目前认为，对并发广泛骨、软组织和神经损伤的患者，主张早期行截肢术。另外，对血流动力学不稳定的患者，复杂的血管修补术将影响患者的生存率，也主张行早期截肢术。

（陈海生）

第三节 颈部血管损伤

颈部血管损伤占主干血管损伤的5%～10%，病死率为11%～21%，90%为穿透伤所致。颈部血管损伤不但引起休克，更重要的是损伤直接影响到脑的血供，因而受到外科医生的重视。

一、颈部血管损伤区域的划分

1969年，Monson将颈部血管的损伤划分为3个区域：颈一区为胸骨切迹到锁骨头上1cm，主要血管有无名动脉、左右锁骨下动脉及伴随静脉，此区血管手术显露较困难，血管损伤修复也较复杂，常因大出血未能有效控制，危及患者生命；颈二区为锁骨头上1cm到下颌角，主要血管有颈总动脉及伴随静脉，颈部的血管损伤多发生在此区内，其诊断和治疗相对较容易；颈三区为下颌角到颅底，主要有颈外动脉和颅外动脉及伴随静脉，此区血管损伤常伴颅脑外伤，特别是颈内动脉的暴露和修复均很困难。这些分区沿用至今，对临床诊断和治疗仍有价值。

二、病因及病理生理

颈部血管损伤主要由开放性损伤、钝性损伤及医源性损伤引起。其中，开放性损伤占90%，主要由枪弹伤和刀刺伤引起，多见于颈二区的颈总动脉、颈内动脉；钝性损伤则常由交通事故引起，多累及颈内静脉、椎动脉和颈外动脉。医源性损伤较少见，可由中心静脉导管穿刺等引起。

穿透伤因管壁撕裂、横断造成广泛的组织破坏和管壁缺损。钝性损伤使局部管壁受到不同方向影响，常造成明显的管壁破裂。有时血管表面并无明显损伤，但管腔则可因牵引力作用而引起内部损伤，进而发生内膜瓣状脱落使管腔阻塞，管壁内膜损伤导致血小板聚集形成血栓。颈总、颈内动脉损伤可致脑部缺血，出现神经系统症状，提示预后不良。大的开放性损伤有气体栓塞、血栓形成的危险，钝性损伤起病隐匿，数小时后可因血栓形成而出现脑卒中和脑梗死的神经系统表现。未经治疗的大血管损伤或只做填塞止血者，后期可发生创伤性动脉瘤或动静脉瘘，创伤性动脉瘤可逐渐增大，压迫邻近器官如食管、气管、甲状腺和神经，若突然破裂，将导致严重后果。

三、诊断

（1）对于有颈部损伤病史，有明确相关体征的患者，应立即行手术探查，无须行诊断性辅助检查。这些体征包括：①损伤部位搏动性出血。②进行性扩大性血肿致气管压迫及移位。③颈动脉搏动消失伴神经系统症状。④休克。

（2）对临床体征无特异性或怀疑颈部血管损伤者，包括：①搏动性伤口出血病史。②稳定性血肿。③脑神经损伤。④颈动脉鞘附近开放性损伤。⑤颈前三角非搏动性小血肿等，应行动脉造影或彩色多普勒扫描进一步确诊。

（3）颈动脉造影是诊断颈部血管损伤的重要方法，可提示血管破裂、管腔狭窄，以及血管完全中断的征象。对于颈一区和颈三区患者，如病情稳定，大多数应行动脉造影，根据造影结果决定处理方法。而对颈二区损伤患者，有的认为应强制行手术探查，无须造影，有的则认为应根据常规动脉造影结果有选择性行手术治疗。

（4）近年来有研究认为，多普勒超声扫描（DUS）对于不需立即手术探查的颈动脉开放性损伤病例，可取代动脉造影作为常规筛选检查。但 DUS 对颈一区和颈三区血管损伤的诊断价值不大，且存在技术上的问题。

（5）头颅 CT 对于颈部动脉血管损伤患者，特别是有脑神经功能障碍患者尤其重要，它可证实有无血－脑屏障不稳定情况的存在如脑梗死伴周围出血等，如无血－脑屏障不稳定因素存在，则可行颈部血管重建术，否则将导致严重中枢并发症，增加死亡率。

（6）颈部血管钝性损伤的患者大多并发颅内损伤或表现为酒精、药物中毒症状，因此增加了诊断的困难。有的患者当时神经系统检查完全正常，但表现为延迟性的（几小时或几年）局部神经功能缺失。很少有患者开始即表现为明显的症状和体征，而早期的诊断和治疗对损伤预后又极其重要，一旦患者症状和体征明显时，脑梗死已经发生。因此，医生应熟悉颈部动脉钝性损伤的病因、发病机制及疾病发展过程，做到心中有数，争取在脑梗死症状和体征发生之前做出诊断以进行早期治疗。在出现颈动脉搏动改变、血管杂音、颈部存在挫伤或出现汽车安全带接触处的外伤，而头颅 CT 扫描结果正常时，更应怀疑钝性动脉损伤的可能。进而可做动脉血管多普勒超声扫描检查，以及动脉血管造影检查。凡是查体中发现有一侧颈部外伤的征象，伴有意识障碍及相应周围神经功能障碍时，都应做动脉血管造影检查。

（7）椎动脉损伤情况比较复杂，患者有颈部外伤史，如穿通性的枪击伤、非穿通性的钝性打击伤、头急速转向、头颈猛力过伸或过屈等，常伴有颈椎的脱位或骨折。其临床表现和最终预后通常与并发性损伤的关系更为密切。其症状的发生主要是由于椎动脉支配的椎基底部神经系统缺血所致。非穿通性外伤所致椎动脉损伤的症状可从急慢性意识丧失到局灶性脑干神经障碍，也有些病例症状迟发于几小时至几周内。锐性损伤可出现出血、血肿、休克，伴或不伴椎－基底神经功能障碍，体检时可发现伤侧肿胀及扩张性血肿，如果出现颈部血管杂音，压迫颈总动脉杂音并不消失，应考虑到有椎动脉损伤的可能。颈部正侧位片将提示颈椎脱位或骨折及残留弹片、子弹的位置和方向。椎动脉血管造影对椎动脉损伤的诊断有决定意义，造影范围应包括颈动脉、脑血管及对侧椎动脉，以判断对侧椎动脉能否代偿已受损的患侧椎动脉。

四、治疗

（一）急救措施

颈部血管损伤的急救措施中，对气道的处理尤为重要。对于急性大出血，血流流入气道的患者，应立即用手指压迫颈总动脉近端或损伤部位控制出血，然后行气管插管或环甲膜切开术。另外，搏动性血肿的压迫使气管明显移位和口腔底部明显抬高以致突然窒息，这种患者应迅速运往手术室行气管插管或急行环甲膜切开术，如情况允许，可行纤支镜控制下经鼻插管。

（二）控制出血

1. 开放手术　对于单侧颈部动脉损伤的显露，以平行于胸锁乳突肌前份的颈部斜切口较为理想。颈一区的血管损伤，可行胸骨正中切口控制近端血管，颈胸联合切口为胸锁乳突肌前缘至胸骨上中点下缘劈开胸骨，必要时向左第 3 或第 4 肋间延续暴露左锁骨下血管，用于探查主动脉弓区域内的大血管损伤；对无名动脉损伤还可选择"反书本型"切口（图 12－5）；锁骨下动脉损伤切口可选择在锁骨上 1cm 平行于锁骨，如需要可向下沿中线劈开胸骨至第 4 肋间。对颈三区血管损伤的出血控制较为困难，以下途径可供选用：①颊肌腹前侧的切口。②颞下颌关节的半脱位。③下颌支切除术。有时颈三区靠近颅底部的颈内动脉远端出血，通过人工外部压迫或颈部近端颈总动脉压迫仍无法控制，此时，可用 3 ～ 8F Forgarty 球囊导管或 Foley 导尿管经颈总动脉切口插入，置于颅底开放性损伤部位，然后扩张气囊控制出血。对于颈部损伤而无神经系统症状的患者，可持续压迫 48 小时，48 小时后须松弛并撤离气囊。

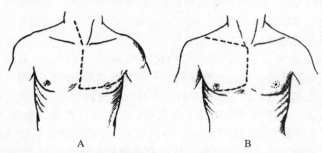

图 12－5　颈胸部血管损伤手术切口

2. 介入手术　经股动脉穿刺置鞘，经鞘送入导丝和球囊导管，于颈动脉损伤处扩张球囊阻断出血；如无法直接阻断血管损伤部位，可于病灶近端同法阻断。

（三）颈内动脉转流术

颈内动脉损伤严重者需根据颈动脉远端的压力值决定是否行转流术，一般认为小于 9.33kPa（70mmHg）则须行转流术（图 12－6）。单纯的颈总动脉损伤无须转流术，因为颈动脉分叉处保持开放，同侧颈内动脉可从并行的颈外动脉获得血流供应。

（四）其他治疗

1. 开放性颈部血管损伤　对于无中枢神经系统表现者，普遍认为应行动脉修补术，包括基本修补法、补片血管成形术、颈内外动脉交叉吻合术以及自体静脉或人工血管间置术。如为无名动脉分叉处的损伤，可采用分叉处人工血管移植术（图 12－7）；而无名动脉起始部损伤，可采用人工血管与心包内升主动脉移植术；"Y"形人工血管吻合术适用于无名动脉起始部和左颈总动脉起始部同时损伤。

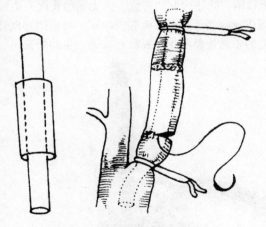

图 12－6　颈总动脉内转流术

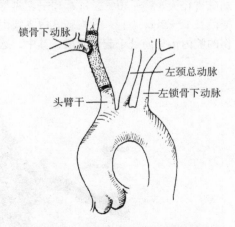

图 12－7　头臂干分叉处人造血管移植术

颈动脉阻塞而并发神经系统症状和体征者，其处理仍存在争议。原因在于，有研究表明血管重建术后可使脑部缺血性梗死转变为出血性梗死而导致严重神经功能的障碍（包括昏迷）。最近研究认为，当修补术在技术上可行并且使用各种方法能恢复颈内动脉供血时，可采用动脉修补术，否则应行血管结扎术，并可酌情用抗凝药防止血栓蔓延。

对颈动脉微小损伤如内膜小缺损或微小假性动脉瘤，则可采用非手术处理，至少在神经系统功能完整情况下是可行的。有条件的应对这些患者进行长期随访。

2. 颈部血管钝性损伤　对大多数表现为颈动脉夹层、血栓形成患者，其神经系统后遗症与急性血栓形成、栓子蔓延或远端栓塞密切相关，手术血管重建常不能解决问题，因此，最近大多主张采用系统肝素化抗凝治疗，可取得良好的效果。抗凝疗法的并发症为 13%～33%，某些患者应列为相对禁忌证。有条件的应对这些患者行 DUS 或血管造影进行随访。

假性动脉瘤的处理，如果技术上可行，应行手术修补；对小病变或修补困难者，可单用抗凝疗法，为防止其并发症发生可进行随访。

3. 椎动脉损伤　对血流动力学不稳定急需行出血控制者，应行远、近端结扎术。情况稳定患者，如果存在假性动脉瘤或动静脉瘘，可行血管栓塞术；而对椎动脉阻塞的病例，进行动脉造影随访可能较为合适。少数情况下，当术前造影提示对侧循环不充分时，应行动脉修补术。

4. 腔内治疗　近年来，随着血管腔内技术的发展，腔内治疗作为一种创伤小、操作较为简便、并发症较少的治疗手段，也开始在颈部血管损伤中得以应用；①弹簧圈或钨丝螺旋圈腔内栓塞：是利用弹簧圈或钨丝螺旋圈及其所带呢绒纤维的堵塞，从而引起血栓形成及纤维组织增生，阻断病变及供血动脉，达到治疗目的。弹簧圈大小与数量的选择，应根据病变供血动脉直径、病变性质、弹簧圈能嵌在血管壁、不发生脱落等来决定。②可脱性球囊栓塞：可脱性球囊栓塞技术是通过导管把特制的球囊送入假性动脉瘤腔内／载瘤动脉破裂口或动静脉瘘口等处，再注入适量的充填剂，使球囊充盈，闭塞假性动脉瘤或动静脉瘘，而后解脱球囊以达到治疗目的。对颈内动脉假性动脉瘤，如能将球囊送至瘤腔内，栓塞瘤体，保持颈内动脉畅通是最佳的治疗方法。若球囊不能送至瘤腔内，Matas 试验正常，侧支循环代偿良好，可将动脉瘤与颈内动脉一同栓塞。对于颈外动脉分支假性动脉瘤，可直接栓塞载瘤动脉，不会引起神经功能障碍与缺血症状。③人工血管内支架修复：对于较小的动脉穿通伤，部分断裂及假性动脉瘤、动静脉瘘形成，特别是瘤体较大或瘤颈短的病例，可予以人工血管内支架进行腔内治疗（图 12－8）；人工血管支架大小选择较病变段动脉直径大 15%～20%。④自膨式内支架固定：对于动脉钝伤、挫裂伤，壁内夹层形成及内膜损伤脱落可植入自膨式支架固定。自膨式支架目前有 Precise Z－stent（强生 Cordis）、Wall－stent 等。该类支架的优点是具有良好的纵向柔韧性，缺点是对血管壁的持续压力及扩张后与管壁间存在相对位移，这可能导致再狭窄的发生。支架大小的选择，普通血管支架较病变两端动脉直径大 5%～10%，这有利于支架与血管壁的紧密贴附，防止内漏的形成。内支架的长度一般较病变段长 1～2cm 为宜。⑤自膨式内支架固定结合弹簧圈或吸收性明胶海绵瘤腔内栓塞。目前颈部血管损伤的腔内治疗尚处于起步阶段，其中，远期疗效和相关的中枢神经系统并发症有待进一步的研究。

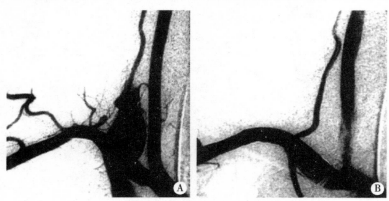

图 12－8　锁骨下动脉瘤的腔内人造血管支架置入

五、预后

锐性损伤的死亡率为5%～20%，有昏迷和休克表现患者其死亡率明显增高，表明休克的严重性和持续时间以及神经系统症状是决定预后的重要因素。钝性损伤的预后较差，其死亡率为5%～43%，且存活的患者仅20%～30%神经系统保持完整。虽然抗凝疗法能提高患者的预后，但延迟诊断与预后关系更为密切，因此，如何提高早期诊断率和合理评价损伤患者是提高患者预后的关键。

（陈海生）

第四节　胸部大血管损伤

胸部大血管损伤主要是指胸部主动脉的损伤，其发生率占全身血管损伤的4%。无论是主动脉弓或降主动脉及其他部位主动脉的损伤，均有一个共同特点：即产生严重的大出血或隐性血肿，且无明显的阳性体征，威胁患者的生命。约有80%死于现场，极少数患者由于外伤性假性动脉瘤幸存下来，因而获得救治机会。

一、病因及病理生理

胸部大血管损伤的病因可分为开放性损伤和闭合性损伤，锐性损伤多由枪弹伤、刀刺伤等因素引起，可伤及胸主动脉任何部位；而钝性损伤最典型的病例是胸部降主动脉疾驰减速伤，其部位多集中在胸主动脉峡部，多发生在高处坠落伤及交通事故中汽车迎面碰撞等情况，后者在现代社会中占有越来越多的比例。当疾驰的汽车遇到某种紧急事故突然减速或刹车时，驾驶者由于惯性作用，致上胸部冲击于方向盘上，急速的暴力通过胸骨扩散到胸内主动脉，由于左侧锁骨下动脉根部有动脉韧带固定，而其下方较为游离，结果发生降主动脉起始部的撕裂。

二、临床表现

胸部大血管损伤的患者常见的临床表现有休克、血胸、呼吸困难和胸痛。休克为失血性休克，大出血如不及时救治，则迅速进入休克抑制期导致死亡。胸主动脉损伤后大量血液流入胸腔产生血胸，开放性损伤可出现血气胸表现，患者出现呼吸困难。大出血致心脏压塞及心搏骤停也是患者死亡的主要原因。

体格检查可概括如表12－2。应注意只有1/3的钝性胸主动脉损伤患者可发现明确的体征，且这些单一体征或联合体征并不能作为急性主动脉破裂的诊断依据。Symbas等报道"急性主动脉缩窄综合征"表现为上肢的高血压以及上下肢脉搏的差异，这主要由于主动脉内膜的分离和扑动或是血肿压迫主动脉腔引起。胸部血管损伤常可并发其他部位损伤，包括肋骨及脊柱骨折、肺挫伤、闭合性头颅伤、腹内实质性脏器损伤、上颌面损伤、食管和心脏损伤，并出现相应的临床表现。这些并发伤常可掩盖潜在性胸主动脉损伤的表现。

表12－2　胸主动脉损伤的临床体征

高速减速伤病史	上肢高血压
多发性肋骨骨折或连胸第1肋骨或第2肋骨骨折	肩胛间收缩期杂音
胸骨骨折	颈动脉或锁骨下动脉鞘血
脉搏减弱或丧失	非喉损伤性声音嘶哑或声音改变
	上腔静脉综合征

三、诊断

外伤病史是对疑有胸主动脉损伤的患者做出初步诊断的重要线索。典型的病史如车速超过 40km/h 的交通事故以及三楼以上的坠落伤，其主动脉损伤的发生率及病死率均明显增高，这种情况下即使体检无阳性发现，也应怀疑有主动脉损伤。如患者情况允许，可行以下辅助检查。

1. X 线检查 包括胸部正、侧位片，提示主动脉破裂的阳性发现可概括如表 12－3。

表 12－3 损伤性胸主动脉破裂的 X 线表现

T_4 段食管向右偏移（大于 1.0cm）	左主支气管压低
上纵隔增宽	主动脉肺窗消失
主动脉结节模糊	左上肺段中部模糊
降主动脉轮廓消失	气管旁带增厚或偏移
气管向右移位	第 1 肋骨或第 2 肋骨骨折
左胸顶胸膜外血肿影	胸骨骨折

2. 胸主动脉 CTA 目前胸主动脉 CTA 作为首选可以发现明确的动脉损伤部位和程度，以及病灶与周围组织脏器的关系。

3. 动脉血管造影 主动脉血管造影检查是诊断胸主动脉损伤的主要手段。是否行主动脉血管造影主要取决于患者损伤机制以及胸部平片的结果，对疑有主动脉损伤的患者，如果患者情况允许，均可行主动脉造影。主动脉血管造影最常见的阳性表现为在相对于动脉韧带的主动脉前壁上提示有动脉破裂以及近端的扩张（图 12－9）。

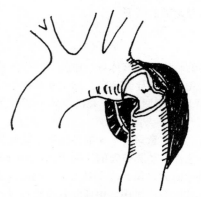

图 12－9 主动脉血管造影示动脉韧带处胸主动脉损伤

四、治疗

患者一经诊断均应手术治疗，高度怀疑有胸主动脉损伤，如伤情危急不允许进一步检查，应及早进行开胸探查。

（一）术前准备

术前应做好抗休克和复苏的工作，在复苏过程中，应注意：①当减速伤并发颈髓损伤时，为了避免颈部的高张力，最好采用纤支镜插管。②当患者并发肋骨骨折且行正压通气过程中，应注意有无张力性气胸的发生，必要时双侧接胸腔引流管，放置引流管时应避免伤及主动脉周围血肿。

（二）手术处理

1. 切口选择 切口的选择因损伤部位不同而各异。胸骨正中切口适用于升主动脉、无名动脉或颈动脉近端的损伤，需暴露右锁骨下和颈总动脉起始部时可沿右胸锁乳突肌前部延长切口至颈部。经左胸第 4 肋间后外侧切口也较为常用，适用于胸主动脉、奇静脉和肋间动脉损伤。此外，可根据情况选择左右胸"书本型"切口或经第 4 肋间前外侧切口。

2. 控制出血　只有在伤口远、近端动脉都被控制住后再对损伤动脉施行手术才是最安全的。对于主动脉峡部的钝性损伤，覆盖于主动脉上的壁层胸膜未破裂，其壁层胸膜下的血肿可延伸至远处，不可将血肿盲目切开。应用无损伤血管钳阻断左颈总动脉和左锁骨下动脉间的主动脉弓部、远端胸主动脉以及左锁骨下动脉后，方可沿胸主动脉纵行切开被血肿充满的壁层胸膜（图 12 － 10）。

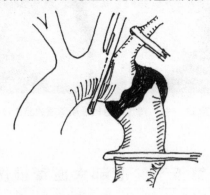

图 12 － 10　胸主动脉损伤的出血控制

3. 体外循环的应用　为防止胸主动脉阻断后内脏及下肢缺血，可行左心房和股动脉间的体外转流，转流后上半身血压超过阻断前 2.7kPa，下半身的血压应维持在 8kPa 以上。

4. 血管修补与重建　术中根据探查情况行侧壁连续缝合、补片缝合损伤处切断直接吻合，若张力较大，可行人造血管间置术。应保证使血管缝合后有足够移动度，因为当血流恢复后吻合口张力将增加。

（三）腔内治疗

近年来，随着血管腔内技术的发展，腔内治疗作为一种创伤小、操作较简便、并发症较少的治疗手段，也开始在胸部血管损伤中得以应用。但由于胸部大血管损伤均病情危急，且并发有其他严重的外伤，一般无条件开展腔内手术，但令人兴奋的是，最近国外已有人开展血管急性损伤期的腔内修复手术。他们采用 Captiva、TAG 和 Zenith 等自膨式人工血管支架，治疗成功率达 92%（12/13），近期并发症发生率为零（图 12 － 11）。

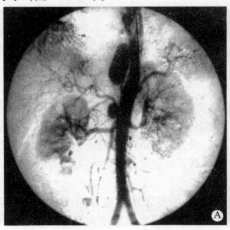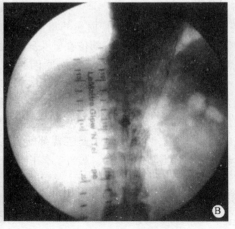

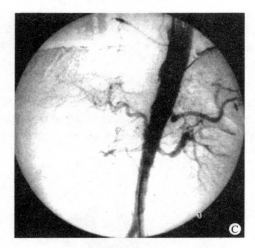

图 12 — 11　降主动脉假性动脉瘤的腔内治疗

（陈海生）

第五节　腹部大血管损伤

腹部大血管损伤主要是指腹主动脉和下腔静脉的损伤，患者多因出血性休克死于现场。

一、病因及病理生理

腹主动脉损伤 90％以上由腹部穿透伤引起。大部分下腔静脉损伤和一部分腹主动脉损伤则由腹部钝性外伤引起，特别是高空坠落伤、交通肇事伤等，常并发肝外伤，尤其是肝脏一分两半的矢状外伤最易并发下腔静脉损伤。一部分下腔静脉损伤由锐性穿通伤或医源性损伤引起。

腹主动脉穿通伤由于大出血形成血肿，其中肾动脉以上腹主动脉损伤血肿一般较局限，而肾动脉以下腹主动脉损伤不易局限，血液涌入后腹膜形成巨大血肿，或直接进入游离腹腔。钝性损伤常可导致血管的撕裂和血栓形成，前方的减速力和后方腰椎的挤压共同产生的切应力作用常使肠系膜上动脉和门静脉上活动度小的血管分支从根部撕脱。另外，减速过程中牵引力常可使血管内膜脱落、阻塞，从而造成血管内血栓形成。

二、诊断

1. 病史　外伤史是诊断血管损伤的重要线索。患者在来救治前有无低血压史以及输液后血压仍不能维持的病史常是诊断的关键。部位在乳头至腹股沟之间的所有穿透伤患者均应怀疑有腹部大血管损伤的可能。对闭合性损伤，则应结合外伤原因、外力作用部位、是否并发腹内脏器的损伤等一并加以分析。

2. 症状与体征　腹部大血管损伤患者常有严重失血性休克、腹腔积血、腹膜刺激征，以及并发其他脏器损伤相应的临床表现。值得注意的是，有些情况下，腹腔大血管损伤致腹膜后出血可以是隐性的，腹腔内很少积血，典型的例子是腰背部的刀刺伤，刀刃从下两肋部刺入，此类患者由于后腹膜血肿的存在可表现为腰背痛及肠麻痹。另外，体格检查发现双下肢股动脉搏动不对称常提示髂总动脉或髂外动脉损伤。

3. 辅助检查　其中腹腔穿刺术以及 X 线、CT、血管造影等影像学检查对诊断有较大帮助，但由于伤情危急，多数患者来不及做进一步的影像学检查，因而最后确诊多数是在手术探查中实现的。如果疑有肾血管的损伤，特别是腹部钝性外伤时，可行尿常规、X 线、静脉肾盂造影（IVP）、CT 及肾血管造影检查。当有肾实质损伤及出现血尿时，应行静脉肾盂造影和 CT 肾脏扫描；如有肾功能损害或肾脏不显影，应做肾动脉造影。

三、治疗

凡出现腹腔内大出血、休克，疑有腹部大血管损伤或发现腹膜后血肿、假性动静脉瘤或主动脉腔静脉瘘时，均需手术治疗。术前应做好紧急复苏和抗休克治疗的准备。

（一）腹主动脉损伤

1. **手术区域的划分**　腹主动脉可分为3个手术区域：①膈肌区：腹腔干或以上主动脉。②肾上区即从腹腔干至肾动脉水平。③肾下区：肾动脉以下至腹主动脉分叉处。其中肾上区损伤的手术死亡率最高，而肾下区的预后最好。

2. **手术方法**　切口根据伤情可选择腹部正中切口、胸腹联合切口和经腹直肌外缘切口等，主动脉膈肌裂孔处的显露，一般采用胸腹联合切口，而腹腔干处腹主动脉和肾动脉水平以下的腹主动脉显露，一般采用腹部正中切口。开腹后在没有找到损伤血管远、近端之前，一般可采用纱布压迫、手指压迫、主动脉钳膈下阻断和气囊导管腔内阻断等方法紧急止血。对于较少的侧壁损伤或交通性损伤，可行侧面修补或人工补片缝合，当损伤范围较大时，可切除损伤部分行人造血管置换术。

3. **注意事项**

（1）对于并发胃肠道损伤、腹腔严重感染者，因人工血管易感染，甚至引起吻合口破裂出血，应避免原位人工血管移植，必要时行双侧腋股动脉旁路转流术。

（2）对于腹腔后血肿，在未阻断腹主动脉远、近端之前，不要贸然切开，防止发生难以控制的大出血。

（3）腹主动脉并发腹腔干损伤，宜修复腹主动脉，可结扎腹腔干，因有丰富的侧支循环，不会发生胃、脾缺血性坏死和肝功能障碍；腹主动脉并发肠系膜动脉或肾动脉损伤，则二者均需修复。

（4）肾动脉以上腹主动脉损伤可造成肾缺血，产生急性肾小管坏死，加之低血压已造成肾供血不足，因此术后可出现急性肾功能衰竭，术中用冰袋使肾局部降温，并使用甘露醇等渗透性利尿剂，能延长肾耐受缺血时限，减少急性肾衰竭的发生。

（二）静脉损伤

1. **手术方法**　切口先采用腹正中切口，开腹后全面探查肝、脾、肠等重要脏器有无并发损伤。如发现右侧腹膜后大血肿或涌出大量黯红色血液，应怀疑腔静脉及其属支损伤。此时应注意，若贸然直接钳夹、探查损伤部位有可能致血管壁（尤其是菲薄的大静脉壁）撕破，造成更大损伤和汹涌出血、气栓，甚至心搏骤停。应立即控制主动脉裂孔处大动静脉干将其压向脊柱椎体。术中如伤情允许，应采用下腔静脉内转流术（图12－12）。内转流时应预防空气栓塞，插管前应用生理盐水或血液将导管充满排出气体。情况紧急可直接阻断第一肝门，肝上、肝下静脉，甚至腹主动脉，注意此时应每隔10分钟松开第一肝门和腹主动脉钳子，保持肝脏供血。对肝后下腔静脉应采用修补术，一般需将右半肝切除后显露下腔静脉方能修补。如损伤位于肝下、肾上、下腔静脉，可采用人工血管间置术。如损伤位于肾静脉下方，可行下腔静脉结扎、修补或下腔静脉右心房转流术。值得注意的是，下腔静脉如为贯穿伤，应注意后壁损伤修复，切勿遗漏。

2. **近肝静脉损伤（JHVI）的手术治疗**　下腔静脉肾上段与肝后下腔静脉损伤死亡率可高达48%～61%，尤其是肝后下腔静脉损伤，常伴有主肝静脉撕裂，二者并存，称为"近肝静脉损伤"。此时，手术显露损伤部位行修补术为最确切有效的方式，而显露损伤所需时间为决定死亡率高低的主要因素。如肝破裂，可用细胶管或无损伤血管钳阻断肝门处血流，如仍从肝破裂深部或肝后面流出大量黯红色血液，则可确认有肝后下腔静脉或肝静脉损伤，可将盐水纱布填塞于肝后区暂时止血，并迅速采用下面两种方式扩大切口：①胸腹联合切口，即将腹正中切口向右上方延长经第5或第6肋间切开胸腔，于肝顶部切开膈肌至下腔静脉裂孔，显露肝上和肝后下腔静脉。②劈开胸骨切口：将腹正中切口上端向上延长于中纵隔，劈开胸骨，暴露前纵隔，可不切断膈肌。显露后，应根据具体情况修补肝后下腔静脉，必要时可切除右半肝。

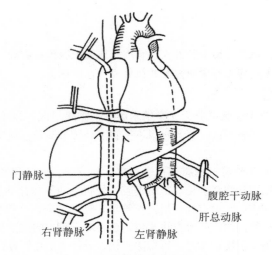

图 12 — 12　下腔静脉内转流术

3. 腔内治疗　近年来，随着血管腔内技术的发展，腔内治疗作为一种创伤小、操作较简便、并发症较少的治疗手段，开始在患者情况稳定的外伤性假性动脉瘤或腹主动脉腔静脉瘘形成时应用（图12 —13），但大部分急性腹部大血管损伤病情危急，往往没有条件进行腔内手术。

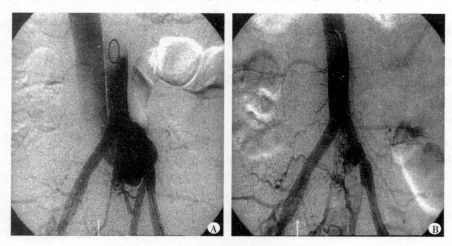

图 12 — 13　腹主动脉腔静脉瘘的腔内治疗术

（欧阳根）

第十三章

肝脏外科微创治疗

第一节　腹腔镜技术在肝脏外科中的应用

自1987年腹腔镜最早用于切除胆囊以来，腹腔镜技术的适应证范围迅速扩大。腹腔镜手术以其缩短平均住院日、降低术后疼痛、胃肠道干扰小、术后恢复快及创伤小等优势迅速在腹部外科的各个领域得到应用；但是，腹腔镜肝外科仍是一项具有挑战性的技术性任务，对于深在、不可见部位的病灶的切除，控制肝内大血管的出血、肝断面的止血和避免气栓栓塞方面有特殊困难。

最初开展的是相对比较简单的腹腔镜肝外科手术，如肝活检、单个和多个肝囊肿的开窗引流及肝脓肿、肝包虫囊的处理。随着腹腔镜离断和封闭血管、胆管器械的出现和腹腔镜肝外科手术技术的进步，现在已经可以通过腹腔镜切除肝脏的良、恶性肿瘤。

一、术前准备

腹腔镜肝切除并非适用于所有肝脏疾病患者，病例必须具有选择性。除了要进行常规的肝脏功能评估以外，对凝血因子合成的评估也至关重要。术前需进行仔细的影像学研究，综合运用超声、CT、MRI等多种影像学方法，了解肝脏占位的性质、所在位置及其与门静脉、肝静脉、下腔静脉、胆管的关系，制订合理的手术方案。

二、适应证

（一）病变的部位

肝脏病变必须容易被腹腔镜探查到，通常位于肝脏左叶（Couinaud分段法Ⅱ～Ⅳ段）、右前叶（Couinaud分段法Ⅴ、Ⅵ段）的病变适于腹腔镜手术。

（二）病变的性质

1. 感染性占位

（1）细菌性肝脓肿

1）适用于：①肝脓肿穿刺引流不畅或效果不佳。②肝囊肿并发感染。③脓肿位置表浅，液化较完全，直径较大（一般认为直径≥5cm）。④上腹部腹腔无严重粘连。⑤全身感染中毒症状基本控制者。

2）禁用于：①脓肿直径过小。②多发性肝脓肿（脓肿数目≥4个）。③脓肿位置深在，腹腔镜无法探查。④脓肿液化尚未完全者。

（2）阿米巴性肝脓肿

1）适用于：①脓肿闭式引流不畅或效果不佳。②伴有继发性细菌感染，经综合治疗不能控制。③脓肿位于左外叶。④脓肿位置表浅。⑤无上腹部手术史。⑥全身感染中毒症状基本控制者。

2）禁用于：①脓肿穿破入腹腔或胸腔，并发腹膜炎或脓胸。②脓肿位置深在，腹腔镜无法探查者。此外，慢性厚壁脓肿宜采用肝叶切除。

（3）肝棘球蚴病（肝包虫病）

1）适用于：位于肝脏表面、腹腔镜易探查并能有效行肝包虫内囊摘除术者。

2）禁用于：①复发性肝包虫病。②包虫囊继发感染者。③包虫囊位置深在，腹腔镜无法探查。④凝血功能障碍者。

2. 良性占位

（1）肝囊肿

1）适用于：①有症状的肝囊肿，直径≥5cm。②位置表浅，引流通畅。③创伤性肝囊肿。④无急性感染和出血者。

2）禁用于：①位置深在，腹腔镜不宜探查。②囊肿与胆管相通。③多囊肝，囊肿无局限性趋势。④囊肿切开引流不畅。⑤凝血机制障碍者。

（2）肝海绵状血管瘤

1）适用于：①有症状的，直径≥5cm。②位置表浅，腹腔镜易探查并能有效行肝切除术。③无凝血功能障碍者。

2）禁用于：①多发性肝血管瘤。②病变范围大，已侵犯大部分肝组织。③血管瘤邻近肝门部或大血管。④有上腹部手术史。⑤凝血功能障碍者。

3. 恶性占位

（1）原发性肝癌

1）适用于：①患者全身情况良好，无心、肺、肾功能严重损害。②肝功能代偿良好，转氨酶和凝血酶原时间基本正常。③肿瘤局限于肝的一叶或半肝以内，无严重肝硬化，肝脏储备功能良好。④无门静脉主干癌栓，第一、第二肝门及下腔静脉未受侵犯。⑤无上腹部手术史者。

2）禁用于：①肝功能差，凝血酶原时间较正常对照延长≥3秒，不能耐受肝切除。②肿瘤巨大，剩余肝体积小，肝脏储备功能差。③门静脉主干癌栓或肿瘤侵及第一、第二肝门及下腔静脉癌栓。④肝外癌转移。⑤临床上有明显黄疸、腹腔积液、下肢浮肿。⑥严重肝硬化者。

（2）继发性肝癌：适用于，①患者全身情况良好，无心、肺、肾功能严重损害。②无肝硬化，肝功能良好。③肝脏仅有孤立的转移癌或肿瘤局限于肝的一叶，并且原发灶可被切除。④凝血功能正常。⑤无上腹部手术史者。

三、麻醉与体位

采用气管内插管静吸复合全身麻醉，由于全身麻醉快速、安全、无痛、腹部肌肉松弛、恢复快，便于维持循环稳定和术中良好的呼吸管理，通过调整每分通气量，使 $PaCO_2$ 维持在正常范围，对抗 CO_2 气腹导致的并发症，因此是腹腔镜外科首选的麻醉方法。

一般采用头高足低15°平卧位，术者立于患者左侧，在术中术者可根据手术需要，向左侧或右侧倾斜手术床；也可采用截石位，术者位于患者两股之间。

四、手术方法

（一）肝囊肿开窗引流术

1. 腹壁切口部位　根据具体情况可选用3～4个套管针进行操作，必要时可另加套管针。位于肝右叶的囊肿，通常在脐上缘或下缘通过10mm套管针插入30°或45°的腹腔镜，剑突下的一个套管针（位置依据囊肿所在位置上下调节）用于放置术者操作的器械，右锁骨中线肋缘下2cm处放置5mm套管针，必要时可在右腋前线肋弓下2cm处增加一个套管针。肝左叶的囊肿则在左锁骨中线肋缘下2cm处放置5mm套管针，必要时可在左腋前线肋弓下2cm处增加一个套管针。原则是套管针位置的选择有利于接近病变，方便操作。

2. 手术方法　先探查腹腔内脏器，然后仔细观察肝脏，囊肿通常突出于肝表面，呈蓝色，结合术前影像学资料，仔细探查囊肿的部位、大小、数目，决定开窗引流部位［在囊肿最低部位和（或）囊壁最薄处开窗]。观察囊液性状，用穿刺针刺入囊肿，囊液清亮透明，并发感染或与胆管相同时囊液混浊或混有胆汁。待诊断明确后，用电钩在囊壁的薄弱处切开一个小孔，将吸引器插入囊内，减压并让囊液流出，吸尽囊液，助手用分离钳夹起囊壁，术者用电钩和（或）电铲尽量多的切除囊肿壁，并电凝切缘止血。囊肿去顶开窗后，内壁可用高频电铲电凝和/或 2% 碘酒纱条、70% 酒精纱条依次擦拭，破坏囊肿内壁上的内皮细胞，若开窗口位于低位，可不放置引流管，也可放置引流管从右腋前线套管针处引出腹腔外，或用大网膜组织填入残余囊腔内。

3. 手术技巧　尽可能多地切除囊壁，充分通畅囊腔以便于引流，但开窗的囊肿周边切缘肝组织厚度不宜超过 1cm，过深难以止血。囊肿贯穿于肝膈面及肝脏面时可分别于膈面及脏面开窗。位于肝膈面的囊肿虽然切除较多囊壁，但仍然会引流不畅，可将大网膜填塞于囊腔内以达到吸收囊液的目的。

（二）肝脓肿置管引流术

肝脓肿位于右上腹炎症粘连最严重的部位，用分离钳压住或挑起肝脏，肝脏表面充血、隆起或粘连处即为肝囊肿所在部位，用电钩或超声刀分离粘连，充分显露病变部位。用分离钳轻轻向病变区域肝脏表面施压，选取病变区域施压后有明显凹陷处，用电钩电灼一小孔，将吸引器插入囊腔内，一边吸一边轻轻摆动，尽可能地吸尽脓液、清除脓腔内的分隔，将弗雷导尿管送入脓腔，充盈导尿管水囊，适当拉紧导尿管，封闭脓腔，用大量过氧化氢和甲硝唑反复冲洗脓腔，直至冲洗液清亮。探查脓腔无分隔后放置引流管于脓腔内，另一端从右腋前线套管针处引出腹腔外。如果在操作过程中发生脓液污染腹腔，用生理盐水仔细冲洗腹腔至清洁。

（三）肝包虫内囊摘除术

1. 手术方法　首先探查腹腔，观察肝脏，结合术前影像学资料，仔细探查囊肿的部位、大小、数目及腹腔内粘连情况，囊肿周围及肝叶的上下间隙放置 4～6 块大的干纱布，经剑突下套管推注少量的灭活剂（20% 高渗盐水或 10% 福尔马林），将纱布喷淋浸湿。其次术者在腹腔镜直视下，于囊肿位于肝表面最突出处，垂直对囊中进行穿刺，负压吸引，彻底吸净囊腔，为了使吸引更方便可去除囊肿顶部。注入抽出量 1/3 的灭活剂，留置 5～10 分钟后抽出；助手自另一套管内放入另一吸引器，配合术者，紧对着穿刺部位吸引。用大量生理盐水和甲硝唑反复冲洗囊腔，直至冲洗液清亮。再次术者用电钩或超声刀去除部分囊壁，吸引管进入囊腔内吸出内囊、子囊等。最后将腹腔镜插入囊内，检查有无残存包虫成分、出血、胆漏。放置引流管于腔内，另一端从相应套管针处引出腹腔外。

2. 手术技巧　选择囊肿顶部穿刺可避免囊液外泄，彻底吸净囊内容物。发现子囊，应将子囊放入袋内，安全取出。生发层去除后，仔细检查有无胆漏，如果有，应予以缝闭或夹闭；通过胆囊管注入亚甲蓝以检查是否有胆管与囊肿相通。尽量切除不带肝组织的外囊壁，囊壁边缘组织必须用电凝或缝合的方法予以彻底止血。可将大网膜置入残留囊腔内。

（四）肝左外叶切除

1. 腹壁切口部位　根据操作情况可选用 4～6 个套管针，必要时可另加手助式装置。在脐上缘或下缘通过 10mm 套管针插入 30°或 45°的腹腔镜，脐左侧放置一个 10mm 套管针（位置依据操作需要上下调节），剑突下的一个 10mm 套管针用于放置肝牵开器、冲洗或吸引装置，或术者的主操作设备，可在左锁骨中线肋缘下 2cm 处放置 5mm 套管针，必要时也可在左腋前线肋弓下 2cm 处增加一个套管针。

2. 手术方法　分离镰状韧带和左三角韧带，充分暴露左肝，找到肝上下腔静脉，在其左下方离断部分肝实质，暴露左肝静脉汇入下腔静脉处，穿过止血带，以便肝外控制静脉血流（当左肝静脉汇入下腔静脉处太短或操作不便时，不应实施这一操作），解剖肝十二指肠韧带，穿过止血带，控制入肝血流。在距镰状韧带左侧 1cm 处的肝脏膈面和脏面的包膜下用电刀划出预切除线，第一肝门阻断，用超声刀分割器沿此线分离肝实质，肝脏 Ⅱ、Ⅲ 段的血管、胆管结构在钛夹间分离。左肝静脉及门静脉左支用血管吻合器分离。切下标本放入袋内，切碎，从扩大的切口处取出。引流管放置在肝脏的残端。

（五）肝右叶切除

1. 腹壁切口部位　根据操作情况可选用 4～7 个套管针，必要时可另加手助式装置。在脐上缘或下缘通过 10mm 套管针插入 30°或 45°的腹腔镜，脐右侧放置一个 10mm 套管针（位置依据操作需要上下调节），剑突下的一个 10mm 套管针用于放置肝牵开器、冲洗或吸引装置，或术者的主操作设备，可在右锁骨中线肋缘下 2cm 处放置 5mm 套管针，也可在右腋前线肋弓下 2cm 处增加一个套管针，必要时在脐上正中或经腹直肌做一个长约 5cm 的纵切口，放置手助式装置。

2. 手术方法　分离肝圆韧带、镰状韧带和右三角韧带，充分暴露右肝，找到肝上下腔静脉，在其右下方离断部分肝实质，暴露右肝静脉汇入下腔静脉处，穿过止血带，以便肝外控制静脉血流（当右肝静脉汇入下腔静脉处太短或操作不便时，不应实施这一操作）。解剖肝十二指肠韧带，穿过止血带，控制入肝血流。在距正中裂右侧 1cm 处的肝脏膈面和脏面的包膜下用电刀划出预切除线，第一肝门阻断，用超声刀分割器沿此线分离肝实质，肝脏Ⅱ、Ⅲ段的血管、胆管结构在钛夹间分离。右肝静脉、肝中静脉、门静脉右支等较大的血管用血管吻合器分离。切下标本放入袋内，切碎，从扩大的切口处取出。引流管放置在肝脏的残端。

3. 手术技巧　患者取左侧卧位，术者立于患者左侧。切除术中最危险的部分是处理右肝静脉。在横切实质时，阻断肝门，用超声刀离断肝脏组织，最后用血管吻合器离断右肝静脉、肝中静脉、门静脉右支。

（六）肝脏的区段切除或亚区段切除

1. 腹壁切口部位　根据操作情况可选用 4～5 个套管针在脐上缘或下缘通过 10mm 套管针插入 30°或 45°的腹腔镜，脐周放置一个 10mm 套管针，剑突下的一个 10mm 套管针用于放置肝牵开器、冲洗或吸引装置，或术者的主操作设备，可在相应锁骨中线肋缘下和（或）左腋前线肋弓下 2cm 处放置一个 5mm 套管针。

2. 手术方法　肝的Ⅱ～Ⅳ段是最常见的切除区域，分离镰状韧带和（或）左三角韧带，充分暴露预切除肝段，解剖肝十二指肠韧带，穿过止血带，控制入肝血流。在预切除肝段的肝脏膈面和脏面的包膜下用电刀划出预切除线，第一肝门阻断，用超声刀分割器沿此线分离肝实质，肝脏的血管、胆管结构在钛夹间分离。大的肝静脉及门静脉分支用血管吻合器分离。切下标本放入袋内，切碎，从扩大的切口处取出。引流管放置在肝脏的残端。

（七）非规则性肝切除

非规则性肝切除就是连同距肿瘤边缘 1～2cm 肝组织的切除。分离镰状韧带、肝圆韧带或三角韧带，充分暴露预切除肝段，解剖肝十二指肠韧带，穿过止血带，控制入肝血流。在距肿瘤边缘 1～2cm 的肝脏膈面和脏面的包膜下用电刀划出预切除线，阻断或不阻断第一肝门，用超声刀分割器沿此线分离肝实质，肝脏的血管、胆管结构在钛夹间分离。大的肝静脉及门静脉分支用血管吻合器分离。切下标本放入袋内，切碎，从扩大的切口处取出。引流管放置在肝脏的残端。

（欧阳根）

第二节　原发性肝癌的微创治疗

随着现代影像技术的高速发展，微电子学、计算机信息处理及实时成像技术、三维结构重建技术等在医学领域的应用，微创外科将与传统外科并驾齐驱。较之传统外科，微创外科并不是单纯为追求最小的手术切口，而是获得最佳的内环境稳定、最轻的全身炎症反应。微创观念已渗透到临床医学的各个领域。在原发性肝癌治疗中，传统的手术切除疗效较好，但原发性肝癌多伴有严重肝硬化，或肿瘤呈多中心发生等，手术切除率低，一些有影像学技术支持的微创治疗手段已成为肝癌治疗中不可缺少的部分。在现今广泛使用的微创技术中，可分为两大类，一类是包括 TACE（肝动脉栓塞化疗）及各种消融技术的非手术局部治疗；另一类是腹腔镜支持的肝癌微创治疗。

一、非手术治疗

相对于手术切除而言，非手术局部微创治疗有其特殊的优势：有相对较低的并发症发生率及死亡率；治疗费用较低；可以治疗门诊患者；适应证较广等。由于大部分肝癌患者伴肝功能不全及局部治疗有较好初步治疗反应，局部微创治疗应用很广泛。现今应用广泛并得到认可的非手术局部治疗同样可以分成两大类，包括肝动脉灌注化疗、栓塞或栓塞化疗的导管微创治疗及在实时影像引导下的各种经皮消融术。常用的经皮消融术，包括射频、微波、激光及超声等的热消融技术；冷冻治疗；无水酒精、乙酸等化学物质的局部注射等。

（一）经肝动脉栓塞化疗

1. TACE 应用于肝癌治疗的原理　基于肝癌及肝脏的生理学特性，特别是肿瘤血管生成的生物学特性。虽然肝脏有肝动脉及门静脉双重血供，而肝癌主要由肝动脉供血。因此，阻断肝动脉血供可以抑制肿瘤生长。TACE 可以提供较高的肿瘤局部化疗药物浓度，同时将药物的全身毒性降至最小，随后的动脉栓塞通过减少动脉血流、增加药物接触时间来增强抗肿瘤效应。

2. 适应证　TACE 在肝癌治疗中应用广泛，可应用于小肝癌的治疗、不可切除的多灶肿瘤、手术切除及移植前的新辅助治疗和术后预防复发等。尤其对肿瘤直径 ≤2cm、多血管、有伪包膜的小肝癌治疗效果非常好。

3. 禁忌证　肝癌体积 >70% 肝实质，门静脉主干癌栓阻塞，严重肝硬化，肝功能失代偿期，有明显凝血机制障碍伴出血倾向及全身衰竭者，以及缺乏血供的肝癌。

4. 优缺点　对小肝癌，大样本的回顾性研究提示手术切除仍明显优于单纯 TACE 治疗；对不可切除肝癌的姑息治疗 TACE 应用最为广泛，虽然对局部肿瘤的控制有帮助，但多项随机对照研究未发现能提高此类患者的远期生存率。术前 TACE 可以缩小肿瘤，提高可切除率，或减少术后复发，但由于对肿瘤的控制及对肝脏功能损害间的失衡，远期生存率并不能改善。对肝癌术后预防性 TACE 的作用也一直有争议，但多项随机对照研究的综合分析提示对肝癌根治性切除术后 TACE 并不能延长患者生存时间，对如伴有门静脉癌栓、肿瘤分化不良等复发转移高危因素者，可能会从中获益。尽管如此，对多灶的或弥漫性肝癌，TACE 仍是微创治疗中最主要的手段。

5. 术前准备

（1）所需设备

1）穿刺针：构成，针芯，针芯 + 外套管或中空针。种类：血管穿刺针、活检针、治疗针。作用：建立通道，取病理组织，抽内容物作用和注入药物。外径用号规格：外径用号表示，号大径细，成人 18G，儿童 20G。

2）导管：构成，依用途做成的在极细钢丝网上涂有均质材料的各种形状薄壁空心管。种类：造影治疗管、引流管、球囊管等。作用：诊疗，引流，扩张开通管腔。外径用号规格：外径用 French、内径用 inch、长用 cm 表示。IF = 0.335mm，1cm = 0.039inch。

3）导丝：构成，内有安全、加强两根细钢丝芯，外有绕成螺旋状的高质量加有药物的钢丝圈，头软体硬。种类：超滑、超硬、超长、直头、弯头、溶栓导丝。作用：送入、导向导管，支撑球囊，输送药物。规格：直径用 inch 表示。

4）导管鞘：构成，带防反流阀的外鞘 + 中空扩张内芯。种类：长、短鞘。作用：避免其他介入器械出入组织或管壁造成的局部损伤液外溢。规格：同"导管"。

5）栓塞剂：常用的是超液化碘化油。

6）化疗药物：可采用联合用药，方案有氟尿嘧啶（5 - FU）500 ～ 1 250mg，表阿霉素（EPI）30 ～80mg，丝裂霉素（MMC）10 ～ 30mg，顺铂 40 ～ 80mg。留取半量 MMC 或 ADM 备用。将剩余的化疗药用 150 ～ 200mL 生理盐水稀释依次经肝动脉导管注入。将留用的半量 MMC 或 ADM 与 10 ～ 20mL碘化油混匀后缓慢注入。4 ～ 6 周为 1 周期。

（2）术前检查：包括肝功能、血常规和凝血功能的检查。

6. 操作　超选择性肝动脉插管（采用股动脉穿刺法），经皮股动脉穿刺插入导丝，沿动脉逆行向上至第 12 胸椎水平，导丝尖端屈向前方，成 90°角，插入肝总动脉，插管行血管造影，造影剂总量为 30 ～40mL，图像采集包括动脉期、实质期及静脉期。视肿瘤部位不同，导管尖端选择性插入肝固有动脉或肝左、右动脉，证实肿瘤血供支配、分布情况，肿瘤范围及大小；然后将超液化碘化油与化学治疗药物充分混合成乳剂，缓慢注入靶肿瘤的血管内，注射量视肝动脉造影时所显示的肿瘤大小及血管富乏程度灵活掌握，X线透视下依据肿瘤区碘化油沉积是否浓密、肿瘤周围是否已出现少许门静脉小分支影为界限。治疗时要注意以下几点：在首次栓塞时超液化碘化油的用量需充足，操作始终在X线透视下进行，若碘化油在血管内流动很慢，暂停注入，缓慢推注肝素生理氯化钠冲洗，待血管内碘化油消失后再注入碘化油。若注入肝素生理氯化钠仍不能使碘化油前行时，将血管内碘化油回抽入注射器内；先使用末梢型栓塞剂行周围性栓塞，再行中央性栓塞；有明显的肝动脉－门静脉瘘者，先以明胶海绵颗粒栓塞载瘘动脉，效果不明显时可联合经皮消融治疗，可以有效治疗高流量动静脉瘘；如肝肿瘤有2支或2支以上动脉供血，将每支动脉均予以栓塞；对于较小的肝动脉－门静脉瘘患者，使用碘化油栓塞时应慎重操作和监测；患者出现肝区闷痛、上腹疼痛等症状，可经导管注入2%利多卡因，当患者出现心率减缓、胸闷，甚至血压下降时，立即停止操作，并给予吸氧和应用地塞米松、阿托品，持续静脉滴注多巴胺等。

7. 并发症　TACE术后易发生化疗栓塞综合征及肾功能损害、骨髓抑制、穿刺部位出血及血肿、血栓形成、上消化道出血等并发症。严重并发症包括肿瘤破裂、急性肾衰竭、截瘫、导管打结、碘油肺栓塞等，术后需严密观察，及时处理。

（二）经皮无水酒精或乙酸注射

经皮无水酒精注射（PEI）是应用时间最久的微创技术，主要治疗伴肝硬化的肝癌。

1. PEI的作用机制　主要通过乙醇对肿瘤细胞的脱水、蛋白变性、坏死及肿瘤血管内皮的坏死引起继发血栓形成等机制起作用。因为肝硬化组织乙醇不容易弥散，故PEI治疗原发性肝癌较转移性肝癌更有效。虽然也有单次大剂量酒精注射法，PEI一般需多次、多点注射。对部分小肝癌患者，PEI疗效相当不错。

2. 适应证　适用于无严重肝功能不全的小肝癌。有学者认为，PEI的适应证为<3cm的小肝癌，数量少于3个，没有门静脉癌栓和肝外转移灶。另外，某些因素也影响PEI的疗效。例如，肿瘤在超声声像图上有声晕、肿瘤内回声不均匀、中等或差的分化程度，或CT增强扫描染色等。一般认为PEI的疗效与肝功能及肿瘤大小和数量有关，肿瘤的组织血分级提示分化良好的肝细胞癌应用PEI疗效也较好。

3. 禁忌证　难治性腹腔积液；血小板$\leqslant 30 \times 10^9/L$；凝血酶原时间较正常对照延长6秒以上；总胆红素$\geqslant 51\mu mol/L$；存在肝外转移灶者。

4. PEI的缺陷　由于较大肿瘤酒精弥散不均，在多次治疗后，影响疗效，所以对大肝癌除非不适合其他微创技术时才考虑PEI。需注意的是，小剂量多次注射并发症很少，单次大剂量酒精注射风险较大。

5. 术前准备　术前进行必要的检查，包括肝功能和凝血功能的检查。

6. 操作根据　B超检查显示肿瘤大小，具体注射量按回归方程$Y = 2.885X$计算，其中X为肿瘤最大直径，单位为cm；Y为注射无水酒精量，单位为mL，最大单次注射剂量30mL。在超声实时监视引导下用21G PTC针采用由深及浅的多点旋转注射技术对肿块进行PEI治疗，注射量根据注射时无水酒精在肿块内的弥散程度及弥散范围（覆盖肿瘤周边约10mm范围）作适当调整。每周注射1~2次，每4~6次为1个疗程。

7. 并发症　常见的并发症是发热，为一过性，是由于乙醇所致刺激，肝细胞少量受损及组织无菌性坏死后的吸收热，未见严重并发症的报道。

（三）经皮热消融

射频（RF）、微波、激光三大热消融技术在一定程度上克服了TACE、PEI的缺点，目前正得到广泛使用。RF可以在超声、CT或MRI的引导下进行，目的是精确定位肿瘤。为获得更大或更均一的凝固坏死区，设计了多头的、多针的RF电极。相对PEI，RF次数少且坏死率高。

1. 射频消融（RFA）治疗肝癌　射频消融（RFA）治疗是近年来肝癌治疗的重要进展之一，是肝癌微创治疗中的一项代表性治疗方式，也是肝癌治疗的未来发展趋势之一。射频治疗的特点是安全、高效，创伤小，肝脏损害轻，治疗时间短，患者痛苦小，且一次性治疗可以大大降低医疗费用。特别适用于小肝癌、肝功能差、手术切除风险大或无法手术切除、肝癌切除后复发或再发、肝转移癌等病例。

（1）RFA原理：射频电极发出的中高频射频波能激发肿瘤组织细胞的导电离子和极化分子进行振荡，其间碰撞和摩擦可产生的热量，当温度高达60℃以上，可使肿瘤组织发生凝固坏死。

（2）适应证：多用于治疗直径<3cm、病灶<3个、完全肝实质包绕、在肝包膜下1cm以上、远离大血管及胆管（2cm以上）的肝癌。随着设备和技术的改进及经验的积累，目前也部分应用于直径8cm的肝癌。

（3）禁忌证：严重肝、肾功能障碍、凝血障碍、严重感染、弥漫性肝癌、重度肝硬化、门脉高压症有严重出血倾向。

（4）优缺点：RFA的优点是安全、高效，并发症小，灵活性强。术中，可根据肿瘤的大小随意调整治疗范围，一次治疗后组织坏死范围直径最大可达6～8cm。射频治疗小肝癌（直径≤3cm）甚至可达到根治的目的。大肿瘤和多中心肿瘤亦可同时进行多针多处治疗，具有安全、创伤小、见效快、不需开腹等优点。缺点是在局部治疗的彻底性方面，与肝切除或肝移植相比，不具有优势；对于直径>8cm的肿瘤，多次消融又会增加患者的风险和费用；即便是对于直径较小的肝癌，如不注意对癌灶周边组织的有效消融，仍会有局部复发；对于靠近胆囊、胃肠等空腔器官的肿瘤，单行经皮肤肝穿刺射频消融术有穿破空腔脏器的危险；对于动脉血供较为丰富的肝癌，射频针的穿刺容易引起出血和癌细胞的种植，同时降低射频的疗效。

（5）术前准备：同"PEI"。

（6）操作：肝癌的射频消融治疗常见3种入路，即经皮肤穿刺射频消融、腹腔镜下射频消融、开腹状态下射频消融。经皮肤穿刺治疗肝癌是最常用的射频消融技术，对于直径>8cm的肿瘤，可结合介入栓塞治疗，先行介入栓塞，待肿瘤体积有所缩小，然后再行射频治疗。肿瘤较小，如果动脉血供丰富，宜先行介入栓塞治疗，从而有效降低肿瘤的动脉血供，可明显地缩短射频时间，提高疗效，减少癌细胞种植的机会。癌灶与胆囊、胃肠等脏器关系较为密切，有穿破、甚至是"烧穿"这些空腔脏器的危险时，可结合腔镜的优势，先在腹腔镜下行胆囊游离或切除，或用纱布保护好胃肠，再行肝癌射频消融术，必要时，应用腔镜下超声探头引导。对于肿瘤大但又可切除的肝癌，应优先考虑手术切除，可在术中联合射频消融，增加切除的安全性和彻底性。

（7）并发症：出血、血肿、肝脓肿、肝功能衰竭、肺部并发症、门静脉血栓形成、腹腔感染、胆管损害、皮肤灼伤、肝静脉血栓形成、肝动脉损伤、内脏损伤、心脏并发症、肾衰竭、电极轨迹处肿瘤种植、内分泌并发症、高热、电极不能取出等。

2. 其他消融技术　微波消融体外实验有更高组织穿透力及更大消融面积，可能是相对射频和激光的优势。激光消融必须通过经皮穿刺针将激光束导至肿瘤部位。与其他热消融技术一样，肿瘤大小是影响预后的主要因素。

（四）冷冻消融

由于冷冻治疗多在术中进行，只有少数腹腔镜下冷冻消融的尝试。因此，严格意义上讲，冷冻消融还不能算是真正意义上的微创技术。目前正在设计可以行经皮消融的冷冻穿刺针。

二、腹腔镜支持的肝癌微创治疗

（一）腹腔镜诊断及分期

与其他腹腔肿瘤一样，在开腹手术前腹腔镜也可用来判断肝癌分期。腹腔镜下肝癌分期有如下好处：对病变的范围评估更精确；可以减少住院时间；减少并发症的发生率；避免延误治疗及避免不必要的剖腹探查等。腹腔镜在发现腹膜的种植、肝外的肿瘤、肝外淋巴结的转移及血管的侵犯等有优势。腹腔镜超声的应用进一步提高了肝癌分期的精确性，避免了单纯剖腹探查，并可以发现隐藏的肿瘤。

（二）腹腔镜下肝癌消融术

有腹腔镜下冷冻治疗肝癌成功的报道，但由于影像导向较困难，冷冻后穿刺点止血困难等原因限制了其在腹腔镜下的应用。腹腔镜下热消融，尤其是射频消融研究较广泛。

（三）腹腔镜肝癌切除术

腹腔镜下肝切除术只有几年的历史，相对于开放手术，腹腔镜下肝切除暴露困难，缺乏触觉感受，有大出血及气栓危险等是其缺陷，腹腔镜下超声、超声刀等器械改良及手助技术的应用克服了一些困难。但腹腔镜下肝切除术仍限于Ⅱ、Ⅲ、Ⅳ、Ⅴ、Ⅵ段较小的肿瘤（<5cm）及边缘的一些病灶。对严格选择的病例，腹腔镜肝癌切除术是安全可行的，可以获得满意的切缘，也不会引起肿瘤的播散。

三、微创外科联合治疗

微创治疗肝癌的主要目的是最大限度地消减肿瘤，各种不同的微创技术有相对不同的适应证及各自的优势。针对具体病例，选择性地应用一种或序惯性地应用几种微创技术是未来肝脏微创外科发展的方向。

（欧阳根）

第三节　腹腔镜内镜联合治疗肝硬化门静脉高压症

我国是目前世界上乙肝病毒感染较高的国家，国内由肝硬化导致的门脉高压症发病率逐年上升，临床表现为脾大、脾功能亢进，进而发生食管胃底静脉曲张、呕血、黑便，以及腹腔积液等症状。肝硬化门静脉高压症的治疗对腹部外科学仍是一个挑战，目前认为对有出血史且肝功能尚可的患者，应积极采取手术治疗。随着内镜、腹腔镜和介入技术逐渐在临床应用，应用微创方法来治疗该病成为发展趋势，能有效地减少术后并发症并提高远期疗效。食管胃底静脉曲张出血是门脉高压症的严重并发症，手术治疗是一种积极有效的办法。手术治疗主要分为两类：一类为分流手术，降低门静脉压力；另一类为断流手术，阻断门奇静脉间的反常血流。内镜治疗食管静胃底脉曲张具有对患者创伤小、技术操作简单，是一种安全、有效的治疗和预防上消化道出血的微创治疗方法，主要包括食管曲张静脉套扎术和静脉曲张硬化剂治疗，但在伴有脾功能亢进时，单纯内镜治疗不能有效降低门静脉压力和恢复正常血小板功能，再出血率较高，而联合应用腹腔镜手术治疗可达到上述目的。

目前，腹腔镜下脾切除术（LS）已经被证实安全、有效，且较开腹手术创伤小、恢复快。但由于门脉高压症患者通常脾脏较大，行全腹腔镜下操作风险较大，中转开腹率较高。而采用手助腹腔镜下脾切除术（HLS），能明显地缩短手术时间，减少术中失血量，降低中转开腹手术率，增加手术的安全性，同时保留了微创治疗的优越性。

一、适应证

对于肝硬化、脾功能亢进、脾增大者，由于血管壁脆弱，术中分离时极易出血和创面渗血，手术适应证应严格选择，对肝功能 child 分级在 A、B 级的患者可以考虑手术。对 child 分级在 C 级的患者经营养保肝等支持治疗后可考虑手术，此级可视为相对适应证。

二、禁忌证

对于巨脾则视为相对禁忌证，其绝对禁忌证与开腹手术相同，主要是严重心肺功能障碍不能耐受手术者。操作注意事项及难点如下。

1. 内镜治疗阶段　熟练掌握该技术是该技术治疗的先决条件。在静脉曲张硬化剂治疗中，向注射点注射后，拔针需缓慢，边注射，边退针，以堵塞血管的针孔，避免快速拔针引起针眼的涌血；在食管曲张静脉套扎中应正确安装结扎器，将结扎器套在内镜端部，结扎器之牵引线不能扭曲，牵引线的方向与活检钳道一致，否则牵引力不足，无法使橡皮圈脱落，结扎血管。负压吸引静脉瘤压力要大，将其完全吸附至结扎器内。

2. 该治疗有一定局限性　对于重度黄疸、休克、肝性脑病等患者不适合此治疗，同时在 EVL 操作中，若患者已行 EVS，因食管静脉已纤维化，再行结扎比较困难。

3. 对于急性食管胃底静脉曲张大出血的患者，首先可应用内镜治疗止血，缓解急性大出血的症状，改善全身状态，此后待全身情况稳定后择期选择其他方法治疗。

4. 内镜治疗食管静脉曲张具有独特的优越性　对患者创伤小、技术操作简单，是一种安全、有效的治疗和预防上消化道出血的微创治疗方法，可以避免开腹手术而达到阻断门奇静脉间的异常反流的目的。

三、腹腔镜治疗

（一）术前准备

详细讯问病史、仔细体格检查及腹部 BUS 及 CT 等辅助检查是不可缺少的。对于急性上消化道大出血的患者，除急诊行内镜治疗之外，还应完善各项检查以判断肝功能做出 child 分级。在治疗上，急性期应胃肠减压、纠正水、电解质紊乱和酸碱失衡、防治感染。缓解期择期行腹腔镜内镜联合治疗。

（二）注意事项

1. 原则　手术操作原则保证手术视野清晰；完成 HLS 的顺序是先脾下极，脾后外侧，脾内侧，脾门部，最后脾上极。

要特别注意处理好脾脏与侧腹壁、前腹壁、后腹壁、膈肌的大量交通支，必要时可经手助口放入纱布垫压迫刚分离的区域，减少术中失血，保持视野清晰。HLS 最关键的操作是脾蒂的处理。在处理脾蒂时，其分支用钛夹夹闭，主干用 Endo－GIA 处理，有时分支较少较细，可用 Endo－GIA 直接处理脾蒂。但在使用 Endo－GIA 前，应尽量使脾周围脂肪结缔组织分离满意，避免组织太厚钉合不牢。脾取出后检查并仔细止血应视为与脾切除术同样重要。

2. 将手术分为两步进行，使复杂手术简单化　首先行内镜下食管胃底曲张静脉套扎及注射硬化剂治疗，并联合应用腹腔镜行手助脾切除术，降低了手术的难度，提高了手术的安全性。

3. 手助腹腔镜脾切除术（HLS）　允许经手助装置直接用手进行牵引、分离，更好地显露手术视野，更安全、方便地协助使用器械；此外，与超声刀和 Endo－GIA 吻合器配合使用，使处理脾门结构、控制出血更容易；HLS 还使术者对所操作部位有触觉，能用手来鉴别解剖结构和分离平面；使采用微创的方式切除较大的脾脏成为可能，而且脾脏可经手助口直接取出。

4. 由于整个治疗过程需要分两阶段进行，而且每阶段都有一定的并发症，存在并发症叠加的问题，所以在治疗前应结合各项检查综合分析。本方案技术要求高，需要外科医师同时掌握内镜和腹腔镜技术，才能减少创伤，提高成功率。

（三）并发症

1. 出血的预防　手术中、术后出血除了与肝硬化引起的凝血功能异常有关之外，手术操作不当也较为常见，如脾包膜、脾实质、脾蒂及脾周围血管的损伤。在手术中分离脾周围组织时，动作需轻柔，避免用力提拉脾周韧带或直接钳夹脾脏。脾蒂血管的处理，在处理完脾门周围组织后，完全显露脾门时再用切割吻合器直接断离。对脾功能亢进引起的血小板明显降低的患者，术前适当给予全血、血浆、血小板悬液。

2. 内脏的损伤　分离脾结肠、脾胃韧带时，距结肠和胃太近，引起胃、结肠损伤；处理脾门时容易损伤胰尾，在手术中应尽可能地靠近脾脏侧进行电凝、电切、上钛夹和断离，并应正确掌握中转开腹的时机。

3. 防感染　主要为肺炎、切口感染、膈下脓肿等，常规于脾床放置引流管。

四、随访

首次套扎间隔 10～14 天可行第 2 次套扎，直至静脉扩张消失或基本消失。手助腹腔镜脾切除后 1 个月复查胃镜，然后每隔 3 个月复查第 2、3 次胃镜；以后每 6～12 个月进行胃镜检查，如有复发则在必要时行追加治疗。

（欧阳根）

第四节　肝囊肿的微创治疗

一、超声引导下经皮穿刺治疗肝囊肿

（一）病理与临床表现

肝囊肿在肝内呈局限性缓慢生长，以右叶多见，可为单腔或多房。患者女性多于男性，大多数为先天性。目前一般认为是由于肝内胆管胚胎发育障碍所致，也有部分学者认为是脏器退行性病变所致。肝囊肿大小相差较大，其内所含囊液少至数毫升，多至超过万余毫升。肝囊肿的囊壁薄、内衬有柱状或立方状上皮细胞，多有分泌功能。囊腔内充满清亮无色或淡黄色液体，比重多在 1.010～1.022，含有蛋白质、胆红素、葡萄糖、胆固醇等成分。囊肿周围有较厚纤维组织。

肝囊肿的临床表现根据囊肿大小、生长部位和并发症的不同有很大区别。大囊肿可使局部肝组织受压而萎缩，位于肝包膜附近者则可出现上腹饱胀感或隐痛不适，如囊肿压迫胃肠道，则可表现为进食后不适、恶心甚至呕吐，文献报道约有 5% 的囊肿位于肝门附近，压迫肝管或胆总管后引起梗阻性黄疸的临床症状。小的囊肿，尤其是位于肝实质深部者则多无明显症状。位于肝包膜附近或较大的囊肿可在体检时扪及肿大的肝脏或表面光滑的肿块，有囊性感，多无压痛。当囊肿并发出血、感染时，则可出现畏寒、发热、白细胞增高和右上腹不适加重甚至出现疼痛。囊肿破裂可引起腹膜炎。

少数肝囊肿是肝脏受压或损伤（如外伤或有肝外科手术史）所致，因此被称为创伤性肝囊肿，其囊壁内层无上皮细胞，囊液多以血液、胆汁和其他蜕变组织混合组成，常并发有囊内感染。如孤立性的肝囊肿有不规则结节和囊液浑浊应高度警惕恶性变可能。

在肝囊肿的治疗方面，早在一百多年前，外科医师就已经开始尝试经皮穿刺获取囊液，但由于盲目穿刺的准确性和并发症等问题，一直未能推广使用。自超声成像技术应用于临床后，超声引导下囊肿穿刺即开始广泛推广实施。在早期，多以明确诊断为目的，其后，超声引导下的经皮穿刺囊液抽吸和硬化治疗因其操作简便、疗效确切，逐渐作为一种简便方法被广泛应用。

（二）适应证

1. 直径大于 5cm 的单发或多发囊肿。
2. 囊肿引起明显临床症状者。
3. 压迫周围脏器引起继发性并发症者。
4. 囊肿并发感染。
5. 位于肝脏表面，较大或有破裂危险的囊肿。

（三）禁忌证

1. 不能排除动脉瘤或血管瘤的肝脏囊性病变。
2. 与胆管相通的肝囊肿（如因外伤或肝脏手术所致的创伤性肝囊肿）。
3. 不能排除多囊肝可能的多发性肝囊肿，除非有明显压迫周围脏器引发并发症者，一般情况下不建议行硬化治疗。

（四）并发症

超声引导下的肝囊肿穿刺治疗一般很少发生并发症。最常见的并发症为剧烈上腹痛，多见于抽吸囊液后向囊腔内注入酒精所引起的刺激。注入酒精前以及在注入酒精后向囊腔内注入5%利多卡因2mL，疼痛症状多可得到缓解或避免。其他较为少见的并发症则为肝破裂、动静脉瘘、气胸、败血症等。较轻的并发症或不良反应有感染、黄疸、腹胀、腹痛和醉酒反应。

在肝囊肿的穿刺治疗过程中，明确诊断是非常必要的。Nolsoe等回顾了其所在医院8 000例介入超声中所发生的严重并发症和死亡病例，其中死亡病例多为将肝动脉瘤误认为肝囊肿而用粗针穿刺后出血死亡，或将与胆管相通的坏死性转移病灶误认为单纯性无回声囊性病变而注入硬化剂所致。

单纯性肝囊肿的穿刺抽液治疗复发率较高，Saini报道复发率高达100%，因此，以往肝囊肿的治疗多以外科术或囊肿手术切除为主。20世纪80年代中期，Bean等及大藤正雄等分别在进行抽吸囊液后向囊内注入无水酒精治疗肝囊肿，并取得了满意的疗效。此法便捷安全，对肝功能无影响，不良反应小，逐渐成为治疗肝囊肿的首选方法。

（五）术前准备

1. 化验检查　血常规、肝功能、凝血全套（出凝血时间和凝血酶原时间注意如不正常则应肌内注射维生素K_3 4mg，1次/天，共3天，并口服钙剂及维生素C或进行成分输血等临床处理，对于存有凝血障碍的肝硬化患者，给予小剂量的重组因子Ⅶa治疗后，即可予以纠正，然后再进行肝组织活检）。

化验前应完善一般检查（应测血压、脉搏并进行胸部X线检查，观察有无肺气肿、胸膜肥厚，验血型，以备必要时输血）和心电图、腹部B超等检查指征：PLT > 50 000/mm^3，PT延长小于4秒，如在4～6秒需要输注冰冻血浆。

2. 硬化药物　文献报道用于囊肿硬化治疗的药物种类较多，如无水酒精、冰醋酸、四环素、1%硫酸铝钾、50%葡萄糖、平阳霉素等。其中以酒精应用最为广泛，效果较好。大量临床研究表明，注入囊肿液容量1/5～1/2的无水酒精就足以使囊肿闭合。其中多数文献表明，1/4～1/3容量效果最为理想，既能使酒精与囊壁上皮细胞完全接触并发生上皮细胞凝固，从而失去分泌功能，又不至于因囊内压过高而使酒精外溢。此外，囊肿越大，抽吸囊液后囊壁的回缩能力越差，如使用硬化药物剂量不够，则将影响治疗效果。因此，在使用硬化剂如无水酒精治疗大的囊肿时，可在患者耐受的情况下，使用相当于囊液量1/2的无水酒精进行冲洗，然后再予以抽吸。最后囊内保留的酒精量一般不超过20mL。文献报道，囊肿 >10cm的常需多次治疗方能达到满意疗效。

常用的硬化药物用量参考见下表。

常见硬化药物用量表

囊液量（mL）	无水酒精（mL）	冰醋酸（mL）	四环素（g）
≤100	30	5～7.5	0.25～0.50
100～200	30～40	7.5～15	0.5～0.75
200～300	40～50	15～20	0.75～1.00
>300	50	20	1.00～2.00

3. 穿刺针具　肝囊肿的穿刺治疗多用普通穿刺细针，如PTC针，这类针具由针芯和针鞘配合而成，前端尖锐锋利，常用于肝囊肿的抽吸及硬化治疗。

（六）操作方法

常规消毒铺巾，1%利多卡因局部麻醉。在B超引导下病例，先用普通探头选择穿刺点，穿刺时，患者取仰卧位或左侧卧位，以避开邻近脏器和大血管及胆管，穿刺路径以穿过一定厚度的肝组织又离皮肤相对较近为佳，并测量进针深度；将穿刺针刺入囊腔深度的2/3，进针时令患者屏气，而后平静呼吸，拔出针芯，以注射器连接塑料套管，适当进退套管尽量将囊液抽干净，留取标本送检，记录液量。对无明显不适者，以基本抽尽为止；对诉有疼痛或其他明显不适者应停止抽液，数日后再抽。抽净后再次扫描确定以针尖位置满意后行硬化治疗。缓慢注入无水酒精，总量为抽出囊液量的1/4～1/3（不超过50mL），保留5分钟后抽出，再根据囊腔大小注入无水酒精5～20mL保留；拔针时边经穿刺针或穿刺套管边注射 1% 利多卡因少许后退针，减少无水酒精对正常组织结构的损伤。对位于肝包膜下的囊性病变，在注射无水酒精前宜注射少量 1% 的利多卡因，以减少酒精刺激肝包膜所引起的疼痛。对邻近肝门区的囊性病变，需小心谨慎，避免穿破包膜而损伤甚至穿通肝门区的动脉、静脉或胆管；注射无水酒精前最好先行造影，了解囊肿是否与上述结构相通，若相通，则不能使用该法。

二、腹腔镜肝囊肿开窗手术

（一）适应证

位于肝脏表面的单发或多发囊肿，均为行腹腔镜肝囊肿开窗引流术的适应证，具体有：①位于肝脏表面直径大于 5cm 的单发性肝囊肿，除外寄生虫性囊肿、肝囊腺病及先天性肝内胆管扩张症。②肝囊肿并发较大的肾囊肿或脾囊肿，可同时行开窗术。③经穿刺抽液效果欠佳或复发者。④单纯性肝囊肿并发感染出血者，无全身其他脏器严重疾病。

（二）禁忌证

1. 术前影像学检查，发现其与胆管相通者。
2. 怀疑囊肿恶变。
3. 囊肿自肝脏深部或囊肿表面肝组织较厚者，以及囊肿位于右肝后叶或与膈肌之间有广泛粘连，腹腔镜下难以接近囊肿者。
4. 近期有囊肿穿刺治疗史者。
5. 位于肝脏中心性位置或肝右后叶位置较深的囊肿。
6. 曾有上腹部手术史或有术后肠粘连史者。

（三）并发症

1. 囊肿复发　多由于窗口过小或窗口位于膈顶部，术后窗口被周围脏器如大网膜、肠管或膈肌粘连所封闭，残余囊肿壁的上皮分泌功能未能被破坏或完全破坏，其所分泌的液体可再次形成囊肿。
2. 漏胆　多由于囊肿与小胆管相通而术中未被发现、囊肿开窗引流后用电凝破坏囊壁时电凝过深、术后电凝组织脱离致胆管内胆汁漏到囊肿内形成胆汁瘘。
3. 出血　多见于伴有感染的囊肿开窗术，此时囊肿壁血管因炎性充血水肿、血管扩张，当囊肿开窗后，囊肿压力骤然下降，引起出血。此外，囊肿壁用于夹闭血管的钛夹如放置不当，术后也可能脱落引发出血。
4. 腹腔积液　常见于多发性肝囊肿，在行开窗引流时一次性引流囊肿数量过多，残余囊肿壁未能处理完全，导致囊壁的上皮细胞持续分泌囊液，流入腹腔内，形成腹腔积液。如并发有慢性肝功能损害，则可能进一步导致低蛋白血症，从而引发顽固性腹腔积液。

（四）操作方法

患者取仰卧位，气管插管全身麻醉后，在脐上缘作 1cm 切口，气腹针建立气腹后，首先利用脐上 1cm 镜观察肝脏囊肿的部位，大小，然后根据囊肿的部位决定操作孔的位置。肝囊肿位于肝右叶者，选右肋缘下（锁骨中线及腋前线）分别做 0.5cm 切口，剑突下作 1cm 切口，置入相应的套管；肝囊肿位于肝左叶者，可调整相应切口在左肋缘下。用穿刺针穿刺囊肿，观察性质，逐渐减压，利用电钩尽可能切除囊壁，充分敞开囊腔，观察有无胆漏、出血，囊腔用无水酒精纱条或 3% 碘酒棉球擦拭，破坏囊壁细胞分泌功能，切下囊壁常规送病理检查。囊腔内应尽量避免电凝，防止损伤血管、胆管、致出血、胆漏等。常规放置引流管，置于囊腔内，保留 24 ～ 72 小时后依据术后引流情况拔除。

（五）注意事项

1. 术前尽量诊断明确，排除其他疾病的可能　常规行血检包虫试验、B 超和增强 CT 检查，排除肝包虫病、肝脓肿、巨大肝癌中心液化、肝内胆管囊性扩张症等疾病。同时根据 CT 结果，确定肝囊肿数目、大小及位置，了解与周围血管、胆管和其他脏器的关系。

2. 术中要保护好肝脏，充分暴露病灶，于囊壁上电灼一小孔，可见清亮液体流出，吸尽液体，用电凝钩、电凝剪分离囊壁，开窗，充分引流。电凝勿损伤囊腔内较浅的胆管或血管，以防术后迟发性出血或胆漏。囊肿液体一般多清亮透明，若为金黄色或咖啡色，则可能含有胆汁或并发囊内出血，应仔细处理，必要时及时中转开腹手术。囊腔用无水酒精纱条擦拭，尽量破坏囊壁细胞分泌功能。

3. 对于肝膈面顶部的囊肿，多不易暴露，可以轻压膈顶部肝组织，尽可能显露囊肿，切开囊壁吸去囊液后即可显露大部分囊腔，有利于手术的进行。囊肿开窗边缘肝组织止血不满意或有感染因素者，腹膜很难在短期内吸收，囊液对腹膜及脏器有一定刺激作用，术后可有发热、腹胀、腹痛等症状。我们的经验是常规放置引流管，必要时将大网膜填入囊腔内引流。

4. 较大的囊肿可能引起下腔静脉受压，抽吸囊液时应缓慢进行。下腔静脉减压可出现血压变化，应密切监测术中血压的变化，如果出现血压较大波动，应暂停操作，等血压稳定后继续手术。

5. 同时并发胆囊结石、脾脏囊肿及肾囊肿者，可以在行肝囊肿开窗引流的同时行胆囊切除术、肾囊肿去顶术及脾囊肿开窗引流术。术中不用担心暴露病灶的问题，也不需进一步延长切口，减少了患者的痛苦，又能最大限度地将肝表面囊肿开窗引流。

6. 多发性囊肿应逐一开窗引流，但如果囊肿个数太多，一次开窗直径大于 5cm 的囊肿不要超过 5个，以防术后形成顽固性的腹腔积液。

7. 开窗直径一般大于囊肿的三分之二，对于较大的囊肿，应将腹腔镜深入至囊内进行观察，如有出血灶，可予以电凝止血，如发现有结节或高度怀疑有恶变可能，应行术中冰冻切片进一步明确。

（李　强）

第五节　肝脓肿的微创治疗

一、概述

肝脓肿较为常见，主要表现是寒战、高热、肝区疼痛，以及肝大，可伴有恶心、呕吐、食欲不振和全身乏力。通过临床表现、实验室检查以及 B 超、CT 等影像学检查容易获得诊断，若能行诊断性穿刺获得脓液即可确诊本病。

二、病因与发病机制

1. 阿米巴性肝脓肿　主要继发于阿米巴痢疾后，肠腔溶组织阿米巴滋养体主要通过门静脉到达肝脏，造成局部组织液化性坏死而形成脓肿。脓肿多位于肝右叶，以大的单个多见，脓肿中央为一大片坏死区，其脓液为液化的肝组织，呈巧克力酱样，含有溶解和坏死的肝细胞、红细胞、白细胞、夏科雷登结晶及残余组织。脓肿可不断扩大，以至于向邻近体腔或脏器穿破。脓肿可继发细菌感染，如大肠杆菌，葡萄球菌，变形杆菌等，细菌感染后，脓液失去其典型特征，呈黄色或黄绿色，有臭味，并有大量脓细胞，临床上可出现毒血症表现。

2. 细菌性肝脓肿的主要原因　①胆管来源：胆管结石、胆管蛔虫等导致化脓性胆管炎，从而引起肝脓肿，这是细菌性肝脓肿的主要原因。②肝动脉来源：体内任何部位的化脓性病变，如化脓性骨髓炎、中耳炎等，细菌可经肝动脉侵入肝脏而导致脓肿发生。③门静脉来源：坏疽性阑尾炎、痔核感染、菌痢等，细菌可经门静脉入肝形成脓肿。细菌性肝脓肿的致病菌主要为大肠杆菌、金黄色葡萄球菌、厌氧链球菌等。

三、治疗

1. 抗生素治疗　首先可以针对大肠杆菌、金黄色葡萄球菌及厌氧性细菌进行抗生素的选择，其次应该根据药敏实验结果选用有效的抗生素。

2. 抗阿米巴药物的应用　主要选择为甲硝唑。

3. 维持水电解质平衡　根据病情进行必要的营养支持。

4. 切开引流　主要适用于：①较大的脓肿，脓肿有破溃可能或者已经穿破胸腔或腹腔。②慢性肝脓肿。③穿刺易污染腹腔者。对于慢性的厚壁脓肿也可行肝叶切除。

5. 穿刺置管引流　目前，超声引导下的经皮经肝脓肿穿刺抽吸以及置管引流已经基本替代了传统的外科手术，成为肝脓肿首选的引流方式，它有着创伤小、安全、疗效肯定等特点，其治愈率与外科手术相近，且少有并发症发生，主要适用于单个较大的脓肿。

四、超声引导下经皮肝穿刺脓肿抽吸与置管引流的方法

（一）适应证

抽吸治疗适用于直径 3 ～ 5cm 的脓肿；置管引流适用于直径大于 5cm 或经过多次抽吸冲洗治疗不能治愈者。

（二）禁忌证

1. 严重出血倾向者。

2. 大量腹腔积液者。

3. 无安全进针路径，极可能损伤重要脏器者。

4. 脓肿无明显液化者。

5. 严重心肺疾病不能耐受手术者。

6. 不能排除动脉瘤、动静脉瘘等血管源性疾病者。

（三）术前准备

1. 器材准备

（1）选用高分辨率实时超声诊断仪，探头可选用普通扇阵或线阵探头，可以选择是否应用穿刺适配器，也可以应用专用穿刺探头。

（2）细针：20G 或 22G，用作诊断性抽吸、脓腔造影，以及注入药物等。

（3）粗针：14 ～ 18G，根据脓肿的部位、大小选用不同外径穿刺针进行穿刺抽吸或置管。

（4）导丝：直径 0.9mm 或 1.2mm，前端柔软，用于引导导管置入。

（5）导管：直径 8 ～ 16F、前端带侧孔的直形或猪尾导管。

2. 患者术前准备

（1）血常规、凝血功能、肝功能检查。

（2）心电图检查。

（3）禁食 8 ～ 12 小时。

（4）签署知情同意书。

（四）操作方法

1. 抽吸法　患者多采用仰卧位或左侧卧位，常规消毒、铺巾，局部麻醉。拟定穿刺路径后，在超声引导下将穿刺针刺入脓腔内，拔出针芯，先抽吸脓液，备送细菌培养及药物敏感试验等检查，然后抽尽脓液，以生理盐水和甲硝唑反复冲洗脓腔，直至冲洗液清亮，最后于脓腔内保留适量抗生素。3 天后超声复查，必要时可重复上述治疗。

2. 置管法

（1）导管针法：皮肤消毒、铺巾、局部麻醉后，切开皮肤 0.3 ～ 0.5cm，超声引导下，以带针芯的 8 ～ 16F 导管针穿刺进入脓腔后，固定针芯，继续推送导管，然后拔出针芯。缝线固定导管，并接引流袋。

（2）Seldinger 穿刺法：皮肤准备同前，先用 14G 穿刺针沿超声引导的方向刺入脓腔，拔出针芯见脓液流出或抽到脓液后，经穿刺针将导丝置入脓腔，然后拔出穿刺针，顺引导丝插入扩张导管，取出扩张导管后，将引流管顺引导丝置入脓腔。缝线固定导管并接引流袋。

（3）引流管管理：置管期间，嘱患者保护好引流管，切勿意外拔出。每日以生理盐水冲洗引流管2～3次，保持引流管通畅，同时可将黏稠脓液、坏死组织等及时冲出。冲洗液体量视脓腔大小而定，冲洗过程中应缓慢推注，同时记录入量。可根据药物敏感试验结果向脓腔内注入抗生素。

（4）拔管时机：拔管时间可由以下四个方面决定，①白细胞计数恢复正常。②患者体温恢复正常3天以上。③引流液清亮，引流量在10mL/d以内。④复查超声见脓腔直径小于2cm或已经消失。

（五）并发症

超声引导下经皮经肝脓肿穿刺抽吸及置管引流的并发症较少，主要有出血、局部血肿形成、菌血症、脓液渗漏、气胸，以及脓胸等。为避免上述并发症的发生，在穿刺时需要正确选择穿刺路径，必须避开肝内的重要血管与胆管；应该取脓肿前方有正常肝组织的部位进行穿刺；当脓肿位于右肝近膈顶处时，宜用细针穿刺，穿刺点位置应尽量靠足侧，必须避开肺叶的强回声区。

（六）注意事项

1. 应结合全身的抗感染以及抗阿米巴治疗，穿刺前即需应用广谱抗生素，然后根据药敏结果调整抗生素种类。

2. 穿刺抽吸应在脓肿早期液化时开始进行，若脓腔增大，脓液变得黏稠并形成脓腔分隔时，将影响治疗效果。

3. 穿刺抽吸时负压不可过高，否则易导致脓肿壁小血管破裂出血。

4. 置管引流需尽可能经过部分正常肝组织到达脓腔，以减少脓液溢出形成腹腔感染等并发症的发生。

5. 对多发脓肿也可进行穿刺引流，但对多个脓腔且互不相通者或脓肿分隔形成多房者，则需针对每个脓腔分别置管引流或穿刺抽吸。

6. 对较大的脓腔可置入双引流管引流，必要时可进行持续灌注冲洗，以提高引流的治疗效果，灌注时应注意注入和流出液体的量需保持一致，且注入速度要缓慢。

7. 进行脓腔冲洗时，常常遇到由于脓液黏稠堵塞造成的活瓣作用，使冲洗液不易抽出，此时勿盲目注入过多液体，以防止脓腔压力过大、脓液溢出。当脓液黏稠不易引流时，可注入糜蛋白酶或透明质酸酶，12～24小时后再进行抽吸。若引流管仍然不通畅，可考虑更换引流管，更换引流管应在B超监视下进行。

8. 置管引流后疗效不佳者，需及时行手术切开引流。

（李　强）

第十四章

胆道外科微创治疗

第一节　腹腔镜胆囊切除术

胆囊切除术是外科的常见手术。据统计，美国每年约施行 30 万例胆囊切除术，而且每年约新增加 100 万例有症状或无症状的胆囊结石患者。我国胆囊结石的发病率也很高，占人口的 8%～10%。随着 B 超检查这一无创性诊断方法的不断发展，胆结石的发现日益增多，其中许多是无症状的隐匿性结石。胆囊切除术已逐渐成为安全易行的手术，外科医师对胆囊切除术的指征也渐趋放宽。随着电子科技在医学领域的广泛应用及迅速发展，腹腔镜胆囊切除术（LC）诞生。1987 年 Mouret 在法国里昂首次成功地施行腹腔镜下切除胆囊，为胆囊切除术开辟了新途径，也成为微创外科手术的先驱。实践证明，LC 与传统的胆囊切除术（OC）相比，具有创伤小、痛苦轻、术后恢复期短等优点，这一技术已在世界范围内广泛推广，成为治疗胆囊疾病的一种安全有效的新方法。

一、适应证

LC 手术的适应证范围与术者的操作器械水平、手术经验有着密切的关系，除怀疑或术前证实为胆囊恶性疾病外，LC 适应证与 OC 基本相同。

（一）无症状的胆囊结石

包括单发和多发结石。

1. 巨大结石　胆囊结石癌变率约为 2%，但癌变与结石的大小有关系，大于 2cm 的结石是癌变的危险因素，对巨大的胆囊结石，不管有无症状均应施行 LC。

2. 多发性小结石　小结石容易通过胆囊管排入胆管引起严重的胆绞痛并发症，若小结石通过 oddis 括约肌，可造成 oddis 括约肌的损伤，会导致良性纤维性狭窄。如果小结石不能从胆管排除，可引起梗阻或急性梗阻性胆管炎，阻塞胰管时会引起胆源性胰腺炎。

（二）有症状的胆囊结石

包括急、慢性胆囊炎并胆囊结石或继发性胆总管结石者。

1. 慢性胆囊炎并胆囊结石　由于可发生反复胆绞痛，是 LC 手术最佳适应证。

2. 急性胆囊炎并胆囊结石　胆囊结石并发急性胆囊炎在症状发作 72 小时内可以积极施行胆囊切除术，或急性胆囊炎经过治疗后症状缓解有手术指征者。

3. 继发于胆囊结石的胆总管　结石胆囊内多发性小结石易于并发胆总管结石，发生率为 6%～19.5%，并随患者年龄的增加而增加。

（三）有并发症的胆囊结石

包括有糖尿病、心血管疾病及病毒性肝炎等。

1. 并发糖尿病　糖尿病患者抵抗力较差，若有胆囊结石时，易并发不可控制的胆囊感染。当胆囊结石并发糖尿病时，不管有无症状，都应在糖尿病得到控制时才施行胆囊切除术。

2. 并发心血管疾病　凡并发冠心病、风心病等疾病时患者心血管功能均较差，胆绞痛的发作，通过神经反射，诱发或加重心绞痛的发作和心脏负担，应在纠正心功能后尽早切除胆囊。

3. 并发病毒性肝炎　并发病毒性肝炎等有肝功能反复异常而胆绞痛的发作者，会增加肝脏负担，转氨酶升高，可在肝功能恢复正常的情况下尽早切除胆囊。

（四）胆囊息肉样病变

胆囊息肉样病变又称"胆囊隆起样病变"，是向胆囊内突出的局限性息肉样隆起性病变的总称，多为良性。

1. 分类　一般分为肿瘤性息肉样病变和非肿瘤性息肉样病变两大类。

（1）肿瘤性息肉样病变：包括腺瘤和腺癌。

（2）非肿瘤性息肉样病变：大部分为此类。常见的有炎性息肉、胆固醇息肉、腺肌性增生等。

2. 治疗　对胆囊息肉样病变的治疗原则如下。

（1）良性者：可定期随诊观察，视病情发展再做处理决定。

（2）对息肉样病变大于 10mm 者：特别是单发、宽蒂者，短期内增大迅速者，伴有胆囊结石或有明显临床症状者，影像学检查疑为恶变者等，主张行胆囊切除术。如高度怀疑恶变、可能或确诊胆囊癌者，不宜选择 LC，应施行开腹根治性胆囊切除术，将胆囊管上下的疏松组织与肝床上的纤维脂肪组织一并清除。

二、禁忌证

1. 疑有胆囊癌病变者。
2. 未治疗的胆总管结石症并发有原发性胆管结石及胆管狭窄或梗阻性黄疸者。
3. 腹腔内有严重感染及腹膜炎者。
4. 有中上腹部手术史，疑有腹腔广泛粘连者。
5. 妊娠期急性胆囊炎，妊娠小于 3 个月或大于 6 个月者。
6. 肝功能严重障碍者。
7. 出血性疾病有出血倾向或凝血功能障碍者，重度肝硬化伴门脉高压者。
8. 严重心肺功能不全，有严重心肺等重要脏器功能障碍而难以耐受全身麻醉及手术者。
9. 胆囊萎缩伴急性胆囊炎者。
10. 膈疝。

三、术前准备

LC 的术前准备，主要是按全身麻醉要求进行。其他与一般开腹胆囊切除手术相同。

1. 术前检查　术前应全面进行检查。根据病史、症状、全面查体及实验室、放射影像学检查结果进行综合分析，对将要实施 LC 的术式、步骤、手术难度做出正确的评估和决策。

2. 心理准备　掌握好 LC 适应证。解除患者思想顾虑。

四、操作方法

（一）穿刺部位

用尖刀在脐上或下缘作一长约 11mm 的切口，切开皮肤和皮下，插入气腹针，建立人工气腹，维持压力在 1.73～2.0kPa，插入直径 11mm 套管针，置入腹腔镜探头，探视腹腔及脏器情况，了解胆囊周围结构，对 LC 进行可行性估计。如可行 LC 手术时，则行 3 个穿刺点，实施辅助套管的插入。在剑突下腹白线右侧纵行切开皮肤 11mm，在腹腔镜的监视下，将套管锥旋转穿入腹腔，为第 2 个穿刺点，为术者的主操作孔，选用各种器械进行操作。于右腋前线肋下皮肤作 5mm 的小切口，插入 5mm 套管，为第 3 个穿刺点（AA），置入有齿抓钳夹住胆囊腹部并向上牵引，以利胆囊管显露。也可行第 4 个穿刺点

（MC），即在二、三套管针之间，右锁骨上线肋缘下 2～4cm 处切开皮肤 5mm，插入直径 5mm 的套管针，置入无齿抓钳。

（二）操作步骤

一般分四步，具体如下。

1. 处理 Calot 三角　胆囊与横结肠或大网膜如有粘连时应予以分离。从 AA 套管孔置入抓钳，夹住胆囊底部向右上牵引，以利胆囊管显露。MC 套管孔置入无损伤抓钳，夹住胆囊壶腹向右上方，显露好 Calot 三角区。术者须辨清胆囊管、肝总管与胆总管间的关系。在主操作孔置入分离钳或电凝钩，分离 Calot 三角处脂肪组织及粘连，应紧靠胆囊壶腹部游离。解剖出胆囊壶腹变细的部位，再向胆总管方向分离，达到足够长的胆囊管。在胆囊管上放置钛夹 3 枚，靠近胆总管处放 2 枚，近胆囊处放 1 枚。于近胆囊放置钛夹处剪断胆囊管。在夹闭钛夹时，必须要看到钛夹的头端，以免胆囊管夹闭不住。电凝电切勿接触钛夹，以防止导电引起胆囊管残端坏死，造成术中术后胆瘘。胆囊管剪断后，在三角区用分离钳或分离钩游离出胆囊动脉，钛夹钳夹住后从中间剪断，切勿将动脉周围组织剥离太净，以防钛夹夹闭时因组织过少，而造成钛夹脱落，引起术中、术后出血。

2. 剥离胆囊　将胆囊管与胆囊动脉处理完成后，将胆囊颈向上提起，此时可显露肝胆囊床。使胆囊浆膜处于伸展紧张状态，用电凝铲或电凝钩从胆囊颈部向底部切开胆囊两侧浆膜，一直分离到胆囊底部，逐渐将胆囊自胆囊的肝床上剥离下来，出血点用电凝止血，用生理盐水冲洗胆囊床和肝下区。

3. 取出胆囊　从剑突下套管置入抓钳，夹住胆囊管残端，将胆囊拉至管口内，连同套管一起拖出。若胆囊有过多的胆汁而扩大，可先剪开胆囊用插入的吸引管将胆汁吸出，使胆囊体积缩小，以利于取出整个胆囊。如结石较大，当胆囊颈拖出腹壁外时，可伸入钳子直接将结石夹碎，然后逐一取出。在取石过程中，勿戳穿胆囊壁，以免结石或胆汁落入腹腔和伤口造成污染。

4. 缝合皮肤切口　检查、吸净腹腔内之淤血、液体残留后，拔出腹腔镜，排出腹内 CO_2 气体。仔细将切口皮下缝合或透气胶布黏合即可。

五、并发症

LC 是安全、有效的手术方法，但是 LC 具有一定的潜在危险性。其并发症的发生率为 2%～5%。在 LC 开展比较早和好的医院，并发症发生率却低于 1%。手术操作引起的并发症主要有胆管损伤、胆瘘、出血、大脏器损伤等。预防并发症最重要的是正确选择病例，无禁忌证。只要操作正确，术中高度注意，大部分并发症可以避免。

（一）胆管损伤

胆管损伤，是指胆管的完整性受到破坏，是胆囊切除术最灾难性的并发症。除胆瘘造成胆汁性腹膜炎外，还可导致继发性胆管狭窄等。

1. 胆管损伤的部位与发生率　OC 误伤胆管最常见的部位是伤及肝总管、右肝管，而 LC 胆管损伤的部位以胆总管最常见。是误把胆总管作为胆囊管处理。一组文献报道胆管损伤 459 例，LC 胆管损伤率为 0.59%，其中胆总管为 271 例（0.35%），胆囊管 94 例（0.12%），变异胆管 48 例（0.06%），肝总管 38 例（0.05%），右肝管 8 例（0.01%）。另一组 12 164 例关于 LC 报道，胆管损伤 42 例，发生率为 0.35%。

2. 胆管损伤的原因

（1）Calot 三角严重粘连：结缔组织增生引起局部解剖变异，手术分离困难，易引起肝（胆）总管损伤。

（2）Calot 三角解剖变异：LC 时，胆囊向右上方被牵拉，致使 Calot 三角解剖位置改变，肝总管与胆囊管夹角变小，易将胆总管误认为较长的胆囊管钳夹或剪伤。

（3）手术失误：解剖 Calot 三角时过多使用电凝电切，容易引起肝（胆）总管灼伤或胆囊管残端坏死。

（4）出血：分离 Calot 三角时遇到明显的出血，因盲目电凝或乱上钛夹而造成胆管损伤。

3. 预防　预防的方法包括解剖清晰，操作分离精细，术中胆管造影等。

LC 时解剖胆囊管必须遵循胆管外科早已确定的原则：①术野暴露清晰，操作必须在清晰的视野下进行，镜头要清晰，焦距要合适，持镜者需及时调整视野远近，以确保 LC 在最佳视野下操作。②精细解剖，即使显露肝总管、胆总管、胆囊管的交接部，也必须看清三者的关系，才能切断胆囊管；如果三者间的关系不清，则宜采用逆行切除或顺逆相结合的胆囊切除法。必要时术中经胆囊或胆囊管行胆囊造影，也有助于防止发生胆管损伤。

（二）胆瘘

胆瘘，是指胆管的完整性尚存，但有胆汁流出，可继发于胆管损伤、胆囊管残端瘘或迷走胆管漏胆汁等。

1. 胆瘘的部位和发生率　胆瘘最常见的发生部位是胆囊管、胆囊床迷走胆管、胆总管、肝管等。Molfe 报道发生率为 0.25%～1.31%。

2. 胆瘘的原因　胆瘘的常见原因如下。

（1）钛夹因素：常因胆囊管过粗，使钛夹钳夹不全或钛夹滑脱。

（2）电凝因素：电凝、电切时接触钛夹导电致胆囊管残端坏死。

（3）迷走反射因素：胆囊床迷走胆管渗漏。

3. 合理选用止血方法　在分离胆囊管时应尽可能地少用电凝，以免损伤胆总管，用钛夹夹闭胆囊管时，一定要看到钛夹的头端，以免胆囊管夹闭不全。对个别因炎症水肿或过粗的胆囊管，最好采用 Reader 结结扎或缝扎，对较短的胆囊管应靠近壶腹部上钛夹。

（三）出血

LC 术中或术后大出血常因处理胆囊血管不完善，或损伤了其他较大的血管所致。这是 LC 严重的并发症之一。

1. 出血的部位和发生率　LC 术中出血一般分为渗血、小动脉出血、大动脉出血和静脉出血。小动脉出血的部位多为胆囊动脉或肝右动脉，穿刺损伤腹壁血管、网膜血管次之，甚至有时损伤腹主动脉、下腔静脉、门静脉及髂血管等引起大出血，有导致死亡的报道。Deziel 统计 77 604 例 LC 血管损伤并发大出血 193 例（0.25%）。

2. 出血的原因常见原因

（1）Calot 三角区出血：据 Deziel 统计 LC 并发大出血的 193 例中，Calot 三角区出血率占 62%，其中胆囊动脉出血占 22.8%，还有少数的静脉损伤出血占 1.4%。胆囊动脉出血多因胆囊动脉解剖结构和位置变异，术中关闭不完全；或胆囊动脉周围组织游离过于彻底，仅剩单根的动脉不易被钛夹夹紧，致钛夹易滑脱后出血。慢性或萎缩性胆囊炎，肝门区和 Calot 三角区粘连严重；或胆囊急性炎症期，胆囊和 Calot 三角区水肿充血，均导致解剖结构不清，分离组织时易损伤胆囊动脉。肝动脉出血多为肝右动脉解剖位置变异，分离 Calot 三角不清，致使损伤肝动脉，导致大出血。

（2）胆囊床出血：变异的胆囊动脉沿胆囊床进入胆囊壁，或异常增粗的血管交通支，因电凝不完全离断后回缩入肝组织内，而发生难以控制的大出血。

（3）肝组织损伤出血：分离 Calot 三角区及肝门区时，或分离胆囊时撕裂肝组织，一般电凝肝包膜或浅表的肝组织即能止血，但伴有肝硬化时，止血比较困难。

（四）大脏器损伤

这也是 LC 严重的并发症之一，发生率为 0.14%～0.2%。

1. 胃肠损伤　LC 在内脏损伤中尤以胃肠道损伤较为多见，引起胃肠道损伤的原因有手术器械因素和技术性因素；前者由于腹腔镜观察视野局限和器械性能问题容易损伤或灼伤邻近器官；后者常表现如下。

（1）腹腔内粘连及内脏下垂，穿刺手法不对或皮肤切口过小，穿刺用力过猛而损伤内脏。

（2）胆囊与邻近器官严重粘连，在勉强分离过程中，误将粘连的肠壁与粘连的结缔组织分离，造成胃肠损伤。

（3）在 LC 术中过分牵拉胆囊，撕裂肝脏、横结肠或十二指肠。

2. 肝损伤　肝意外损伤应仔细检查，若伤口深，用可吸收纤维素或微纤维包裹。术后注意引流管引流物的质和量。

（五）其他严重并发症

LC 也可能发生其他并发症。

1. 腹腔脓肿。

2. 切口疝。

（六）复杂病例并发症的预防

特殊病例并发症应采取如下措施。

1. 急性结石性胆囊炎　病变多由胆石嵌顿于胆囊管或胆囊颈引起，此时由于胆囊较大伴充血、水肿、胆囊壁增厚，Calot 三角缩短，解剖不清。可先在胆囊底部穿刺减压。如嵌顿结石近胆囊颈时，可用无损伤抓钳挤压胆囊颈内嵌顿的结石，使其松动退回胆囊，以便于夹持胆囊颈，显露 Calot 三角。对嵌顿于胆囊管近端的结石，应先切开胆囊管去除结石后再上钛夹。要确保胆囊管残端管长度大于 3mm，以免钛夹滑脱或伤及胆总管。如胆囊周围粘连严重，必要时可在适当位置放置第 5 个套管以协助显露。

2. 萎缩性结石性胆囊炎　因胆囊纤维萎缩，在分离胆囊周围粘连时，应紧贴胆囊壁进行；胆囊管内有结石嵌顿者，应逆行切除胆囊。若 Calot 三角粘连严重，解剖不清，可切开胆囊，去除结石，切除游离的胆囊壁，用电灼破坏残留在肝床上的黏膜组织，在胆囊颈处缝合或夹闭胆囊管。由于萎缩性胆囊炎的胆囊管常完全闭锁，若未能找到胆囊管，又无胆瘘者，可不必处理胆囊管，但必须置放引流管。

3. 有上腹部手术史　有过上腹部手术史的患者，原腹壁切口多有致密粘连，腹腔内其他处多为疏松的蜡状粘连。腹壁上第一个穿刺点应在远离原切口的部位最好 5cm 以上，必要时作直视下置入气腹针和套管针。

（李　强）

第二节　腹腔镜胆总管探查术

Halsted 曾经指出：任何胆管手术基本上都可称为胆管探查术，具体术式往往取决于探查结果。1889 年瑞士 Ludwig Courvoisier 成功施行了首例开腹胆总管切开取石术，从此开腹胆总管切开取石术一直作为治疗胆总管结石的标准术式。一个世纪以后，随着腹腔镜技术的迅速发展，1990 年 4 月首例腹腔镜胆总管探查术（LCBDE）得以成功开展，1991 年 Jacobs 等、Petelin 及 Philips 等先后报道了成功开展 LCBDE 的经验，1992 年国内张诗诚及胡三元等亦先后开展了 LCBDE。

一、胆总管结石的诊断

胆总管结石占胆石症患者的 5%～10%，占胆囊切除患者的 10%～15%。据美国国家健康研究所统计，全美每年发现大约 5 万例胆总管结石患者。如果按国内普查胆石症的平均检出率为 5.6%，胆囊结石并发胆总管结石占胆石症患者的 11%，那么我国患胆总管结石的患者数应为美国的 100 倍以上。胆总管结石的诊断大多在术前已经明确，而腹腔镜胆管造影及腹腔镜 B 超等术中诊断则弥补了术前诊断的不足。

（一）术前诊断

1. 临床表现　主要表现为腹痛、发热及黄疸，上述 Charcot 三联征是胆总管结石继发梗阻性胆管炎的典型表现。严重者表现为急性梗阻性化脓性胆管炎，需作解除梗阻及胆管引流紧急处理。胆总管结石的临床表现主要取决于继发梗阻及感染的程度，其诊断符合率仅约 45%。

2. 实验室检查　部分胆总管结石患者的肝功能检查表现为转氨酶、碱性磷酸酶及直接胆红素等指标升高，其中多项指标升高的诊断符合率明显高于单项指标升高。继发胆管炎可引起血常规升高，继发胆源性胰腺炎可引起血尿淀粉酶升高。

3. 影像学检查　主要包括 B 超和直接胆管造影。

（1）B 超：常规 B 超对胆总管结石的诊断符合率仅为 55%，因为胆总管中下段往往受十二指肠腔气体的影响。常规肝胆胰 B 超检查应特别注意胆总管的直径及异常回声以决定是否进一步直接胆管造影。

（2）直接胆管造影（ERCP 或 PTC）：虽然临床表现、肝功能酶学指标及常规 B 超为诊断提供了重要依据，但尚不足以诊断胆总管结石。胆总管结石的诊断主要依赖于直接胆管造影，其诊断符合率高达80%～95%。尽管如此，胆囊切除术中仍然发现 4%～5% 的所谓隐匿性胆总管结石，这种胆总管结石术前无任何临床表现，肝功能酶学指标及影像学检查亦无异常发现，大多是经胆囊管跌落至胆总管的低密度小结石。20 世纪 90 年代初期，欧洲及日本的一些中心在 LC 术前常规作胆管造影检查，结果显示80%～95% 的 ERCP 正常，因此 ERCP 适用于具有临床表现、肝功能酶学指标升高及 B 超显示胆总管扩张等情况。值得注意的是直接胆管造影检查的技术水平，因为假阴性结果往往导致漏诊，而假阳性结果将导致毫无必要的胆总管探查。

（二）术中诊断

1. 腹腔镜胆管造影　1934 年 Mirizzi 首次进行术中胆管造影以后，阴性的胆总管探查从 50% 下降到6%。20 世纪 90 年代初腹腔镜胆管造影技术的开展，不仅有利于发现胆管解剖异常及 LC 术中胆管损伤，而且有助于诊断隐匿性胆总管结石。然而，腹腔镜胆管造影受胆囊管解剖变异、对技术及器械设备要求较高及阴性率高等因素所限制。目前对是否常规行腹腔镜胆管造影尚无统一标准。对于术前怀疑而未确诊的胆总管结石可以选择腹腔镜胆管造影。

2. 腹腔镜 B 超　在腹腔镜胆管造影开展以后，超声技术及设备开始应用于腹腔镜外科，使腹腔镜B 超在胆总管结石的诊断方面扮演与腹腔镜胆管造影同样重要的角色，初步报道结果显示，其特异性高达 96% 以上。采用 7.5MHz 线阵腹腔镜探头直接扫描胆总管全程，向腹腔注入生理盐水充当介质，以避免探头压扁胆总管及减少腹腔气体的影响，可获得较高分辨率的图像；采用数码图像整合器可将腹腔镜和 B 超图像分别显示于同一显示器，达到"画中画"的效果。腹腔镜 B 超操作简便、安全、省时，可作为术中常规检查。

二、腹腔镜胆总管切开术

（一）适应证

1. 胆总管直径≥10mm。
2. 原发性或继发性胆总管结石，全身情况良好者。
3. 胆总管结石继发急性梗阻性化脓性胆管炎，通过经皮肝穿胆管引流（PTBD）或 EST 鼻胆管引流，全身情况好转者。
4. 胆管蛔虫。
5. 简单的左右肝管结石或肝总管结石。
6. LTCBDE 失败者。
7. EST 失败者。

（二）禁忌证

1. 胆总管直径＜10mm。
2. 胆总管结石并发急性梗阻性化脓性胆管炎，全身情况差，不能耐受手术者。
3. 复杂的肝胆管结石。
4. 先天性胆管畸形。

5. 胆管肿瘤。

6. 重要脏器功能不全或凝血功能障碍，不能耐受手术者。

7. 既往有上腹部手术史，估计腹腔粘连严重者。

（三）术前准备

1. 术前检查　以明确诊断，了解全身及重要脏器情况以正确选择手术适应证。

2. 控制感染　对胆总管结石并发胆管感染的患者，应根据胆管感染致病菌多为肠道阴性杆菌及厌氧菌的特点，合理选择生物利用度高、不良反应低的敏感抗生素；对没有并发胆管感染的患者，也应常规给予预防性抗生素；对并发急性梗阻性化脓性胆管炎的患者，可通过 PTBD 或 EST 并放置鼻胆管引流紧急处理，待感染控制、全身情况好转后再行 LCD。

3. 支持疗法　纠正贫血及低蛋白血症，纠正水电解质紊乱及酸碱平衡失调。

4. 护肝利胆　静脉输注 GIK 溶液及支链氨基酸，补充 B 族维生素、维生素 C，特别是维生素 K，口服护肝利胆药物。

5. 备皮　范围与开腹手术相同，注意彻底消毒脐部皮肤。

6. 交叉配血　手术一般不需要输血，但应常规准备浓缩红细胞或全血。

7. 置管　放置胃管及尿管。

8. 麻醉前用药　术前 30～60 分钟肌内注射咪唑安定 2～3mg，东莨菪碱 0.3mg。

（四）操作方法

1. 麻醉　一般采用气管插管全身麻醉。

2. 体位　患者取反 Trendelenburg 位（头高足低仰卧位），稍向左倾斜。

3. 手术器械　人工气腹及"4 孔法"放置套管、器械与 LC 基本相同，但最好使用 30°腹腔镜，一次性多口径的操作套管。

4. 胆总管辨认及切开　先切除并取出胆囊，但国外多数学者主张先不切除胆囊以留作牵引。穿刺胆总管抽出胆汁或穿刺孔有胆汁溢出即确认为胆总管。解剖胆囊管直至胆总管，用电钩切开胆总管前壁浆膜 1～2cm，电凝胆总管前壁小血管，注意保护胆总管前壁变异的胆囊动脉或肝右动脉。直接牵引胆囊或在胆总管前壁缝吊两针作为牵引，以钩状胆总管切开刀或微型尖刀挑开胆总管前壁，改用微型剪刀纵向延长其切口，至能够置入胆管镜取出结石为度，切口过长易造成出血、缝合困难及术后胆漏、胆管狭窄等并发症。胆总管壁多因炎症充血水肿，切开其前壁时应注意避免用力过度而伤及后壁和门静脉，胆总管切缘的出血点可用电凝或压迫止血。

5. 胆总管探查及取石　位于胆总管切口附近的结石，可用抓钳向胆总管切口挤压并直接取出，或用吸引器直接吸出。依次向胆总管上下段插入尿管或气囊导管，注入生理盐水反复冲洗胆管，可将大部分小结石冲出。用气囊导管或药物（胰高血糖素、硝酸甘油）扩张胆总管壶腹部，有助于小结石排入十二指肠。然而最直观、最有效的方法是采用纤维胆管镜探查及网篮取石，经右肋下锁骨中线套管置入胆管镜，依次向胆总管上下段探查，发现结石后以网篮套住取出，如难以套住亦可将结石推入十二指肠。对于难以取出的大结石或嵌顿性结石，可用抓钳直接抓碎，或采用激光碎石、液电碎石后逐步取出。检查取出结石的大小及数量，与术前、术中胆管造影及 B 超所显示的结果是否符合。

6. 胆总管缝合及 T 管引流　T 管的放置及胆总管的缝合是手术最关键、最困难的一步，需要精湛的技术和极大的耐心。根据胆总管直径的大小选择口径合适的 T 管，T 管的短臂宜修剪成较短的沟槽状，经剑突下套管将 T 管放入腹腔，将 T 管的两短臂耐心地依次放入胆总管切口的上下两端。以带细针的 1 号丝线或 4 - 0 可吸收缝线（Vicryl 或 Maxon 线），缝线宜剪短至 10～15cm，并以液状石蜡浸泡，间断缝合胆总管切口，边距及针距分别约 1mm 及 3mm，腹腔内器械打结。为简便操作，Philips 主张将 T 管放置于胆总管切口的最远端，在 T 管近端紧贴 T 管缝合一针固定，在胆总管切口的最近端缝合一针，然后在两针牵引线之间间断缝合胆总管切缘；Hunter 则主张将腹腔镜置于剑突下套管，而将持针器置于脐下套管，持针器与胆总管方向平行易于缝合胆总管切口。可经 T 管注入生理盐水检查胆总管缝合处有无渗漏。T 管长臂自右肋下锁骨中线之戳孔引出，Winslow 孔效置腹腔引流管自右肋下腋前线之戳孔引出。冲洗腹腔并清点器械后，拔除各套管结束手术。

（五）术后处理

1. 麻醉后管理　术后将患者送入麻醉复苏室，密切监护心率、呼吸、血压及尿量等指标，老年或有心脏疾病的患者需继续心电监护，发现异常情况及时处理。患者清醒后即可拔除气管插管。大多数患者不需术后镇痛。

2. 术后管理

（1）注意观察生命体征、腹部体征及引流管情况：术后 24 小时内禁食、胃肠减压、静脉补液，维持水电解质及酸碱平衡。对于并发胆管感染的患者应根据胆汁培养的结果选用抗生素，对于并发黄疸的患者应加强护肝利胆、营养支持及制酸剂保护胃黏膜等治疗。

（2）胃管及尿管：由于麻醉、手术时间较长，术中胆总管切开及胆汁污染腹腔等因素，一般术后需要胃肠减压，待有肛门排气且无腹胀、呕吐即可拔除胃管，给予流质饮食，并逐步恢复普通饮食。术毕患者清醒后即可拔除尿管。

（3）腹腔引流管：注意保持引流管通畅，观察引流液的性质和引流量。一般术后 48～72 小时引流量逐渐减少至数毫升，可拔除腹腔引流管。如引流量多应尽快查明原因，如为腹腔活动性出血或大流量胆漏等情况应开腹探查处理。

（4）T 管：术后 7～10 天若 T 管造影显示胆管无梗阻，则可间歇性夹闭 T 管，以利于患者术后恢复。T 管引流不畅时应通过 T 管造影查明原因加以处理：T 管堵塞应予冲洗，T 管折叠应予重新调整。由于腹腔镜手术损伤小，不利于腹腔粘连，从而影响 T 管周围窦道的形成，T 管的拔除时间相应延迟，一般在术后 1～2 个月。

3. 并发症的防治

（1）出血：术中止血不严、损伤变异的胆囊动脉及肝右动脉等是造成出血的主要原因，因此术中解剖细致以避免损伤上述结构及彻底止血，是防止出血的基本措施。腹腔如有活动性出血应尽快做开腹止血处理。

（2）胆漏：由术中缝合胆总管不严、损伤胆管及拔除 T 管过早所致。术中应避免过度解剖及电凝胆总管壁，经 T 管注入生理盐水检查胆总管缝合处有无渗漏，术后应适当延迟拔除 T 管的时间。小流量胆漏通过充分的腹腔引流多能自愈，大流量胆漏可通过内镜胆管内支架引流或鼻胆管引流处理，必要时需开腹处理。

（3）胆管残留结石：术中应检查取出结石的大小和数目，与影像学检查结果是否一致，尽量彻底取出结石。胆管残留结石可留待术后 EST 取石或 6 周后经 T 管窦道胆管镜取石。

（4）胆管狭窄：胆总管不扩张及缝合过多易造成胆管狭窄，可采用内镜胆管内支架及球囊扩张处理，严重者需内引流手术治疗。

（5）腹腔感染：腹腔残留结石、胆漏及腹腔冲洗不彻底均易导致腹腔感染，取尽腹腔残留结石、彻底冲洗腹腔、充分腹腔引流及根据胆汁培养结果合理应用抗生素，是防治腹腔感染的有效方法。

（6）其他的腹腔镜并发症：腹腔脏器损伤、伤口感染及皮下气肿等并发症的防治与 LC 相同。

（李　强）

第三节　胆道镜检查与治疗

Thornton 于 1889 年提出了观察胆管的设想，1941 年 Mclver 首先发明了仅能观察的硬式胆管镜，1953 年 Wildegans 设计了可用于治疗的硬式胆管镜，1965 年 Shore 和 ACMI 公司研制成功了软式纤维胆管镜，应用较之前更为方便。此后，一些国家相继研制出多种型号的胆管镜纤维胆道镜、电子胆管镜、经皮肝胆管镜（PTCS）、经口胆胰管镜（PCPS）、经口胆管镜（POCS）等。

胆管镜技术是内镜技术的重要分支之一。在诊断方面，其可直视胆管黏膜结构，对可疑病变获取细胞学和（或）组织学标本，以行病理诊断；在治疗方面，其可行胆管取石、碎石、狭窄扩张和支架置入等多种直视下的胆管腔内治疗。

硬性胆管镜只能应用于术中，目前已很少使用。软式胆管镜按应用技术又分为：术前胆管镜（包括胆管子镜、经皮经肝胆管镜）、术中胆管镜和术后胆管镜。

一、胆管镜检查

（一）胆管镜下正常胆管黏膜图像

胆管镜进入胆总管近肝段时，可观察到左右肝管的分叉部，形似支气管隆突，称为胆管第一隆突；进入右肝管后，可见前上枝和后下枝分叉处，称胆管第二隆突；再深入时可见到胆管第三隆突。左肝管亦可观察到类似的隆突，但变异较多。由于左右肝管有长短、分叉、走形等形态变异，在胆管镜下有时难以确定病变的具体部位，常需结合胆管镜进入胆管内的方向，并参考肝胆 CT、MRCP、T 管造影等检查结果方可判断。

肝内胆管黏膜呈灰白、淡黄或浅红黄色，表面光滑、平坦。肝外胆管黏膜为淡红色，至壶腹部，黏膜呈放射皱襞状，当胆管内压力增高时，黏膜皱襞消失。壶腹开口处可呈放射形、鱼口形或三角形等，并观察到 Oddi 括约肌收缩与舒张动态变化。

（二）胆管镜下病理性胆管黏膜图像

1. 炎症　胆管炎可以是急性或慢性，可以是全胆管炎性病变或局限性胆管炎。胆管炎除可观察到黏膜充血水肿、糜烂、溃疡、易出血外，还可观察到肉芽组织增生、黏膜肥厚和瘢痕形成。胆管炎常由感染、结石、胆管蛔虫、异物引起，病因去除、胆汁引流通畅后，胆管炎症表现可随之消退。根据胆管镜下表现可对胆管炎作出如下分类：

（1）卡他性胆管炎：胆管黏膜有充血、水肿、黏膜下有小点状溢血。

（2）纤维性胆管炎：胆管黏膜有黄色薄膜样纤维素沉积，胆管壁充血、溢血。

（3）纤维溃疡性胆管炎：胆管黏膜除有明显充血、溢血外，还伴有糜烂或溃疡形成，并有大量纤维素渗出。

（4）化脓性胆管炎：胆管内有大量黄绿色脓性渗出液、纤维脓苔。

（5）慢性胆管炎：胆管黏膜萎缩，瘢痕形成，管腔畸形等。

2. 结石　胆管结石可为继发性结石，但大多为原发性结石。继发性结石多为胆固醇结石，呈淡灰黄色，圆形、多面形或桑葚形。原发胆管结石多为胆色素混合结石，少数为含胆色素的黑色结石，亦偶可见到胆固醇结石。

一般来说，胆管镜检查时发现胆管结石并不困难，有时 B 超、CT 及 T 管造影等检查发现肝内胆管结石，然而应用胆管镜检查却未见结石，在此情况下通常只要仔细行胆管镜检查还是能够发现细小胆管开口的，开口处可见黄白色絮状物，头小尾大，状如"彗星"。此时可行球囊扩张开口后必定能取石，也可行取石网篮插入后套取结石进行扩张，往往取得良好效果。张宝善总结此种现象为"肝内胆管有彗星征必有结石，但不能逆反"，并命名为彗星征定律。

3. 狭窄　胆管狭窄可为肝内胆管狭窄、肝外胆管狭窄，也可为胆总管下端狭窄。多由结石、肿瘤、炎症，以及外伤和医源性等原因导致，最常见为结石所致。胆管狭窄根据狭窄的程度、性质和狭窄的形状分为不同类型。

（1）根据狭窄的程度

1）相对狭窄：此型狭窄系指该部胆管的内径尚在正常解剖范围之内，其近端的胆管相对扩张，邻近结石嵌顿的远端胆管相对狭窄。

2）绝对狭窄：即该处胆管内径绝对小于正常解剖数值。

（2）根据狭窄的形状

1）膜状狭窄：指该处胆管狭窄部很薄，状如薄膜，中央有一狭窄开口，影响胆汁引流和结石的排出。关于狭窄部位厚薄说法不一，有些小于1mm，也有些小于2mm。此型多为炎性狭窄，占肝内胆管狭窄的绝大部分，此型狭窄胆管造影常难发现。

2）管状狭窄：指该处胆管狭窄部位较长，形成管状。此型狭窄多发生在肝外胆管，多为手术损伤所致。近年来，随着腹腔镜胆囊切除术的开展，肝外胆管损伤率有明显增多。其他多由炎症、先天和肿瘤等因素引起。

（3）根据狭窄性质

1）良性狭窄：多为手术损伤或炎症引起，随着腹腔镜胆囊切除术的开展，肝外胆管损伤较为常见，其他有外伤、先天性疾病等。

2）恶性狭窄：由恶性肿瘤引起。

4. 肿瘤　胆管肿瘤可分为良性肿瘤和恶性肿瘤两种。胆管良性肿瘤较少见，应与炎性息肉样改变或肉芽组织相鉴别。有时在T管放置胆总管造口处可见有菊花样黏膜肿物，此为T管刺激黏膜所致之炎性肿物，不需处理，拔除T管后可自行恢复正常。

（1）胆管息肉：胆管息肉常位于肝内胆管，胆管镜下清晰可见黏膜呈圆形隆起，表面光滑，活体时有韧性，病理检查可确诊。

（2）胆管乳头状瘤：胆管镜下可见细小绒毛状隆起突出管腔，呈乳头白色，可胆管镜下取组织行病检确诊。

（3）胆管癌：多为腺癌，可位于肝内外胆管，胆管镜下可见病变呈菜花样，触碰时易出血，取活体组织行病理检查可确诊。胆管癌亦可表现为胆管局部的环状增厚，表面不平，胆管狭窄僵硬，甚至梗阻，梗阻以上胆管扩张并可与胆管结石并存，也可通过病变胆管壁取活检而确诊。

5. Oddi括约肌功能不良　胆管镜下见乳头开口张大，有瘢痕畸形，收缩功能消失，并因肠液反流而有胆管炎现象。

6. 胆总管囊肿　胆总管囊肿为先天性疾患，常表现为胆总管囊性扩张，其特点为胆总管末端失去正常漏斗形状，开口极小，偏于一边，不同于一般胆总管扩张。另外，可伴有肝门部狭窄和肝内胆管扩张。

7. 胆管出血　在胆管镜下见胆管黏膜充血、水肿、糜烂甚至发生溃疡，病变胆管有血块可见淡红的液体充满视野，经胆管滴注液体冲洗后可见病变的胆管有鲜红血液流出。

8. 蛔虫或异物

（1）蛔虫：胆管镜下见活的蛔虫呈乳白色、光滑、长圆形，虫体有弹性，蛔虫尸体则为暗绿色或黑灰色的扁长条形碎片。

（2）异物：在T管窦道进入胆总管处及肝叶切除术后的胆管断端有时可见到黑色的丝线结或蓝色无损伤缝线等。在窦道近胆管旁还可发现创面封闭胶，质地硬，黄色，有时误作结石，对于腹腔镜手术患者甚至可在胆管内发现钛夹。在一部分Oddi括约肌松弛或括约肌切开和胆总管十二指肠吻合术后的患者，在胆管内有时可见反流的食物残渣。

（三）适应证与禁忌证

胆管镜在胆管炎症、胆管结石、胆管狭窄、胆管肿瘤、胆管囊肿、Oddi括约肌功能不良、胆管出血、胆管蛔虫及异物等方面均有适应证及相应禁忌证，但术前、术中及术后侧重不同。

1. 经皮经肝胆管镜（PTCS）　经皮经肝胆管镜指先行经皮经肝胆管引流（PTCD），然后再行PTCD瘘道扩张，待瘘道被扩张至能容纳胆镜进入胆管时，再行胆镜检查和治疗，此种技术为真正的非手术方法，相对于术中、术后胆管镜而言，此种胆管镜技术又称术前胆管镜。

（1）适应证

1）胆汁淤积性黄疸，经B超、CT、ERCP或PTC等检查后提示有肝内胆管扩张而不能确诊者。

2）胆管肿瘤未能确诊，需行PTCS取病理诊断，或行肿瘤激光治疗、植入同位素粒子等。

3）胆管狭窄伴肝内胆管扩张者，包括外伤性狭窄、胆肠吻合口狭窄。

4）肝内胆管结石，年老及全身情况较差不能耐受手术，或多次手术患者不愿意再次手术同时伴有肝内胆管扩张者。或手术难以取净的复杂的肝内胆管结石。

5）肝内胆管蛔虫 ERCP 无法取出者。

（2）禁忌证：有出凝血机制障碍、肝功能衰竭、腹水、肝硬化门脉高压症、肝内胆管不扩张者，均不适合行经皮经肝胆管镜检查。

2. 术中胆管镜（IOC）　术中胆管镜，是指在胆管手术过程中，胆管镜可经胆囊颈管、胆总管切口或肝胆管切口处直接进入胆管进行检查和治疗，术中胆管镜可用软性胆管镜或硬性胆管镜来完成。其中软性胆管镜能进入扩张的肝内胆管，更好地达到诊治要求。

（1）适应证

1）胆总管切开探查手术者：胆囊结石术中需行胆总管探查或胆总管结石、肝内胆管结石的患者行胆总管切开探查，或经胆囊颈胆管探查时，均建议行胆管镜检查。有学者认为应严格控制此适应证，不应滥用，主要认为部分肝内胆管结石病例，术中一次难以取净结石，预定会残余结石，无必要为行胆镜取石延长手术时间，另外，术中胆管镜检查有污染腹腔的可能，并且术后胆管镜取石比术中胆管镜更加容易。建议有条件应行术中胆管镜取石，尽量减少残留结石，使胆管保持通畅，防止术后近期出现胆管炎、肝功能衰竭等发生而又不能及时行胆管镜检查而导致严重后果。

2）术前胆管疾病诊断不明者：术前诊断可疑胆管占位性病变（胆石、肿瘤）需术中明确诊断，以便制订手术计划、确定手术方式。另外，术中胆管结构显示不清、胆管变异、胆管损伤，难以完全判断胆管情况，术中可行胆管镜帮助诊断。

3）胆囊多发结石行胆囊切除手术者：胆囊多发结石怀疑有结石掉进胆总管，可行经胆囊颈管行胆管镜检查。

4）胆囊结石行保胆取石者：微创保胆取石术治疗胆囊结石是近年来开展的一种新的手术方式，虽然存在较多争论，但仍得到较为广泛的应用。其中最重要的在于术中行胆管镜检查及取石，避免胆囊结石残留。

5）胆囊结石并发胆总管结石行三镜联合手术者：三镜是指腹腔镜、胆管镜、十二指肠镜，胆囊结石并发胆总管结石者，术中应用腹腔镜切除胆囊、胆管镜取净胆总管结石、十二指肠镜置入鼻胆管引流，手术中一期缝合胆总管，不需置入 T 管引流，更符合胆管生理，减少患者痛苦、加速康复。

（2）禁忌证：无特殊禁忌证，能行胆管手术者即能行术中胆管镜检查。

3. 术后胆管镜　术后胆管镜（POC），是指胆管手术后再经胆管瘘道口插入胆管镜进行检查和治疗，其中最常见的为经 T 管瘘道插入胆管镜。术后胆管镜较术前、术中胆管镜应用更为普遍。其痛苦小，操作安全，不需麻醉、禁食水、住院，做完即走。一般认为，行单纯胆管镜检查应于术后 4 周开始，胆管镜取石应超过术后 6 周，过早开始胆管镜检查和治疗容易发生瘘道损伤。对于需多次胆管镜取石的患者建议每周 1 次，如出现发热等也可尽快再次行胆管镜检查取石。

（1）适应证

1）已知或可疑胆管残余结石。

2）T 管造影可疑胆管占位病变或提示肿瘤取病检确诊。

3）T 管造影提示胆管畸形。

4）T 管造影提示胆管蛔虫、胆管内异物。

5）胆管功能紊乱，需了解 Oddi 括约肌功能。

6）胆管狭窄或梗阻需进一步明确病因和治疗者。

7）胆管出血需明确病因和部位者。

8）行胆管镜选择性胆管造影，可做到明确病变所在胆管分支。

9）诊断硬化性胆管炎，可在胆管镜下直接取病检确诊。

10）胆管动力学的研究，通过胆管镜放置检测器具。

11）胆管肿瘤伴胆汁淤积性黄疸，未能行手术，可经胆管镜置支架保持胆管通畅性。

（2）禁忌证：一般认为术后胆管镜无绝对禁忌证，但有相对禁忌证。

1）全身情况差，腹水、低蛋白、贫血患者，窦道不牢固，容易出现窦道穿孔、断裂等，此时不宜行胆管镜，即使术后时间足够长仍需谨慎操作。

2）有明显出凝血时间异常者慎用。

3）有明显心功能不全者慎用。

4）胆管以外原因所致发热应暂停胆管镜检查，避免行胆管镜检查延误诊治及加重病情。如果考虑为胆管炎症所致，则应及时行胆管镜处理。

（四）并发症

术中胆管镜较为安全，一般未发生并发症，研究表明术中胆管镜未增加伤口感染率和胆管感染发生率。胆管镜并发症多发生在 PTCS 及术后胆管镜操作时，主要为发热和穿孔。有报道发生急性胰腺炎及迷走神经反射性休克等并发症，但极为罕见。

1. 发热　胆管镜检查治疗术后出现，一般在 38℃ 左右，也可出现高热，多为一过性。原因主要为滴注生理盐水冲洗胆管压力过高、时间过长等所致，部分患者为术后结石嵌顿引起。也可因为 PTCS 行穿刺造影时注射造影剂压力过高，造影后引流不畅发生。因器械消毒不严、术者没有严格按无菌技术要求操作所致的类型，随着胆管镜检查规范要求，目前较为少见。通常只要持续开放胆管引流，发热一般可自行消退，仅在部分持续发热、血象升高、胆汁浑浊患者建议使用抗生素。如考虑为结石嵌顿引起发热，可及时行胆管镜取石解除梗阻。

2. 窦道损伤　窦道损伤表现为窦道穿孔和断裂，胆管镜可进入腹腔肠管间隙，可见小肠段外观，同时胆管镜难以进入胆管内见到胆管结构（部分可以进入）。发生窦道损伤往往由于患者全身状况差、胆管镜检查治疗时间过早，此时窦道壁薄或形成不佳，窦道不牢固导致容易穿孔和断裂。另外，胆管镜操作不当，未能遵守视野"有洞方能前进"的原则以及取石时取石网套取结石较大，拉出窦道过程中用力过猛均易导致窦道损伤。关于如何防治窦道损伤，我们主张胆管镜检查至少要在术后 6 周进行，对年老体弱者适当延迟检查取石时间，同时要操作轻柔，缓慢进镜，切忌取石时强拖，进镜时硬捅。如果发生窦道损伤应立即停止纤维胆管镜检查取石，最好用胆管镜找到窦道穿孔处的胆管侧窦道开口，置入导丝将引流管插入胆管内引流，此时效果最好，患者几无症状，且可择期再次胆管镜检查。如果找不到胆管侧窦道，则就近置入引流管，保持引流通畅，可见到冲洗液流出，并密切观察腹部情况，必要时应用抗生素，定期复查腹部 B 超了解腹腔积液情况，一般能痊愈。

3. 出血　包括胆管出血与腹腔出血。胆管出血与患者凝血功能有一定关系。另外，因胆管内结石压迫胆管黏膜形成溃疡，或结石过大在网篮套取拉出相对狭窄部位（胆管、窦道）时，在胆管镜下碎石或狭窄胆管扩张时也引起胆管出血。胆管息肉或肿瘤的碰触或活检也可导致胆管出血。在行 PTCS 过程中穿刺肝胆血管、肋间血管或扩张窦道过程中可以引起出血，包括胆管及向肝周出血。胆管出血虽与患者凝血功能有一定关系，但主要还是与操作有关，因此建议胆管镜操作要轻柔，对结石大小作出准确评估，切勿暴力拖拉，在行碎石等治疗时应在可视范围内操作，切勿盲目，避免损伤周围胆管。对于发生胆管出血者，可在胆管镜下滴注去甲肾上腺素盐水冲洗，也可直视下行柱状球囊压迫止血，同时在止血后建议暂不继续行胆管镜检查，放置 T 管密切观察。

4. 胆瘘　窦道穿孔、断裂均可导致胆瘘，一般通过窦道置管引流可以痊愈。如果量较大甚至可引起胆汁性腹膜炎，病情较重，严重者需手术处理。PTCS 亦可出现胆瘘，与穿刺、扩管过程中胆汁流出或导管松脱等相关。穿刺扩管过程中胆瘘量较少，可密切观察，一般不需特殊处理，如导管脱落亦需酌情处理，此时窦道形成，一般尚未牢固，难以顺窦道再次行胆管置管，需观察局部情况及全身反应，必要时肝周置管引流或手术治疗。

5. 恶心、呕吐　较为常见，多在胆管镜检查治疗过程中出现，术后也可发生。多由检查过程中胆管镜直接刺激肝内外胆管，或者检查过程中滴注生理盐水过快、胆管压力过高所致。因此，在胆管镜检查过程中应轻柔操作，顺管腔进镜，减少对胆管刺激，同时减慢生理盐水滴注速度，遇患者反应较重时应停止诊治，往往症状可以迅速缓解。

6. 腹泻 亦较多发生，主要与胆管镜检查治疗时间过长，滴注生理盐水量过多有关。因此，建议一次胆管镜诊治过程中灌注生理盐水不超过 3 000mL。胆管镜检查时腹泻多为一过性，不需做特殊处理。

（五）胆管镜检查方法与操作方法

1. 经皮经肝胆管镜检查方法及操作技巧 先行 PTCD，在 B 超引导下进行，穿刺点选择距肝内胆管最近、胆管扩张最明显处；然后行 PTCD 窦道扩张，我们的经验是在 B 超引导下可以一次扩张至置入16F 导管，患者耐受良好，并无并发症发生。较多文献建议，1 周后进行逐级扩张，每周 1 次，直至更换 16F 导管，往往需 3 ～ 4 次。相较而言，"一步法"明显缩短行 PTCS 时间。待足够时间后行 PTCS，关于 PTCS 时间，我们仍建议在行 PTCD 6 周后进行，可根据患者营养状况等适当提前或延后。PTCS 术中注意动作轻柔，减少胆管壁及窦道损伤，术中酌情行取石、扩张等处理。

2. 术中胆管镜检查方法及操作技巧 术中胆管镜的插入可通过胆囊管残端和切开胆总管两种方法，通过开口进入胆管镜，根据病情可先观察胆管下端或上端，采用边观察、边注水的办法，若有胆总管结石时，可直视下或在镜下取出结石，动作轻柔，避免损伤胆管黏膜。如胆管镜发现为其他病变，则可酌情行相应手术治疗。术中胆管镜应避免操作时间过长，注入盐水过多导致胆汁溢于腹腔内污染腹腔，因此应随时吸引保持干净。

3. 术后胆管镜检查方法及操作技巧 术后胆管镜一般在 T 管置入 6 周后进行，如患者营养状态差及肝功能异常、腹水等应延迟进行，避免窦道形成不良。腹腔镜患者也建议适当延迟进行胆管镜。

术后胆管镜的检查顺序与 PTCD 顺序有所不同，一般是先进入肝外胆管，然后再进肝内胆管。应先明确肝外胆管是否扩张，有无结石、肿瘤等，Oddi 括约肌开口有无炎症、梗阻。若有结石并梗阻应先取出结石解除梗阻后再检查肝内胆管。

检查肝内胆管时，为避免肝内胆管迷路带来的定位错误和遗漏肝内胆管结石或其他病变，应首先熟悉和判定肝内胆管的解剖位置，判断结石后再取石为宜。切忌未查明全貌，见到结石就盲目套取，避免再次找结石时费时费力。

胆管镜可以到达病理扩张的Ⅳ级胆管，向下可到达胆总管下端，甚至穿过 Oddi 括约肌开口进入十二指肠，当胆管镜检查完毕时，需再次放置 T 管引流胆汁，防止术后发热，并为第二次取石或检查保持通道。

胆管镜检查后应再放 T 管并开放 12 ～ 24 小时，如患者无发热或腹胀、腹痛等则关闭 T 管。如出现发热等，则应持续开放胆管引流；如考虑发热为结石梗阻引起，应提前再次取石解除胆管梗阻。

二、胆管镜治疗

胆管镜检查是胆管手术术中、术后重要的检查方法，在胆管结石、胆管狭窄等治疗中发挥着不可替代的作用。

（一）胆管结石的胆管镜治疗

胆管结石最关键就是将结石取出。对肝内胆管结石而言，其治疗原则是取净结石，解除胆管狭窄，解除梗阻。对于手术中需要胆管镜取石的患者，如术前诊断胆管结石量少，可术中胆管镜一次取净结石；如果术中结石较多，部分结石嵌顿，建议术中应尽量在较短时间（避免导致手术时间过长）内多取出结石，特别是嵌顿结石，建议予以碎石后取出，避免术后胆管继续梗阻。一旦术后近期内出现胆管炎、肝功能衰竭等，如不能行胆管镜等治疗，将导致严重后果。

对于胆管镜术后残余结石的治疗，传统手术是术中"盲取"结石，放置 T 管，术后即使 T 管造影发现胆管有结石残留也无法取出，只能夹闭后拔出 T 管，待术后 3 个月再次手术。如果 T 管不能夹闭则更为痛苦，患者胆汁大量丢失，造成电解质紊乱及营养不良可能性增加，影响手术及治疗效果。术后胆管镜取石成功率高，安全易行，绝大部分患者无并发症，痛苦小，降低了胆管术后胆管残余结石的发生率，使患者避免遭受再次开刀之苦，是目前行之有效的治疗方法。

术后患者经过一次或多次胆管镜胆管取石后一般能取净结石，但部分患者仍存在取石不净及取石困难等问题，主要由于：

1. 部分患者术后胆管镜检查仅能窥见部分狭窄肝段肝管开口，甚至不能发现开口，而肝脏 B 超、CT 或行 T 管造影发现有残留结石，并且有时结石较多汇聚于某一肝段、肝叶。胆管镜因胆管变形较大而不能进入相应肝管；有时因肝内胆管结石填满，相应肝脏萎缩，肝管不扩张，即使行胆管镜下扩张等方法仍不能取出结石。因此，建议术者做好术前评估，需行肝部分切除术者应尽量行切除手术，不要过分依赖术后胆管镜取石。

2. 患者窦道过度弯曲、过长或与胆总管纵轴夹角过小　通常此种情况下行胆管镜取石十分困难，尤其是窦道与胆管夹角过小，形成锐角时，胆管镜甚至不能窥见窦道上方肝管及肝内胆管或窦道下方胆总管，导致取石失败。有时，即使胆管镜能够进入胆管，患者也需承受难以忍受之痛苦。此种情况较少见，偶尔出现，即使 T 管造影发现胆管末端或肝内胆管残留结石，也只能望"石"兴叹。因此我们亦认为 T 管放置不可随意，T 管长臂与胆总管垂直，T 管长臂在腹腔内应取直，避免弯曲，同时注意 T 管粗细适宜，使术后窦道短、粗、直，为术后胆管镜取石创造有利的条件。

3. 胆管内大结石或末端胆管小结石　取石较为困难，胆管结石的大小有绝对大小，也有相对大小。一般超过 1cm 结石即为大结石，取出较为困难。大结石网篮难以套取，有时即使取石网篮套住结石，也难以从胆管或窦道中拉出体外。相对大小是指结石相对胆管而言，结石稍大而胆管相对较小时，结石容易嵌顿，此时网篮不易张开，难以套住结石，即或套住结石也难以取出。总体而言，结石过大不仅取石困难，导致患者疼痛、恶心、呕吐等不适症状，而且易出现出血、窦道穿孔、撕裂等并发症。因此，对于较大结石，一般用活检钳、液电碎石、激光碎石等将结石破碎后取出，对于部分胆管狭窄，可行胆管镜直接扩张或套取结石后，适当用力拖拉扩张狭窄部位，还可用柱状球囊扩张狭窄胆管后取出结石。

胆管小结石有时是结石细小，因结石较小容易漏网，导致网篮难以取出。此时需助手配合，网篮半张，套取结石后及时缓慢收网常可成功。如果是结石处于胆管盲端，则可使用平头网篮套取，往往事半功倍。如果细小结石及胆泥较多，也可在胆管镜冲洗时张开取石网篮，患者咳嗽同时连同网篮迅速将胆管镜拉出体外，小结石亦可随之排出。此外还可以采取胆管镜下冲洗及抽吸等方法取石。另外，对于位于Ⅲ～Ⅳ级肝内胆管的小结石，胆管镜不能进入，无法直视下取石是造成结石残留的主要原因之一，也是胆管镜取石常见困难。通常只能尽量将胆管镜接近可疑细小肝管开口，将取石网插入该胆管后，半张开取石网篮并反复抖动将结石取出。

4. 胆管狭窄和胆管过度弯曲　是胆管镜取石困难常见原因，个别病例处理十分棘手可导致取石失败。膜状狭窄处理起来相对容易，有时用胆管镜镜端直接扩张即可解除狭窄，有时通过狭窄处伸入网篮盲视下套取结石，通过拖拉扩张亦可解除狭窄。而管状狭窄处理较为困难，有的肝内胆管重度狭窄，开口呈针尖状，勉强可进入取石网篮，此时可插入导丝然后在导丝引导下行柱状球囊扩张，对于大部分患者能够取得良好效果。对于肝内胆管或胆总管角度不佳，进镜过度弯曲时将导致胆管镜不能进入相应胆管，可采用取石网篮或导丝引导方法导入胆管镜直视下取石，一般能获得成功。

PTCS 治疗胆管结石与术中、术后胆管镜相比不尽相同，其特点是：胆管镜取石的顺序是先由肝外窦道进入肝内胆管取石，或者再进入肝外胆管寻找结石经由肝内取出。若结石较大，套住结石后切勿盲目硬拉硬拖，否则易引起肝内胆管或肝内窦道撕裂，有导致肝内大出血的危险，此时应用液电或激光等碎石设备将结石破碎后逐个取出。

（二）胆管狭窄的胆管镜治疗

胆管狭窄是胆管疾病常见的病理改变，大多可由肝胆病变引起，也可由其他疾病导致，如胃癌侵犯、胰腺癌、胰腺炎等。胆管狭窄的治疗一直是胆管外科的难题，外科手术治疗的方法主要为狭窄切除、胆管整形、胆肠吻合或带瓣修补胆管缺损等，但部分病例治疗效果仍不甚满意。

胆管狭窄根据病变性质，分为良性狭窄和恶性狭窄。良性狭窄包括炎性狭窄和外伤性狭窄，以及手术损伤。恶性狭窄由恶性肿瘤引起，多由胆囊癌、胆管癌、胰腺癌、壶腹癌、胃癌等恶性肿瘤压迫或阻塞胆管所致。为便于胆管狭窄的治疗，按狭窄所在胆管部位分为四级：

1. 1 级　狭窄发生在肝外胆管如胆总管、肝总管。

2. 2 级　狭窄发生在一级肝胆管，如左右肝管。

3. 3 级　狭窄发生在二级肝胆管，如右肝管前后支或左肝管内外支。

4. 4 级　狭窄发生在三级以上肝胆管分支。

通过 B 超、CT、ERCP、MRCP、PTC、胆管造影和胆管镜等检查可作出胆管狭窄的诊断及明确具体部位，但有时单独行一种检查方法可能导致假阴性或假阳性。如结石堵塞胆管某一分支或胆管狭窄严重造影剂充盈不良，也会遗漏病灶。因此，有时诊断胆管狭窄要依靠造影、B 超、CT 等影像检查与胆管镜检查相结合。

胆管狭窄的胆管镜治疗根据狭窄的部位、级别、形状、性质、程度，以及是否带有胆管引流管，采取不同的内镜治疗方法。

对于良性胆管狭窄，除终末胆管狭窄对肝脏病理生理影响较小可以不予处理外，其他级别胆管狭窄均建议积极治疗。采用胆管镜直接扩张、扩张导管扩张或柱状球囊扩张一般可解除狭窄。管状狭窄也可以根据情况，放置塑料支架或塑料导管支撑解除梗阻症状，更甚者还可放置带膜金属支架。对于胆管狭窄手术患者，术中或术后应用胆管镜可直视下解除狭窄或放置支架，而未行手术者则可通过 PTCS 直接扩张狭窄或放置支撑解除梗阻症状，如果联合 X 线监测可达到更佳的效果。

对于恶性胆管狭窄，虽然治疗仍以手术为主，但根治性切除率低，多数患者只能行姑息性治疗。对于术中不能行根治手术且不宜行胆肠吻合的病例，可术中切开肝外胆管，在胆管镜引导下向肝内或胆总管下段放置塑料支架、金属支架或支撑引流管等。在部分未行手术患者，除应用内镜逆行胰胆管造影（ERCP）技术放置支撑外，亦可采用经皮经肝胆管镜（PTCS）技术放置胆管支架、导管内引流或外引流治疗。另外，采取术后胆管镜或 PTCS 技术还可以行胆管内射频消融治疗，能够使电极周围肿瘤组织坏死，改善胆管通畅性。此技术副作用小，操作安全，可反复操作，效果良好。在恶性胆管狭窄患者，通过应用胆管镜技术可消融部分肿瘤组织、解除胆管梗阻，进行胆管引流，使黄疸减退和肝功能恢复，可改善患者生活质量，延长患者生命。

（三）胆管肿瘤的胆管镜治疗

胆管肿瘤分为良性肿瘤和恶性肿瘤。良性肿瘤最常见是乳头状瘤，肝内外均常见到，恶性肿瘤以肝门部胆管好发。胆管肿瘤应首选手术治疗，但部分胆管肿瘤患者由于病变范围广、周围侵犯、远处转移及自身状况等原因，无法行手术切除或未能得到根治。如果患者胆管梗阻不能有效解除，将导致肝功能衰竭等严重后果。对于此类患者，应用胆管镜可以较容易地解除梗阻，减轻黄疸，改善肝功能，维持水电解质平衡，有效地改善患者生存质量，延长患者生命。

胆管镜下胆管肿瘤治疗主要采用激光和射频治疗。对于术后放置 T 管患者，术后经 T 管窦道胆管镜操作管道内置入激光光纤，有些较小肿瘤一次就可消除。对于多发肿瘤或较大肿瘤可反复进行激光治疗。而对于有些环状生长肿瘤，尤其是有胆管梗阻患者比较适合射频消融治疗，即在胆管镜直视及 X 线监视下置入导丝通过肿瘤狭窄处，然后跟入射频电极进行射频治疗，不仅可有效治疗肿瘤，还可明显改善胆管梗阻。对于一些不能行手术切除以及无法手术进行胆管造瘘患者，除 ERCP 进行治疗外，同样可经 PTCS 进行激光及射频治疗。

胆管镜下支架植入术亦是胆管肿瘤治疗重要方法（见胆管狭窄），支架植入主要目的是维持胆管通畅，对肿瘤生长无直接作用，但能够有效解除胆管梗阻、控制胆管感染，改善肝功能，从而获得较好的治疗效果。

（四）胆管镜取胆管异物

胆管异物包括术中缝合线头、钛夹、反流的食物残渣等，本篇将胆管蛔虫归于异物。胆管异物留于胆管易形成结石，必须取出。目前胆管蛔虫较为少见，胆管镜检查可能见到蛔虫活体及死亡虫体，均需取出，一般胆管镜直视下用取石网篮或活检钳容易取净。

（五）多镜联合应用治疗胆囊结石、胆管结石

胆囊结石治疗方法一般是手术切除胆囊，但除胆管损伤等手术相关并发症外，还可引起消化不良、

腹胀、腹泻，胆汁反流，结肠癌发病率增加，胆囊切除术后综合征等远期并发症。因此，保胆取石手术治疗胆囊结石有着广泛的应用市场。此方法要点是腹腔镜下胆囊切一小口进入胆管镜，取净并确保胆囊无结石残留。保胆取石具有安全、保留胆囊生理功能等优点，但仍然存在结石复发及胆囊炎再发可能，应予以权衡选择，不宜一味行保胆取石手术。可以明确的是，对于胆囊萎缩、胆囊已无功能或可疑癌变者，应毫不犹豫行胆囊切除手术。

胆管结石术中应用胆管镜取出结石后，一般需行T管引流，但其导致胆汁丢失过多、电解质紊乱、生活不便等问题。目前，一部分患者可行腹腔镜下经胆囊颈管取净结石，切除胆囊，不需行胆管切开。对于部分不适合经胆囊颈管取石患者，如胆囊颈管细小者，可行胆总管切开后胆管镜取石，然后在十二指肠镜辅助下置入鼻胆管引流，一期缝合胆总管。也有报道，采取不放置鼻胆管而一期缝合胆总管的方法。该手术要点是术中胆管镜检查，确保无结石残留。腹腔镜下经胆囊颈管胆管镜取石及腹腔镜联合胆管镜、十二指肠镜取石、胆总管一期缝合手术均为微创操作，不放置T管，患者舒适性好，住院时间短；同时保留胆管的完整性及线头等异物存留从而减少结石复发，与传统手术相比有明显优势。

（六）胆管镜在胰腺疾病中的应用

1. 胆管镜在胰管结石治疗中的应用　胰管结石发生率不高，但常引起较严重的后果，如腹痛反复发作，进行性胰腺功能损害，慢性胰腺炎加重，甚至诱发胰腺癌等。胰管结石的治疗手段包括内科保守治疗、内镜介入治疗和外科手术治疗等方法。内科保守治疗主要采用的是对症治疗，不能取得根治效果。欧美等发达国家普遍提倡内镜介入治疗胰管结石，如内镜胰管切开取石（ES）、体外震波碎石（ESWL）、ESWL加ES等。近年来的观察发现，ES和ESWL等介入手段在疼痛缓解、结石复发、生活质量等方面劣于手术治疗，且对于采用药物治疗的顽固性慢性胰腺炎而言，手术治疗是治疗标准。

对于胰管结石的外科治疗，既要尽可能取尽结石，又必须纠正胰管的狭窄和梗阻。胰管切开后胆管镜可在直视下进行取石，若铸型结石或结石较大，可液电碎石后取出，取石方便、快捷且彻底，避免因强行取出嵌顿结石可能导致的大出血，同时可最大限度地取出胰管内结石。胆管镜还可对胰管全程进行观察，有利于发现狭窄部位及确定胰管切开范围，能够做到最早最彻底的解除胰管梗阻，最大限度地保护残存胰腺的功能。

2. 胆管镜在急性胰腺炎中的应用　多器官功能障碍及继发的胰周严重感染是急性重症胰腺炎的主要威胁。近年来，随着对病情认识的进步，大部分急性重症胰腺炎患者可安全地度过早期的多器官功能障碍，而其继发的胰周感染却是目前急性重症胰腺炎患者最常见、最难处理的死亡原因。继发的胰周感染对机体的危害主要有以下几个方面：其一，胰周聚集的坏死组织及积液是体内致命的感染源，不及时有效地引流或清除，只能进一步加重机体内的感染；其二，此种胰周积液内含有大量的胰液成分，不及时清除可进一步腐蚀邻近组织，导致大量胰周组织坏死；其三，腹膜后的坏死组织及积液可刺激腹腔神经，引起肠麻痹，加重患者腹胀症状，造成腹内压增高，严重者可致呼吸及心功能障碍。

对于难以控制的胰周感染，治疗以开腹手术清创为主。临床实践表明，不论应用何种引流管，采用何种引流方法，对于急性重症胰腺炎继发的胰周感染坏死病灶而言，由于胰周感染坏死的组织通常呈固体状或"烂棉絮"状，术后将胰周感染坏死的组织及时、有效地引流至体外是非常困难的。在术后待腹腔引流管周围已形成良好的纤维结缔组织包裹时拔除引流管，也可以是通过超声引导穿刺置管后建立窦道，将胆管镜插入引流管窦道，并沿窦道缓慢进入感染灶内，用大量生理盐水对脓腔进行冲洗，将脓腔内淤积的脓液及脱落的坏死组织冲至体外，也可采用活检钳适时将坏死组织清除到体外。胆管镜对胰周感染灶进行反复、多次清创，可取得具有开腹手术清创及手术后引流管引流难以达到的临床效果。

（七）胆管镜在肝脓肿治疗中的应用

肝脓肿有效的治疗方法是保持引流通畅和彻底清除坏死物，常见的处理是使用抗生素联合超声引导下穿刺，脓肿引流，部分需手术。由于超声引导下穿刺置入的引流管直径有限，通常为7Fr，且有些脓肿为分隔，引流不彻底，感染无法有效控制。因此采用如同PTCS窦道扩张相同的技术，经超声引导下穿刺所建立的路径，分次、逐级扩张窦道到16Fr，然后置管引流、冲洗，并择期行胆管镜脓腔检查及清除坏死组织。在此类患者可酌情多次进行胆管镜治疗，达到治疗目的。

（八）腹腔内局限脓肿处理

有极少数患者术后出现局部感染、脓腔形成，但引流管引流不畅，如再次手术创伤较大，且有些患者不宜再次手术，此时可以使用胆管镜技术，拔除腹腔引流管，对局部进行探查、冲洗、清除坏死物及异物。笔者曾经治疗一例病例，患者脾切除后反复发热，引流管引流不畅，影像检查发现不均质包块样改变。我们拔出引流管后经窦道进入胆管镜检查发现脾窝处有大量异物（考虑为止血材料），予以清除异物并再置入引流管，后患者痊愈。

（九）胆管镜的其他用途

主要是指胆管镜在其他专业的应用，如替代肾镜进行肾术后残余结石取石，替代膀胱镜、气管镜进行膀胱及气管的检查治疗。在妇科方面还可行阴道及子宫检查和治疗。随着内镜发展越来越专业化，目前较少应用胆管镜替代进行诊治。

（翟　润）

第四节　急性胆囊炎的腹腔镜胆囊切除术

急性胆囊炎时胆囊壁呈显著的充血水肿，重者有脓性纤维素样渗出甚至发生囊壁坏死；囊内充满脓性或柏油样稠厚胆汁；胆囊周围组织则表现为充血水肿；胆囊可与网膜、胃、十二指肠等发生疏密不等的粘连，甚至被这些组织器官包裹，严重者可形成胆囊周围脓肿，往往需急诊手术。

Calot 三角区多见的表现是充血水肿，少数可有较致密的粘连。有此型病变的患者往往有急起的腹痛，超声可见充血水肿后增厚的胆囊壁形成的"双边影征"，囊内胆汁透声一般较差。仅有充血水肿的 Calot 三角区分离并不十分困难，此种情况下的 LC 也常常相对容易些。

一、操作方法

1. 建立气腹、trocar 置入。
2. 分离粘连　由胆囊底部开始，紧贴胆囊壁进行分离胆囊周围及三角区的胆囊与网膜、结肠、胃窦或十二指肠粘连。
3. 胆囊减压　胆囊显露后，于胆囊底部以超声刀切开胆囊壁，将冲洗吸引器插入切口内，吸出胆囊内容物，以减低胆囊壁张力。
4. 显露 Calot 三角至取出胆囊。
5. 术区充分冲洗，止血，胆囊床处置胶管引流管一枚，自右下腹切口引出并固定，拔除各个 trocar，术毕。

二、术后处理

术后 6 小时可离床活动，术后第 1 天可进半流食。术后 48～72 小时视引流情况拔除引流管，术后第 3 天切口处换药。

（王孝伟）

第五节　胆囊管或壶腹结石嵌顿的腹腔镜胆囊切除术

胆囊管或壶腹嵌顿结石继发的胆囊急、慢性炎症是胆囊病变中较为复杂中的一类，胆囊嵌顿结石的 LC 也因而成为各类 LC 中最为困难的一种。其并发症发生率、中转开腹手术率要远高于其他类型的 LC。因此，在开展 LC 的初期，胆囊嵌顿结石被列为 LC 的禁忌证。

在胆囊壶腹或胆囊管，或同时在这两个部位都有嵌顿的结石，可造成胆囊在慢性炎症的基础上反复发作急性炎症。胆囊及周围组织的充血、水肿、化脓、局灶性坏死等急性炎症与机化、纤维修复等慢性病变交替进行，使胆囊壁、Calot 三角区及胆囊床可在显著纤维化增生的同时，并发以充血为主的急性炎症改变。胆囊与邻近的网膜、结肠、胃、十二指肠等形成致密的粘连。如嵌顿的结石体积较大，则肿大而难以夹持的胆囊及巨大的嵌顿结石给 Calot 三角区的显露带来很大困难，纤维化致密粘连的三角区不仅难于分离，而且纤维收缩的结果使肝外胆管与胆囊壶腹之间的空间变狭小，大大增加了手术的风险，经验不多的术者往往被迫决定中转开腹。

操作方法如下所述：

1. 建立气腹、trocar 置入。

2. 分离粘连。

3. 胆囊减压　胆囊显露后见胆囊颈部嵌顿结石，于胆囊体近颈部切开胆囊壁，用冲洗吸引器吸出胆囊内容物，减低胆囊壁张力。

4. 剥离胆囊　以超声刀或冲洗吸引器做锐性或钝性分离，将胆囊自肝床上剥离至胆囊 Calot 三角平面。

5. 分离 Calot 三角区　找到肝总管后，在其外侧缘沿胆囊侧锐性或钝性分离，显露胆囊 Calot 三角区。以超声刀紧贴嵌顿结石近壶腹一侧线型切开胆囊浆膜，继以吸引器头逐步推开胆囊壶腹、胆囊管表面的浆膜和三角区浅层的腹膜组织，充分显露出壶腹－胆囊管交界部并敞开三角区深面，再分出胆囊管及胆囊动脉，以超声刀离断胆囊动脉。

6. 嵌顿结石的处理　以剪刀剪开胆囊管少许，以无损伤钳夹住胆囊管根部，将结石取出；或先在嵌顿结石远端离断胆囊管，用剪刀剪开近端胆囊管少许，无损伤钳夹住胆囊管根部，逐步向胆囊管切口挤压，直至将结石挤出，以圈套线双重结扎近端胆囊管，但此种方法应视嵌顿结石部位慎重应用，否则易致术后胆囊管残端漏。

7. 切除胆囊　充分显露胆囊管与胆总管间的关系，用超声刀切断胆囊管，将胆囊及取出结石装入标本袋，自剑突下穿刺孔取出。

8. 残余胆囊管的处理　生理盐水冲洗胆囊管黏膜腔，将已切开的保留部分胆囊管壁对拢缝合，在胆囊管距胆总管 0.5cm 处夹闭或圈套线结扎胆囊管残端。

9. 术区充分冲洗，止血，胆囊床处置胶管引流管一枚，自右下腹切口引出并固定，拔除各个 trocar，术毕。

（袁　博）

第六节　萎缩性胆囊炎的腹腔镜胆囊切除术

萎缩性胆囊炎有两个基本的病理改变：①胆囊体积不同程度的缩小。②胆囊壁组织有明显的纤维化并增厚，正常的组织层次消失，胆囊内胆汁或积液很少。后一种病理改变更为重要。根据胆囊萎缩的程度，可将其分为两种类型：①小体积萎缩，胆囊体积在 3cm 以下，胆囊内结石多为 2cm 以下的单发结石或数枚小结石，胆囊萎缩变形为"杨梅"状。②大体积萎缩，某些类型的萎缩胆囊，其体积的缩小并不明显，甚至比某些非萎缩胆囊还大，囊内除了充满结石以外，几乎没有胆汁或积液，胆囊壁呈显著的纤维增厚。

胆囊萎缩是胆囊反复炎症，结石反复嵌顿的结果，因而胆囊与周围组织脏器之间会有程度不等的粘连，轻者呈疏松的纤维粘连，重者可呈无间隙的致密瘢痕粘连。十二指肠、横结肠、胃窦等也常常与胆囊粘连。在重要的 Calot 三角区内，病变程度依粘连的轻重可分为以下 3 种：①Calot 三角区无明显粘连，解剖尚清晰。②三角区内有疏松的纤维粘连。③Calot 三角区内呈瘢痕样致密粘连。

一、操作方法

1. 建立气腹、trocar 置入。

2. 分离粘连。

3. 剥离胆囊　因胆囊萎缩，难以满意地显露出胆囊三角区，故多数情况下需逆行切除胆囊。先以超声刀剪开胆囊底部浆膜。以超声刀或冲洗吸引器做锐性或钝性分离，将萎缩的胆囊，自肝床上剥离至胆囊 Calot 平面（图 14－1）。

4. 分离 Calot 三角区　找到肝总管后，在其外侧缘沿胆囊侧锐性或钝性分离，显露胆囊 Calot 三角区。以超声刀紧贴嵌顿结石近壶腹一侧线型切开胆囊浆膜，继以吸引器头逐步推开胆囊壶腹、胆囊管表面的浆膜和三角区浅层的腹膜组织，充分显露出壶腹－胆囊管交界部并敞开三角区深面，再分出胆囊管及胆囊动脉，以超声刀离断胆囊动脉（图 14－2）。

5. 胆囊切除　钝性分离胆囊管，充分显露胆囊管与胆总管间的关系，以超声刀切断胆囊管，以圈套线双重结扎近端胆囊管。

6. 将胆囊装入标本袋，自剑突下穿刺孔取出，术区充分冲洗，止血，胆囊床处置胶管引流管一枚，自右下腹切口引出并固定，拔除各个 trocar，术毕。

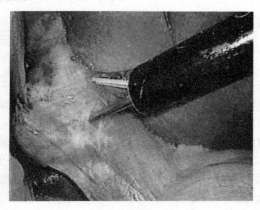

图 14－1　剥离胆囊

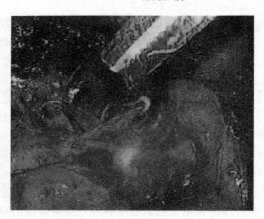

图 14－2　超声刀离断胆囊动脉

二、术后处理

术后 6 小时可离床活动，术后第 1 天可进食半流食。术后 48 ～ 72 小时视慢引流情况拔除引流管，术后第 3 天切口处换药。

（秘泰云）

第七节 保胆取石术

胆囊结石是影响人类健康的常见病、多发病，目前的治疗无论传统的手术方式还是腔镜治疗都要切除胆囊。随着对胆囊功能的深入研究，保胆治疗正在成为胆管外科新的发展方向。

一、保胆的原因

（一）胆囊炎症能够得到治愈

站在病理生理层面来看，所有炎症都具有可逆性。消除刺激结石的因素是对胆囊黏膜炎症进行治疗的最佳措施，如果再辅助抗生素进行治疗的话，则大多数炎症都能得到治愈。

（二）胆囊结石主要来自肝脏部位，由病理性胆固醇代谢引发

由近年的相关研究可得出，胆囊结石主要由成石性胆汁及胆固醇血症引发。胆囊结石包括两类，即胆色素及胆固醇结石，二者都来源于肝脏。临床上通常都是存在胆汁的部位就有形成结石的可能，所以才有胆囊结石、肝内结石及胆总管结石三类。胆囊很无辜，属于受害者。

（三）切除胆囊的不良反应

1. 胆汁反流性胃炎及食管炎　切除胆囊会削弱胆汁储备功能，引发胆汁与进食密切相关的断续排泄转换为不间断的排入十二指肠，这样反流入胃的概率上升，最终引发反流性胃炎及食管炎。

2. 消化功能较差，腹胀及腹泻　若胆囊切除后，肝脏依旧不间断分泌胆汁，由于没有地方可以存放，这时不论人体是否真正需要，都只能不停地排入肠道，造成浪费，导致很多病理生理改变：当进食大量脂肪及大量蛋白时，往往需要很多胆汁来促进消化，但是此刻身体内部已没有"足够胆汁"，因此只能承担腹胀、腹泻及消化不良的恶果，严重时甚至不能进食任何油、肉。如果强迫进食，就会导致脂肪泻症状的频繁发生，这是内科一个非常棘手的问题。

3. 切除胆囊会损伤胆管及其他一些组织器官　切除胆囊时，因为 Calot 三角非常重要，此外由于局部组织会出现变异及其本身所具有的粘连性，致使切除胆囊后势必损伤血管、胆管、胃肠及肝管等，严重时甚至引发死亡。

4. 切除胆囊后出现胆总管结石的发生率大大提升　切除胆囊后，对胆管内压力进行调节以确保压力平衡的作用消失，肝脏持续分泌而出的胆汁持续不断的通过 Oddi 括约肌这一开口进到十二指肠腔中，因开口太窄，排泄阻塞，持续一段时间后，胆总管就会出现代偿性扩张，这时由于 Oddi 括约肌开口过于狭窄，需要快速排泄的胆汁流就会呈现出涡流状，进而形成结石。

5. 切除胆囊后的综合征　胆囊还有一个主要功能，即对胆管内压力进行调节，以确保压力平衡，如果肝内及肝外胆管压力上升，胆囊能够容纳及浓缩的胆汁就会增多，有利于保持胆管压力平衡。切除胆囊后，对压力进行调节的作用消失，胆管内压上升，胆总管出现代偿性扩张，此时稀胆汁不通过胆囊的浓缩及储存，而是直接通过十二指肠乳头进到十二指肠中，增加乳头负荷使其在高压下工作，易引发乳头炎及括约肌痉挛，进而引发右上腹痛（不易于诊断），这就是切除胆囊后的综合征，该症状目前还是临床治疗中的一个难点。

二、保胆取石术的适应证与禁忌证

对于不同的胆结石患者，权衡利弊，正确选择手术方式，是患者能否受益的关键。尽管保胆手术具有不少优势，但也应在手术适应证范围内开展。

（一）适应证

1. 通过 B 超及其他一些影像学诊断为胆囊结石，患者没有或存在程度较轻的临床症状。

2. 相关证据可证明胆囊还存在一定的功能或取石术完成后胆囊功能会得到恢复。

3. 不管是胆总管还是胆囊管都保持通畅。

4. 保胆要求明确。

（二）禁忌证

1. 胆囊壁发生局限性变厚不能排除胆囊癌。

2. 胆囊出现肿瘤性息肉，通过病理提示可提示属于重度不典型增生或已确诊为癌变。

3. 瓷化性及萎缩性胆囊炎。

4. 由胆囊结石导致的急性胰腺炎、急性坏疽性及化脓性胆囊炎，或其他一些严重的伴随症状。

5. 胆总管及胆囊管发生梗阻，但又无法在第一时间解除。

6. 胃大部切除或接受了胃空肠吻合术的患者。

三、保胆采取的基本方式

碎石、排石及溶石法效果不显著；保胆手术主要有旧式及新式保胆取石两类。

（一）旧式保胆手术

胆囊造瘘取石术往往带有很大的盲目性，不能保证结石完全取净，具有很高的残留率，此外由于创伤大及粘连重，致使手术结束后给胆囊功能造成较大的影响。

（二）新式保胆手术

目前微创内镜保胆手术术式主要有小切口内镜保胆取石术、腹腔镜辅助的小切口内镜保胆取石术和完全腹腔镜内镜保胆取石术。根据不同个体、不同医疗技术条件选择，按照贯彻微创的理念和有利于胆囊功能恢复的原则选择术式。任何微创内镜保胆手术术式都要求确保胆管通畅、确保手术安全、确保取净结石，并以镜下检查未见任何胆泥沙为标准。

1. 小切口保胆取石术　适用于胆囊底位于肋弓下，腹壁比较薄的患者。术前需要 B 超确定胆囊底位置，肋缘下腹壁作小切口，2～3cm，将胆囊底提到腹壁，切口插入胆管镜直视下取石。操作方便、快捷、腹腔内不积液、费用少。但胆囊底位于肋弓内者，操作困难，有时牵拉过度，可引起胆囊床撕裂出血。

2. 腹腔镜辅助的小切口保胆取石术　术前无须行胆囊底 B 超定位。在腹腔镜下确定胆囊底的腹壁位置，操作如上。其优点是一旦发现胆囊底位置在肋弓内，可用完全腹腔镜下经胆管镜取石。缺点是患者需全身麻醉与作气腹，费用稍增加。

3. 完全腹腔镜下保胆取石术　适用于任何位置的胆囊，无论结石大小、多少，适应范围最广。全部操作在腹腔镜下进行，通过 3 个 5～10mm 鞘管，用纤维胆管镜腔镜下操作取石，腹壁伤口最小，美容效果最好。但对医生的腹腔镜技术要求较高，需镜下缝合胆囊切口。

四、腹腔镜联合胆管镜保胆取石术

腹腔镜联合胆管镜保胆取石术简单、安全、创伤小、疗效确切，并能保留胆囊功能，是治疗胆囊结石的一种有效的微创手术方式，值得推广应用。

（一）术前准备

术前使用 B 超了解胆囊大小、胆囊壁厚度、结石的大小及数目，并定位胆囊底。

（二）麻醉方法

气管插管静脉复合全身麻醉。

（三）操作方法

取头高双腿分开位、术者站于患者两腿之间。首先于脐孔处穿刺，建人工气腹，然后经脐下置戳壳，插入腹腔镜，探查胆囊病变情况，确定能否保胆。第二孔置于剑突下 2cm、肝圆韧带右侧，置 10mm 戳壳，第三孔置于脐旁右上缘 5 厘米，置 5mm 戳壳，使与前述 2 孔成等边或直角三角形。各戳壳成功置入后，将纱布 2 块及标本袋经 10mm trocar 送入腹腔，一块纱布置小网膜孔处，以防止胆汁流入小网膜腔，同时也有向前推挤胆囊管的作用，以防止操作时结石被挤进胆总管。另一纱布围于胆囊底部，将标本袋置于胆囊右下方。将胆囊底部浆肌层缝合两针，作为牵引线，于腹壁拉出。在两缝线间用穿刺针穿刺抽尽胆汁，再注入生理盐水冲洗，然后在两线间用电钩在胆囊底部切开 1.5～2.0cm，插入纤维胆管镜观察，用取石网或取石篮套取结石（如结石过大，则用气压弹道击碎后取出，如系细小泥沙结石则用负压吸出），彻底取净胆囊内结石后，仔细观察胆囊管开口处有无胆汁流出，如无则考虑胆囊管处可能有结石嵌顿，需将网篮伸入胆囊管内，探查、取石，直至看到胆汁流出；对于胆囊壁黏膜附着的胆泥或结晶用自制胆管镜刮匀刮除。用 3－0 可吸收线全层缝合胆囊底部切口并做浆肌层包埋，以避免与周围组织粘连，影响胆囊的收缩功能。上述操作完毕后，吸净积液，再用腹腔镜探查胆囊周围，仔细观察有无胆漏、出血及肝床损伤，然后将大网膜覆盖于胆囊底部切口处，逐层缝合三处小切口，手术完毕。

（四）术后处理

术后予常规抗感染 2～3 天，无须做其他特殊处理。术后次日即可进半流质饮食并下床活动，术后 4～6 天即可出院。术后口服熊去氧胆酸 3 个月，以预防结石复发。

（五）术后随访

每 3～6 个月随访 1 次，随访内容包括患者的生活质量、饮食习惯及术后有无结石复发。

（六）腹腔镜联合胆管镜保胆取石术的优势

1. 避免了胆囊切除术可能发生的出血、胆管损伤等并发症的风险，及某些远期的不良反应。

2. 以往传统的保胆取石方法因盲取无法保证取净结石，这是术后结石复发的主要原因，采用双镜联合保胆取石术可以在胆管镜的直视下，完全、彻底地取净胆囊结石。

3. 术后恢复快术后 3 天即可出院。

4. 因为完全取净结石，对胆囊炎症消退也有益处，炎症的缓解也同时去除了胆囊结石复发和癌变的一个重要诱因。

五、保胆术结束后的"护胆"工作

取净结石只是保胆工作的前提，而术后保护胆囊功能与促进胆囊功能的恢复（简称护胆）是避免术后结石复发的重要措施，是一个需长期坚持的系统工程。尽管目前还未出现标准护胆准则，且结石诱因异常复杂，所以术后联合其他治疗方法可有效预防结石复发，如饮食法，规律合理的饮食，多进纤维及钙含量较高的食物，避免过多食用脂肪含量较高的食物；药物法，中医通常都选择具有清热祛湿及疏肝利胆功效的药物治疗，如木香、柴胡、元胡、黄芩、茵陈及枳壳等。

（王　巍）

参考文献

[1] 王宇. 普通外科学高级教程 [M]. 北京：人民军医出版社，2015.

[2] 杨雁灵. 普通外科基础手术精讲 [M]. 北京：科学出版社，2017.

[3] 李春雨，汪建平. 肛肠外科手术学 [M]. 北京：人民军医出版社，2015.

[4] 赵玉沛，陈孝平. 外科学. 北京：人民卫生出版社，2015.

[5] 林擎天. 普通外科临床解剖学 [M]. 上海：上海交通大学出版社，2015.

[6] 张福先，张玮，陈忠. 血管外科手术并发症预防与处理 [M]. 北京：人民卫生出版社，2016.

[7] 李南林，凌瑞. 普通外科诊疗检查技术 [M]. 北京：科学出版社，2016.

[8] 刘新文. 临床普通外科诊疗指南 [M]. 西安：西安交通大学出版社，2015.

[9] 钱锋. 实用胃癌手术图解操作要领与技巧 [M]. 北京：人民卫生出版社，2015.

[10] 苗毅. 普通外科手术并发症预防与处理 [M]. 第4版. 北京：科学出版社，2016.

[11] 房林，陈磊，黄毅祥. 甲状腺疾病外科学 [M]. 北京：军事医学科学出版社，2015.

[12] 金中奎. 胃肠外科围术期处理 [M]. 北京：人民军医出版社，2015.

[13] 杨玻，宋飞. 实用外科诊疗新进展 [M]. 北京：金盾出版社，2015.

[14] 叶章群. 泌尿外科疾病诊疗指南 [M]. 第3版. 北京：科学出版社，2017.

[15] 郭震华. 实用泌尿外科学 [M]. 第2版. 北京：人民卫生出版社，2016.

[16] 蒋米尔. 临床血管外科学 [M]. 北京：科学出版社. 2016.

[17] 王存川. 普通外科手术图谱 [M]. 北京：科学出版社，2015.

[18] 王春林. 精编临床普通外科诊疗新进展 [M]. 西安：西安交通大学出版社，2015.

[19] 王国斌，陶凯雄. 胃肠外科手术要点难点及对策 [M]. 北京：科学出版社，2018.

[20] 王天宝. 胃肠手术策略与操作图解 [M]. 广州：广东科技出版社，2016.

[21] 卫洪波. 胃肠外科手术并发症 [M]. 北京：人民卫生出版社，2016.